"十一五"国家重点图书出版规划项目

应用生物技术大系

现代检验检疫技术

朱水芳　主编

科 学 出 版 社
北　京

内 容 简 介

本书共十二章，主要介绍检验检疫领域最近几年开始应用的一些检验检疫技术、仪器及检验检疫实验室的要求等。在检测技术方面包括PCR、实时荧光PCR、基因芯片、微生物基因组测序DNA条形码及DNA指纹图谱技术、远程鉴定技术、纳米生物技术及流式荧光技术等的发展历史、基本原理及在本领域中应用的具体实例；仪器方面主要介绍检验检疫中常用的原子力显微镜、激光扫描共聚焦显微镜等仪器的基本原理、操作及在本领域中的应用。本书还介绍了在出入境口岸检验检疫实验室中所涉及的生物安全法规和计量标准、量值传递和溯源技术。

本书是从事检验检疫工作的一线人员、科技人员及高等院校相关专业研究生必备的参考书。

图书在版编目（CIP）数据

现代检验检疫技术/朱水芳主编. —北京：科学出版社，2012
（应用生物技术大系）
ISBN 978-7-03-033287-5

Ⅰ.①现… Ⅱ.①朱… Ⅲ.①卫生检疫 Ⅳ.①R185

中国版本图书馆CIP数据核字（2011）第281624号

责任编辑：夏 梁 孙 青 / 责任校对：刘小梅
责任印制：徐晓晨 / 封面设计：耕者设计工作室

科学出版社出版
北京东黄城根北街16号
邮政编码：100717
http://www.sciencep.com
北京凌奇印刷有限责任公司印刷
科学出版社发行 各地新华书店经销
*
2012年1月第 一 版 开本：787×1092 1/16
2025年1月第六次印刷 印张：21 插页：2
字数：495 000

定价：98.00元
（如有印装质量问题，我社负责调换）

《现代检验检疫技术》
编者名单

主　编　朱水芳

副主编　赵文军

参编人员（以姓氏汉语拼音排序）

安榆林	陈　克	陈乃中	陈　岩	高运华
胡孔新	黄文胜	黄　新	雷　荣	牟海青
田　茜	吴绍强	杨旭光	张　帆	张永江
赵文军	郑华军	朱金国	朱水芳	邹明强

前　　言

生物学基础理论和分析测试方法，是组成生物科学的两大核心内容，两者相互促进并共同发展。对初学者而言，要完整掌握一门生物学科，既要学习其基础理论，也必须掌握其分析测试方法。而对想在某一学科有所创新和发展的生物学科技工作者而言，要想在理论上有重大突破，往往需要创新和开发新的分析测试技术方法。现代生物学分析测试方法对推动生物科学发展进步起到了越来越重要的作用，也引起了世界各国科学家的高度重视。其中核酸测序、PCR方法、扫描隧道显微技术等分析测试技术对促进现代生物学发展有着突出贡献。它们的发明者分别获得了诺贝尔生物学或医学奖以及物理学奖，而利用这些方法取得重大科技成果的则更多。

在生物学早期研究的二、三百年时间内，科学家们主要对生物多样性、生态行为、外观形态、细胞学结构等大量科学问题进行了广泛全面的研究，当时主要依靠的是标本、显微镜技术等及科学家的辛勤劳动。而现代分子生物学的研究，需要找出生物个体行为、宏观生态现象与细胞组织水平、分子和原子水平三个层次之间的关系，既需要传统生物学技术方法，更需要现代分子生物学、细胞生物学分析测试高新技术，每深入一个层次，所需要的研究精力和产生的信息量都以成千上万倍增长。现代生物学分析测试技术的最大特点是生物学、分析化学、物理学、材料科学、计算机自动控制等学科高度融合，发展形成了一些以全自动、快速、超灵敏、高通量、智能分析、可视直观、高精准等为特征的现代分析测试方法。每一种新方法出现不久，又迅速得到改进和扩展，由此衍生出了一系列方法。例如，1985年发明的PCR方法，很快就衍生出了反转录PCR、巢式PCR、荧光定量PCR、反向PCR、杂交诱捕PCR等几十种不同用途的PCR方法；1982年第三代显微镜——扫描隧道显微镜出现后，很快就出现了更先进的原子力显微镜(AFM)，并在此基础上又相继发明了扫描近场光学显微镜、摩擦力显微镜、横向力显微镜、磁力显微镜、静电力显微镜、扫描热显微镜、扫描离子电导显微镜等；1987年出现第一台商品化激光共聚焦仪显微镜，它结合了显微镜技术与细胞荧光标记、分层扫描与计算机成像技术，该仪器最新型号的分辨率达到了分子水平；20世纪70年代出现第一代DNA测序技术，包括末端终止法和化学断裂两种测序方法(均获得诺贝尔奖)，第二代高通量测序方法——焦磷酸盐测序、可逆的末端终止及双色球测序法已经大规模投入商业化应用，测序效率提高上万倍，目前第三代更高效的测序方法已经出现。另外，还有一些全新的检测鉴定方法不断出现，并得到广泛应用，如基因芯片、流式微球分析技术、纳米生物技术、DNA条码及远程鉴定技术等。现代生物技术还导致新的学科领域的出现，如生物法医学，在打击犯罪、追查生物灾害来源、生物资源知识产权保护等方面应用前景广阔。现代生物学研究，更加重视生物安全和分析测试方法的可靠性和可比性，一些有关生物安全的国内外法规和计量标准、量值传递和溯源，成为生物学工作者必须掌握的常识。

本书各章节作者都是该领域一线科技工作者，与广大读者分享他们最新的工作经验，书中也列出了各技术领域的最新参考文献。本书可供生物学领域学生与科研工作者参考。虽然编著者对本书进行了认真的校对，但疏漏之处在所难免，学术观点也可能不同，欢迎批评指正。

朱水芳

2011 年 7 月 29 日

目　　录

第一章 PCR技术

聚合酶链反应（polymerase chain reaction，PCR）是一种体外酶促基因扩增技术。该项技术于1985年由美国的Mullis等首创，并由美国Cetus公司开发。

DNA在细胞中的复制是一个比较复杂的过程。参与复制的基本因素有：DNA聚合酶、DNA连接酶、DNA模板、由引发酶合成的RNA引物、核苷酸原料、无机离子、合适的pH以及解开DNA的超螺旋及双螺旋等结构的若干酶与蛋白质因子等。

PCR过程中进行的DNA复制反应，类似于DNA的天然复制过程，其特异性依赖于与靶序列两端互补的寡核苷酸引物。PCR过程由变性、退火、延伸三个基本反应步骤构成。①模板DNA的变性：模板DNA经加热至93℃左右一定时间后，模板双链DNA或经PCR扩增形成的双链DNA解离成为单链，以便与引物结合；②模板DNA与引物的退火（复性）：模板DNA经加热变性成单链后，温度降至55℃左右，引物与模板DNA单链的互补序列配对结合；③引物的延伸：DNA模板-引物结合物在*Taq* DNA聚合酶的作用下，以dNTP为原料，以靶序列为模板，按碱基互补配对与半保留复制原理，合成一条新的与模板DNA链互补的半保留复制链。重复循环变性-退火-延伸过程，就可获得更多的"半保留复制链"，而且这种新链又可成为下次循环的模板。每完成一个循环需2～4min，2～3h即可将待扩增目的基因扩增放大几百万倍。到达平台期所需循环次数取决于样品中模板的拷贝数。

PCR的三个反应步骤反复进行，使DNA扩增量呈指数上升。反应最终的DNA扩增量可用$Y=(1+X)^n$计算。Y代表DNA片段扩增后的拷贝数，X表示平均每次的扩增效率，n代表循环次数。平均扩增效率的理论值为100%，但在实际反应中平均扩增效率达不到理论值。反应初期，靶序列DNA片段的增加呈指数形式，随着PCR产物的逐渐积累，被扩增的DNA片段不再呈指数增加，而进入线性增长期或静止期，即出现"停滞效应"，这个时期称为平台期。PCR扩增效率与DNA聚合酶的种类和活性以及非特异性产物的竞争等因素有关。

PCR扩增产物可分为长产物片段和短产物片段两部分。短产物片段和长产物片段是由于引物所结合的模板不一样而形成的。短产物片段的长度严格地限定在两个引物链5′端之间，是需要扩增的特定片段。以一个原始模板为例，在第一个反应周期中，以两条互补的DNA为模板，引物是从3′端开始延伸，其5′端是固定的，3′端则没有固定的止点，长短不一，这就是"长产物片段"。进入第二周期后，引物除与原始模板结合外，还要同新合成的链（即"长产物片段"）结合。引物在与新链结合时，由于新链模板的5′端序列是固定的，这就等于这次延伸的片段3′端被固定了止点，保证了新片段的起点和止点都限定于引物扩增序列以内、形成长短一致的"短产物片段"。不难看出"短产物片段"按指数倍数增加，而"长产物片段"则以算术倍数增加，几乎可以忽略不计，这使得PCR的反应产物不需要再纯化，就能保证足够纯的DNA片段供分析与检测。

该技术自发明以来，因其高灵敏度、高效率、高特异性的特点已经成为当前生命科学研究与相关领域中的重要方法。该技术经过不断完善，目前已经发展出了一系列相关技术，如多重 PCR、实时荧光 PCR 、诱捕 PCR（captured-PCR，C-PCR）等，这几种 PCR 技术已经渗透到生命科学的各个领域，本章将详细介绍这几种 PCR 技术的基本原理、技术方法、主要优缺点及应用范围等。

第一节 多重 PCR 技术

一、基本原理

多重 PCR（multiplex PCR）又称多重引物 PCR 或复合 PCR，是在普通 PCR 的基础上加以改进产生的。其原理与常规 PCR 基本相同，只是在一个 PCR 反应体系中加入两对以上引物，针对多个 DNA 模板或同一模板的不同区域扩增多个目的片段的 PCR 技术。该技术自 1988 年 Chamberlain 首次应用于杜氏营养不良症（Duchenne muscu-lardystrophy）基因外显子缺失检测以来，由于能同时扩增多个目的基因，具有节省时间、低成本、高效率，特别是节省珍贵实验样品的优点，所以一经提出即得到众多研究者的青睐，并且发展迅速，已经成为生命科学各个领域里的一项成熟而重要的研究手段。

二、技术方法

随着分子生物学的迅速发展，结合不断涌现的新技术，多重 PCR 开发出更多更广泛的应用。例如，双寡聚核苷酸引物（dual priming oligonucleotide，DPO）多重 PCR 技术、多重 PCR 生物芯片技术、AFLP 多重 PCR 、多重逆转录 PCR 、实时多重 PCR 技术、荧光定量多重 PCR 等，以适应多种不同研究与应用的需要。其中最近发展起来的 DPO 多重 PCR 技术具有广泛的应用前景，它克服了传统多重 PCR 的一些缺点，增加了反应的特异性，简化了操作步骤。后面将详细介绍 DPO 多重 PCR 技术的原理、特征及其应用。

三、多重 PCR 技术在生命科学研究中的应用

（一）检验检疫领域的研究与应用

1. 病毒的检测与诊断

病毒因其繁殖力强、侵染性高、易变异等特点，极易造成病毒病的大流行，因此实现快速灵敏的分析鉴定，是控制病毒病的首要选择。传统的病毒检测方法，如传统的生物学方法、免疫学方法等，其最大的缺点就是周期长、灵敏度低。而多重 PCR 灵敏快捷，适于大规模检测，能同时进行多种病毒的鉴定，对于病毒病的检测与预防，尤其是在检测受到多种病毒复合感染的样品时，具有不可替代的作用。现已证实，多重 PCR

（或多重 RT-PCR）是病毒检测和诊断的强有力工具。可以通过选择不同的引物来区分同一种病毒的不同株系，或者使用在特定位置含有不同核苷酸的引物来确定不同属。也可以通过扩增存在株系差异的限制性内切核酸酶切割位点区段来区别不同的株系。国际上，有关多重 RT-PCR 的报道很多，如 Nie 和 Singh 等利用多重 RT-PCR 方法鉴定了 PVY 的不同株系。目前，国内也有很多关于多重 RT-PCR 应用的报道，如王中康等利用多重 RT-PCR 方法同时检测出 5 种（马铃薯 A 病毒 PVA、马铃薯 S 病毒 PVS、马铃薯 X 病毒 PVX、马铃薯 Y 病毒 PVY 和马铃薯卷叶病毒 PLRV）侵染马铃薯的病毒。

2. 病原细菌的检测与鉴定

在同一 PCR 反应管中加入多种病原细菌的特异性引物进行多重 PCR 扩增，可实现快速检测和分析多种病原细菌的目的。目前大多数病原细菌对人感染剂量很低，1～10cfu 的菌体细胞就足以使人致病。Ramesh 等通过改良 DNA 提取方法，采用多重 PCR 技术检测牛奶中的金黄色葡萄球菌和小肠结肠炎耶尔森氏菌，敏感性为 10^4cfu /mL。Li 等建立的多重 PCR 方法同时检测沙门氏菌和单核增生李斯特菌的敏感性为 10^3cfu /mL，但需要对 PCR 产物进行杂交鉴定。志贺菌、沙门氏菌和大肠杆菌均是属于肠杆菌科的病原细菌，其形态和生化特性十分相似，容易交叉污染，共同导致食物中毒。Vantarakis 等调查发现 90％的蚌类海产品都易同时感染沙门氏菌和志贺菌，他们使用多重 PCR 扩增，增菌后可同时检测到 10～100cfu/mL 的沙门氏菌和志贺菌。肉制品中常易同时感染大肠杆菌 O157∶H7、沙门氏菌和志贺菌，Li 等应用多重 PCR 方法对肉制品中的这三种病原菌进行检测，结果显示其敏感性在牛肉、鸡肉中可达到 0.2cfu/g，在猪肉中达到 1.2cfu/g。此外，将多重 PCR 与其他技术相结合在多种病原细菌的同时检测中也有不少应用，如 Morin 等根据大肠杆菌 O157∶H7 编码脂多糖（lipopolysaccharide，LPS）的 *rfb*E 基因，编码鞭毛抗原的 *fli*C 基因，霍乱弧菌 O1 编码 LPS 的 *rfb*E 基因，伤寒沙门菌编码 LPS 的 *tyv* 基因设计引物，建立了反转录多重 PCR 方法，能同时检测到此三种病原细菌。

3. 病原真菌的检测及鉴定

病原真菌种类繁多且致病力强，对其的早期准确检测及鉴定是控制病情、减小危害的重要措施。传统检测采用鉴别培养基或免疫学方法，样品需纯化，费时又费力；PCR 技术能检出混杂样品中的微量 DNA 片段。秦文彦、程洁等根据黄曲霉毒素生化途径中的关键调控基因 *afl*R、*omt*-1 和 *ver*-1 的序列以及真菌共有的 5.8S rDNA 的 ITS（在 rDNA 基因中，16S rDNA 和 23S rDNA 基因间隔序列称为 ITS）序列分别设计了 ApaF/ApaR、OmtF/OmtR、VerF/VerR 及 ITS1/ITS4 4 对引物，研究建立了产黄曲霉毒素真菌及其潜在饲料或食品污染的多重 PCR 快速灵敏检测体系。董秀丽、赵斌为了快速、准确又经济地鉴定植物根内与根际的菌根真菌区系，设计和应用了多重 PCR 技术，对 4 种孢子 HAUO3、*Glomus intraradices*、*Scutellospora castaneae* 和 *Glomus* sp. HAUO4 的研究结果表明，嵌套多重 PCR 反应灵敏度高、特异性强，准确率可达到 95％。

4. 线虫的检测及鉴定

病原线虫种类繁多，危害极其严重。且很多线虫幼虫形态非常相似，难以根据其特征进行快速准确的种类鉴定。马以桂等根据剪股颖粒线虫、小麦粒线虫和维氏粒线虫的rDNA-ITS区域序列，分别设计筛选了特异性引物AgrF1/AgrR1、TriF1/TriR1、WevF1/WevR1，构建了这3种线虫单条幼虫多重PCR检测体系，获得了3个大小差异明显的片段，适合用于这3种线虫的快速准确检测。薄新文、李祥瑞根据捻转血毛线虫β-微管蛋白基因组DAN序列设计了2对引物，建立了检测捻转血毛线虫苯并咪唑类药物抗性的多重PCR方法，该方法灵敏性高，特异性强，具有很大的应用前景。

（二）医学领域的研究与应用

疾病的快速、准确的早期诊断具有十分重要的意义，快速特异灵敏的诊断是高水平疗效的前提和保证。PCR技术一经建立，就迅速应用于各种临床疾病的诊断。如今多重PCR已经成为这一领域的主力军，它结合传统经典的检测手段为疾病的快速灵敏特异诊断和最佳治疗方案的确定展示了广阔的前景。

1. 基因诊断

基因诊断当属世界医学研究攻关课题，它不仅是最权威的医学诊断方法，而且还是医学基础研究中的高新手段。多重PCR技术因其高效、快速、诊断量大、实用性强的特点，被竞相研究。在优生学上，基因诊断的意义非同寻常。脊椎肌肉萎缩是常染色体上*SMN*1基因纯合缺失所引起的一种隐性遗传病，表型正常的基因携带者夫妇所育后代的患病概率高达25%，因此产前诊断十分重要。Malcov等建立了多重巢式PCR检测体系，对17周孕龄的孕妇进行羊水细胞检测，能同时扩增检测*SMN*1基因的外显子exon7和exon8，实现了产前准确诊断。基因诊断的另一个重要应用领域是法医学。多重PCR技术可以用于个体鉴定与亲子鉴定。线粒体基因组上广泛存在单核苷酸多态性（single nucleotide polymorphism，SNP），据此可以进行个体鉴定。Vallone等结合多重PCR技术和毛细管电泳技术，通过设计特异性引物，可同时扩增11个特异区域，实现了准确的个体鉴定。Schlenk等根据短串联重复序列（short tandem repeat，STR）位点和性别特异位点，建立了同时扩增13个位点的多重PCR检测体系，所需模板DNA用量可低至120pg，准确率高达99.99%。此项技术已经十分成熟，德国Serac公司开发出的诊断试剂盒已经面市。在遗传性耳聋诊断、Y染色体微缺失分析等方面，多重PCR也已成为一个重要的分子诊断方法。

2. 肿瘤的诊断与研究

多重PCR技术一经诞生就成为癌症诊断和研究的重要手段。血管为肿瘤细胞提供养分和氧气，清除废物，血管的形成在肿瘤细胞的增殖与转移中十分关键。血管内皮生长因子VEGF广泛存在于众多肿瘤组织中。采用多重反转录PCR已经鉴定出VEGFA、VEGFB、VEGFC和VEGFD 4种血管内皮生长因子，证实在病变的甲状腺组织中它们均有表达。此外，多重 PCR 广泛应用于视网膜母细胞瘤基因杂合性突变的检测、细胞黏附因子的表达研究等诸多方面，对于肿瘤的早期诊断、肿瘤的发展与治疗有着十分重要的意义。

（三）遗传学领域的研究与应用

况少青等建立了一种以 TaqStart™抗体为 *Taq* DNA 聚合酶保护剂的扩增多个微卫星位点的多重 PCR 方法，该方法产量高、成本低，适用于人类基因组计划，尤其是基因作图、基因定位及人类进化等研究。扩增多个微卫星位点的多重 PCR 不仅在人类遗传学研究中发挥重要作用，而且在其他动物，如小鼠、鸡、猪的遗传学研究方面也是一种主要的研究手段，它为群体遗传学、医学遗传学、法医学及人类进化等研究提供了广阔的应用前景。研究不同民族之间基因座差异对于基因诊断与基因治疗具有重要意义。邹浪萍等采用多重 PCR 对我国汉族的 *CSF1PO*、*TPOX* 和 *TH01* 基因座进行等位基因频率调查。该技术可简捷地从同一 DNA 样品中迅速获得较多的基因座数据，是多态性研究的最佳方法。作为一种新的遗传标志——短的串联重复序列（STR），也称微卫星（microsatellite），是以 1～6 个碱基对作为核心单位，串联重复排列而成的一类 DNA 序列，在人类基因组中分布广泛，高度多态，并且呈孟德尔共显性遗传，因而用于构建高分辨率的遗传连锁图以及复杂性相关基因定位等研究。在复杂性状的遗传研究中，常用的策略是对具有同种表型特征的不同人群进行常见微卫星位点的基因分型和连锁分析。

四、多重 PCR 技术的优缺点

1. 多重 PCR 技术的优点

多重 PCR 技术的优点表现在以下三个方面。

（1）高效性。在同一反应中同时检出多种病原物或对多个目的基因进行扩增分析。

（2）系统性。多重 PCR 很适宜对症状相同的一组病原物进行分析。

（3）经济简便性。多种病原物在同一反应管中同时检出，将大大节省检测时间和试剂。

2. 多重 PCR 技术的缺点

任何技术都不是完美无瑕的，多重 PCR 技术也不例外，也存在一定的弊端。

（1）引物设计过程复杂，要求引物自身或者引物之间尽量避免形成发夹结构或者二聚体，并保证各引物有相近的退火温度。

（2）操作过程中需要对大量的引物进行筛选，对其影响因素及条件进行优化。

（3）容易出现扩增效率不高和假阳性现象。

五、多重 PCR 技术的影响因素和条件优化

自然界的每一物种都有其完全不同于其他物种的高度保守的核酸（DNA 和 RNA）

序列。理论上根据这些保守序列设计特异性引物，结合 DNA 聚合酶的高保真性，在多重 PCR 反应体系中可扩增出数量不限的目的 DNA 片段。Tettelin 等已成功进行了 15 对引物的多重 PCR。但是多重 PCR 反应体系与普通 PCR 相比更为复杂，实际操作中常遇到扩增效率下降、非特异性扩增等许多问题，下面将影响多重 PCR 反应的主要因素分叙如下。

（一）核 酸 模 板

用于 PCR 的模板核酸可以是 DNA，也可以是 RNA。当用 RNA 作模板时，首先要进行反转录生成 cDNA，然后再进行普通的 PCR 扩增。核酸模板来源广泛，可以从动植物细胞、培养的细胞、细菌、真菌、病毒、组织、病理样品、考古样品中提取。PCR 反应时加入的 DNA 模板量一般不高于几百纳克，太多的核酸会对扩增产生抑制作用，现在的技术水平已经能从单个细胞中制备出相应的 cDNA 文库。模板的量和纯度是影响 PCR 实验结果的重要因素之一。模板量太少，会出现阴性结果或条带很弱；模板量太多，则会出现条带弥散，模糊不清。合适的 DNA 模板量，可以减少因 PCR 多次循环带来的碱基错配。模板纯度低或被降解会导致扩增不整齐。提高模板的纯度可以提高扩增速率，减少非特异性扩增。

（二）引　　物

加入多重 PCR 体系中的每对引物都应当满足单引物对 PCR 体系的引物设计原则，这些原则包括以下几个。

（1）引物的长度。引物过短会影响 PCR 的特异性，要求有 13～30bp，以保证特异性结合；引物过长使延伸温度超过 *Taq* DNA 聚合酶的最适温度（74℃），也会影响产物的特异性。

（2）G+C 含量一般为 40%～60%。

（3）4 种碱基随机分布，避免有连续 3 个以上的相同嘌呤或嘧啶存在。

（4）避免引物自身或引物之间形成 4 个或 4 个以上的连续配对。

（5）引物与非特异靶区之间的同源性不要超过 70%或者有连续 8 个互补碱基同源，否则会导致非特异性扩增。

（6）引物的 3′端避免使用碱基 A，并且避免出现 3 个或 3 个以上连续相同的碱基。

（7）为避免污染的基因组 DNA 的扩增，引物设计最好能跨两个外显子。

由于多重 PCR 体系中同时有多对引物，因而还应注意一些特别的问题。①所有引物对的最适退火温度要尽可能相同，这样有助于多重 PCR 选择的退火温度能保证每对引物都有相同的扩增效率。T_m 值受缓冲液成分、引物、模板浓度等的影响，在实际操作中应进行优化。一般退火温度控制为 55～58℃，延伸时间应较普通 PCR 稍长，退火温度较普通 PCR 扩增时低 4～6℃，循环数应为 28～30 次。②应尽量确保所有引物间没有任何形式的相互作用，在引物设计时可通过分子生物学软件进行分析，如 Primer 5.0。③多重 PCR 的引物必须有合适的比例才可成功扩增。一般来讲，较短的片段较容易得到扩增，较长的片段扩增能力较弱，所以应增加较长片段的引物浓度，减少较短片段的引物浓度，具体的比例应通过实验摸索以找到最佳比例。弱位点的引物浓度应适当增加，强位点的引物浓度应适当减小，终浓度为0.04～0.60μmol/L。④不同引物对所扩增产物的大小要能通过电泳或其他方法区分开。

（三）缓　冲　液

缓冲液提供PCR反应最适的酸碱度和所需的某些离子，一般使用Tris-HCl缓冲液，标准浓度为10mmol/L，并调节pH至8.3～8.8。缓冲液中含有50mmol/L KCl，有利于引物的退火。有人加入牛血清白蛋白（100μg/L）、明胶（0.01%）、Tween-20（0.05%～0.1%）或二硫基苏糖醇（DDT，5mmol/L）等，认为这些物质可以保护*Taq* DNA聚合酶。

（四）Mg^{2+}浓度

Mg^{2+}是*Taq* DNA聚合酶活性所必需的，对反应有显著影响。浓度过低，酶活力显著降低，浓度过高，则易催化非特异性扩增。Mg^{2+}浓度还影响引物退火、模板与PCR产物的解链温度、引物二聚体的生成等。*Taq* DNA聚合酶的活性只与游离的Mg^{2+}浓度有关，而PCR反应体系中，dNTP、引物、DNA模板等中的所有磷酸基团均可与Mg^{2+}结合而降低Mg^{2+}的游离浓度。因此，Mg^{2+}的总量比dNTP的浓度高0.2～2.5mmol/L。如果反应体系中含有EDTA等螯合剂，也可结合掉部分Mg^{2+}。

（五）dNTP

dNTP为PCR反应的合成原料。每种核苷酸的浓度应相同，通常的浓度范围为20～200μmol/L，在此范围内，PCR产物量、反应的特异性与忠实性之间处于最佳的平衡。dNTP的浓度过低，则反应不充分，影响扩增效率；若dNTP的浓度大于50μmol/L，则抑制*Taq* DNA聚合酶的活性。

（六）*Taq* DNA聚合酶

多重PCR反应体系中同时存在多个DNA扩增反应，不同反应之间对*Taq* DNA聚合酶存在竞争，这种反应之间的竞争会使效率相对较低的DNA扩增受到很大程度的抑制。在多重PCR体系中适当多加入一些*Taq* DNA聚合酶可减弱竞争产生的抑制作用，但*Taq* DNA聚合酶过多则极易造成非特异性扩增。通常可根据不同产品的说明书进行调整优化。

六、双寡聚核苷酸引物多重 PCR 技术（DPO-multi-PCR）

（一）基本原理

特异性差、设计及操作过程复杂是限制普通多重 PCR 发展的因素。DPO 引物由 5′端、多聚脱氧次黄嘌呤核苷（polyI）区和 3′端三部分组成。由于脱氧次黄嘌呤核苷的退火温度比天然的碱基低，在 PCR 扩增时，多聚脱氧次黄嘌呤核苷区并不与模板结合，而是形成了泡状突起，使引物的 5′端和 3′端各具不同的功能：5′端的 18～25 个碱基起始引物与模板结合，起固定作用；3′端的 6～12 个碱基则决定引物的特异性延伸，两者相互作用，既保证了扩增的特异性，又大大提高了扩增效率。

（二）DPO 多重 PCR 的优势

对传统的多重 PCR 来说，引物设计的好坏是其成败的关键。在设计引物的过程中，不仅要考虑引物自身以及引物之间形成的二级结构，还要考虑引物与模板的错配，这就需要对大量的引物进行筛选，费时费力。而 DPO 引物，由于其特殊的结构，引物自身以及引物之间很少形成二级结构，使引物的设计变得更加简单。DPO 引物特异性非常强，与模板发生错配的概率很小，一旦有三个以上碱基错配，就不会成功扩增。此外，DPO 引物适用范围较广，对温度不敏感，试验过程中无需对温度进行优化，使操作过程变得更加简单。DPO 引物与多重 PCR 方法相结合，既增强了 PCR 的特异性，又提高了它的扩增效率。

DPO 引物因具有发生错配概率很小的特点还可以被用来检测基因突变。2007 年，Joog-Yoon Chun 和 Kyoung-Joong Kim 等首次把 DPO 多重 PCR 技术应用于呼吸道病毒的检测。2008 年，J. K. Kim 和 H. J. Lee 等设计的 DPO 引物成功地检测出了 HBV 病毒的突变株系。

（三）以检测马铃薯病毒为例介绍 DPO 多重 RT-PCR 技术

田间条件下，马铃薯种苗经常受到多种病毒的复合侵染。目前，已经报道的危害马铃薯作物的病毒超过 25 种，这些病毒病严重地制约着马铃薯产业的发展。在我国，常见且危害严重的马铃薯病毒有马铃薯 Y 病毒（PVY）和马铃薯 X 病毒（PVX）。它们和黄瓜花叶病毒（CMV）一起危害广泛，被世界上众多国家作为生产控制对象，在种薯贸易中属于限定的非检疫性有害生物。烟草环斑病毒（TRSV）和马铃薯 V 病毒（PVV）是侵染马铃薯的两种具有检疫意义的病毒。针对这些病毒建立有效的检测方法，对于保障种薯质量，防止检疫性病毒扩散具有重要的意义。

针对我国具有重要检疫意义的马铃薯病毒（PVV 和 TRSV）和其他危害马铃薯的主要病毒，采用 DPO 引物，建立多重 RT-PCR 快速检测体系，为马铃薯检验检疫和种薯健康评测提供有效手段。

1. 试验用毒株

试验所用的毒原有 CMV、TRSV、PVX、PVY 和 PVV。

2. 引物的设计

根据5种目标病毒的保守序列，设计了5对普通的特异引物对以及与之对应的DPO引物对共10对引物，具体见表1-1。

表1-1 DPO引物与传统引物详细信息

引物名称	序列（5′→3′）	GenBank登录号	扩增长度/bp	T_m/℃
CMV-Df	GCGCATTCAAATTCGAGTTAATIIIIIGCCGAAAT	AB369271	152	76.3
CMV-Lcf	GCGCATTCAAATTCGAGTTAATCCTTTGCCGAAAT			78.6
CMV-Dr	GCATACTGATAAACCAGTACCGGTIIIIITCCGTCCG			82.1
CMV-Lcr	GCATACTGATAAACCAGTACCGGTGAGGCTCCGTCCG			86.5
TRSV-Df	TGGGTGGTCTGGCACTATAAGIIIIIGTGTCAAGA	NC005096	343	79.8
TRSV-Lcf	TGGGTGGTCTGGCACTATAAGCGGAAGTGTCAAGA			83.3
TRSV-Dr	CCGCACTAGAAAACATGGGAIIIIICACCTGAGA			79.7
TRSV-Lcr	CCGCACTAGAAAACATGGGAGGATGCACCTGAGA			83.3
PVY-Df	GCCACGAATTAAAGCTATCACGTCCIIIIIGAGAATGC	AY884985	563	81
PVY-Lcf	GCCACGAATTAAAGCTATCACGTCCAAAATGAGAATGC			81
PVY-Dr	GTCGAGGTTGGGCTGATTTCAIIIIIGCGGCCTTCA			83.2
PVY-Lcr	GTCGAGGTTGGGCTGATTTCAATGCTGCGGCCTTCA			85.5
PVV-Df	CATACATGCCACGGTATGGTTTGGIIIIIAATTTGCG	NC004010	615	79.9
PVV-Lcf	CATACATGCCACGGTATGGTTTGGTGAGAAATTTGCG			82.1
PVV-Dr	TGAAATCAATGAGTTTACCIIIIIGAGTGTTTCG			74.9
PVV-Lcr	TGAAATCAATGAGTTTACCTCAGCGAGTGTTTCG			78.5
PVX-Df	ATCCCTTTGGACCTGCTTAGIIIIIGAGACTACGG	M72416	879	81
PVX-Lcf	ATCCCTTTGGACCTGCTTAGAGCCAGAGACTACGG			84.5
PVX-Dr	TTTCCCAGAAGGCCGAAGIIIIIGCACTTGTGTTC			81
PVX-Lcr	TTTCCCAGAAGGCCGAAGAGTTTGCACTTGTGTTC			84.6

注：Df、Dr、Lcf和Lcr分别表示DPO正向引物、DPO反向引物、长普通正向引物和长普通反向引物。

3. 反转录

使用反转录试剂盒A3500（Promega），20μL反应体系，包含植物总RNA 1μL（约0.5μg），双蒸水8.82μL，10mmol/L dNTP 1μL，0.5μg/μL随机六聚体引物2μL，70℃变性5min，迅速置于冰上2min，再加入10×RT-PCR缓冲液2μL，25mmol/L $MgCl_2$ 4μL，RNA酶抑制剂22U，AMV反转录酶15U，混匀后42℃水浴1h，95℃灭活5min，冰上放置待用（随机六聚体引物：当特定mRNA由于含有使反转录酶终止的序列而难于拷贝其全长序列时，可采用随机六聚体引物这一不特异的引物来拷贝全长mRNA。用此种方法时，体系中所有 RNA 分子全部充当了 cDNA 第一链模板，PCR 引物在扩增过程中赋予所需要的特异性。通常用此引物合成的 cDNA 中有 96％来源于 rRNA）。

4. PCR 扩增

25μL 反应体系：10×PCR 缓冲液 2.5μL，10 mmol/L dNTP 1μL，5 对病毒特异性引物的混合物（分别使用长普通引物和 DPO 引物进行扩增），Ex *Taq* DNA 聚合酶 2.5U，cDNA 2.5μL。反应程序为：94℃预变性 15min；94℃变性 30s，58℃退火 1min，72℃延伸 45s，共 32 个循环；最后 72℃延伸 10min。2.5％琼脂糖凝胶电泳检测，凝胶成像仪观察结果。

5. DPO 引物退火温度的优化

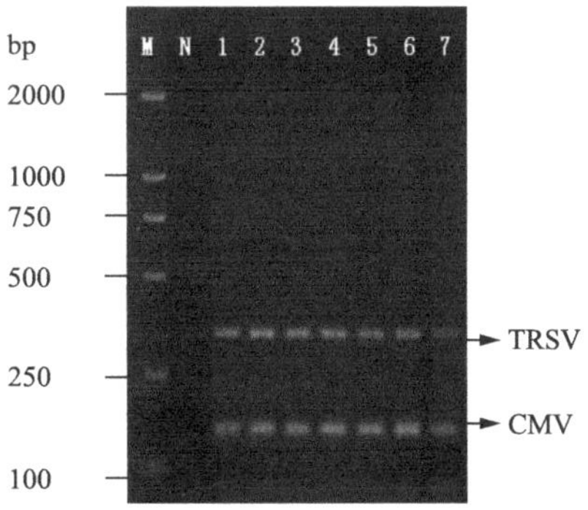

图 1-1　DPO 引物退火温度优化

采用 DPO 引物的多重 RT-PCR 扩增体系（加入 5 对引物），加入 CMV 和 TRSV 两种病毒的 cDNA 模板，并对其退火温度（54～64℃）进行优化。结果显示：DPO 引物对退火温度不敏感，在 54～64℃的范围内，均能扩增出目标条带且差别不明显（图 1-1）。表明 DPO 引物适应范围较广，即使处于非优化的条件下，也能表现出很强的检测特异性。

6. DPO 引物与长普通引物特异性比较

模拟田间条件，马铃薯种苗受一种或者几种病毒复合侵染，以健康的马铃薯作为阴性对照，分别加入 5 对病毒特异性普通引物和 DPO 引物，对两类引物的特异性进行比较。结果表明，两种情况下，阴性对照均无目标条带产生；DPO 引物均扩增出目标条带来；而长普通引物特异性较差，有非特异性扩增、假阴性和假阳性现象出现（图 1-2、图 1-3）。可见与普通引物相比，DPO 引物有很强的检测特异性。

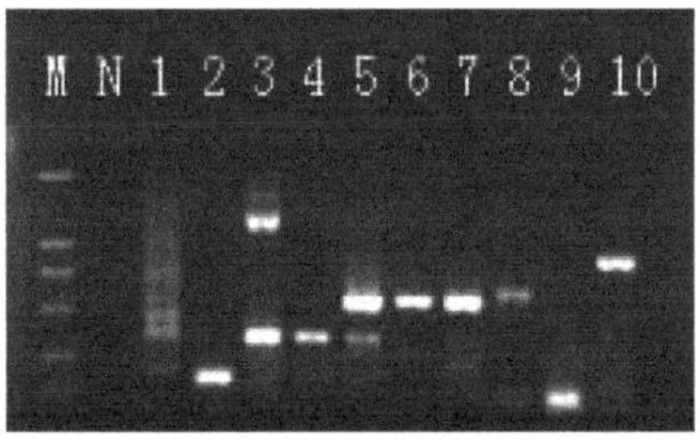

图 1-2　DPO 引物与长普通引物特异性比较：长普通引物扩增结果

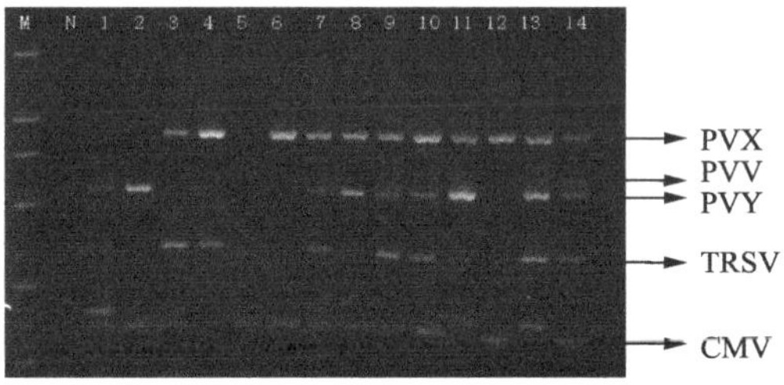

图 1-3　DPO 引物与长普通引物特异性比较：DPO 引物扩增结果

7. DPO 引物多重 RT-PCR 灵敏度检测

把 4 种病毒（CMV、PVX、PVY 和 TRSV）的 RNA 分别稀释 5 倍、25 倍、125 倍后混合，用随机六聚体引物进行反转录。按照多重 RT-PCR 的扩增体系，以测序后的 5 种 PCR 产物作为阳性对照，对多重 RT-PCR 的灵敏性进行检测。4 种病毒混合后总 RNA 的起始量为 805.75ng，对稀释 125 倍（6.45 ng）的样品进行扩增检测，仍能检测到 4 条目标条带，只是 PVY、PVX 的条带变弱（图 1-4）。说明 DPO 引物多重 RT-PCR 的灵敏度比较高，取少量的感病组织就能检测出靶标病毒。

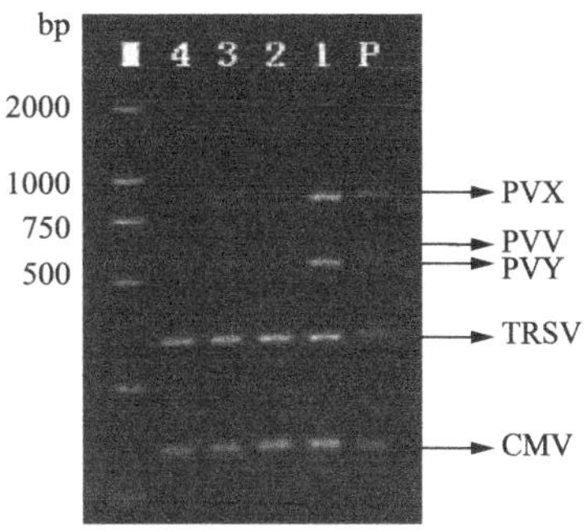

图 1-4　DPO 引物多重 RT-PCR 灵敏度检测

8. RT-PCR 产物的测序

为了进一步确定结果的准确性，将 PCR 产物进行序列测定，通过 NCBI BLAST 比对，结果表明，扩增的 5 种马铃薯病毒的序列与预扩增的序列完全一致。证明了 DPO 多重 PCR 检测结果的可靠性。

9. 讨论

要保证 DPO 多重 RT-PCR 具有较好的重复性和稳定性，应注意以下 4 个方面。

（1）用于反转录的模板 RNA 应具有较高的纯度和完整性。

（2）目标病毒 RNA 用随机引物进行反转录，尽量使各目标病毒 cDNA 的浓度保持一致。

（3）要对各引物浓度进行优化，可先加入相同浓度的各引物量，然后根据电泳结果调整引物用量，增加弱扩增产物的引物量，减少强扩增产物的引物量，逐步调整和完善；本研究中 5 种引物对的最适浓度比例 CMV∶TRSV∶PVX∶PVY∶PVV 为 1∶1∶2∶3∶6。

（4）扩增片段大小要适宜，电泳时要能够明显区分出来。

DPO 引物与模板发生错配的概率很小，一旦有三个以上碱基错配，就不会成功扩增 。但是，自然界病毒的变异广泛存在，为了使该方法具有更广泛的实用性，选用目标病毒高度保守序列，把碱基变异集中的位点设在多聚次黄嘌呤核苷区，若仍不能避免个别碱基的变异，则用次黄嘌呤核苷代替该碱基。

基于 DPO 引物的多重 RT-PCR 快速检测体系，能同时检测侵染马铃薯的 5 种病毒，提高了工作效率，降低了工作量及检测成本。在此研究基础上，有望开发出特异性强，适用范围广，灵敏度高，操作简便的马铃薯病毒检测试剂盒，广泛应用于种薯质量评测和出入境检验检疫。

第二节　实时荧光 PCR 技术

PCR 反应是对特定核苷酸片段进行指数级的扩增。在扩增反应结束后，通过凝胶电泳的方法对扩增产物进行定性分析，或者通过放射性元素标记的光密度扫描来进行定量分析。但无论是定性分析还是定量分析，采用传统的电泳检测方法分析的都是PCR的终产物，而不是未经信号放大之前的起始模板量。

实时荧光PCR技术的出现将传统PCR技术带入了定量检测的时代。所谓的实时荧光PCR就是通过对PCR扩增反应中每一个循环产物荧光信号的实时检测，来实现对起始模板的定性和定量分析。

实时荧光PCR技术自1993年问世，特别是1996年美国ABI公司生产出世界第一台实时荧光PCR仪以来，因其高特异性、高灵敏性、耗时短并且能进行核酸定量而备受推崇。实时荧光PCR技术有定量检测的功能，扩大了传统PCR方法的应用领域，在疾病诊断、植物检疫、转基因产品定量检测等方面得到了广泛应用。本章将详细介绍实时荧光PCR技术的起源、基本原理、技术方法、应用范围、优缺点等。

一、技术起源

实时荧光PCR技术是在普通PCR技术和传统定量PCR技术的基础上发展起来的。传统定量PCR方法有内参法、竞争法和PCR-ELISA法等。近年来分子诊断技术有了重大的革新，提高了常规PCR的自动化程度，将核酸扩增与定量检测结合起来，使检测更加灵敏、快速、准确，同时还可达到降低污染的目的。

（一）内参照法

在不同的PCR反应管中加入已定量的内标和引物，内标用基因工程方法合成。上游引物用荧光标记，下游引物不标记。在模板扩增的同时，内标也被扩增。在PCR产物中，由于内标与靶模板的长度不同，两者的扩增产物可用电泳或高效液相分离开来，分别测定其荧光强度，以内标为对照对待检测模板进行定量。

（二）竞争法

选择由突变克隆产生的含有一个新内切酶位点的外源竞争性模板。在同一反应管中，待测样品与竞争模板用同一对引物同时扩增（其中一个引物用荧光标记）。扩增后用限制性内切核酸酶消化PCR产物，竞争性模板的产物被酶解为两个片段，而待测模板不被切割，可通过电泳或高效液相将两种产物分开，分别测定荧光强度，根据已知模板推测未知模板的起始拷贝数。

（三）PCR-ELISA法

利用地高辛或生物素等标记引物，扩增产物与固相板上的特异探针结合，再加入抗地高辛或生物素酶标抗体——辣根过氧化物酶结合物，最终酶使底物显色。常规的PCR-ELISA法只是定性实验，若加入内标，做出标准曲线，也可实现定量检测目的。

上述几种传统定量 PCR 方法一直面临着两大难题，即 PCR 的假阳性污染和定量的准确度。用这些方法进行检测，都依赖于各种不同类型的 PCR 后处理过程，而这些处理过程很容易使数量巨大的 PCR 产物飞散到空气中，形成气溶胶，使 PCR 假阳性污染成为可能，而且电泳所用染色剂 EB（溴化乙锭）为强烈致癌物质，若操作不当，会严重危害操作者的健康。另外，所有这些方法的定量都是针对 PCR 终产物来进行的，而 PCR 的平台效应在一定程度上干扰了 PCR 的原始模板数量和终产物之间的相关性，使定量准确度难以提高。

二、实时荧光 PCR 基本原理

实时荧光 PCR 仪采用激光器或荧光激发光源进行实时监测，保证高能稳定无干扰的荧光激发。由一系列透镜、滤镜和一个双色镜组成的光学系统将激发荧光聚焦到光谱仪上，光谱仪以间隔的方式将荧光按照波长的不同分开，进入 CCD 相机，序列检测应用软件从 CCD 相机中收集这些荧光信号，对数据进行分析。从检测开始到定量结束，整个过程可全部自动化，而且耗时短、操作方便。这种方法采用一个双标记荧光探针来检测 PCR 产物的积累，可非常精确、重复地定量基因拷贝数，比传统的定量方法劳动强度小，易于标准化和推广应用。在实时荧光定量 PCR 反应中，引入了一种荧光化学物质，随着 PCR 反应的进行，PCR 反应产物不断累计，荧光信号强度也等比例增加。每经过一个循环，收集一个荧光强度信号，这样我们就可以通过荧光强度变化监测产物量的变化，从而得到一条荧光扩增曲线图（图 1-5）。

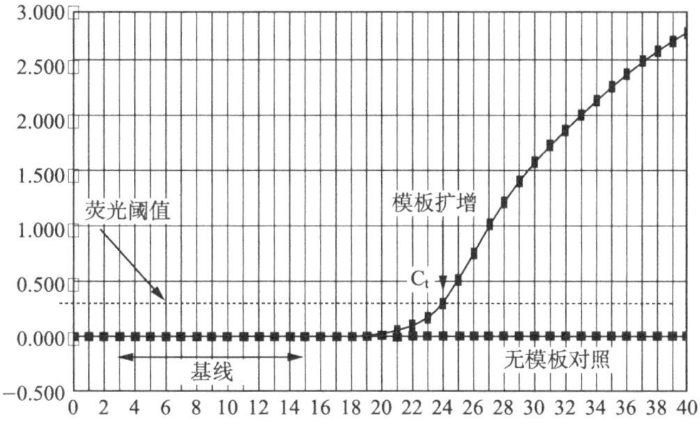

图 1-5　实时荧光 PCR 扩增曲线图

实时荧光 PCR 技术的关键就是使用了荧光探针及其相应的荧光信号检测装置。所用荧光探针的种类很多，实现的途径也不完全相同，但基本原理都是基于荧光共振能量转移现象（fluorescence resonance energy transfer，FRET）设计的。当一个荧光分子（又称为供体分子）的荧光光谱与另一个荧光分子（又称为受体分子）的激发光谱相重叠时，供体荧光分子自身的荧光强度衰减，这种现象即是 FRET。FRET 现象的发生程度与供体、受体分子的空间距离紧密相关，一般为 7～10nm 时即可发生 FRET。随着距离延长，FRET 呈 10^6 显著减弱。FRET 现象已广泛应用于核酸分子检测、生物大分子内和分子间的相互作用等生物学研究领域。

三、主要方法

实时荧光定量 PCR 所用荧光探针主要有三种：TaqMan 荧光探针、杂交探针和分子信标探针，其中 TaqMan 荧光探针使用最为广泛，另外还有一种非特异的荧光染料双链 DNA 定量检测方法。

（一）TaqMan 探针

TaqMan 探针技术是在普通 PCR 原有的一对特异性引物的基础上，增加了一条特异性的荧光双标记探针。TaqMan 探针是一段 5′端标记报告荧光基团，3′端标记猝灭荧光基团的寡核苷酸。报告荧光基团，如 FAM 基团共价结合在寡核苷酸的 5′端，TET、VIC、JOE 基团及 HEX 基团也可用作报告荧光基团。所有这些报告荧光基团通常都被位于 3′端的 TAMARA 基团所猝灭。当探针完整时，由于报告基团与猝灭基团在位置上很接近，导致其报告基团的发射由于 Forster 型能量传递而受到抑制（图 1-6）。当 PCR 反应进行到延伸阶段时，*Taq* DNA 聚合酶在引物的引导下，以 4 种核苷酸为底物，根据碱基配对的原则，沿着模板链合成新链；当链延伸到探针结合部位时，聚合酶的 5′外切酶活性将 TaqMan® 探针进行酶切，使得荧光基团与猝灭基团分开，随后 *Taq* DNA聚合酶的 5′→3′聚合酶活性使新链继续延伸，合成完整的新链。TaqMan 探针的 3′端经过特殊的修饰，以防止在扩增过程中被延伸。探针与产物的结合发生于 PCR

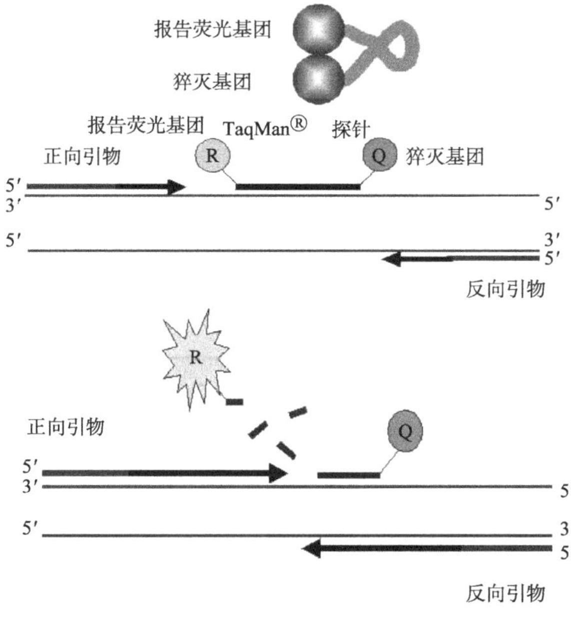

图 1-6　TaqMan 探针扩增原理图

扩增的每一循环，但是并不影响 PCR 产物的指数积累。报告荧光基团与猝灭基团的分离导致报告荧光信号也不断增加，而荧光信号的增加可被系统检测到，它是模板被扩增的直接标志。TaqMan® 探针的水解有两个前提：①引物和探针都必须与模板结合（杂交）；②与探针特异结合的 DNA 模板得到扩增。基于这两点要求，即使发生非特异性扩增，也不会影响检测结果。

在 PCR 的一个循环中，合成 N 条新链的同时水解 N 条探针，也释放相应数量的荧光基团。仪器所接收到荧光信号的强度与 PCR 反应产物的量呈对数关系。

一般而言，荧光扩增曲线可以分成三个阶段：荧光背景信号阶段、荧光信号指数扩增阶段和平台期。在荧光背景信号阶段，扩增的荧光信号被荧光背景信号所掩盖，我们无法判断产物量的变化。而在平台期，扩增产物已不再呈指数级增加。PCR 的终产物量与起始模板量之间没有线性关系，所以根据最终的 PCR 产物量不能计算出起始 DNA 拷贝数。只有在荧光信号指数扩增阶段，PCR 产物量的对数值与起始模板量之间存在线性关系，可以选择在这个阶段进行定量分析。为了定量和比较的方便，在实时荧光定量 PCR 技术中引入了两个非常重要的概念：荧光阈值（ threshold value ）和 Ct 值。荧光阈值是在荧光扩增曲线上人为设定的一个值，它可以设定在荧光信号指数扩增阶段任意位置上。一般我们将荧光阈值默认设置为 3～15 个循环的荧光信号标准差的 10 倍。每个反应管内的荧光信号到达设定的阈值时所经历的循环数被称为 Ct 值。

Ct 值与起始模板的关系研究表明，每个模板的 Ct 值与该模板的起始拷贝数的对数存在线性关系，起始拷贝数越多，Ct 值越小。利用已知起始拷贝数的标准品可做出标准曲线，其中横坐标代表起始拷贝数的对数，纵坐标代表 Ct 值。因此，只要获得未知样品的 Ct 值，即可从标准曲线上计算出该样品的起始拷贝数。

TaqMan 探针的纯度在很大程度上决定了检测结果的真实性和可靠性。探针的纯度直接影响探针荧光本底的高低，任何标记报告基团而无猝灭基团的分子都是污染源，未猝灭的报告荧光使得探针的荧光本底增高，导致难以辨认由于探针的裂解而产生的荧光。此外，探针没有标记上应有的基团，即使发生了探针结合并裂解，但是有可能检测不到荧光信号，造成灵敏度降低甚至假阴性的结果。

（二）分 子 信 标

Tyagi 和 Krammer 首次建立了分子信标（molecular beacon）探针。分子信标是一种能在靶 DNA 不存在时形成茎环结构的双标记寡核苷酸探针，长约 25 个核苷酸（nt）。在此结构中，位于分子一端的荧光基团与分子另一端的猝灭基团紧紧靠近。荧光基团被激发后不是产生光子，而是将能量传递给猝灭剂，这一过程称为荧光共振能量转移现象（ FRET ）。由于“黑色”猝灭剂的存在，由荧光基团产生的能量以红外而不是可见光的形式释放出来。如果第二个荧光基团是猝灭剂，其释放能量的波长与荧光基团的性质有关。分子信标的茎环结构中，环一般为 15～30nt，并与目标序列互补；茎一般为 5～7bp，并相互配对形成茎的结构。荧光基团连接在茎臂的一端，而猝灭剂则连接于另一端，如图 1-7 所示。分子信标必须设计得非常仔细，才能使其在复性温度下，模板不存在时形成茎环结构，模板存在时与模板配对。与模板配对后，分子信标的构象改变使得荧光基团与猝灭剂分开。当荧光基团被激发时发出自身波长的光子。

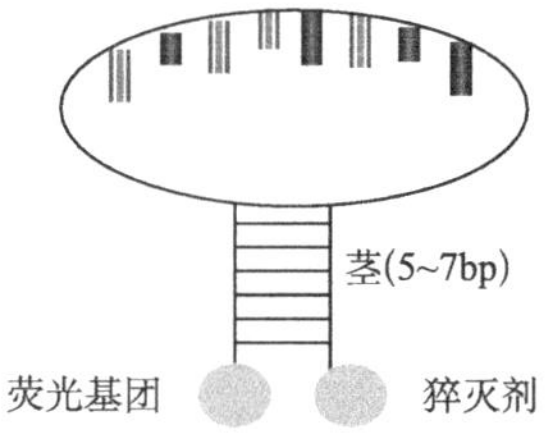

图 1-7 分子信标（发夹型杂交探针）图示

常用的荧光猝灭分子对是 5′-（2′-氨乙基氨基奈-1-磺酸）（EDANS）和 4′-（4′-二甲基氨基叠氮苯）苯甲酸（DABCYL），采用 DABCYL 做猝灭剂是由于它对多种荧光素都有很强的猝灭效率。EDANS 受到 336nm 紫外光激发时，发出波长为 400nm 的亮蓝荧光；DABCYL 是非荧光分子，但其吸收光谱与 EDANS 的发射荧光光谱重叠。没有与模板结合时，EDANS 和 DABCYL 距离非常近，足以发生 FRET，EDANS 受激发产生的荧光转移给 DABCYL，并以热的形式散发，不能检测到荧光；相反，当有靶核酸存在时即可以检测到荧光。

与 TaqMan 探针类似，分子信标在扩增开始时加入扩增系统中，对核酸扩增过程随时检测，也可以对扩增产物直接进行定量的分析。常用的荧光-猝灭分子对有 FAM-DABCYL、Hex-DABCYL、TET-DABCYL、TAMRA-DABCYL、TexasRed-DABYCL 等。

（三）杂交探针

杂交双探针技术就是在普通 PCR 基础上增加了一对荧光单标记的探针，两条探针均与引物结合区之间的病原体核酸发生特异性结合，且结合后的两条探针之间只相隔 1～2个碱基。结合于靶序列 5′端上的探针在其自身的 3′端标记了一种荧光素（荧光素 a），结合于靶序列 3′端上的探针在其自身的 5′端标记了另一种荧光素（荧光素 b）。当两条探针均呈游离状态时，b 不发荧光；而在 PCR 的退火阶段，两条探针均与模板结合，a 和 b 之间发生了 FRET，a 所发出的荧光信号可以被 b 所吸收而发出荧光，此时用一种特殊的检测仪器便可以接收到 b 发出的荧光；随着引物介导的新链形成，两条探针被逐一从模板上取代下来。当两条探针从模板上被取代下来的时候，成为游离状态，仪器就检测不到 b 所发出的荧光。

荧光素 b 所发出的光强度与模板量成正比，随着 PCR 的进行，模板量呈指数增长，探针与模板结合同比增长，能量转移也同比增长。检测每一个循环退火阶段荧光素 b 的荧光强度，并以检测到的荧光量为纵坐标，以 PCR 循环数为横坐标，便可以得到扩增曲线，从而实现对未知样品的定性及定量检测。

（四）SYBR Green 荧光染料法

SYBR Green Ⅰ是一种结合于双链 DNA 小沟中的结合染料。与双链 DNA 结合后，其荧光大大增强（图 1-8），这一性质使其用于扩增产物的检测效果非常理想。SYBR Green Ⅰ的最大吸收波长约为 497nm，最大发射波长约为 520nm。在 PCR 反应体系中，加入过量的 SYBR 荧光染料，其特异性地掺入 DNA 双链后，发射荧光信号，而不掺入链中的 SYBR 染料分子不会发射任何荧光信号，从而保证荧光信号的增加与 PCR 产物的增加完全同步。

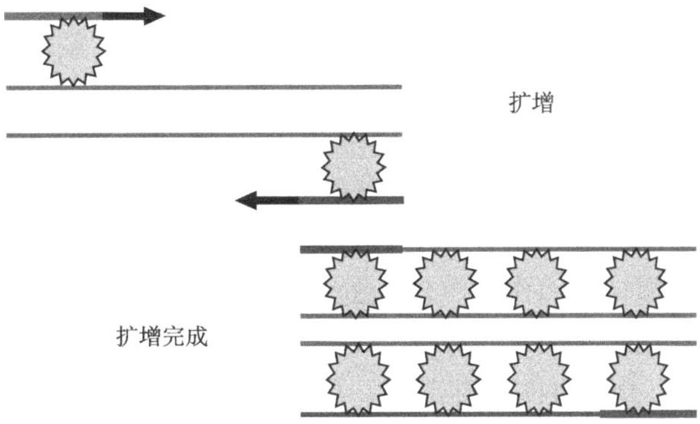

图 1-8　SYBR Green 荧光染料扩增原理图

SYBR Green 荧光染料能与所有的 DNA 双链结合，并不能选择性地与特定的模板结合，所以此法特异性不如 TaqMan 探针法。要想得到好的定量结果，需要 PCR 引物设计的特异性非常好。在此前提下，SYBR Green 法是一种成本低廉的选择。

四、应 用 范 围

实时荧光定量 PCR 技术是 DNA 定量技术的一次飞跃。运用本技术，可以对 DNA、RNA 样品进行定量和定性分析。可以得到某个样本中基因的拷贝数和浓度。除此之外我们还可以对 PCR 产物或样品进行定性分析。例如，利用熔解曲线分析扩增产物和引物二聚体，以区分非特异扩增；利用特异性探针进行基因型分析及 SNP 检测等。现在实时荧光 PCR 技术广泛应用于基础科学研究、临床诊断、疾病研究及药物研发和病原检测、转基因检测等领域。其中最主要的应用集中在以下几个方面。

（一）基因的绝对定量分析

DNA 或 RNA 的绝对定量分析，包括病原微生物或病毒含量的检测，转基因植物转基因拷贝数的检测。

临床病毒样本的检测常用细胞培养方法，这一方法被称为病毒感染实验室诊断的“金标准”。通常，样本被接种到细胞培养基中进行培养，多数类型的病毒在培养数天后，可以通过致细胞病变效应的特征来鉴别。20 世纪 80 年代早期，由于采用单克隆抗体可检测病毒的早期抗原，使培养时间大大缩短。后来，PCR 测定技术被用于临床实验室，使得难于培养或不能培养的病毒得以检测。虽然 PCR 测定比基于细胞培养的方法更快速灵敏，但是，扩增产物的污染会造成假阳性的结果，如凝胶分析、酶联免疫吸附试验等产物检测的方式，都可能出现这个问题。而荧光定量 PCR 检测技术不仅在扩增的同时进行了检测，使检测的时间进一步缩短，更重要的是其整个检测过程采用封闭系统，有效地避免了产物污染。

目前，转基因产品品系鉴定最可靠的办法是利用边界序列进行转基因产品品系的检测鉴定。因为转基因产品不同品系的插入位点不一样，所以外源基因与受体基因之间的边界序列在不同转基因品系之间也不一样，只要测定出不同品系的边界序列就可以设计出实时荧光 PCR 的特异性检测引物和探针。

经过定性初筛后可以判断转基因产品转基因成分的存在与否，要进一步标示其成分含量则需要对转基因的含量进行精确的定量检测。通过检测作物本身所具有的内源参照基因（endogenous reference gene）可以测定样品中转基因作物和非转基因作物的总 DNA 模板量。通过检测转基因作物中转入的外源基因，可以测定样品中转基因作物的 DNA 模板量。通过建立转基因作物标准参照样品的内源参照基因与外源基因 Ct 值之差（ΔCt）与转基因成分百分含量的标准曲线，可以计算出样品中转基因成分的百分含量。

（二）基因表达差异分析

例如，比较不同处理样本之间特定基因的表达差异、特定基因在不同时相的表达差异以及 cDNA 芯片或差显结果的验证等。刘敬忠等使用双链 DNA 结合染料 SYBR Green Ⅰ，结合熔解曲线分析对 α 地中海贫血纯合子、杂合子作出诊断。使用双色荧光标记探针，结合不同的引物设计，可以实现对某些先天性疾病的定量检测。应用实时荧光定量 PCR 方法对 β 地中海贫血症（β 地贫）患者 β-珠蛋白与 γ-珠蛋白 mRNA 水平进行检测，其结果特异性强、定量准确，为了解 β 地贫的分子病理机制及其临床诊断提供了可靠的检测数据。迄今对遗传性物质改变引起的疾病还无法根治，只能通过产前监测和产前基因诊断减少病婴出生。实时荧光定量 PCR 方法可用于产前监测和产前基因诊断。

（三）基因的分型

例如，SNP 检测可用于检测基因突变和基因组的不稳定性。基因突变的检测需要两条探针，一条探针横跨突变位点，另一条为锚定探针，与无突变位点的靶序列杂交。两条探针用两种不同的发光基团标记。如果靶序列中无突变，探针杂交便完全配对；如果有突变，则探针与靶序列不完全配对，会降低杂交体的稳定性，从而降低其熔解温度（T_m）。这样便可对突变和多态性进行分析。

五、技术优缺点

实时荧光定量 PCR 技术由于其诸多优越性而备受青睐，主要表现在以下几个方面。

（一）实时检测，消除交叉污染

实时荧光定量 PCR 技术有效地解决了传统定量只能终点检测的局限，每一轮循环均检测一次荧光信号的强度，并记录在计算机软件之中，完成了对整个 PCR 进程的实时监测。此外，实时荧光 PCR 采用闭管分析、无需电泳等后处理步骤，有效消除了核酸的交叉污染。

（二）特 异 性 强

由于在 PCR 反应体系中加入荧光探针，使得非特异性产物不能与探针杂交，尤其对与特异性产物分子质量接近、通过电泳无法分开的产物更为有效，而且分子信标、杂交探针和新型的 TaqMan 探针可检测出靶序列中单个碱基的错配、缺失或插入突变。

（三）定量结果准确

传统定量 PCR 方法，如内标法和竞争法是在待测样品中加入已知起始拷贝数的内标，PCR 反应变为双重 PCR，双重 PCR 反应中存在两种模板之间的干扰和竞争，尤其当两种模板的起始拷贝数相差比较大时，这种竞争会表现得更为显著。但是由于待测样品的起始拷贝数是未知的，所以无法加入合适数量的已知模板作为内标。也正是这个原因，传统定量方法虽然加入内标，但只能是一种半定量的方法。

由于传统定量方法都是终点检测，即 PCR 到达平台期后进行检测，而 PCR 经过对数期扩增到达平台期时检测重现性极差。同一个模板在 96 孔 PCR 仪上做 96 次重复实验，所得结果有很大差异，因此无法直接从终点产物量推算出起始模板量。而实时荧光 PCR 方法通过对每个样品 Ct 值的计算，根据标准曲线（图 1-9）获得定量结果。

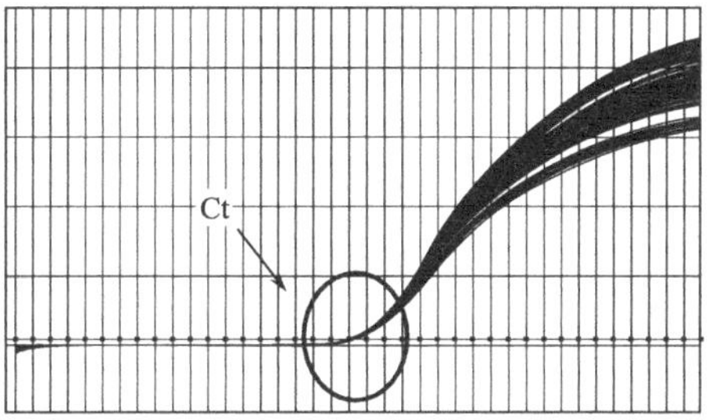

图 1-9　96 个样品的重复性实验图

实时荧光定量 PCR 无需内标是建立在以下两个基础之上的。

1. Ct 值的重现性

PCR 循环在到达 Ct 值所在的循环数时刚刚进入真正的指数扩增期（对数期），此时微小误差尚未放大，因此 Ct 值的重现性极好，即同一模板不同时间扩增或同一时间不同管内扩增，得到的 Ct 值是恒定的。

2. Ct 值与起始模板的线性关系

由于 Ct 值与起始模板的对数存在线性关系，可利用标准曲线对未知样品进行定量测定，因此，实时荧光定量 PCR 方法是一种采用外标准曲线定量的方法。外标法定量和内标法定量的比较结果表明：内标法作为定量或半定量的手段是不可靠的，而外标准曲线的定量方法是一种准确的、值得信赖的科学方法，已得到全世界的公认，广泛用于基因表达研究、转基因研究、药物疗效考核、病原体检测等诸多领域。

与其他技术方法一样，实时荧光 PCR 技术不是万能的，同样存在缺点和不足，主要表现在容易出现假阴性结果。实时荧光 PCR 对 DNA 模板的质量要求很高，如果 DNA 模板量极少，DNA 纯度又不高，或者反应体系中存在 PCR 抑制剂，则很容易使 Ct 值延长，极大地影响 PCR 检测的灵敏度，从而出现假阴性结果。

六、操作步骤

一般来说，实时荧光 PCR 有以下几个步骤。

（一）采样、样品处理

根据实验的需要，采样中要选取有代表性的样品，这样可以保证接下来的实时荧光 PCR 有个好的模板，从而达到有效分析的目的。对于不同的样品，要根据材料的特点采取必要的存放、处理措施。例如，可以将所采植物样品存放于－80℃，或者将可以继续培养的样品培养，保证后续提取核酸的完整性。

（二）样品核酸提取

用核酸提取试剂盒或自己配制的核酸提取液提取样品核酸。具体不同样品的核酸提取方法可以参照分子克隆实验指南或相关文献。然后通过电泳检测判断核酸质量的好坏，并且用分析仪器估算核酸的含量。

（三）实时荧光 PCR 试剂的准备

实时荧光 PCR 需要的试剂有：引物、探针、dNTP、缓冲液、*Taq* DNA 聚合酶和 ddH_2O（可使用 Mix 代替 dNTP、缓冲液及 *Taq* DNA 聚合酶）。

首先是探针和引物的设计及合成，用实时荧光引物设计软件设计特异性高的探针和引物，将设计的引物送到质量好的生物技术公司进行合成，可以减少实验中由于标记失败而出现的假阴性结果，也可以较好地保证实时荧光 PCR 的扩增效率。

所用试剂最好采用分装的方式来使用，以防止全部试剂同时受到外界 DNA 污染，避免重新合成，节省时间和花费。

（四）实时荧光 PCR 体系的配制

实时荧光 PCR 扩增采用 50μL 或 25μL 反应体系进行，实时荧光 PCR Mix 12.5μL，上游引物 1μL（10μmol/L），下游引物 1μL（10μmol/L），探针 0.5μL（10μmol/L），模板 5μL，补 ddH_2O 至 25μL。

实时荧光 PCR 循环参数一般为：50℃温育 2min；95℃预变性 5min；95℃变性 15 s，

60℃退火延伸 1min，40 个循环，60℃收集 FAM 荧光检测。具体参数可以根据实验情况做相应调整。

（五）实时荧光 PCR 结果分析

根据阳性对照和阴性对照来分析实时荧光 PCR 结果，先判断阴性有无污染和阳性的扩增效率，然后根据 Ct 值来分析样品。每个模板的 Ct 值与该模板的起始拷贝数的对数存在线性关系，起始拷贝数越多，Ct 值越小。利用已知起始拷贝数的标准品可做出标准曲线，其中横坐标代表起始拷贝数的对数，纵坐标代表 Ct 值。因此，只要获得未知样品的 Ct 值，即可从标准样品检测出的 Ct 值与起始拷贝数得到的线性回归标准曲线上计算出该样品目标分子的起始拷贝数。

七、应用举例

（一）实时荧光 PCR 检测枣疯病植原体

1. 背景

我国枣树栽培范围极广，以山东、河北、山西、陕西、甘肃、安徽、浙江产量最多。到 2006 年，中国枣树栽培面积达 150 万 hm^2，年产量达 200 万 t，占世界枣树种植面积和产量的 98%以上，国外进口枣几乎都来自中国。在枣树病害中，枣疯病发生普遍，并且由于其防治难度大，具有毁灭性，全国每年因枣疯病致枣树死亡带来的损失达数亿元。

枣疯病是由枣疯病植原体（jujube witches' broom phytoplasma，JWBP）所引起的病害。植原体（phytoplasma），原称类菌原体（mycoplasma-like organism，MLO），为单细胞原核生物，无细胞壁，由生物膜包围，可引起多种病害。Wei 等通过对植原体 16S rDNA 基因序列的分析，将其分为 28 个组。其中，引起枣疯病的枣疯病植原体与樱桃致死黄化植原体、重阳木丛枝植原体等同属于第Ⅴ组成员。

2. 材料

1）实验材料

实验所用枣疯病植原体组织培养苗、枣疯病植原体野外采样样品、泡桐丛枝植原体、重阳木丛枝植原体由中国林业科学研究院田国忠研究员提供。樱桃致死性黄化植原体以及杏褪绿卷叶植原体由中国检验检疫科学研究院动植物检疫研究所提供。

2）主要仪器

贝克曼冷冻离心机（美国 BECKMAN 公司），ABI7300 实时荧光 PCR 仪（美国 ABI 公司），ND-1000 核酸/蛋白质检测仪（美国 Nano Drop 公司）。

3. 方法

取适量样品材料，参照《精编分子生物学实验指南》，用 CTAB 法提取 DNA。

1）植原体 16S rDNA 基因克隆和序列测定

以植原体基因组 DNA 为模板，用引物 R16F2n：5′- GAA ACG ACT GCT AAG ACT GG-3′，R16F2：5′-TGA CGG GCG GTG TGT ACA AAC CCC G-3′扩增枣疯病植原体 16S rDNA 片段，得到 1.2kb PCR 产物，克隆至 PMD™-18T 载体，提取质粒送北京诺赛生物技术有限公司测序验证。采用 ND-1000 核酸/蛋白质检测仪测定浓度，并进行 10 倍梯度稀释。

2）引物探针设计

根据 GenBank 中第Ⅴ组植原体 16S rRNA 序列，用 Primer Express 2.0 软件设计枣疯病植原体实时荧光定量 PCR 探针和引物（表 1-2），扩增片段大小为 91bp。

表 1-2　实时荧光引物和探针

名称	序列	长度/bp
上游引物	5′-CAGTTCGTGTCGTGAGATGTTAGG-3′	24
下游引物	5′-TCGCTAAAGTCCCCACCATT-3′	20
探针	5′-FAM-TAAGTCCTAAAACGAACGCAACCCCTGTC-TAMRA-3′	29

4. 实时荧光 PCR 检测

1）反应体系

反应体系：Mix 12.5μL，上游引物 1μL（7.5μmol/L），下游引物 3μL（7.5μmol/L），探针 0.5μL（10μmol/L），模板 5μL，补 ddH_2O 至 25μL。

反应参数：50℃温育 2min；95℃预变性 5min；95℃变性 15s，60℃退火延伸 1min，40 个循环，60℃收集 FAM 荧光检测。

2）实时荧光 PCR 检测结果

用设计合成的探针、引物进行实时荧光 PCR，结果见图 1-10。

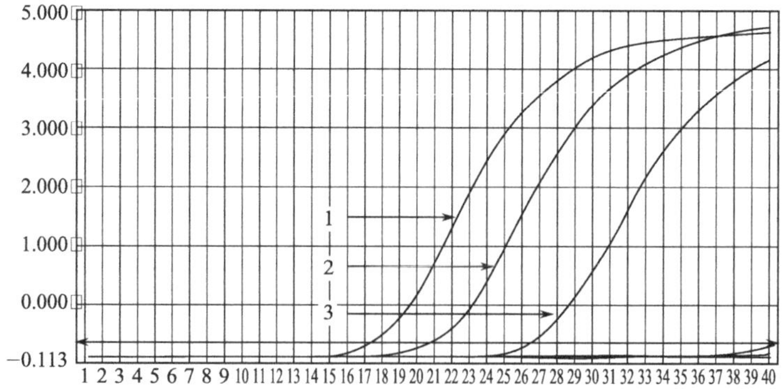

图 1-10　实时荧光定量 PCR 特异性

1. 枣疯病植原体 DNA；2. 樱桃致死黄化植原体 DNA；3. 重阳木丛枝植原体 DNA

从图 1-10 可看出，该引物、探针能够检测出同属第Ⅴ组的枣疯病植原体 DNA、樱桃致死黄化植原体 DNA 和重阳木丛枝植原体 DNA。而属于第Ⅰ组的泡桐丛枝植原体和属于第Ⅹ组的杏褪绿卷叶植原体无扩增（位于基线下方）。可见探针引物具有较好的特异性。

（二）转基因产品的定量检测

转基因产品（genetically modified organism，GMO ）的定量检测需要有校正的参照样品（certified reference material）。转基因大豆和玉米的参照样品可从 Fluka 公司购买，该标准样品由比利时参照物质和测定研究所（Institute for Reference Material and Measurement）生产。该所目前主要提供转基因抗草甘膦大豆、转基因抗虫玉米 Bt176、Bt11、Mon810 等参照样品。该参照样品包括转基因大豆分别占 0、0.1%、0.5%、2.0%、5.0%的 5 个系列样品。

转基因产品的定量检测包括三个步骤：样品 DNA 制备、PCR 扩增、数据分析和计算。每个样品的定量检测须同时进行三个平行实验，以满足统计学要求和实验准确度。

1. DNA 的制备

转基因产品（如大豆和玉米）的 DNA 制备可采用有关公司的 DNA 提取试剂盒，也可用欧盟 BgVV（Bundesinstitut für gesundheitlichen Verbraucherschutz und Veterinärmedizin）组织转基因大豆和玉米水平测试推荐的 CTAB 法提取。该方法的具体步骤如下：

（1）100mg 玉米样品（对照用 100mg H_2O）加入到反应管中；

（2）加入 1000uL CTAB 抽提液（20g/L CTAB，1.4mol/L NaCl，0.1mol/L Tris-HCl，20mmol/L EDTA-Na_2，pH8.0），充分混合；

（3）65℃，温育 30min，12 000*g* 离心 10min，取上清液；

（4）加入 200uL 氯仿，混合 30s；12 000*g* 离心 10min，取上清液；

（5）加入 2 倍体积的 CTAB 沉淀液（5g/L CTAB，0.04 mol/L NaCl），充分混合；室温孵育 60min；

（6）12 000*g* 离心 5min，弃上清液；

（7）加入 350μL 1.2mol/L NaCl 溶液，溶解沉淀；

（8）加入 350μL 氯仿，混合 30s；12 000*g* 离心 10min，取上清液；

（9）加入 0.6 倍体积的异丙醇，混合，4℃下放置 30min；

（10）5000*g* 离心 30min，弃上清液；

（11）沉淀中加入 500μL 70%（*V/V*）乙醇，混合；

（12）12 000*g* 离心 10min，弃上清液，冷冻干燥 DNA；

（13）用 100μL 0.1×TE（1mmol/L Tris-HCl，0.1mmol/L EDTA，pH=8.0）缓冲液溶解 DNA；

（14）DNA 完全溶解后，配成 1∶10 和 1∶50 的稀释液；

（15）DNA 于−20℃储存。

2. PCR 扩增和检测

设计合适的引物和探针是对转基因产品进行准确定量检测的关键。BgVV 组织转基因大豆和玉米水平测试所用的引物和探针如表 1-3 所示。我国获得的具有自主知识产权的部分转基因产品的实时荧光 PCR 检测引物和探针如表 1-4 所示。

表 1-3 转基因大豆和玉米测试所用的引物和探针

转基因作物种类	检测基因	引物和探针名称	引物、探针序列	扩增片段大小/bp
抗草甘膦大豆	CaMV 35S-CTP4	RR1-F	5′-cat ttg gag agg aca cgc tga-3′	74
		RR1-R	5′-gag cca tgt tgt taa ttt gtg cc-3′	
		RR1	5′-fam-caa gct gac tct agc aga tct ttc- tamra-3′	
	LECTIN	GM1-F	5′-cca gct tcg ccg ctt cct tc-3′	74
		GM1-F	5′-gaa ggc aag ccc atc tgc aag cc-3′	
		GM1	5′-fam-ctt cac ctt cta tgc ccc tga cac-tamra-3′	
Bt176 抗虫玉米	CryIA（b）	CRY2-F	5′-ccc atc gac atc agc ctg agc-3′	129
		CRY2-R	5′-cag gaa ggc gtc cca ctg gc-3′	
		BSTYN	5′-fam-atg tcc acc agg ccc agc acg-tamra-3′	
	HMT	ZM1-F	5′-ttg gac tac aaa tct cgt gct ga-3′	79
		ZM1-R	5′-gct aca tag gga gcc ttg tcc t-3′	
		ZM1	5′-fam-caa tcc aca caa acg cac gcg ta-tamra-3′	

表 1-4 实时荧光 PCR 实验所用引物和探针序列

检测基因	引物序列	探针序列	适用范围
ZEIN	5′-tgaacccatgcatgcagt-3′ 5′-ggcaagaccattggtga-3′	5′-tggcgtgtccgtccctgatgc-3′	玉米及其加工产品（内源基因）
Lectin	5′-cctcctcgggaaagttacaa-3′ 5′-gggcatagaaggtgaagtt-3′	5′-ccctcgtctcttggtcgcgccctct-3′	大豆及其加工产品（内源基因）
PE3-PEPcase	5′-ccagttcttggagccgcttga-3′ 5′-aagggccagtccaaatgcaga-3′	5′-caggtcgctatgcgactgcggagaca-3′	油菜籽及其加工产品（内源基因）
tRNALeu	5′-cgaaatcggtagacgctacg-3′ 5′-ttccattgagtctctgcacct-3′	5′-gcaatcctgagccaaatcc-3′	植物（内参照基因）
18S rRNA	5′-cctgagaaacggctaccat-3′ 5′-cgtgtcaggattgggtaat-3′	5′-tgcgcgcctgctgccttcct-3′	真核生物（内参照基因）
CaMV35S	5′-cgacagtggtcccaaaga-3′ 5′-aagacgtggttggaacgtcttc-3′	5′-tggacccccacccacgaggagcatc-3′	转基因大豆、玉米、油菜籽、番茄、马铃薯及其加工产品
NOS	5′-atcgttcaaacatttggca-3′ 5′-attgcgggactctaatcata-3′	5′-catcgcaagaccggcaacagg-3′	转基因大豆、玉米、油菜籽、番茄、马铃薯及其加工产品
FMV35S	5′-aagacatccaccgaagactta-3′ 5′-aggacagctcttttccacgtt-3′	5′-tggtccccacaagccagctgctcga-3′	转基因油菜籽、马铃薯、番茄和棉花（籽）及其加工产品

续表

检测基因	引物序列	探针序列	适用范围
NPTII	5′-aggatctcgtcgtgacccat-3′ 5′-gcacgaggaagcggtca-3′	5′-cacccagccggccacagtcgat-3′	转基因油菜籽、番茄、马铃薯及其加工产品
Bar	5′-acaagcacggtcaacttcc-3′ 5′-actcggccgtccagtcgta-3′	5′-ccgagccgcaggaaccgcaggag-3′	转基因油菜籽、玉米及其加工产品
PAT	5′-gtcgacatgtctccggagag-3′ 5′-gcaaccaaccaagggtatc-3′	5′-tggccgcggtttgtgatatcgttaa-3′	转基因大豆、玉米、油菜籽及其加工产品
GOX	5′-gtcttcgtgttgctggaaccgtt-3′ 5′-gaactggcaggagcgagagct-3′	5′-tgctcacgttctctacactcgcgctcg-3′	转基因油菜籽、玉米及其加工产品
Cry3A	5′-tccggttacgaggttctt-3′ 5′-ccatagatttgagcgtcctta-3′	5′-acctatgctcaagctgccaacaccc-3′	转基因马铃薯及其加工产品
CryIA（b）	5′-cgcgactggatcaggtaca-3′ 5′-tggggaacaggctcacgat-3′	5′-ccgccgcgagctgaccctgaccgtg-3′	转基因玉米及其加工产品
EPSPS	5′-ccgacgccgatcaccta-3′ 5′-gatgccgggcgtgttgag-3′	5′-ccgcgtgccgatggcctccgca-3′	转基因大豆及其加工产品

引物 RR1-F / RR1-R 和探针 RR1 可特异性检测 Monsanto 公司的抗草甘膦大豆中外源的 CaMV 35S-CTP4 基因，PCR 产物的长度为 74bp。

引物 GM1-F/GM1-F 和探针 GM1 可特异性检测大豆基因组单拷贝 LECTIN 基因，并适用于大豆体系的检测，PCR 产物的长度为 74bp。

引物 CRY2-F/CRY2-R 和探针 BSTYN 可特异性检测 Novartis 公司的 Bt176 玉米中外源的 CryIA（b）基因，PCR 产物的长度为 129bp。

引物 ZM1-F/ZM1-R 和探针 ZM1 可特异性检测玉米基因组单拷贝 HMT 基因，并适用于玉米体系的检测，PCR 产物的长度为 79bp。

PCR 循环参数为：95℃预变性 10min；95℃变性 15s，60℃退火延伸 1min，45 个循环。

在进行定量检测之前，需要通过定性检测来确定用于定量检测的合适的 DNA 模板量，也就是确定 DNA 溶液的最适稀释度，以确保进行定量检测时没有发生 PCR 抑制。如果检测运行中发现有抑制，样品 DNA 必须进一步稀释。分析 Ct 值可以确定反应中的 DNA 量。若循环阈值是 45（ABI7700 或 ABI 5700）则表明 PCR 过程中无目的片段扩增；样品 DNA 的循环阈值为 36～42，且每个值之间的差异很大，表明目的 DNA 的量很少；循环数为 15～20，则对应样品中含目标 DNA 较多。

在定量检测前的定性检测反应中，同一提取样品的不同稀释度中（原液和 1∶10 之间）的 Ct 值相差 2～3（Ct），说明 PCR 过程未发生抑制现象，否则若 Ct 值之差≤ 2 则说明样品核酸含有抑制因子，进一步稀释 DNA 样品来选择合适的定量 PCR 反应的起始模板量。

3. 转基因成分含量的计算

分别对外源基因和内源参照基因进行荧光 PCR 检测，建立 ΔCt 值（外源基因的 Ct

值与内源基因的 Ct 值之差）和样品中转基因成分百分含量的线性回归方程和标准曲线。检测待测样品的 ΔCt 值，根据线性回归方程和标准曲线，计算出待测样品中转基因成分的百分含量。

抗草甘膦大豆参照样品内源、外源基因扩增荧光曲线分别见图 1-11 和图 1-12，内源、外源基因扩增的 ΔCt 值与转基因成分百分含量的标准曲线见图 1-13；Bt176 玉米参照样品内源、外源基因扩增荧光曲线分别见图 1-14 和图 1-15，内源、外源基因扩增的 ΔCt 值与转基因成分百分含量的标准曲线见图 1-15。

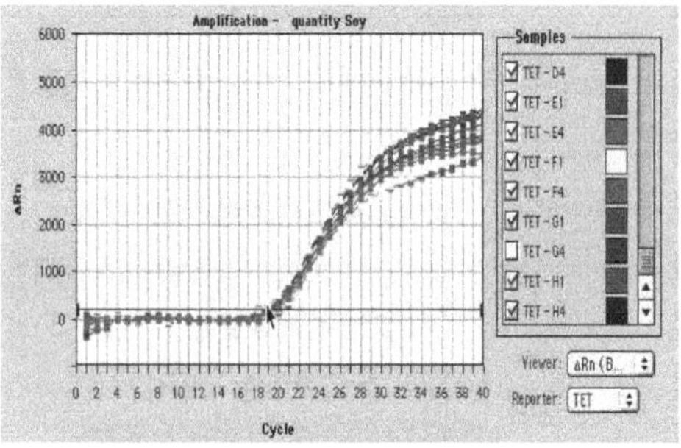

图 1-11　抗草甘膦大豆参照样品内源基因扩增荧光曲线（见图版）

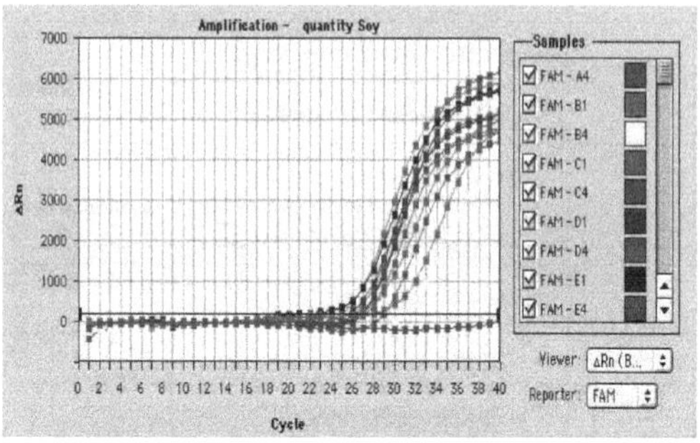

图 1-12　抗草甘膦大豆参照样品外源基因扩增荧光曲线（见图版）

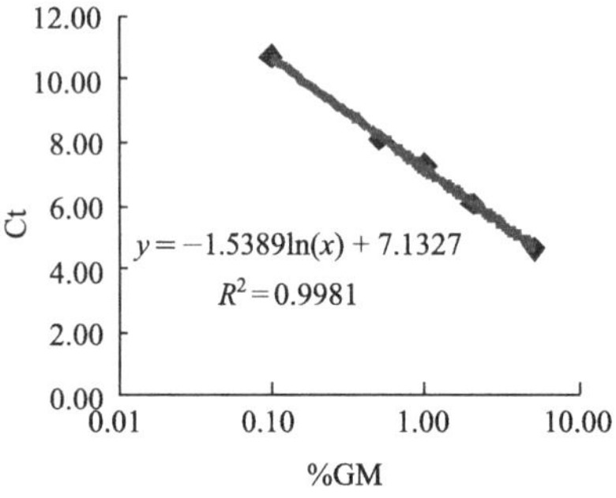

图1-13　抗草甘膦大豆 ΔCt 值与转基因成分百分含量的标准曲线

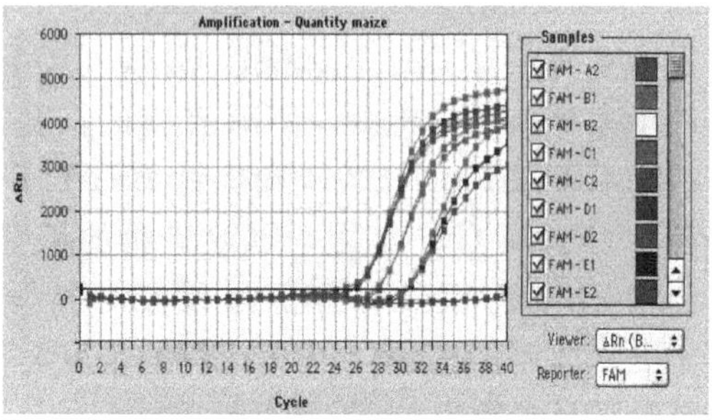

图 1-14　Bt176 玉米参照样品内源基因扩增荧光曲线（见图版）

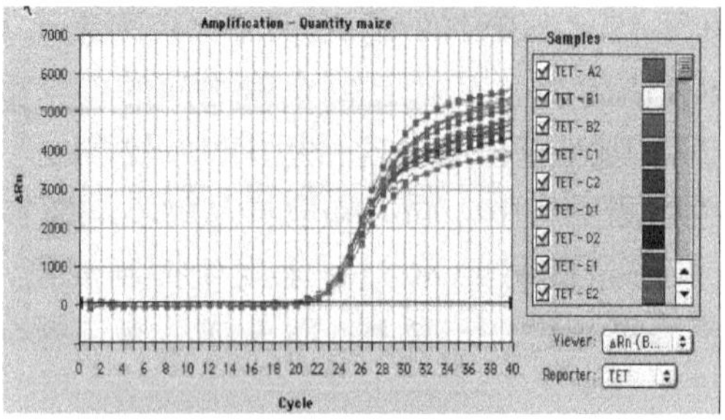

图 1-15　Bt176 玉米参照样品外源基因扩增荧光曲线（见图版）

检测运行和定量运行的分析需用厂商提供的实用软件进行。如果用 Excel 计算数据，就会产生 XY 曲线。对于样品 DNA 的每一个循环数（Y 值）对应的 DNA 浓度（X 值）可以通过标准曲线的斜率（m 值）和交叉点（b 值）计算出来（$\log X = Y - b/m$）。

每个 PCR 系统都进行运算，转换对数平均值（来自三个单一值）和相应的标准差之后，外源基因和内参照基因的量就可以计算出来。

外源基因的量（平均值）/内参照基因的量（平均值）即为样品中转基因成分的相对百分含量。

第三节 肽核酸杂交诱捕 PCR 技术

一、技术起源

肽核酸（peptide nucleic acid，PNA）杂交诱捕 PCR 是由我国科学工作者发明的一种新的 PCR 方法，是从亲和诱捕 PCR-ELISA 的基础上发展而来的，借鉴其基本思路，运用更加合适、高效的探针来诱捕 DNA。如果该方法与实时荧光 PCR 结合，能将核酸样品抽取纯化、PCR 扩增、PCR 产物探针特异性检测在一支试管内完成，使得 PCR 检测各步骤进一步集成和简化，检测效率得到大大提高。

亲和诱捕 PCR-ELISA 是一种新型 PCR 检测方法，它能使样品核酸纯化、PCR 扩增、PCR 产物杂交检测在同一试管内完成，这样既简化了样品核酸纯化步骤，也降低了核酸纯化难度，并提高了检测速度和灵敏度。它的原理为：将处理过的反向引物共价结合在 PCR 管上，在核酸粗提液中特异性的与目的核酸片段杂交，以去除杂质及聚合酶抑制物。在 PCR 扩增中，该引物也参与扩增，在 *Taq* 酶的作用下，沿着该引物方向延伸，形成一条固定在管壁上的双链。将双链变性后用地高辛标记的探针与固定在管壁上的单链杂交，再用碱性磷酸酶进行 ELISA 反应。同时对液相产物进行琼脂糖凝胶电泳检测。该方法将 PCR 与 ELISA 有机结合起来，利用了 PCR 的高效性与 ELISA 的高特异性，对 PCR 产物进行双重检测，PCR-ELISA 的结果判定通过酶标仪数字输出，去除了人为因素的影响。

二、基本原理

肽核酸是以中性酰胺键为骨架的一类新的 DNA 类似物。它以甘氨酸为结构单元，碱基部分通过亚甲基羰基连接（图 1-16）。由于结构与天然核酸具有相似性，PNA 对核酸分子具有独特的序列识别能力。PNA 分子不带电，不存在静电排斥作用力等结构特点，使得 PNA 分子具有许多独特的优异性，表现如下。

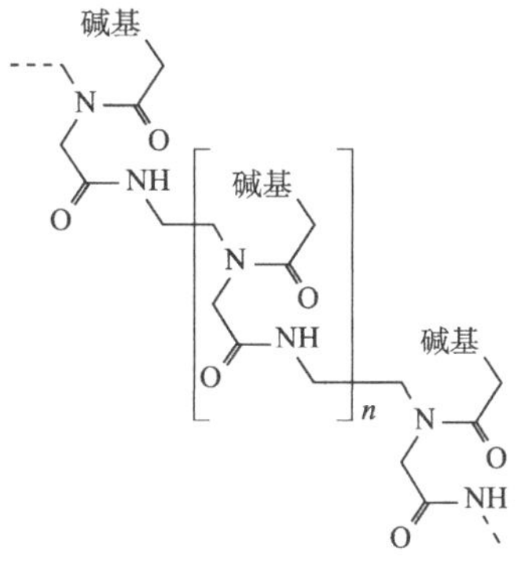

图 1-16 肽核酸结构

首先，与 DNA 杂交相比，PNA 与互补的 DNA 或 RNA 杂交具有更强的亲和力，而且杂交速度更快，PNA 探针的缔合常数增加了 5000 倍。

其次，PNA 分子很稳定，对酶引起的降解不敏感，不容易被蛋白酶和核酸酶所降解。

最后，PNA 具有很高的特异性，PNA/DNA 错配杂交复合物比 DNA/DNA 错配杂交复合物更敏感，PNA 能识别单个碱基错配，这种特性使得 PNA 成为理想的杂交探针。而且，PNA 中性骨架也使得它对盐溶液的离子浓度不敏感，因此，PNA 复合物的稳定性受盐溶液的影响较小。

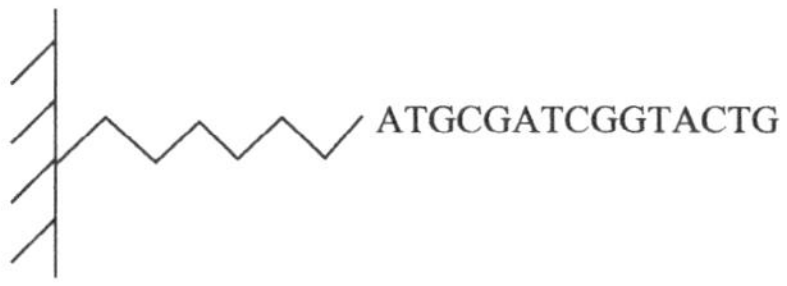

图 1-17　肽核酸固相结合示意图

PNA 分子独特的稳定性和与互补核酸的高亲和力，使得其成为核酸杂交诱捕的首选探针分子。因此，设计合适的 PNA 探针，使其结合于管壁，然后在核酸粗提液中特异性的与目的核酸片段杂交，再洗去未结合的粗提液（图 1-17）。最后在抓取了特异 DNA 的管中加入相应的反应试剂，就可以进一步对 DNA 进行操作。

三、主要方法

PNA 诱捕主要包括 PCR 管的制备、PNA 诱捕、PCR 扩增与检测等步骤。PNA 管的制备是该方法的关键步骤，采用强酸处理普通 PCR 管内壁，然后与 PNA 探针结合。PNA 诱捕是将样品研磨液加入杂交管中，使其与管中的 PNA 探针发生杂交，DNA 被牢固地结合于 PCR 管内壁，杂交 DNA 很容易经过洗涤纯化，进入后续的 PCR 检测。

四、应用范围

PNA 探针具有特异性强、杂交牢固等显著优点，再与杂交诱捕管结合，可以在需要高灵敏度、高特异性和快速检测的领域，如海关、检验检疫及医学诊断领域发挥重要作用。例如，在动植物检疫中，可以针对某种病原，设计特异性的 PNA 探针，制备肽核酸杂交诱捕 PCR 管，特异性诱捕目标 DNA，达到简便、快速检测的目的。

五、技术优缺点

PNA 杂交诱捕 PCR 检测技术具有以下几个显著的优点。

（1）PNA 分子的高特异性赋予了 PNA 杂交管特异诱捕的重要属性，可以选择性地诱捕特定 DNA。

（2）PNA 诱捕管可以简化核酸提取的步骤，从而可以便捷地获得目的 DNA。

（3）PNA 诱捕管保存比较方便，PNA 不能被蛋白酶和核酸酶所降解，结合在管壁上的 PNA 可以稳定地发挥诱捕作用，增加了 PNA 杂交诱捕管的应用范围。

（4）与相似的 DNA 探针相比，PNA 探针具有很快的杂交诱捕速度，节省了实验时间，提高了检测效率。

（5）PNA 杂交诱捕的易操作性、PNA 的特异性，可以保证 PNA 杂交诱捕管不受非特异 DNA 的污染，具有很高的杂交效率。

虽然 PNA 的合成技术已经比较成熟，但是 PNA 是电中性分子，存在自发聚集现象，因此其水溶性相对于 DNA 探针来说较差，随着合成长度的增加，嘌呤和嘧啶碱基也不断增加，这种性质也会加剧。在一定程度上会影响 PNA 发挥作用，因此对 PNA 的设计提出了很高的要求。

六、应用举例

（一）枣疯病植原体的 PNA 杂交诱捕 PCR 检测

由于植原体的 DNA 含量很低，其检测过程非常复杂。一般运用巢式 PCR 的方法从所提取的植物 DNA 中，通过两轮 PCR 来检测，操作比较费时、复杂。本研究通过使用 PNA 杂交诱捕管诱捕枣疯病植原体，然后通过实时荧光 PCR 来高灵敏度地检测 JWB-P。根据 GenBank 中第Ⅴ组植原体 16S rRNA 序列，用 Primer Express 2.0 软件设计枣疯病植原体实时荧光定量 PCR 探针和引物（表 1-5）

表 1-5　实时荧光 PCR 引物探针

JWB-F	5′-CAGTTCGTGTCGTGAGATGTTAGG-3′	24bp
JWB-R	5′-TCGCTAAAGTCCCCACCATT-3′	20bp
JWB-P	5′-FAM-TAAGTCCTAAAACGAACGCAACCCCTGTC-TAMRA-3′	29bp

1. 实验材料

（1）10×PCR 缓冲液（大连 TaKaRa 公司）。
（2）dNTP（大连 TaKaRa 公司）。
（3）*Taq* 酶（大连 TaKaRa 公司）。
（4）DL2000 DNA 分子质量标准（大连 TaKaRa 公司）。
（5）ABI 实时荧光混合反应液。
（6）2×杂交缓冲液（美莱博生物科技公司）。
（7）实时荧光 PCR 引物和探针序列如下，由上海 Invitrogen 公司合成。
（8）PNA 探针序列如下，由成都川抗派德生物医药科技有限公司合成：

PaWB-WD：NH_2-O-O-O-O-TGGACTGAGAGGTTGAACAG

带病（枣疯病）枣树枝叶和枣疯病植原体阳性质粒由中国检验检疫科学研究院动植物检疫研究所保存。

2. 实验方法

1）PNA 杂交诱捕管表面羧基化表征

处理样品的表面羧基化程度采用 X 射线光电子能谱分析（X-ray photoelectron spectroscopy，XPS）方法表征，图 1-18 为对照样品，其 C∶O＝98.35∶1.65，经过表面修饰后，处理样品的 C∶O＝ 93.86∶6.14（图 1-19），表面羧基比率为 1.1×10^{15} 分子/cm^2。

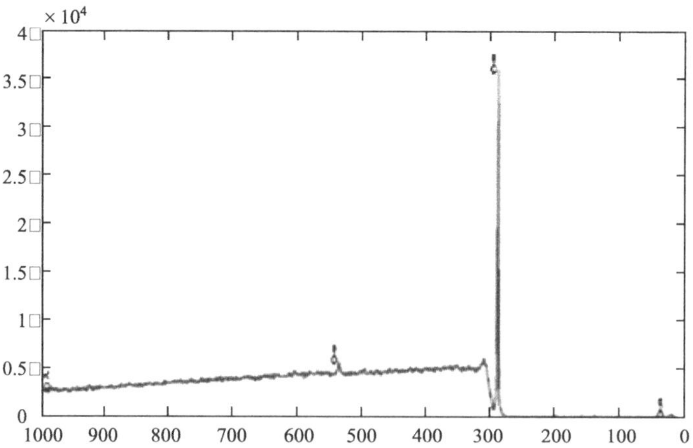

图 1-18　对照样品的 XPS 结果图

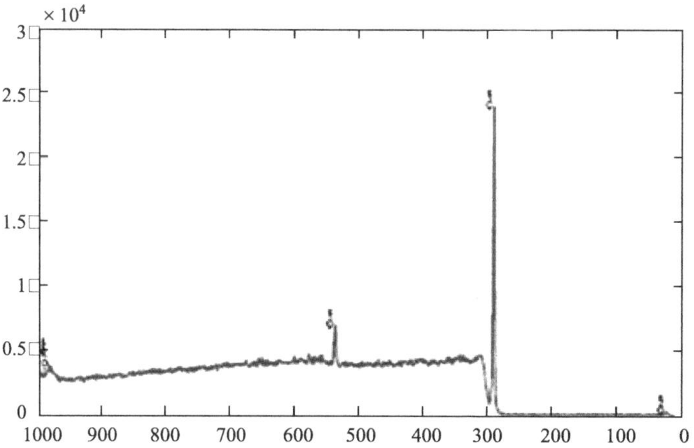

图 1-19　处理样品的 XPS 结果图

2）探针设计

根据目标 DNA 的高度保守区域设计特异性探针，探针组成包括 3 部分：5′端 C6 氨基修饰部分，用于核酸检测管的固定化反应；连接臂部分，由 15 个碱基 T 组成；结合区部分，由 25～150 个序列特异性碱基组成，用于识别目标 DNA 分子。

3）PNA 杂交管制备

采用强酸处理普通 PCR 管内壁，然后与 PNA 探针结合，制取 PNA 杂交诱捕管。

4）制取枣疯病丛枝粗提液

剪取枣疯病丛枝 0.1g，放入液氮中研磨；研磨均匀后，加入到 1.5mL 离心管中；加入预热的 2% CTAB 600μL，65℃温育 1h；然后加入等体积酚氯仿（600μL）抽提；12 000r/min 离心 10min，吸取上清液。制得枣疯病丛枝粗提液，于−20℃冻存。

5）PNA 诱捕 DNA

将枣疯病丛枝粗提液加到制备好的 PNA 杂交诱捕管中，70℃杂交 1h。将杂交液用移液枪吸出，用 2×SSC 洗 PNA 杂交管 2 遍，ddH_2O 洗 2 遍。

6）目标 DNA 的检测

配制实时荧光 PCR 反应体系（表 1-6）。

表 1-6 实时荧光 PCR 反应体系

成分	体积/μL
混合反应液	12.5
引物-F	0.5
引物-R	0.5
探针	0.5
ddH_2O	11
总体系	25

7）实时荧光 PCR

按照表 1-7 中的循环参数进行实时荧光 PCR 反应。

表 1-7 实时荧光 PCR 反应参数

酶激活	50℃温育 2min
变性	95℃预变性 10min
循环条件（40 个循环，60℃收集荧光）	95℃变性 15s
	60℃退火延伸 1min

3. 结果及分析

PNA 杂交诱捕实时荧光 PCR 结果如图 1-20 所示，C1（红色）为 PNA 杂交诱捕管，CT＝29.9；E1（绿色）为提纯的 DNA 做的阳性对照，CT＝19.7；E3（黄色）为阴性对照。结果表明，经过 PNA 特异诱捕，PNA 杂交诱捕管成功诱捕了目标 DNA 分子。枣疯病植原体肽核酸杂交诱捕 PCR 检测结果如下。

一般在杂交诱捕管批量制备好后，就可以制取粗提液来进行实验。粗提液从研磨到制取完成大约需要 1.5h，实时荧光 PCR 检测需要 2.5h，共计 4h。而一般的植原体由于含量低而用巢式 PCR 方法检测，DNA 制备从研磨到获得提纯的 DNA 需要 8～10h，巢式 PCR 约需 6h，共需 14～16h。用 PNA 杂交诱捕管来检测植原体，时间大大缩短，具有快速、灵敏的特点。

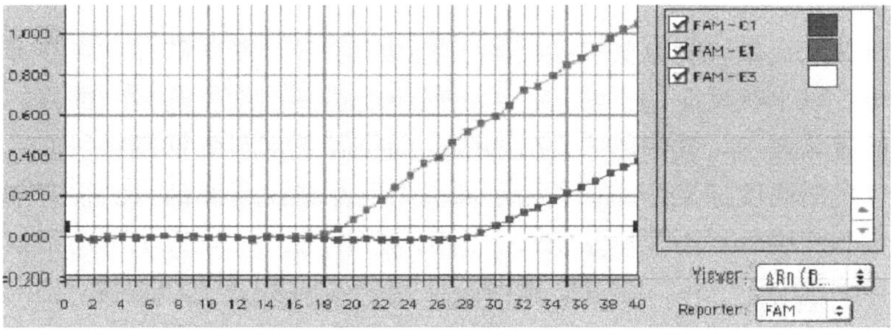

图 1-20 肽核酸杂交诱捕 PCR 检测枣疯病植原体结果（见图版）

（二）转基因巧克力的PNA杂交诱捕PCR检测

1. 实验材料

（1）10×PCR缓冲液（大连TaKaRa公司）。

（2）dNTP（大连TaKaRa公司）。

（3）*Taq*酶（大连TaKaRa公司）。

（4）DL2000 DNA分子质量标准（大连TaKaRa公司）。

（5）ABI实时荧光混合反应液。

（6）实时荧光PCR引物和探针序列如下，由上海Invitrogen公司合成（表1-8）：

表1-8　35S实时荧光PCR引物探针

35S-F	5′-AGACAGTGGTCCCAAAGA-3′	18bp
35S-R	5′-AAGACGTGGTTGGAACGTCTTC-3′	22bp
35S-P	5′-FAM-TGGACCCCCACCCACGAGGAGCATC-TAMRA-3′	25bp

（7）PNA探针序列如下，由成都川抗派德生物医药科技有限公司合成：

PNA-35S：NH_2-O-O-O-O-CTACAAATGC CATCATTGCG

转基因巧克力和35S阳性质粒由中国检验检疫科学研究院动植物检疫研究所保存。

2. 实验方法

取转基因巧克力100mg，加入到1.5mL离心管中；加入预热的2% CTAB 600μL，65℃温育1h；然后加到制备好的PNA杂交诱捕管中，70℃杂交1h，将杂交液用移液枪吸出，用2×SSC洗PNA杂交管2遍，ddH_2O洗2遍。在杂交诱捕管中加入35S基因检测的引物、探针等试剂（不加模板），进行实时荧光PCR检测。同时以35S阳性质粒和水做平行试验，分别作为阳性对照和阴性对照。

3. 结果及分析

肽核酸杂交诱捕PCR检测结果如图1-21所示，阴性对照无信号，35S阳性质粒和转基因巧克力均产生阳性信号，表明肽核酸杂交诱捕PCR检测到转基因巧克力中的35S基因成分。

干扰实时荧光定量检测方法灵敏度的主要因素就是抑制剂的存在，在抑制剂存在的情况下，甚至可以干扰反应的正常进行，从而不能达到准确检测判断的目的。可可豆是巧克力制品的成分之一，其中的大部分多糖、酚类等是主要的抑制剂，而且巧克力食品属于高油脂含量的高度加工产品，适合于巧克力制品快速检测的方法很有限，提取核酸耗时长且含量和纯度低，不能满足快速、准确检测的需要。本方法可用于核酸粗提液的快速检测，检测用时2～3h。经过肽核酸杂交诱捕实时荧光方法检测，在3h左右即可完成对巧克力样品的核酸提取、分离、扩增与检测全过程，表明该方法具有很强的适用能力和广泛的运用范围，极具商业化前景。

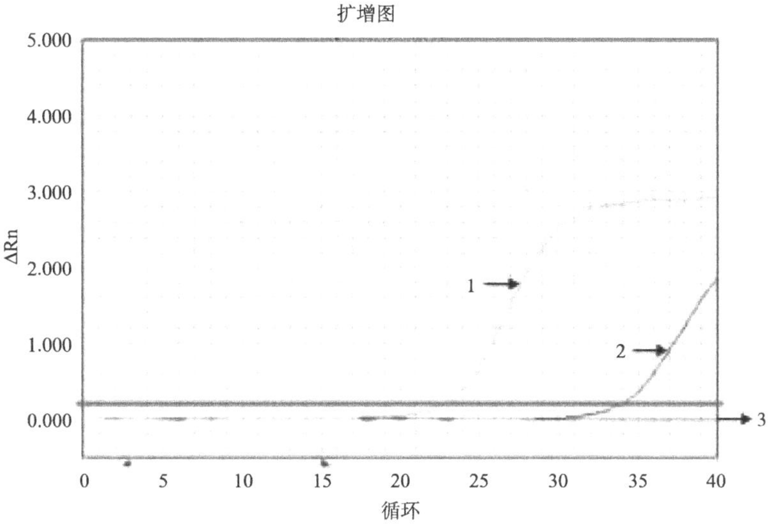

图 1-21　肽核酸杂交诱捕 PCR 检测转基因巧克力结果

1. 35S 阳性质粒；2. 转基因巧克力；3. 阴性对照

第四节　其他 PCR 技术

一、不对称 PCR

1. 基本原理

不对称 PCR（asymmetric PCR）是采用不等量的一对引物获得大量的单链 DNA（ssDNA）。这对引物分别称为非限制性引物与限制性引物，其比例一般为 50∶1～100∶1。在 PCR 反应的最初 10～15 个循环中，其扩增产物主要是双链 DNA，但当限制性引物（低浓度引物）消耗完后，非限制性引物（高浓度引物）引导的 PCR 就会产生大量的单链 DNA。

2. 应用范围

不对称 PCR 主要用于 DNA 测序和获取未知旁侧序列上。使用单链模板可以避免测序中单链的重新结合。制备单链 DNA 的最简单的方法就是使用不对称 PCR。在这个反应中，两个比率不对称的扩增引物先扩增出双链 DNA，当限制性引物消耗光后就产生单链 DNA。经过一个短暂的快速上升后，单链 DNA 就开始如预期的那样呈线性积累，这时反应中仅有一个引物存在。制备出的单链 DNA 用限制性引物或用一个内引物来测序，并应用常规方法进行掺入测序（incorporation sequencing）或标记引物测序。对于测序反应中所使用的任何一种引物，只有完整的单链 DNA 可以用作测序模板。

热不对称交错 PCR（thermal asymmetric interlaced PCR，TAIL-PCR）是一种用来分离与已知序列邻近的未知 DNA 序列的分子生物学技术。其基本原理是利用目标序列旁的已知序列设计 3 个嵌套的特异性引物（special prime，简称 sp1、sp2、sp3，约 20bp），用它们分别和 1 个具有低 T_m 值的短的（14bp）随机简并引物（arbitrary degenerate prime，AD）相组合，以基因组 DNA 作为模板，根据引物的长短和特异性的差异设计不对称的温度循环，通过分级反应来扩增特异引物。该技术由 Liu 和 Whitter 首先研究并报道。目前已成功地从 P1、YAC 和 BAC 克隆中分离获得插入末端的 DNA 序列和拟南芥（*Arabidopsis thaliana* L. ）的 T-DNA 侧翼序列。该技术的问世使分子生物学研究工作者能够简易有效地从已知序列中分离到其邻近的未知侧翼序列，解决了有关基因操作的一系列难题。

二、巢式 PCR

1. 基本原理

巢式 PCR（nested PCR）是指用两对引物先后扩增同一样品的方法。一般先用一对引物扩增一段较长的靶基因，然后再用第二对引物对第一次扩增产物进行二次扩增，扩增其中的部分片段。这种方法较常规 PCR 灵敏度大大提高，同时第二次扩增又可鉴定第一次扩增产物的特异性。巢式 PCR 具有假阴性少、特异性好等优点。

2. 应用范围

巢式 PCR 是对 PCR 的优化，不受平台效应的限制，而且比单一的一对引物 PCR 扩增灵敏度高 1000 倍。此技术大多应用在当模板 DNA 较少或用一次 PCR 难以得到满意的结果时。

三、连接 PCR

1. 基本原理

连接酶链反应（ligase chain reaction，LCR）是在连接酶扩增反应或连接酶检测反应的基础上，引入热稳定的连接酶而建立的类似 PCR 技术的新方法。LCR 既可用于扩增，又可鉴定 DNA 异常。

LCR，即在 DNA 连接酶的作用下，通过连接与模板 DNA 互补的两个相邻寡核苷酸链来快速进行 DNA 片段扩增。DNA 连接酶可将与模板 DNA 链互补的两条毗邻寡核苷酸片段连接起来，两条寡核苷酸链接头处存在碱基错配则阻止连接反应的发生。所以通过连接酶反应，可明确区分寡聚核苷酸是否与模板 DNA 完全互补，检测基因点突变。耐热 DNA 连接酶在不同温度组成的循环中活性保持不变。这样，在适当的缓冲体系中加入模板 DNA、一套寡聚核苷酸片段、耐热 DNA 连接酶，将上述反应体系加热，使模板 DNA 在高温下（94℃）变性 1min；然后将反应体系降至退火温度（65℃）4min，使模板、寡聚核苷酸互补成双链；DNA 连接酶催化两相邻的寡核苷酸连接起来。如此循环改变温度，连接反应重复进行，使目的 DNA 得到扩增。如果两寡核苷酸接头处存在错配碱基，则没有扩增产物的产生，扩增产物可通过聚丙烯酰胺电泳加以鉴定。

2. 应用范围

PCR 技术因具有特异、敏感、操作简便、易于自动操作等优点，广泛应用于生命科学、基因工程、疾病诊断、法医学甚至考古学等各个领域。而 LCR 反应选择特异的寡核苷酸片段为原料，严格控制解链，同样可以特异地进行目的 DNA 片段的快速扩增。同时，通过区分寡核苷酸与模板是否完全互补，能够检测出单个碱基的置换突变。LCR 技术对于已知基因突变类型的疾病诊断来说是一个有效而切实可行的方法，尤其适合大样本普查与筛选。LCR 可用于以下几个方面的研究：①扩增已知序列的 DNA 片段；②识别 DNA 序列内的特异位点；③通过对突变的检测，确定感染病毒亚型；④联合 PCR 技术，研究单基因遗传病的多态性，纠正过去的错误认识；⑤利用固定基质作支持物，分离特定的核酸片段；⑥将 PCR 所合成的 DNA 片段按一定顺序连接起来。

四、竞争性定量 PCR

1. 基本原理

竞争性定量 PCR 的基本原理是通过构建与待检测基因相同动力学特点和扩增效率的 DNA，即内标物，在同一反应体系中竞争相同的底物与引物，PCR 完成后进行电泳检测，以竞争模板的稀释度和电泳结果作标准曲线，最终从标准曲线上计算待测基因的含量。该方法的特点是反应体系中含有内标物，可降低实验室间的检测误差，但该方法运用起来难度较高，构建理想的内标物是竞争性定量 PCR 法的关键。

2. 应用范围

构建内标物的基本原则是内标物具有靶基因的相同扩增条件和相同扩增效率，可区别于靶基因探针结合位点，并不干扰靶基因的扩增。因此，理想的内标物应具备与靶基因待分析序列相同的引物结合位点、相同大小或相似的碱基排列顺序。目前，内标法构建的方法有：靶基因扩增产物的突变；限制性片段的插入或缺失；含靶基因引物结合位点的非同源性 DNA 序列等，其中通过 PCR 方法构建探针结合位点核苷酸直接突变构建的内标物是目前应用最多、最方便的方法。

中英文名词对照

中文	英文
诱捕 PCR	capture-PCR
参照样品	reference sample
阈值	threshold value

内源参照基因	endogenous reference gene
荧光共振能量转移	fluorescence resonance energy transfer，FRET
转基因产品	genetically modified organism ，GMO
高速泳动蛋白基因	HMT
枣疯病植原体	jujube witches' broom phytoplasma，JWBP
大豆凝聚素基因	LECTIN Soybean Lection
聚合酶链反应	polymerase chain reaction，PCR
植原体	phytoplasma
肽核酸	peptide nucleic acid，PNA
实时荧光 PCR	real-time PCR
TaqMan 探针	TaqMan probe
醇溶蛋白基因	ZEIN

参考文献

薄新文，李祥瑞. 2005. 多重 PCR 检测捻转血矛线虫苯并咪唑类药物抗性等位基因. 中国农业科学，38 (4)：826-830

陈福生，高志贤，王建华. 2004. 食品安全检测与现代生物技术. 北京：化学工业出版社：287

陈明洁，刘勇，涂知明，等. 2004. 多重 PCR 法快速鉴定转基因小麦植株及后代. 华中科技大学学报，32 (9)：105-107

陈忠斌，王升启，孙志贤. 1998. 分子信标核酸检测技术研究进展. 生物化学与生物物理研究进展，25 (6)：488-492

董秀丽，赵斌. 2006. 嵌套多重 PCR 研究田间植物部分丛枝菌根真菌和微生物区系的一个可行技术. 中国科学 C 辑：生命科学，36 (1)：59-65

何为，马立人. 2003. 肽核酸. 北京：化学工业出版社，110-113

侯立华，黄新，朱水芳. 2010. 枣疯病植原体实时荧光定量 PCR 检测方法研究. 生物技术通讯，21 (1)：70-72

黄留玉，王恒梁，史兆兴，等. 2005. PCR 最新技术原理、方法及应用. 北京：化学工业出版社

黄银花，胡晓湘，徐慰倬，等. 2003. 影响多重 PCR 扩增效果的因素. 遗传，25 (1)：65-68

蒋鲁岩. 2000. 用复合 PCR 同步检测食品中霍乱弧菌、副溶血性弧菌及创伤弧菌. 检验检疫科学，10 (6)：5-7

况少青，王建民. 1998. 应用多重 PCR 进行微卫星荧光标记 2 半自动基因组扫描. 中华医学遗传学杂志，15 (2)：104-107

林万明. 1995. PCR 技术操作和应用指南. 北京：人民军医出版社

刘梅，黄新，李明福，等. 2009. 应用 DPO 引物检测马铃薯病毒的多重 RT-PCR 技术研究. 植物病理学报，39 (4)：431-434

刘荣森，杨清宇. 2003. 应用复合 PCR 方法鉴定口腔菌斑标本中的耐甲氧西林葡萄球菌属. 中华医院感染学杂志，13 (1)：7-9

刘仲健，罗焕亮，张景宁. 1999. 植原体病理学. 北京：中国林业出版社，42

马红霞，潘建民，邓旭明，等. 2002. 大肠杆菌多重耐药基因 AcrA，AcrB 内标准 DNA 的构建. 吉林农业大学学报，24 (6)：68 71

马以桂，王金成，谢辉，等. 2006. 3 种粒线虫多重 PCR 检测方法. 植物病理学报，36 (6)：508-511

潘青华. 2002. 枣疯病研究进展及防治措施. 北京农业科学，3：4-8

秦文彦，程洁，应盛华，等. 2007. 可污染食品及饲料的产黄曲霉毒素真菌的多重 PCR 检测. 菌物学报，26 (3)：448-454

仝文斌，高巍，费然，等. 1999. 核酸扩增产物的量化酶免疫通用型检测方法. 中华医学检验杂志，22：83-86

王宁，韩金祥. 2003. 多重 PCR 归化法平行检测 HBV 和 HCV 的研究. 中华实验和临床病毒学杂志，17（1）：50-54

余艳锋，邓仁根，周开洪. 2008. 中国枣业贸易发展现状及前景展望. 农业展望，11：30-33

张华，许叔祥. 2000. 定量聚合酶链反应的研究进展与临床应用. 中华检验医学杂志，23（2）：120-121

赵文军，陈红运，黄文胜，等. 2001. PCR-ELISA 在转基因产品检测中的应用. 植物检疫，15（5）：297-299

朱水芳，黄新，赵文军，等. 2008. 一种核酸富集器及其应用. 200810115393

朱水芳. 2003. 实时荧光聚合酶链反应（PCR）检测技术. 北京：中国计量出版社

邹浪萍，杨燕. 1998. 多重 PCR 检测 CSF1PO、TPOX 和 TH01 基因座在中国汉族中的多态性. 遗传学报，25（3）：199-204

Actor J K，Limor J R，Hunter R L. 1999. A flexible bioluminescent-quantitative polymerase reaction assay for analysis of competitive PCR amplicons. J Clin Lab Anal，13（1）：40-47

Alberts B，Johnson A，Lewis J，et al. 2002. Molecular Biology of the Cell，4th ed. Routledge：Garland Science

Anderson K M，Cheung P H，Kell M D. 1997. Rapid generation of homologous internal standards and evaluation of data for quantization of messenger RNA by competitive polymerase chain reaction. J Pharmacol Toxicol Methods，38：133-140

Becker K，Pan D，Whitely C B. 1999. Real-time quantitative polymerase chain reaction to assess gene transfer. Hum Gene Ther，10：2559-2566

Bieche I，Oondy P，Laurendeau I，et al. 1999. Real-time reverse transcription-PCR assay for future nagement of ERBB2-based clinical applications. Clin Chem，45：1148-1156

Birkenmeyer L G，Mushahwar I K. 1991. DNA probe amplification methods. J Virol Methods，35：117

Blakemore E J A，Law JR，Reeves JC，et al. 1999. PCR identification of *Erwinia stewartii* and its comparison with two other methods. Seed Sci Technol，27：385-396

Chambercian J S，Gibbs R A，Ranier J E，et al. 1988. Detection screening of the duchenne muscular dystrophy locus via mutiplex DNA amplification. Nucl Acids Res，（16）：1141-1156

Chen Q. 2004. Promoter Methylation regulates cadherin switchingin squamous cell carcinoma. Biochem Biophys Res Commun，315（4）：850-856

Chun J Y，Kim K J，Hwang I T，et al. 2007. Dual priming oligonucleotide system for the multiplex detection of respiratory viruses and SNP genotyping of CYP2C19 gene. Nucleic Acids Research，35：e40

Du Z H Y，Chen J S H，Chuji Hiruki. 2006. Optimization and application of a multiplex RT-PCR for simultaneous detection of five potato viruses using 18S rRNA as an intemal control. Plant Disease，90（2）：185-189

Egholm M，Buchardt O，Christensen L，et al. 1993. PNA hybridizes to complementary oligonucleotides obeying the watson-crick hydrogen bonding rules. Nature，365：566-568

Espy M J，Uhl J R，Mitchell P S，et al. 2000. Diagnosis of herps simplex virus infections in the clinical laboratory by LightCycler PCR. J Clin Microbiol，（38）：795-799

Gilliland G，Perrin S，Blanchard K，et al. 1990. Analysis of cytokine mRNA and DNA：Detection and quantitation by competitive polymerase chain reaction. Proc Natl Acad Sci USA，87：2725

Grabarck Z，Gergely J. 1990. Zero-length crosslinking procedure with the use of active esters. Anal Biochem，185：131-135

Heid C A，Stevens J. Livak K J，et al. 1996. Real-time quantitative PCR. Genome Research，6：986-994

Higgins J A，Ezzell J，Hinnebusch J B，et al. 1998. 5' nuclease PCR assay to detect Yersinia pesits. J Clin Microbiol，36：2284-2288

Higuchi R，Fockler C，Dollinger G，et al. 1993. Kinetic PCR analysis：Real-time monitoring of DNA amplification reactions. Biotechnology，11（9）：1026-1030

Hwang S Y，Kim S H，Jang E J，et al. 2007. Novel multiplex PCR for the detection of the *StaphyLococcus aureus* superantigen and its application to raw meat isolates in Korea. JournaL of Food Microbiology，117：99-105

Jabs W J，Henning H，Kittel M，et al. 2001. Normalized quantification by real-time PCR of epstein-barr virus load in patients at risk for posttransplant lymphoproliferative disorder. J Clin Microbio，39（2）：564-569

Ke L D, Chen Z, Yung W K. 2000. A reliability test of standard-based quantitative PCR: Exogenous vs endogenous standards. Mol Cell Probes, 14 (2): 127-135

Kessler H H, Mlbauer G, Rinner B, et al. 2000. Detection of herpes simplex virus DNA by real-time PCR. J Clin Microbio, 38 (7): 2638-2642

Kim J K, Lee H J, Lee Y J, et al. 2008. Direct detection of Lamivudine-resistant hepatitis B virus mutants by a multiplex PCR using dual priming oligonucleotide primers. Journal of Virological Methods, 149: 76-84

Kirschberg O, SchuttLer C, Repp R, et al. 2004. A mutiplex PCR to identify hepatitis B virus genotypes A-F. J CLin ViroL, 29 (1): 39-43

Lee C S, Kang B K, Lee D H, et al. 2008. One-step multiplex RT-PCR for detection and subtyping of swine influenza H1, H3, N1, N2 viruses in clinical samples using a dual priming oligonucleotide (DPO) system. Journal of Virological Methods, 151: 30-34

Lee I M, Davis R E. Gundersen-Rindal D E. 2000. Phytoplasmas: Phytopathogenic mollicutes. Annual Review of Microbiology, 54: 221-255

Li X, Boudjellab N, Zhao X. 2000. Combined PCR and spot blot assay for detection of *Salm onella* and *L isteria monocytogene*. Int Food Microbiol, 56 (1) : 167 ～177

Li Y, Zhuang S, Mustapha A. 2005. Application of a mutiplex PCR for the simultaneous detection of *Escherichia coli* O157: H7, *Salm onella* and *Shigella* in raw and ready-to-eat meat products. Meat Sci, 71: 402-406

Liu Y G, Huang N. 1998. Efficient amplification of insert end sequences from bacterial artificial chromosome clones by thermal asymmetric interlaced PCR. Plant Molecular Biology Reporter, 16 (2): 175-181

Liu Y G, Mitsukawa N, Oosumi T, et al. 1995. Efficient isolation and mapping of A rabi dopsis thaliana T-DNA insert junctions by thermal asymmetric interlaced PCR. The Plant Journal, 8 (3): 457-463

Liu Y G, Whitter R F. 1995. Thermal asymmetric interlaced PCR : Automatable amplification and sequencing of insert end fragment from P1 and YAC clones for chromosome walking. Genomics, 25: 674 -681

Malcov M, Schwartz T. 2004. Mutiplex nested PCR for preimplantation genetic giagnosis of spinal muscular atrophy. Fetal Diagn Ther, 19 (2): 199-206

Martell M, Gomez J, Esteban J I, et al. 1999. High-throughput real-time reverse transcription-PCR quantitation of hepatitis C virus RNA. J Clin Microbiol, 37 (2): 327-332

Nagamine K, Hase T, Notomi T. 2000. Accelerated reaction by loop-mediated isothermal amplification using loop primers. Molecular and Cellular Probes, 16 (3): 223-229

Nelson K E, Levy M, Miller S L, et al. 2000. Peptide nucleic acids rather than RNA may have been the first genetic molecule. Proc Natl Acad Sci USA, 97: 3868-3871

Niesters Hubert G M, Esser J, Fries E, et al. 2000. Development of a real-time quantitative assay for detection of epstein-barr virus. J Clin Microbio, 38 (2): 712-715

Noell C J, Donnellan S, Foster R, et al. 2001. Molecular discrimination of garfish Hyporhamphus (BeLoniformes) Larvaein southern Australian waters. Mar Biotechnol, (3): 509-514

Notomi T, Okayama H, Masubuchi H. 2000. Loop-mediated isothermal amplification of DNA. Nucleic Acids Research, 28 (12): e63

Prosen D, Hatziloukas E, Schaad N W, et al. 1993. Specific detection of *Pseudomonas syringae* pv. *phaseolicola* DNA in bean seed by polymerase chain reaction based amplification of a phaseolotoxin gene region. Phytopathology, 83: 965-970

Ramesh A, Padmapriya B P, Chandrashekar A, et al. 2002. Application of a convient DNA extraction method and mutiplex PCR for the direct of *S taphyLococcus aureus* and *Yersinia enterocoLitica* in milk samples. Mol Cell Probes, 16: 307-314

Schlenk J, Seidl S. 2004. Development of a 13 locus PCR mutiplex system for paternity testing. Int J Legal Med, 118 (1): 55-61

Schnell S, Mendoza C. 1997. Enzymological considerations for a theoretical description of the quantitative competitive polymerase chain reaction (QC-PCR). J Theor Biol, 184 (4): 433-440

Staros J V, Wright R W, Swingle D M, et al. 1986. Enhancement by N-hydroxysulfosuccinimide of water-soluble carbodiimide-mediated coupling reactions. Anal Biochem, 156: 220-222

Tanaka K, Kurebayashi J, Sonoo H, et al. 2002. Expression of vascular endothelial growth factor family messenger RNA in diseased thyroid tissues. Surg Today, (32): 761-768

Tettelin H, Radune D, Kasif S. 1999. Optimized mutiplex PCR: Efficiently cloning a whole-genome shotgun sequencing project. Genomics, 62 (3): 500-507

Timkovich R. 1997. Detection of the stable addition of carbodiimide to proteins. Anal Biochem, 79: 135-143

Vallone P M, Just R S. 2004. A mutiplex allele specific primer extension assay for forensically Informative SNPs distributed throughout the mitochondrial genome. Int J Legal Med, 118 (3): 147-157

Vantarakis A, Komninou G, Venieri D, et al. 2000. Development of a mutiplex PCR detection of *Salmonella* spp and *Shigella* spp in mussels. Letters App Microbiol, 31: 105-109

Wang X, Li X, et al. 2000. Application of real-time polymerase chain reaction to quantitate induced expression of interleukin-1 beta mRNA in ischemic brain tolerance. Neurosci Res, 59 (2): 238-246

Wei W, Davis R E, Lee I M, et al. 2007. Computer-simulated RFLP analysis of 16S rRNA genes: Identification of ten new phytoplasma groups. IJSEM, 57 (8): 1855-1867

Weller S A, Elphinstone J G, Smith N C, et al. 2000. Detection of *Ralstonia solanacearum* strains with a quantitative, multiplex, real-time, fluorogenic PCR (TaqMan) assay. Appl Environ Microbiol, 66: 2853-2858

Wittung P, Nielsen P E, Buchardt M, et al. 1994. DNA-like double helix formed by peptide nucleic acid. Nature, 368: 561-563

Yamasaki H, Allan J C. 2004. DNA differential diagnosis of taeniasis and Cysticercosis by 16 mutiplex PCR. J Clin Microbiol, 42 (2): 548-553

第二章　基因芯片技术

继聚合酶链反应之后，分子生物学领域又出现了一个革命性的技术——生物芯片技术。目前，生物芯片技术包括两类具有不同发展方向的分析系统：一类是微全分析系统，或称缩微芯片实验室，类似于计算机芯片中的大规模集成电路，将样品制备、生化反应到信号检测的整个生化分析过程缩微集成，通过将温控、微泵、微阀、电学或光学探测等器件缩微集成于几平方厘米的面积上，制成具有毛细电泳分析、PCR 检测和免疫测定等功能的微流控芯片。另一类为基因芯片，也称微阵列，即在微小载体表面排布大量可寻址的核酸探针，形成探针阵列。芯片上核酸探针与待测样品的核酸或蛋白质发生亲和反应，将检测到的亲和反应信号输入计算机，然后利用相关软件对实验结果进行自动数据处理，实现待测样品的高通量并行分析。

第一节　技术起源

1991 年 Fodor 等在 *Science* 杂志上报道，利用光敏感化学合成技术结合半导体光刻技术成功地在硅片表面原位合成了多肽等生物大分子，并提出了生物芯片的概念。不久，Affymetrix 公司制成了商业化基因芯片。随后，多家公司采用不同的技术路线研制出了各具特色的基因芯片，如 Agilent 公司的喷墨打印化学原位合成芯片，Illumina 公司的微珠阵列芯片。高密度、高灵敏度和高灵活性是拓展基因芯片应用范围并降低成本的关键，也是基因芯片技术发展的方向。目前 Affymetrix 公司可在小于 $2cm^2$ 的面积上设计超过 6 600 000 个长度约为 25nt 的寡核苷酸探针，Agilent 的制造工艺可原位合成长达 60nt 的寡核苷酸探针，每张芯片上可设计超过 244 000 个探针。Illumina 公司的激光共聚焦光纤微珠芯片也具有非常高的灵敏度、重复性和巨大的探针容量。现有的庞大的生物全基因组序列信息及芯片的高密度探针合成工艺，使得基因芯片具备了巨大的信息容量，可针对不同的样品进行各个领域的研究。截至 2008 年，仅利用 Affymetrix 公司基因芯片产品所发表的文献已累积近万篇。

第二节　基本原理

基因芯片的原理与经典的 Southern 杂交、Northern 杂交相似，即单链核酸分子之间通过碱基互补配对机制形成非共价的双螺旋结构。两者的差异在于：经典核酸杂交将人量的待测样品固定在多孔的纤维膜上，然后，经过标记的探针与滤膜上的样品核酸杂交，洗去未特异杂交的探针后，检测残留于膜上的探针；而基因芯片则反过来，将大量序列已知的核酸探针高密度固定于玻片、硅片等刚性载体表面，然后，经过标记的样品核酸与芯片上的探针杂交，洗去未特异杂交的样品核酸后，检测残留于芯片上的样品核酸；经典核酸杂交一般采用同位素和化学发光法进行信号检测，而高密度基因芯片一般采用荧光素标记样品核酸，然后通过激光诱导荧光采集样品的杂交信号。

以寡核苷酸芯片为例说明基因芯片的基本技术路线（图 2-1），第一步，针对靶标序列设计合成寡核苷酸探针，并将寡核苷酸探针通过生物芯片点样仪高密度地固定至经表面活化的玻片或硅片上，制备出寡核苷酸芯片。同时，提取纯化待测样品核酸，并通过化学或酶学方法对其进行标记。第二步，将经过标记的待测样品核酸转移至寡核苷酸芯片表面，在适当的缓冲液和温度下，让待测样品核酸与探针杂交。第三步，将芯片放入生物芯片扫描仪中，获得芯片上各种探针的杂交信号值。第四步，对探针的杂交信号值进行数据分析和结果判别。

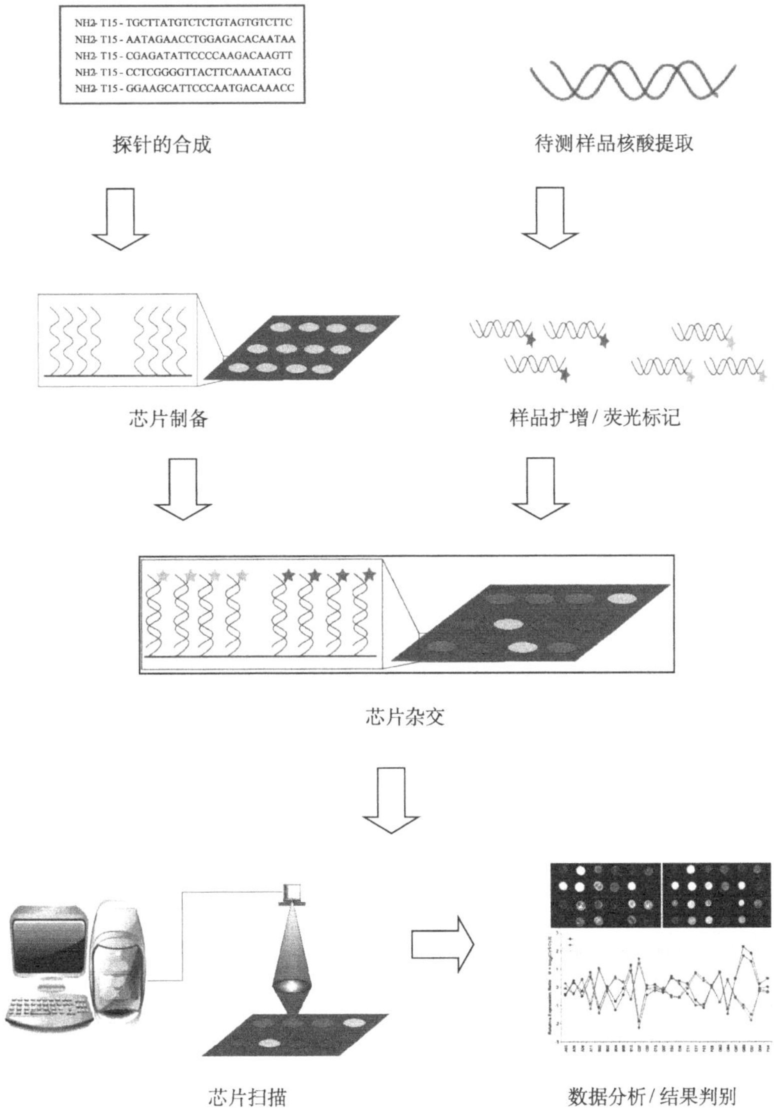

图 2-1　基因芯片技术基本原理示意图

第三节　分　　类

自1991年芯片出现以来，芯片的制备方法、杂交及信号检测技术获得长足发展，出现了几十种各具特色的基因芯片。按制备方法分有原位合成芯片和合成后点样芯片，按用途分有表达谱（gene expression profiling）检测芯片和单核苷酸多态性（single nucleotide polymorphism，SNP）检测芯片，按载体种类分有微珠芯片和以玻片为载体的普通芯片，以下简要介绍几种。

一、液相芯片

2001年Han等提出了荧光编码微球技术，从而出现了以荧光编码微球为探针载体的芯片。该芯片有机整合了颜色编码微球、激光技术、流式检测技术和计算机的高速数字信号处理能力，与经典的芯片固液相反应体系比较，该芯片更接近于液相反应体系，故称之为液相芯片。荧光编码微球技术的核心是用不同颜色编码微球体，在直径5.6μm的聚苯乙烯微球中掺入两种荧光染料，通过调节两种荧光染料的比例可以获得100种不同颜色的微球。检测时微量液体传送系统将微球排成单列通过两束激光，一束测定微球的颜色从而识别微球的类别，另一束测定微球上样品分子的荧光强度。

二、激光共聚焦光纤微珠芯片

激光共聚焦光纤微珠芯片是一种基于光导纤维的芯片系统。在直径3.5mm的光纤束中有约50 000根光纤，每根光纤的顶端可以镶嵌直径3μm的微珠，每种微珠上固定一种寡核苷酸探针。与样品杂交后，扫描仪上发出的激光通过光纤传递给微珠上的荧光素，激发产生的荧光又通过光纤回传给检测器。该系统大量应用于SNP分析，具有很高的精密性、准确性及分析通量。

三、主动式芯片

主动式芯片是Nanogen及CombiMatrix等公司开发的多位点电控阵列，每一条探针位点都由可寻址电极独立控制。这种微电子芯片的主要优点是杂交反应速度快，经典的芯片核酸分子杂交速度依赖于杂交体系中靶分子的布朗运动，反应达到平衡的时间较长，而主动式芯片通过改变每个探针位点上电场的极性和方向准确有效地控制DNA分子在杂交体系中的运动方向。当微电极导入正电场时，靶核酸将聚集到微电极探针位点上，然后再将微电极导入负电场，驱离未杂交的核酸，相当于以负电场的电场强度代替普通核酸杂交的温度、盐浓度来控制杂交的严谨度。

四、嵌合芯片

嵌合芯片是迄今为止分辨率最高的基因芯片，探针几乎覆盖了基因组除重复序列之外的全部序列。该芯片除用于表达谱分析之外，还可对全基因组进行分析，也可以通过检测外显子序列发现生物体的未知基因。目前 Affymetrix、Agilent 等公司已推出了人、小鼠、酿酒酵母、秀丽隐杆线虫、拟南芥、果蝇、水稻等模式生物的全基因组嵌合芯片，多篇相关文章已在 *Science* 杂志上发表。

第四节　应用范围

近 10 年间，基因芯片已广泛用于生物、诊断、农业、环境、制药、食品工业等领域，主要应用方式有基因表达谱分析、DNA/RNA 检测及 SNP 检测等。

一、基因表达谱分析

生物体是一部零件繁多、结构复杂、时空控制精确的生命机器，DNA 相当于这部机器的设计蓝图，而基因则相当于零部件，各种基因精确的时空表达保证了生命机器的正常运转。基因表达谱分析就是通过分析某一特定状态下生物组织的 mRNA 群体组成，从而获得该组织在特定状态下的基因表达种类和丰度信息，也称为表达谱。通过对个体不同生长发育阶段、生理或病理状态以及外加药物或环境刺激下基因表达谱的比较分析，可发现基因在生物体内的功能，阐明不同层次多基因协同作用的机理，从而可以宏观地对动植物发育机制、人类重大疾病发病机理进行系统研究，在动植物疫病的诊断治疗和药物开发等方面有巨大的应用价值。

截至 2009 年 9 月止，已有约 1000 个物种完成了全基因组测序，这使得在芯片上集成某一物种的所有基因甚至所有外显子的探针成为可能。针对人、恒河猴、大鼠、小鼠、牛、猪、狗、鸡、斑马鱼、爪蟾、疟原虫/按蚊、果蝇、线虫、酵母、小麦、葡萄、大麦、杨树、水稻、番茄、苜蓿、玉米、拟南芥、甘蔗、大豆、大麦、金黄色葡萄球菌、大肠杆菌等物种的表达谱芯片已开始商业化生产。

二、DNA/RNA 序列检测

DNA/RNA 序列检测芯片已用于临床诊断、食品检验、农业和环境检测以及细菌、真菌、病毒的检测鉴定，随着技术和产品的完善和成熟，应用领域将不断拓宽。

已报道的商品化基因诊断芯片有：肝炎病毒、冠状病毒、禽流感、口蹄疫、疱疹病毒、虫媒病毒、马铃薯病毒等动植物病毒检测芯片；转基因大豆、玉米、油菜及加工食品等转基因检测芯片；炭疽杆菌、溶血性链球菌、土拉菌、致病性大肠杆菌、口腔致病菌、结核杆菌、沙门菌、肠炎耶尔森菌、李斯特菌、霍乱弧菌、副溶血弧菌、空肠弯曲菌等致病菌检测芯片；检测鉴别食品的猪、牛、羊、鸡、鸭、鹅等常见的哺乳类、禽类成分的动物种类鉴定芯片。

三、SNP 检测

目前，大规模研究型 SNP 检测主要在 Illumina 激光共聚焦微珠芯片和贝克曼公司的 GenomeLab SNPstream 两种系统中进行。SNP 检测芯片中主要应用特异位点杂交、特异位点引物延伸、单碱基延伸、特异位点切割和特异位点连接 5 种方法。应用型 SNP 检测芯片主要有以下几个方面。

（一）人类遗传病检测

我国每年新增出生缺陷人口约 100 万，其中 1/4 由先天性遗传缺陷引起，产前筛查诊断能有效地对遗传病实施早期诊断和干预，减少缺陷人口出生。目前，出生遗传缺陷检测芯片已研制成功并进入临床应用阶段，检测时只需取 10mL 羊水或 2mL 脐血即可进行全基因扫描，一次可检测出地中海贫血、凝血因子缺乏等 90 多种遗传病。

（二）组织相容性检测

人类主要组织相容性复合物（major histocompatibility complex，MHC）又称为人类白细胞抗原（human leukocyte antigen，HLA），是迄今为止发现的最复杂的显性多态性遗传系统，在器官移植配型、疾病的关联和人类遗传学研究等方面意义重大。用于器官移植的组织相容性抗原基因分型芯片已研制成功，该芯片根据 HLA-Ⅰ类不同基因亚型的独特序列，设计了数百条探针，检测时先用 PCR 方法扩增 HLA-Ⅰ类抗原的多态性区域，然后扩增产物与芯片上的探针杂交，杂交结果经荧光扫描、软件分析，即可确定样品的基因型。组织相容性抗原基因分型芯片探针可分辨出数百个 HLA-Ⅰ类抗原等位基因，分辨率、特异性与抗体检测方法相当。

（三）疾病易感性检测

大量研究表明基因的多态性与不同个体对疾病的易感性紧密关联，随着大量疾病相关基因的发现，多态性分析将在疾病的诊断与治疗方面体现出越来越重要的价值。目前商业化疾病易感性基因，如心脑血管、高血压、高血脂、脑卒中、老年痴呆、冠心病、房颤及白血病相关基因等芯片检测试剂盒，已开始用于疾病和癌症的早期临床诊断。例如，Affymetrix 公司已把 p^{53} 基因全长序列中已知突变的检测探针集成在芯片上制成商品化 p^{53} 基因芯片。

（四）病原体耐药基因检测

临床上常使用蛋白酶抑制剂和反转录酶抑制剂治疗艾滋病，但在药物选择性压力下，病毒会出现耐药性突变，最终导致治疗失败，如艾滋病病毒（human immunodeficiency virus，HIV）的反转录酶基因或蛋白酶基因的突变导致病毒株对包括叠氮胸苷（azidothimidine，AZT）、双脱氧肌苷（dideoxyinosine，DDI）和双脱氧胞苷（dideoxycytidine，DDC）等多种抗病毒药物表现出抗性；慢性乙肝治疗中经常发现突变株，对拉米夫定（lamivudine，LAM）、阿德福韦（adefovir，ADV）、恩替卡韦（entecavir，ETV）、替比夫定（telbivudine）、恩曲他滨（emtricitatine）、克拉夫定（clevudine）等药物产生抗性。基因芯片在耐药毒株检测方面发挥了巨大作用，HIV 病毒和乙肝病毒耐药芯片已研制成功，并已用于临床检测。

严重的细菌耐药性是临床治疗的难题，细菌对三种以上不同类抗菌药物耐药的现象称为多重耐药性（multiple drug resistance，MDR）。多重耐药菌感染在全球相当严重，对婴幼儿、免疫缺陷患者和老年人的威胁巨大，革兰氏阴性菌，如肺炎杆菌、大肠杆菌、志贺菌、沙门菌、绿脓杆菌、不动杆菌属、流感杆菌等均出现了多重耐药菌株；而革兰氏阳性菌中则出现了甲氧西林耐药葡萄球菌（Methicillin-resistant staphylococcus aureus，MRS）、万古霉素耐药肠球菌（Vancomycin-resistant enterococci，VRE）、青霉素耐药肺炎链球菌（Penicillin-resistant Streptococcus pneumonia，PRSP）等多重耐药菌。病菌的多重耐药机制主要为产生抗生素失活酶，如β-内酰胺酶、氨基糖苷钝化酶，以及药物靶位，如青霉素结合蛋白（Penicillin-binding protein，PBP）、胞膜通透性和细菌泵出系统相关蛋白等发生突变。现在国内已有多家公司研制出寡核苷酸芯片用于多重耐药菌相关基因和突变位点的检测，对临床用药具有指导作用。

第五节　技术优缺点

一、技术优点

基因芯片的前身是在尼龙膜上进行的传统核酸印迹杂交（Dot blot 和 Northern blot 等）。基因芯片的最大优点在于其高信息量，最近几年出现的嵌合探针芯片，可覆盖人基因组的全部外显子，探针数量达到百万级，可以从全基因组的水平考察生命过程，探索生命奥秘，目前已应用于癌症、衰老等复杂生理现象研究，可以描绘出多视角、全景型的病理图像，这是传统膜杂交所无法比拟的。例如，乳腺癌的研究使用了含有 8102 个基因的基因芯片，通过与乳腺癌临床标本的 mRNA 杂交，获得了正常乳腺与癌变乳腺中的细胞基因表达的全貌，为癌症的早期发现和治疗提供了依据。

芯片杂交可以节省昂贵的试剂，传统杂交膜面积大，杂交时需要大体积的探针，而基因芯片的探针密度高，所需的探针体积较小；另外基因芯片的杂交、信号检测都已标准化、自动化，并有很多数据软件可用于对结果进行处理，在工作效率、数据质量上也远胜于传统核酸印迹杂交。

二、技术缺点

尽管基因芯片技术已经取得令人瞩目的发展，但仍有许多有待解决的问题，主要表现在样品的制备与标记、探针设计与杂交、芯片制备及数据分析等几个方面。

(1) 在样品制备上，由于芯片杂交的灵敏度所限，多数研究需对靶核酸进行一定程度的扩增，样品核酸的标记成本较高、步骤繁琐。

(2) 在探针设计方面，由于靶序列的 G+C 含量差异较大，而芯片杂交时众多不同的探针使用同一个杂交温度，因此，设计高特异性又具有相似杂交活性的寡核苷酸探针并非易事。

(3) 在芯片杂交的效率和特异性方面，首先由于是固-液相杂交，所以杂交效率不如液-液杂交；其次是交叉杂交（cross-hybridization）现象，由于不能保证获得“完美”的探针，就会出现交叉杂交。尽管一些公司采用了完全匹配（perfect match，PM）及有一错误位点匹配（mismatch，MM）探针的设计模式，以控制杂交噪声，但仍存在假阳性现象，因此芯片检测的数据往往需用荧光 PCR 方法进行后续验证。

第六节　基本操作步骤

芯片检测的基本步骤包括探针设计、芯片制备、样品制备、杂交和信号检测以及结果判别等。

一、探针设计

探针为已知序列的核酸片段，通过与样品中的互补核酸序列杂交以检测样品中特定的基因片段。芯片上探针序列是芯片实验质量的关键，直接影响探针与靶标杂交的结果，不合适的探针将导致较高的杂交噪声。

对于一个具体的基因芯片：首先，根据基因芯片类型和所要解决的问题，确定所用探针的类型。寡核苷酸探针既可用于表达谱检测，又可用于个别碱基变异的检测，适用于 SNP 分析；而 cDNA 探针一般只用于表达谱检测。其次，利用生物信息学方法可以确定芯片所要检测的目标序列。最直接的方法是查询生物分子信息数据库，如 GenBank，取得相应的 DNA 序列数据，作为基因芯片探针设计的参照目标序列。若一个基因芯片的目标是检测特定的基因，则检测对象不需要是整个基因序列，只要检测能够代表该基因的一小段特征序列即可。但从目标序列中任选一段并不一定是特征序列，因为同一个基因家族的基因序列存在相似性。

通常探针越长则杂交信号越强，而探针越短其特异性、分辨率越高。Kane 等对于探针长度为 50nt 的芯片实验表明，当探针与非靶标序列全局相似性高于 75%，或者探针与非靶标出现 15 个核苷酸连续相同的序列片段时，会产生交叉杂交。所以探针设计需考虑的因素有：探针与非靶标序列的相似性，探针与非靶标是否出现连续相同的序列片段，探针序列的 G+C 含量及探针与靶标杂交的 T_m 值。

二、芯片制备

根据探针的长度可将基因芯片分为两类：一类是寡核苷酸芯片，探针长度相对较短，多为 25～70nt，可用半导体光刻技术或者喷墨法直接合成在芯片上，但所需的技术设备复杂，只能委托商业公司制备，也可使用芯片点样仪将预先合成的寡核苷酸探针点喷至芯片基片上；另一类是 cDNA 芯片，一般通过对 mRNA 进行 RT-PCR 得到 PCR 产物，长度在 100bp 以上，不存在内含子及其他高重复序列，这类芯片密度较低，每张标准玻片上不超过 4×10^4 个探针，这类芯片一般用于表达谱分析，但是由于探针是双链，如果没有额外实验，将无法确定表达序列是在双链的哪条链上。

三、待测样品制备

生物样品是非常复杂的生物大分子混合体，一般不能直接与芯片反应，必须首先将核酸从样品中分离纯化出来。细胞中有上万种不同的基因在转录，其他基因对靶标基因的杂交造成干扰、竞争，所以对于含量相对较低的基因，需采用 RT-PCR 等方法对靶标进行扩增以提高其丰度。

为了获得探针的杂交信号必须对目的基因进行标记。标记物质有荧光素、生物素、同位素、纳米金等。标记方法主要有直接化学标记和酶促标记两大类，其中酶促标记是较为常用的方法，分为以下几种。

（一）RNA 反转录法

RNA 反转录法（reverse transcription，RT）是进行表达谱分析时样品标记的常用方法，一般需要 50～100μg 总 RNA。具体为 5μg mRNA 或 100μg 总 RNA，以 Oligo dT（15mer）为引物，在一种标记和三种未标记的 dNTP 存在下，逆转录酶依赖于 mRNA 反转录合成 cDNA，并将标记物引入新合成的 cDNA 中。

（二）依赖核酸序列的扩增技术
（nucleic acid sequence based amplification，NASBA）

由于 50～100μg 总 RNA 进行逆转录所得 cDNA 才能满足一张表达谱芯片杂交所需，若材料所限不能得到如此大量总 RNA，则使用本方法可使起始总 RNA 量降低到 1μg mRNA。具体原理：MMLV 逆转录酶以 mRNA 为模板合成第一链 cDNA，然后在 *Taq* DNA 聚合酶的作用下，以第一链 cDNA 为模板，合成带有 RNA 聚合酶启动子序列的 cDNA 第二链，生成全长的双链 cDNA。带有 RNA 聚合酶启动子的双链 DNA，在 SP6 或 T7 RNA 聚合酶的作用下进行体外转录，生成大量的反义 RNA，并将标记物引入新合成的反义 RNA 中。

（三）缺口平移法（nick translation）

该技术由 Kelly 等于 1970 年建立。其原理是首先用 DNA 酶在 DNA 双链分子上制造一些缺口，然后在大肠杆菌 DNA 聚合酶 I 的催化下将核苷酸残基加在 3′羟基端，同时，此酶将缺口 5′侧核苷酸沿 5′→3′方向依次切除，其结果是缺口平移，并将带标记物的碱基引入新合成的DNA中。

（四）PCR（RT-PCR）法

PCR或者RT-PCR是对样品靶分子进行扩增并标记的常用方法，按标记方法不同，可分为标记引物法、随机掺入标记法、末端转移标记法。

（1）标记引物法：设计靶分子特异性的PCR引物，并将位于探针分子互补链上的PCR引物的5′端用荧光素Cy5、FAM或生物素等标记，PCR反应体系和条件同普通PCR。

（2）随机掺入标记法：PCR反应体系和条件同普通PCR法。但改变其dNTP浓度，如dATP、dCTP、dGTP浓度均为200μmol/L，dTTP浓度为100μmol/L，Cy5-dUTP浓度为20μmol/L。

（3）末端转移标记法：以TdT酶（terminal deoxynucleotidyltransferase）将生物素或荧光素标记dUTP聚合于普通PCR扩增产物的3′端。

四、杂　　交

芯片杂交属于固-液相杂交。杂交过程受到探针的T_m值、靶序列的长短及单双链、杂交的温度与时间、杂交液及洗脱液的离子强度、探针与芯片之间连接臂的长度、待检基因的二级结构等因素的影响。严格控制反应条件是保证检测结果准确性和重现性的重要因素。根据探针的类型以及研究目的来选择杂交条件，若用于基因表达检测，杂交时需要较低严谨性（高盐、高样品浓度、低温和长时间），有利于增加检测的特异性和低拷贝基因检测的灵敏度；若用于突变检测，要鉴别出单碱基错配，需要高严谨性（低盐、高温）。可考虑优化以下条件。

（一）探针和靶标DNA的浓度

当杂交混合物中探针浓度是靶标DNA浓度的10倍时，杂交速率主要取决于靶标DNA浓度，杂交信号与靶标DNA浓度成正比。这一现象有利于消除或减少由于芯片制作中各单元点探针浓度的不一致带来的误差，对于平行分析及结果归一化处理也很重要。

（二）离子强度

核酸分子内含有众多带负电荷的磷酸根，导致核酸分子之间相互排斥，盐离子能屏蔽多糖骨架上磷酸根的负电荷，从而促进探针与靶标DNA之间的碱基配对形成双螺旋分子结构，所以阳离子，如钠离子的存在可以提高异源杂交双链生成的速度，常用3～9倍浓度的SSC溶液作为杂交缓冲液，最佳离子浓度需通过实验确定。

（三）杂交温度

温度越高，核酸分子的布朗运动越强烈，可以破坏碱基之间形成的氢键。杂交所需的温度由探针的长度和序列组成（G+C 含量）决定。使用 TMAC 杂交缓冲液可以降低 G∶C 与 A∶T 之间的结合力差别。最佳的杂交温度需通过实验确定，一般比探针 T_m 值低 5～10℃。

（四）探针和靶核酸分子之间的同源性

随着同源性降低，两条核酸分子之间形成的氢键数量减少，T_m 值下降，在严格条件下，小于 70%的同源性几乎不会产生明显的杂交信号。

（五）洗涤条件

杂交后的芯片要经过严格的洗涤，去除未杂交的或非特异性杂交的核酸分子，降低检测的背景，提高信噪比，但洗涤严谨度过高，也会降低整体信号强度，每种芯片的洗涤严谨度需通过实验确定。

（六）靶分子片段长度

由于目前的芯片都采用固-液相杂交而非液-液杂交方式，所以存在空间位阻。靶核酸越长，空间位阻越大。据一般经验，靶核酸分子长度与探针长度之比控制在 10∶1 之内较为适宜。

五、信号检测

基因芯片的标记物有荧光素、纳米金、同位素及生物素-酶等，相应的检测方法有以下几种。

（一）荧光素检测

荧光素是应用最广泛的标记物，现已有多种商品化的芯片扫描仪上市，大多采用激光扫描共聚焦方式，以激光为光源，扫描仪共聚焦扫描芯片的杂交区域，用光电倍增管或制冷电荷耦合器件（charge-coupled device，CCD）对接收的荧光信号进行多级放大，检测灵敏度可达每平方微米 1 个荧光分子。扫描获得的探针杂交信号最后转换为图像，以 16 位 TIFF 文件保存，并直观地以伪彩色显示在屏幕上，然后用数据分析软件对每个杂交点的光强度进行定量分析。

（二）纳米金检测

纳米金常用金银染色法检测，纳米金最常用于抗体分子标记。金与巯基之间能形成很强的Au—S共价键，纳米金标记巯基化的样品核酸，与芯片探针杂交后，用银染色增强技术在纳米金周围形成银沉淀，放大为肉眼可见的黑斑。此方法快速简便，不像荧光标记那样需昂贵的检测仪器，可用普通的平面扫描仪代替。检测的灵敏度高，超过荧光检测100倍。

（三）生物素-酶检测

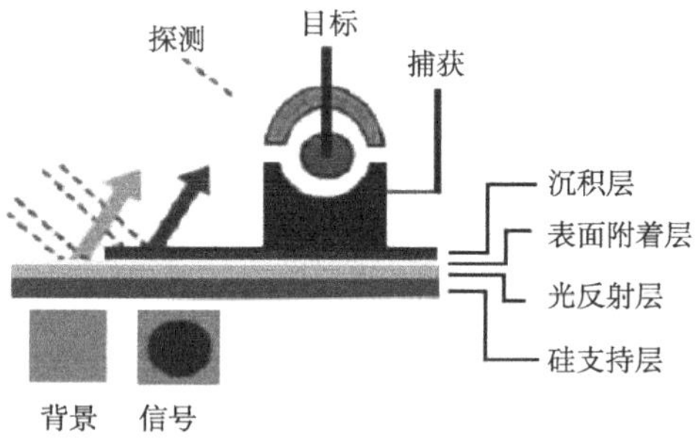

图 2-2 可视生物芯片原理示意图

1999年美国Ostroff等报道了可视生物芯片（又称光学薄膜传感器，图2-2），经过不断完善已经开始在基因分型、疾病诊断、转基因检测以及SNP分析等方面应用。可视芯片的基质是表面经过特殊处理的硅片，探针的杂交与传统的芯片杂交相似，杂交清洗后，辣根过氧化物酶-亲和素偶联物与样品上标记的生物素反应，加入酶底物四甲基联苯胺（TMB），在酶的催化作用下产生不溶物沉积在芯片表面，致使硅片上反射光的波长发生变化，产生肉眼可辨的信号。

六、结果判别

（一）质控措施

与PCR和酶联免疫等检测方法类似，芯片检测也需采取质控措施。

（1）探针点重复：在芯片制备时，每个探针至少重复3个点，即3个以上重复，以保证实验的可靠性。

（2）阳性杂交对照探针（positive hybridization control probe，PC）：在芯片上设置阳性杂交对照探针，用以监控杂交反应过程。阳性杂交对照探针的杂交条件应与样品基本一致（如相近的T_m值），在芯片杂交液中加入与阳性杂交对照探针序列互补的荧光标记物，在杂交反应正常的情况下，荧光标记物与芯片杂交，芯片上的阳性杂交对照点应出现强烈的荧光信号，否则说明杂交反应不正常。

（3）阴性杂交对照探针（negative hybridization control probe，NC）：在芯片上设置阴性杂交对照探针，用以监控杂交反应过程。

（4）缓冲液对照（buffer control，BC）：点样时，以缓冲液作为探针溶液，此探针点作为芯片上其他探针的空白对照。

（5）弱阳性质控样品、阴性质控样品（positive control sample，negative control sample）：设置弱阳性样品对照的作用是观察芯片检测过程的灵敏度，判断是否因操作不当、试剂、仪器原因导致灵敏度不足而出现假阴性结果，阴性样品对照的作用是监控样品的 DNA 提取、PCR 扩增和荧光标记过程，防止因污染出现假阳性结果。

（二）数据计算和结果判别

针对表达谱分析、DNA/RNA 检测和 SNP 检测等不同用途，基因芯片都有相应不同的数据处理方法。在应用基因芯片进行 DNA/RNA 检测时，其探针点杂交信号值和结果判别的常用方法如下。

（1）探针点杂交信号值的计算。取微阵列上每一探针点的信号强度中位值（median signal intensity，MSI）或信号强度平均值（average value of signal intensity，ASI）作为其信号强度值，局部背景信号值加上 n 倍标准差（$n \times$SD）作为芯片杂交信号强度最小阈值（threshold of signal intensity，Tsi），n 的数值由特定芯片试剂盒决定，将每一探针点的信号强度值减去 Tsi，差值为探针点的最后定量值。

（2）阳性判定值法（cut-off value）进行结果判别：用此法进行结果判别的前提是芯片试剂盒的制造和芯片检测过程中杂交、显色、扫描全过程的标准化，使芯片结果的批间差、批内差以及探针点间差控制在规定的范围内，使每一次实验的阴性对照荧光值相对稳定。首先计算每种特异检测探针的阴性质控样品信号平均值（negative control，NCX）和待测样品的信号平均值（mean of sample，SX），阳性判定值为 NCX 加上 n 倍标准差（$n \times$SD），n 值为特定芯片试剂盒通过大量实际样品的实验而获得。如果 n 值为 3，则当 SX>NCX +3×SD 时，样品检测结果判别为阳性。

（3）标本/阴性对照比值法（sample to negative control ratio，S/N）进行结果判别：在获得待测样品的信号平均值（SX）和阴性质控样品信号平均值（NCX）后，计算 S/N 值。试剂盒的每一种探针应该通过大量样品，特别是检测低限（limit of detection，LOD）浓度的样品进行实验，求出每一探针的 S/N 值的阈值（threshold of S/N，Ts/n），如样品 S/N>Ts/n，则样品检测结果判别为阳性。

第七节 应用举例

一、实例一：禽流感病毒分型基因芯片的研制

随着全球经济的一体化，国际动物及其产品贸易的日益频繁，动物疫病的全球传播、暴发的风险日益增大。禽流感病毒（avian influenza virus，AIV）传播、变异速度快，对人和动物健康危害严重，目前使用的禽流感病毒常规检测方法，如血凝-血凝抑制试验、RT-PCR、多重荧光 RT-PCR、RT-PCR-ELISA 等只能鉴定常发生的一些病毒亚型，无法同时鉴定、监测所有已知的和新出现的病毒亚型，一旦出现新的高致病性亚型，有可能导致在出入境检疫中漏检。基因芯片技术可在一张芯片上涵盖禽流感病毒的全部亚型（H1-H16 和 N1-N9），特别适合于流感病毒病原的快速分型检测，从而可以早期发现禽流感病

毒新的高致病性亚型。因此，研发快速、敏感、特异、可靠的禽流感病毒全部亚型的分型检测方法，对于较早发现及有效监控新的禽流感流行疫情具有重要意义。

禽流感病毒分型基因芯片采用多重 PCR—芯片杂交—信号采集—结果判别的技术路线。

（一）引物和探针的设计与合成

根据 GenBank 中禽流感病毒不同亚型（H1～H16 和 N1～N9）的基因组序列，应用 DNAStar、Bioedit、Primer 5.0 软件分别对其进行同源比对分析，设计了 AIV 的 25 对亚型特异性引物、1 对通用引物、52 条分型探针和 3 条对照探针，由上海生工生物工程有限公司进行合成（引物和探针序列详见表 2-1 和表 2-2），为使特异性扩增产物在芯片杂交后产生荧光信号，下游引物用荧光素 TAMRA 进行修饰；为使探针能共价固定于基片上，探针合成时对其 5′端进行氨基修饰。在芯片上设计有点样阳性对照探针（QC probe）、杂交阳性对照探针（PC probe）和点样缓冲液对照（NC probe）、空白对照点等，点样阳性对照探针用于芯片点样全过程的质量控制，杂交阳性对照探针用于杂交过程的质量控制，点样缓冲液对照用于发现点样过程中探针之间的相互污染，空白对照用于监控芯片基片的本底信号，通过 4 种对照设置，使芯片检测质量达到高度控制，结果更稳定可靠。

表 2-1　禽流感病毒分型基因芯片的部分引物

引物名称	引物序列（5′→3′）	参考毒株序列号	扩增片段长度/bp
正向通用引物 反向通用引物	TCACTTGCTTCCGTTGAGG TAMRA-GGTTTCGGATGTTACAGCGT		
H1f H1r	TCACTTGCTTCCGTTGAGGGGAGCAATTGAGTTCAGTATC TAMRA-GGTTTCGGATGTTACAGCGTGACACTCTCCTATTGTGACTG	CY002688	601
H3f H3r	TCACTTGCTTCCGTTGAGGTGTTACCCTTATGATGTGCC TAMRA-GGTTTCGGATGTTACAGCGTCCCTGTTGCCAATTTCAGAG	CY003712	669
H5f H5r	TCACTTGCTTCCGTTGAGGAGTGAATTGGAATATGGTAACTG TAMRA-GGTTTCGGATGTTACAGCGTAACTGAGTGTTCATTTTGTCAAT	AY770079	380
H6F H6R	TCACTTGCTTCCGTTGAGGAAGGCACTTATTGGRTCAGG TAMRA-GGTTTCGGATGTTACAGCGTGTCCTCTAGTTTCAATCTGTGG	DQ376650	685
H7f H7r	TCACTTGCTTCCGTTGAGGTCAGGWTCTTCWTTCTATGC TAMRA-GGTTTCGGATGTTACAGCGTTCYCCTTGTGCATTTTGATG	AY831668	641
H9f H9r	TCACTTGCTTCCGTTGAGGAAGAGAATGGTCCTACATCGT TAMRA-GGTTTCGGATGTTACAGCGTGGATCTTACTCGCAATGTCTG	AY664671	493
N1f N1r	TCACTTGCTTCCGTTGAGGTCCCACTTGGAATGCAGAAC TAMRA-GGTTTCGGATGTTACAGCGTCACATGCACATTCAGACTCTTG	DQ095665	328
N2f N2r	TCACTTGCTTCCGTTGAGGATAGCATGGTCCAGCTCAAG TAMRA-GGTTTCGGATGTTACAGCGTACATGCTGAGCACTTCCTG	CY002114	299

续表

引物名称	引物序列（5′→3′）	参考毒株序列号	扩增片段长度/bp
H2F H2R	TCACTTGCTTCCGTTGAGGCGTCATTCTTCAGGAACATGG TAMRA-GGTTTCGGATGTTACAGCGTGGCCTTGTTGCTATTTCWGG	AY633228	229
H4F H4R	TCACTTGCTTCCGTTGAGGTTGTTAYCCATTTGATGTGCC TAMRA-GGTTTCGGATGTTACAGCGTGTRACTCTTCCAGGGTTGTT	CY004939	324
H8F H8R	TCACTTGCTTCCGTTGAGGAAGGTTGGTCATACATAGTGG TAMRA-GGTTTCGGATGTTACAGCGTGTCCTCTTACTAATGGTCTGG	CY005970	444
H10F H10R	TCACTTGCTTCCGTTGAGGGATTGACAAGATAAGCACCGG TAMRA-GGTTTCGGATGTTACAGCGTTTACTYACTCTACTAGGTGCTAT	CY006000	435
H11F H11R	TCACTTGCTTCCGTTGAGGACTTAGAAATGTCCCAGCAA TAMRA-GGTTTCGGATGTTACAGCGTCATTTCCCTCGTCTTTGGC	DQ080993	437
H12F H12R	TCACTTGCTTCCGTTGAGGAGTACAAGAACACCAGAGATT TAMRA-GGTTTCGGATGTTACAGCGTCTGGCCATCCGCCTTCTAT	CY006008	537

表 2-2　禽流感病毒分型基因芯片的部分探针

探针名称	探针序列（5′→3′）	参考毒株序列号
PC Probe	NH2-T15-ATCACTTGCTTCCGTTGAGG	
QC Probe	NH2-GCTGCCTCGGCAAGGAGT－TAMRA	
H1 Probe	NH2-T15-TGCTTATGTCTCTGTAGTGTCTTC NH2-T15-AATAGAACCTGGAGACACAATAA NH2-T15-CGAGATATTCCCCAAGACAAGTT	AY289930 AF408860 AY289930
H3 Probe	NH2-T15-CCTCGGGGTTACTTCAAAATACG NH2-T15-GGAAGCATTCCCAATGACAAACC	AY531033 AY779253
H5 Probe	NH2-T15-GTCACCAATAAGGTCAACTCGATC NH2-T15-ACCATAGCAATGAGCAGGGGA	AY830774
H6 Probe	NH2-T15-TGAGATGTTTCCCAAAAGTACATGG NH2-T15-ATGGGAACTGAAAGCATGAATTT	AY474029 AY457713
H7 Probe	NH2-T15-CAGACCAAACTCTATGGAAGTGGA NH2-T15-GTCAAACACAGACAATGCTGCTT NH2-T15-CAAGGAAAGACCCAGCTCTGATAAT	AY831668 AY338459
H9 Probe	NH2-T15-CAAGACGCCCAATACACAAATAAT NH2-T15-AAGCATGTTCAGATTCATTCTACAG	AF558506
N1 Probe	NH2-T15-AGTTGGTTGACAATTGGAATTTCTG NH2-T15-CAAGAGTTGGAGGAACAACATACT	AY651452

续表

探针名称	探针序列（5′→3′）	参考毒株序列号
N2 Probe	NH2-T15-GCGTTTGTATCAATGGAACTTGTA NH2-T15-ATGATGGGAAAGCATGGTTACATG	CY006109 AY862636
H2 Probe	NH2-T15-ACATCAACACTGAATAAGAGGTC NH2-T15-GAACAAAGGACACTGTACCAGAAT	AY633228
H4 Probe	NH2-T15-GACAAAGGTCAACAATGGGGA NH2-T15-CTTCAACTGACGCAGAACAAA	CY004939
H8 Probe	NH2-T15-TGGAGACATCATTTTCTTATGGG NH2-T15-GCATCTTACAAGAGAATAAGGCTATT	AB289343 CY005970
H10 Probe	NH2-T15-AAAACAACTTTGTGCCTGTGGT NH2-T15-CACAAGAAAAGAATGATCTGTATGG	CY014739 CY006000
H11 Probe	NH2-T15-CAGTGAAATAGAGGAGAGGATAAACC NH2-T15-AGAAGGATGCTAAAGGACAATG	DQ080993
H12 Probe	NH2-T15-TAATCACAGGGAAATCACATGGC NH2-T15-CACTAGTAAGCACTATATTGGGAA	CY006008

（二）禽流感病毒分型基因芯片的制备

在一块标准尺寸的醛基基片上，设立 4 个相互独立的微阵列，微阵列大小为 14mm ×9mm（图 2-3 左）。每个微阵列排布了 5 部分探针：QC 为点样阳性对照探针、NC 为点样缓冲液对照、PC 为杂交阳性对照探针、N 为空白对照、其他位点为病毒分型检测探针，每条探针设置 2 个重复位点。

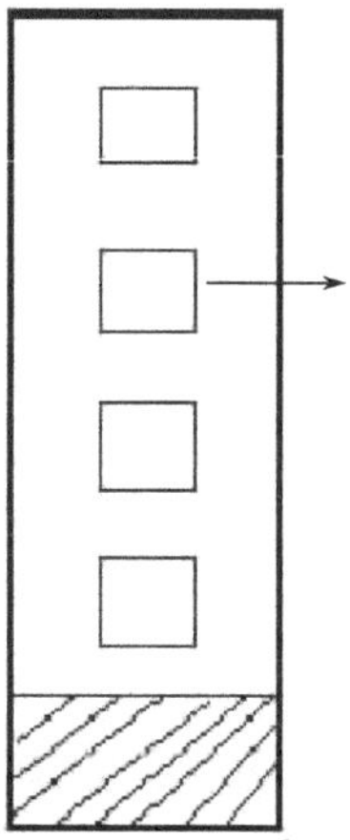

QC□	QC□	H1□	H1□	H1□	H1□	NC□	NC□	H1□	H1□	H2□	H2□	QC□	QC□
H2□	H2□	H3□	H3□	H3□	H3□	H4□	H4□	H4□	H4□	H5□	H5□	H5□	H5□
H6□	H6□	H6□	H6□	H7□	H7□	H7□	H7□	H7□	H7□	H7□	H7□	H8□	H8□
H8□	H8□	H9□	H9□	H9□	H9□	H10□	H10□	H10□	H10□	H11□	H11□	H11□	H11□
NC□	NC□	H12□	H12□	H12□	H12□	PC□	PC□	H13□	H13□	H13□	H13□	NC□	NC□
H14□	H14□	H14□	H14□	H15□	H15□	H15□	H15□	H16□	H16□	H16□	H16□	N1□	N1□
N1□	N1□	N2□	N2□	N2□	N2□	N3□	N3□	N3□	N3□	N4□	N4□	N4□	N4□
N5□	N5□	N5□	N5□	N6□	N6□	N6□	N6□	N7□	N7□	N7□	N7□	N8□	N8□
QC	QC	N8	N8	N9	N9	NC	NC	N9	N9	N	N	QC	QC

图 2-3　芯片点样矩阵图

将合成的氨基标记探针用芯片点样液稀释为 5μmol/L 浓度，使用 BioRobotics MicroGrid Ⅱ基因芯片点样仪根据图 2-3 的点样矩阵进行点样，点样后常温避光保存。

（三）靶基因的多重不对称 RT-PCR 扩增

禽流感病毒分型基因芯片的靶基因是决定病毒 H 和 N 亚型的序列位点。将禽流感病毒全部 25 种亚型分为 4 组，进行多重不对称 RT-PCR 反应。第一组包括 H1、H3、H5、H6、H7、H9、N1 和 N2 共 8 个亚型；第二组有 H2、H4、H8、H10、H11、H13、H15 和 H16 共 8 个亚型；第三组有 H14、N4、N6、N7、N9 共 5 个亚型；第四组有 H12、N3、N5、N8 共 4 个亚型。

用 TRIZOL 试剂提取禽流感病毒的总 RNA，在管中加入总 RNA 10μL，随机引物 2μL，70℃加热 10min，置于冰上，再加入 10×First-strand Buffer 2μL，dNTP Mix 4μL，RNase Inhibitor 1μL，反转录酶 1μL，轻轻混匀，42℃反应 1h，置于冰上。

PCR 反应总体系为 50μL，其中 cDNA 20μL，上游引物浓度为 50nmol/L，下游引物浓度为 250nmol/L，dNTP 浓度为 200μmol/L，最后加入 2U *Taq* DNA 聚合酶。反应条件为：50℃　30min，95℃　15min；94℃　20s，52℃　1min，72℃　90s，20 循环；94℃　20s，70℃　90s，20 循环；72℃　5min。PCR 产物－20℃避光保存备用。

（四）芯片杂交、信号采集与结果判别

禽流感病毒分型芯片、杂交、信号采集与结果判别步骤如下。

(1) 取杂交缓冲液 6μL，多重不对称扩增产物 5μL，阳性杂交对照 1μL（4μmol/L）混匀，95℃变性 5min，立即冰浴 3min，用移液器吹打均匀后取 7μL 于芯片点样区，水平放入杂交盒中，52℃水浴，杂交 2.5h。

(2) 杂交完毕，将芯片从杂交盒中取出，置 45℃预热的洗涤液Ⅰ（2×SSC，0.1% SDS）中，100r/min 振荡洗涤 5min，洗涤 2 次；取出芯片，置 45℃预热的洗涤液Ⅱ（0.2×SSC，0.1% SDS）中，100r/min 振荡洗涤 5min，洗涤 2 次；再用洗液Ⅲ（0.2×SSC），100r/min 室温振荡洗涤 5min；将芯片在无水乙醇中浸提 5～8 次，然后 1000r/min 离心 5min 甩干。

(3) 将芯片插入 PerkinElmer ScanArray Gx plus 扫描仪中进行扫描分析并保存结果，扫描条件为：Wave length 532nm；PMT 60%；Power 90%；Brightness 93；Contrast 96。

(4) 当 QC 和 PC 位点都有荧光信号，且 NC 和 N 位点没有荧光信号时，芯片检测结果为有效结果。根据图 2-3 的点阵分布进行判别，同一条探针出现两个阳性杂交信号者为亚型阳性；同一条探针的两个重复位点只有一个出现杂交信号者为可疑，需进行重复试验；同一条探针的两个重复位点都不出现杂交信号者判为亚型阴性。

（五）禽流感病毒分型基因芯片的性能验证

1. 特异性验证

按照实验室常规方法提取各亚型禽流感病毒和侵染性支气管炎病毒（infectious bronchitis virus，IBV）、禽腺病毒（avian adenovirus，ARV）、传染性法氏囊病病毒（infectious bursal disease virus，IBDV）、新城疫病毒（newcastle disease virus，NDV）、禽痘病毒（fowlpox virus，FPV）、马立克氏病病毒（Marek's disease virus，MDV）6 种禽类常见病毒的核酸，进行多重 RT-PCR-芯片杂交，基因芯片的检测结果显示：除 QC 和 PC 等阳性对照及每个亚型 AIV 均有较好的特异性杂交信号外，其他位点均无特异性杂交信号。IBV、ARV、IBDV、NDV、FPV、MDV 6 种禽类常见病毒的芯片检测结果均为阴性，证明芯片具有良好的特异性。

2. 检测灵敏度

用 H5N1 型 AIV 进行敏感性试验，并用噬斑试验对尿囊液病毒进行定量，噬斑总数为 2.47×10^7 pfu/mL，将其进行 10 倍梯度稀释，按前述方法进行基因芯片检测，基因芯片的检测敏感度可达 2.47pfu/mL（图 2-4）；纯化回收各亚型多重不对称扩增产物，用 NanoDrop 紫外分光光度仪定量后 10 倍梯度稀释，进行基因芯片检测，可检测到 2.5ng 的扩增靶片段。

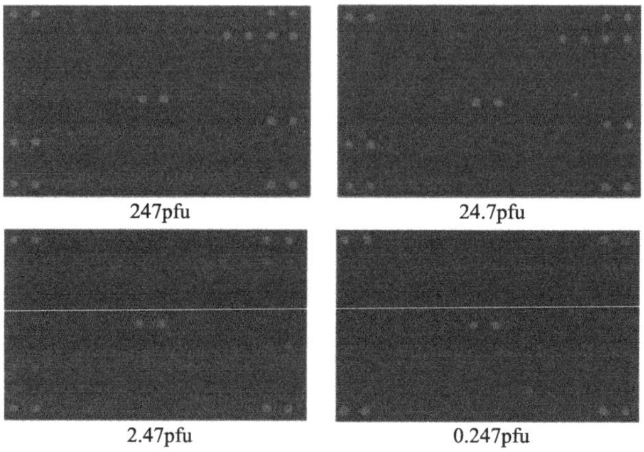

图 2-4　禽流感病毒分型基因芯片敏感性实验扫描结果

3. 准确性验证

提取各亚型 AIV 参考毒株病毒 RNA 进行分型准确性验证试验（图 2-5），其中 H16、N7 亚型以其阳性质粒为模板，其余均为 AIV 参考毒株：A/Duck/Alberta/35/76（H1N1）、A/Duck/Germany/1215/73（H2N3）、A/Duck/Ukraine/1/63（H3N8）、A/Duck/Czech/56（H4N6）、A/Turkey/England/N28/73（H5N2）、A/Turkey/Canada/

63（H6N8）、A/African Starling/983/79（H7N1）、A/Turkey/Ontario/6118/68（H8N4）、A/Turkey/Wisconsin/1/66（H9N2）、A/PD384/79（H10N4）、A/Duck/Memphis/546/76（H11N9）、A/Duck/Alberta/60/76（H12N5）、A/Gull/Maryland/704/77（H13N6）、A/Mallard/Gurjev/263/82（H14N5）、A/Duck/Australia/341/83（H15N8）。

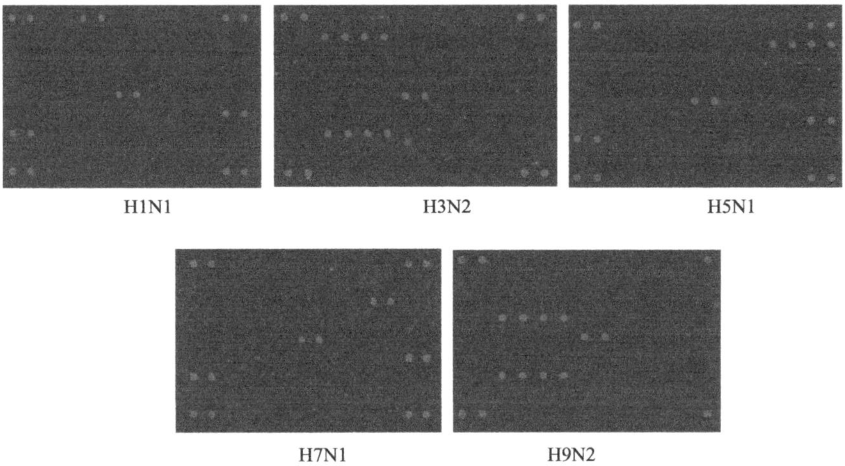

图 2-5　基因芯片验证试验扫描结果

芯片检测结果表明各分型探针均出现较好的荧光信号，H11、H13 和 N5 的几条探针中均有一条探针信号稍弱，但可根据其他探针进行该亚型的判别，这与 H11、H13 和 N5 亚型 AIV 序列变异较大的事实是相符合的。

禽流感病毒分型检测基因芯片在同一张芯片上覆盖了禽流感病毒的全部亚型，可同时完成对全部亚型的分型检测和鉴定。使用禽流感病毒参考毒株及来自 49 个地区的 2653 份样品（包括人、鸡、鸭、鹌鹑、猪等组织样品或棉拭子样品）进行验证试验，结果与经典病毒分离鉴定结果具有良好的一致性，证明该分型基因芯片特异性强、敏感性和稳定性好，以 H5N1 为例，可检测到 2.5ng 的扩增靶基因片段，其敏感度可达 2.47pfu/mL，同时与禽类常见 6 种病毒病（IBV、ARV、IBDV、NDV、FPV、MDV）无交叉反应，在室温保存 6～8 个月仍然稳定。禽流感病毒分型检测基因芯片的研制不仅有助于禽流感疫情的有效控制，而且可在第一时间内准确发现新的变异或基因重排的流行亚型，为及时应对新疫情的暴发提供了可靠的技术储备。

在出入境检验检疫实际工作中，该产品可用于拭子样品（直肠拭子、喉拭子等）、组织样品（淋巴结、扁桃体、肌肉、气管、肺、气囊、肠、脾脏、肾脏、脑等）等标本的检测。为提高禽流感疫情的监测水平、加强诊断和检疫力度、有效防止疫情蔓延提供了有力的技术支持。

二、实例二：植物病毒属级检测芯片的研制

植物病毒病的控制在农业生产上非常重要，而检测鉴定是病毒病控制的首要环节。

对于已知的病毒，目前已有较为完善的检测体系，包括生物学方法、免疫学方法、电子显微镜技术、分子生物学技术等。而植物上新发病毒的潜在危害巨大，全世界每年都发现新的植物病毒种类。在 20 世纪 30 年代，最早的病毒分类系统只包括了 89 种植物病毒，而到 90 年代，国际病毒分类学委员会（International Committee on Taxonomy of Viruses，ICTV）第 5 次报告中命名的植物病毒超过 700 种，ICTV 第 8 次报告命名的植物病毒则达到 1200 种；已知植物病毒的寄主范围也在不断扩大，对于某种寄主植物，则呈现出不断感染新病毒的状态；随着世界范围内贸易的增加，导致病毒不断向新的地域扩展而成为该地区的新发病毒。这些新发病毒的出现将导致巨大的经济损失并严重影响农林作物及其产品的进出口贸易。因此对新发病毒的监测非常重要，直接关系到国际农产品贸易和防控措施的实施。

对于植物新发病毒的监测，无法像已知病毒一样鉴定到种，而是必须设定在一个较高的分类水平上，从而保证所设计的监测方案对可能的新发病毒具有较高的兼容性以避免漏检。以往经验及实验结果表明，属是一个比较合适的水平。目前在属的水平上对新发病毒的研究方法主要有电子显微镜、免疫学和分子生物学等方法，但现有的各种病毒监测方法都无法对植物病毒的 81 属进行同时筛查，因而无法满足进出口检验检疫工作中对新发病毒病进行全面监测的需要。

芯片技术的高通量特点有助于解决 81 属植物病毒同时筛查的问题，由于整个体系过于庞大，现仅以黄瓜花叶病毒属为例，介绍植物病毒属级检测芯片。

植物病毒属级检测芯片采用了随机引物反转录—链置换—芯片杂交—结果判别的技术路线。

（一）探针的设计与合成

采用生物信息学的方法对已报道的黄瓜花叶病毒属的病毒核苷酸序列进行同源比对分析，设计了 16 条高兼容性的属级探针，由上海生工生物工程有限公司进行合成，见表 2-3。

表 2-3　植物病毒属级检测芯片中黄瓜花叶病毒属探针

探针	序列（5′→3′）
A	TGTAGTAACTGGCAACCGAAGTTTTCTTCGAAGAATAATAATTACAAGCCAGCCGCCGCAGGTAAGACTC
B	GGTGAACGGGTTGTCCATCCAGCTAACGGCTAAAATGGTCAGTCGTGGAGAAATCCACGCCAGTAGACTT
C	GGTCTGCGGCAGGACCTCGTCTTAGACTTCGGAGGAAGTTGGGTCACACATTACCTCCGCGGACATAACG
D	AGAGAGCGTGATCTCCTTTTCGCTTCCGGCGTGGATACCGGCGAGAGTGTCCCGAGCTCTCCTGACATTT
E	GGTTTCTTCGGAAGGACTTCGGTCCGTGTACTTCTAGCACAACGTGCTAGTTTCAGGGTACGGGTGCCCC
F	AGCCGCCGCAGGTAAGACTCTAGTACTACCCTATGACAGATTATCTGAGCTTTCGGGACCATCAGCCGTA
G	TCCTGAACTATCAGGTTCAGTTGATTTAACTCGTATCAGCAAGGCCGTGGCTAGAAGATTTAAGGAGTCA
H	AAGTACGACCTCCATCTTACCCAGCAGGAGTTTGCTCCCCACGGCCTAGCTGGTGCCCTCCGCTTGTGTG
I	CAAGCATCGAGATCCCTCTACACGAGATCATTCGAAAGTTGGAACGGATGAATCAAAAGAAACAAGCACA
K	ACCGGCTGCGGATTGCAAAGTACAAGCCCACTTTGCTATATCTATTCATGGAGGTTATGATATGGGCTTT
L	TTCAGATGAGGGTACCACTCTGTGTCGCTTTGACACATTTGGTTCCAAGTCTGATGCTATTTGTGATCGC

探针	序列（5′→3′）
M	CACGCCAGTAGACTTACAAGTCTCTGAGGCACCTTTGAAACCATCTCCTAGGTTTCTTCGGAAGGACTTC
N	GTAATTCCTATGGCGACGTCCTCGTTCAACATCAATGAATTGGTAGCCTCCCACGGCGATAAAGGACTAC
O	CAAGTCGGACTCTAACACAACAGTCCTCTGCGGCATCAACTGATGAGCTACATAACATATTATTTAGCCG
P	CTTTCCACGCTAAAGGGATCACGTCTCAATTTTCTCCTTTGTTTATTTCCCTTGTTGAACGATTTCAACG
Q	AGCAATTACAGCATCAACGTAGAGGCCGTAAGGTCTACATCCGGAACGTTTTGGGTGTAAAGGATTCCGA

（二）芯片制备

在一块标准尺寸的基片上，设立4个相互独立的微阵列，每个微阵列大小为7mm×9mm（图2-6左）。每个微阵列排布了4部分探针：A～P为黄瓜花叶病毒属筛查探针，Hex为点样阳性对照探针，NC为点样缓冲液对照，PC为杂交阳性对照探针，BC为空白对照，每条探针设置3个重复位点。

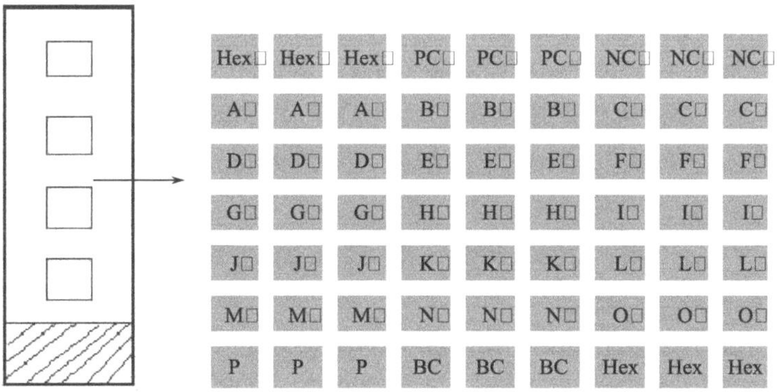

图2-6 黄瓜花叶病毒属筛查芯片探针点阵（7mm×9mm）

将合成寡核苷酸探针用芯片点样液稀释为5μmol/L浓度，使用BioRobotics MicroGrid Ⅱ基因芯片点样仪根据图2-7的点样矩阵进行点样，点样后常温避光保存。

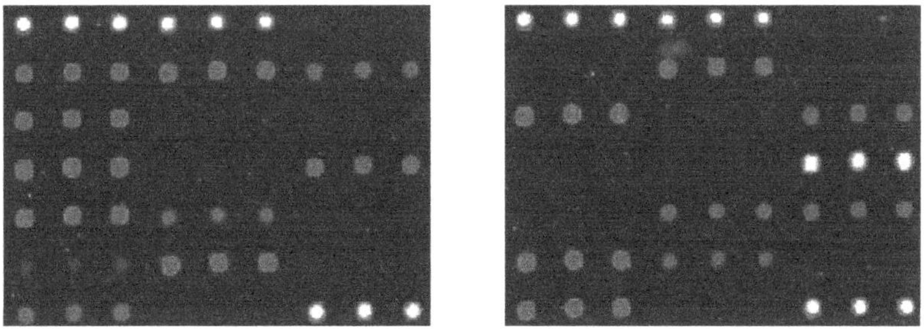

A　　B

图2-7 植物病毒属级检测芯片验证结果

A. 番茄不孕病毒的芯片检测；B. 黄瓜花叶病毒的芯片检测

（三）靶基因的随机引物反转录-链置换

用TRIZOL试剂提取植物叶片的总RNA，然后使用MN公司的RNA纯化试剂盒（RNA clean-up）进行总RNA的柱纯化。第一链合成：在管中加入总RNA 10μL，1mg/mL的引物D（5′-GTTTCCCAGTAGGTCTCNNNNNNNNN）2μL，70℃加热10min，冰上骤冷5min，瞬时离心后，再加入10×First-strand Buffer 2μL，dNTP Mix 4μL，RNase Inhibitor 1μL，Cbc Scriptase 1μL，轻轻混匀，瞬时离心，42℃反应2h，冰上骤冷5min。第二链合成：在管中加入Nuclease-free Water 63μL，10×Second-strand buffer 10μL，dNTP Mix，DNA聚合酶2μL，RNaseH 1μL，第一链合成产物20μL，轻轻混匀，瞬时离心，16℃反应2h。

cDNA的柱纯化根据MN公司的DNA纯化试剂盒（NucleotideSpin Extract）操作步骤进行；离心得到cDNA，在分光光度计上对cDNA的浓度进行定量。

cDNA的随机引物链置换标记按以下步骤进行。

（1）在管中加入纯化的双链cDNA 14.3μL、随机引物（已标记cy3）4μL，在PCR仪上95℃变性3min后，冰浴5min。

（2）再依次加入10×Klenow Buffer 2.5μL，dNTP Mix 2.5μL，cy3-dCTP 0.5μL，Klenow酶1.2μL，轻轻混匀，瞬时离心，37℃反应1.5h，70℃变性5min，冰浴5min。

（3）使用MN公司的DNA纯化试剂盒（NucleotideSpin Extract）纯化标记产物。

（四）芯片杂交、信号采集与结果判别

植物病毒属级检测芯片杂交，信号采集与结果判别步骤如下。

（1）取杂交缓冲液20×SSC 2.4μL，10% SDS 0.32μL，甲酰胺4μL，50×Denhardt's液1.6μL，标记样品8μL，杂交对照物1μL（4μmol/L）混匀，95℃变性5min，立即冰浴3min。

（2）用移液器吹打均匀后取样品杂交液7μL于芯片点样区，水平放入杂交盒，42℃水浴，杂交过夜。杂交完毕，将芯片从杂交盒中水平取出，置于42℃预热的洗涤液室温振荡洗涤。将芯片在无水乙醇中浸提数次，然后1000 r/min离心5min甩干。将芯片插入北京博奥公司的芯片扫描仪中进行扫描并保存结果。当Hex和PC位点都有荧光信号，且NC和BC位点没有荧光信号时，芯片检测结果为有效结果。根据图2-7的点阵分布进行判别，同一条探针出现3个阳性杂交信号者为阳性；不出现杂交信号者判为阴性。

（五）植物病毒属级检测芯片的性能验证

采用黄瓜花叶病毒属的两种病毒黄瓜花叶病毒（cucumber mosaic virus，CMV）和番茄不孕病毒（tomato aspermy virus，TAV）的标准毒株对黄瓜花叶病毒属的属级探针进行验证，图2-7A是应用TAV标准毒源验证黄瓜花叶病毒属级探针的结果，对照

图 2-6 中的探针排布，出现阳性信号的探针为 A、B、C、D、G、I、J、K、N、O、P。图 2-7B 是应用 CMV 标准毒源验证黄瓜花叶病毒属属级探针的结果，对照图 2-6 中的探针排布，出现阳性信号的探针为 B、D、F、I、K、L、M、N、P。黄瓜花叶病毒属病毒基因序列设计的属级探针经 TAV 和 CMV 验证，杂交结果显示能够准确有效地检测出本属内的病毒。

植物种苗传带新发病毒的检疫风险极高，为此，世界各国均非常重视进境种苗的病毒检疫。据统计，2008 年我国进境植物种苗共 1.46 万批，共截获各类有害生物 644 种，2009 年进境植物种苗共 1.45 万批，共检出有害生物 1136 种，其中包括黄瓜环斑驳病毒、玉米褪绿斑驳病毒等多种外来植物病毒。但是，植物病毒种类繁多，筛查检测难度很大。新研制的植物病毒属级检测芯片可用于进口种苗的植物病毒筛查，监测新发病毒在国内的流行，有效地解决了进出口检验检疫实际工作中的问题，对于防止国外的植物病毒随着植物繁殖材料和新鲜农产品向我国传播、促进国际种质材料及新鲜农产品的贸易有重要作用。

中英文名词对照

中文	英文
靶标	target
半导体光刻技术	photolithographic mask
缩微芯片实验室	laboratory on a chip
点样	spotting of probe
光敏感化学合成结合	light-sensitive synthetic chemistry
基因芯片	gene chip
基因芯片点样仪	chip spotting machine
离片法芯片制备	off chip
喷墨打印化学原位合成芯片	ink-jet chemical *in situ* synthesis
嵌合芯片	tiling array
双色荧光探针杂交系统	two-color fluorescent probe hybridization
Southern 杂交	Southern blotting
探针	probe
特异位点连接	allele specific ligation，ASL
特异位点切割	allele specific cleavage，ASC
特异位点引物延伸	allele specific primer extention，ASPE
特异位点杂交	allele specific hybridization，ASH
微流控芯片	microfluidic chip
微型全分析系统	micro total analytical system
颜色编码微球	color-coded micro-sphere
液相芯片	liquid array luminex

原位合成	*in situ* synthesis
杂交	hybridization
杂交严谨度	stringency of hybridization
载体	carrier

参考文献

Castle J, Engele P G, Armour C D, et al. 2003. Optimization of oligonucleotide arrays and RNA amplification protocols for analysis of transcript structure and alternative splicing. Genome Biol, 4: R66

Cheng J, Kaparanov P, Drenkow J, et al. 2005. Transcriptional maps of 10 human chromosomes at 5-nucleotide resolution. Science, 308: 1149-1154

Chou C C, Chen C H, Lee T T, et al. 2004. Optimization of probe length and the number of probes per gene for optimal microarray analysis of gene expression. Nucleic Acids Res, 32: e99

Class E C, Osterhaus A D, Van-Beek R, et al. 1998. Human influenza A H5N1 virus related to a highly pathogenic avain virus. Lancet, 351: 472-477

Flikka K, Yadetie F, Laegreid A, et al. 2004. XHM: A system for detection of potential cross hybridizations in DNA microarrays. BMC Bio-informatics, 5: 117-125

He Z L, Wu L Y, Li X Y, et al. 2005. Empirical establishment of oligonucleotide probe design criteria. Appl Environ Microarray, 71: 3753-3760

Huber W, Toedling J, Steinmetz L M. 2006. Transcript mapping with high-density oligonucleotide tiling arrays. Bioinformatics, 22: 1963-1970

Hughes T R, Mao M, Jones A R, et al. 2001. Expression profiling using microarrays fabricated by an ink-jet oligonucleotide synthesizer. Nat Biotechnol, 19: 342-377

Ji H K, Wong W H. 2005. TileMap: create chromosomal map of tiling array hybridization. Bioinformatics, 21: 3629-3636

Kane M D, Jatkoe T A, Stumpf C R, et al. 2000. Assessment of sensitivity and specificity of oligonucleotide (50mer) microarrays. Nucleic Acids Res, 2: 4552-4557

Li J, Chen S, Evans D H. 2001. Typing and subtyping influenza virus using DNA microarrays and multiples reverse Transcriotase PCR. J Clin Microbiol, 39: 696-704

Li X Y, He Z L, Zhou J Z. 2005. Selection of optimal oligonucleotide probes for microarrays using multiple criteria, global alignment and parameter estimation. Nucleic Acids Res, 33: 6114-6123

Liebich J , Schadt C W, Chong S C, et al. 2006. Improvement of oligonucleotide probe design criteria for functional gene microarrays in enviromental applications. Appl Environ Microarray, 72: 1688-1691

Mockler T C, Chan S, Sundaresan A, et al. 2005. Applications of DNA tiling arrays for whole-genome analysis. Genomics, 85: 1-15

Nicole K, Olivier F, Kevin P, et al. 2004. Use of the DNA flow-thru chip, a three-dimensional biochip for typing and subtyping of influenza viruses. American Society for Microbiology, 42 (5): 2173-2185

Pearson W R, Lipman D. 1988. Improved tools for biological sequence comparison. Proc Natl Acad Sci USA, 85: 2444-2448

Reilly C, Raghavan A, Bohjanen P. 2006. Global assessment of cross-hybridization for oligonucleotide arrays. J Biomol Tech, 17: 163-172

Schadt E E, Edwards S W, Debraj G, et al. 2004. A comprehensive transcript index of the human genome generated using microarrays and computational approaches. Genome Biol, 5: R73

Webster R G, Campbell C H, Granoff A. 1973. The "in vivo" production of "new" influenza. Isolation of recombinant influenza virus under simulated conditions of natural transmission. Virology, 51 (1): 149-162

Wu C, Carta R, Zhang L, et al. 2005. Sequence dependence of cross-hybridization on short oligo microarrays. Nucleic Acids Res, 33 (9): e84

Xu J, Miao H Z , Zhu S F, et al. 2006. Screening genetically modified organisms using with multiplex-PCR coupled with oligonucleotide microarray. Biosensor and Bioelectronics, 22: 71-77

Zhang Y J, Yin J, Li G F, et al. 2010. Oligonucleotide microarray with a minimal number of probes for the detection and identification of thirteen genera of plant viruses. Journal of Virological Methods, 167 (1): 53-60

第三章　原子力显微镜技术的生物学应用

第一节　技术起源

显微镜是人类历史上最伟大的发明之一，在其出现以前，人类对身边世界的观察局限在肉眼所及范围，即所谓的宏观世界。显微镜的出现将人类带入到一个前所未知的微观世界，尤其是观察到微观世界的重要组成部分——微生物群落。可以说，显微镜的发明、发展与人类生物学认识深度和广度密切相关。

由于人的眼睛在构造上的限制，一般而言，当两个物体相距超过 0.2mm 时，肉眼才能区分出来。因此，要观察一个微小物体的构造，通常需要依靠显微镜（或放大镜）来协助，而其中有三个重要的因素会直接影响人们所看到影像的清晰度，分别是放大倍率、对比度和分辨率。放大倍率是指透过晶状体对物体所呈现的影像与实物大小的比值，影像必须能够大至超过 0.2mm 以上，方可为肉眼所见；而对比度则为主体与背景明暗差别的程度，通常较高对比度的影像较为清晰；至于分辨率则为一光学系统中所能区分两点间最小距离的能力。例如，人的眼睛为一光学系统，当两个小点接近至相距小于 0.2mm 时，肉眼即无法加以分辨，因此 0.2mm 称为肉眼的最高分辨率。显微镜是用于放大微小物体为人的肉眼所能看到的仪器，根据显微镜的发展过程，大致可将显微镜分为三代。

第一代显微镜是光学显微镜。早在公元前 1 世纪，人们就已经通过球形透明物体观察微小物体，后来逐渐掌握球形玻璃表面能放大物体的规律。1610 年前后，意大利的伽俐略和德国的开普勒在研究望远镜的同时，通过改变物镜和目镜之间的距离，得出合理的显微镜光路结构，当时的光学工匠纷纷从事显微镜的制造、推广和改进工作。伽俐略利用自己制造的显微镜观察昆虫的眼睛，发现昆虫有复眼结构。1660 年，意大利马尔比基利用显微镜研究青蛙的毛细血管。1663 年，英国的罗伯特·胡克在显微镜中加入粗动和微动调焦机构、照明系统和承载标本的工作台，巧妙地利用透镜组合，制造复式显微镜，开辟了显微镜研究方面新的发展方向。1675 年，荷兰生物学家列文虎克用显微镜发现了十分微小的原生动物和红细胞。1827 年阿米奇第一个采用了浸液物镜。19 世纪 70 年代，德国阿贝奠定了显微镜成像的古典理论基础。在显微镜本身结构发展的同时，显微观察技术也在不断更新：1850 年的偏光显微术，1893 年的干涉显微术，1935 年的相衬显微术。随着显微镜技术水平的不断提高，西欧各国的科学事业得到迅速发展，科学的发展又对显微镜的改进起了推动作用。虽然光学显微镜有很大的发展，但其光学聚焦原理基本未变，由于光的衍射效应，分辨率受制于半波长，可见光的最短波长为 400nm。光学显微镜的极限分辨率是 200nm，比肉眼小 1000 倍，因此 1000 倍即为光学显微镜的最大有效放大倍率。要想看到组成物质的最小单位——原子，光学显微镜的分辨本领还差 3～4 个数量级。因此，为了在更高层次上研究物质结构，必须创造出功能更强的显微镜。

第二代显微镜是电子显微镜。1924 年，德布罗意提出了微观粒子具有波粒二象性的假设，这种假设得到实验证实。此后物理学家们利用电子在磁场中的运动与光线在介质中的传播相似的性质，研制成功了电子透镜。1931 年，德国的诺尔和鲁斯卡，用冷阴极放电电子源和三个电子透镜改装了一台高压示波器，并获得了放大十几倍的图像，这种透射电镜，尽管放大倍数不高，但足以证实电子显微镜放大成像的可能性。1932 年，经过鲁斯卡的改进，电子显微镜的分辨率达到了 50nm，约为当时光学显微镜分辨率的 10 倍，突破了光学显微镜的分辨极限，于是电子显微镜开始受到人们的重视。自 1933 年德国的鲁斯卡和诺尔等在柏林制成第一台电子显微镜后的几十年里，有许多用于表面结构分析的现代观测仪器先后问世，如透射电子显微镜（transmission electron microscope，TEM）、扫描电子显微镜（scanning electron microscope，SEM）、场电子显微镜（field emission microscopy，FEM）、场离子显微镜（field ion microscope，FIM）、低能电子衍射（low-energy electron diffraction，LEED）、俄歇电子能谱仪（auger electronic spectrom，AES）、X 光光电子能谱（*X*-ray photoelectron spectroscopy，XPS）、电子探针等。20 世纪 40 年代，美国的希尔用消像散器补偿电子透镜的旋转不对称性，使电子显微镜的分辨本领有了新的突破，逐步达到了现代水平。在中国，1958 年研制成功透射式电子显微镜，其分辨本领为 3nm，1979 年又制成分辨率为 0.3nm 的大型电子显微镜。电子显微镜的分辨本领虽已远胜于光学显微镜，但电子显微镜因需在真空条件下工作，所以很难观察活的生物，而且电子束的照射也会使生物样品受到辐照损伤，因而对于生物材料而言仍然是损伤性观察。其他的问题（如何提高电子枪亮度和电子透镜质量等）有待继续研究。

第三代显微镜是扫描探针显微镜。1982 年，国际商业机器公司苏黎世实验室的宾尼（G. Binnig）博士和罗雷尔（H. Rohrer）博士及其同事们共同研制成功了世界第一台新型的表面分析仪器——扫描隧道显微镜（scanning tunneling microscope，STM）。STM 的出现，使人类第一次能够实时地观察单个原子在物质表面的排列状态和与表面电子行为有关的物理、化学性质，因而在表面科学、材料科学、生命科学等领域的研究中有着重大的意义和广阔的应用前景，被国际科学界公认为 20 世纪 80 年代世界十大科技成就之一。为表彰 STM 的发明者们对科学研究的杰出贡献，1986 年宾尼和罗雷尔被授予诺贝尔物理学奖。扫描隧道显微镜采用了全新的工作原理：它利用电子隧道现象，将原子限度的极细探针和被研究物质的表面作为两个电极，当样品与针尖的距离非常接近（通常小于 1nm）时，在外加电场的作用下，由于隧道效应，在探针与样品表面之间就会产生隧道电流。由于隧道电流（纳安级）随距离而剧烈变化，让针尖在同一高度扫描材料表面，表面那些“凸凹不平”的原子所造成的电流变化，通过计算机处理，便能在显示屏上看到材料表面三维的原子结构图。扫描隧道显微镜具有很高的空间分辨率，横向可达 0.1nm，纵向可优于 0.01nm。它主要用来描绘表面三维的原子结构图，在纳米尺度上研究物质的特性。利用扫描隧道显微镜还可以实现对表面的纳米加工，如直接操纵原子或分子，完成对表面的刻蚀、修饰以及直接书写等。可以说 STM 是人类眼睛和双手的延伸，是人类智慧的结晶。STM 不仅可以用来观察原子或分子，还可以在超高真空、超低温环境下进行原子操纵。但是 STM 也存在着一定的局限性：首先，它不能在绝缘表面工作。其次，现今对 STM 的成像理论，尤其对分子的成像理论有不同解释，因其图像反映的是原子或分子的电子结构或者是电子云的密度，所以成像的结果，究竟产生于原子或分子的何种电子轨道，以及分子与基底间相互作用对成像的影响等，其细节尚有待于进一步揭示。

扫描隧道显微镜工作时要检测针尖和样品之间隧道电流的变化，因此它只能直接观察导体和半导体的表面结构。而在研究非导电材料时必须在其表面覆盖一层导电膜，而导电膜的存在往往掩盖了样品表面结构的细节，这就使 STM 在应用上有很大的局限性。为了弥补扫描隧道显微镜的这一不足，1986 年 Binnig、Quate 和 Gerber 发明了第一台原子力显微镜（atomic force microscope，AFM)。AFM 是将一个对微弱力极敏感且一端有微小针尖的微悬臂在另一端固定，针尖与样品的表面轻轻接触，由于针尖尖端原子与样品表面原子间存在极微弱的排斥力（$10^{-8}\sim10^{-6}$N）而使微悬臂弯曲，将微悬臂弯曲的形变信号转换成光电信号并进行放大，就可以得到原子之间力的微弱变化的信号。利用光学检测法和隧道电流检测法，可以测得微悬臂对应于扫描各点的位置变化，从而可以获得样品的表面形貌的信息。这种设计，巧妙地解决了 STM 观察样品时导电属性受限的问题，因而不管是导体还是非导体样品，AFM 均可进行观察，这也是 AFM 应用于生物材料样品观察的物质基础。

随后，在 AFM 的基础上，又相继发明了扫描近场光学显微镜（scanning near-field optical microscope，SNOM)、摩擦力显微镜（friction force microscope，FFM)、横向力显微镜（lateral force microscope，LFM)、磁力显微镜（magnetic force microscope，MFM)、静电力显微镜（electrostatic force microscope，EFM)、扫描热显微镜（scanning thermal microscope，SThM)、扫描离子电导显微镜（scanning ion conductance microscope，SICM）等一系列显微镜。这些显微镜都统称为扫描探针显微镜（scanning probe microscope，SPM)，因为它们都是靠一根原子线度的极细针尖在被研究物质的表面上方扫描，检测采集针尖和样品间的不同物理量，以此得到样品表面的形貌图像和一些有关的电化学特性。例如，扫描隧道显微镜检测的是隧道电流，AFM 测试的是原子间相互作用力等。光学显微镜和电子显微镜则称为远场显微镜，因为相对来说样品离成像系统有比较远的距离，成像的图像好坏基本取决于仪器的质量。而扫描探针显微镜的工作原理是基于微观范围的各种物理特性，探针和样品之间只有 2～3Å 的距离，会产生相互的作用，是一种相互影响的耦合体系，所以称它为近场显微镜。近场显微镜的成像质量不单单取决于显微镜仪器本身，很大程度上受样品本身和针尖状态的影响。所以，我们在使用这一类的近场显微镜仪器时，要想得到好的图像，关键是要学会分析判断各种图像及现象的产生原因，然后通过调整参数，得到相对好的图像。由于生物材料的复杂性，这些参数设计和调整技术在 AFM 生物学领域的应用研究中正在发挥重要的作用。

第二节　基本原理

一、概　　述

原子力显微镜是一种以物理学原理为基础，通过扫描探针与样品表面原子相互作用而成像的新型表面分析仪器。有别于通过光束、射线或电子束等传统成像模式，通俗地说，AFM 是以一种“盲人摸象”的“感觉”成像方式，通过悬臂探针与待测样品之间的微弱相互作用力来获得物质表面形貌的信息（包括高度、粗糙度、弹性力、疏水力和摩擦力等表面量化指标），再通过计算机重建表面形貌。这种“靠摸成像”的工作方式使得 AFM 成像具备 4 个突出特点：表面微区分辨优势，即以亚分子分辨率得到生物样品表面的“三维”图像；数字化成像，通过计算机数据重建多角度、多层次的“量化数据”来描述形态结构；液体中成像，AFM 探针可在液相中直接探测表面，以更接近病毒生理形态来呈现病毒形态结构特征；力学测量，能以皮克牛顿（pN）的精确度通过探针标记直接测量生物分子间及分子内的作用力。因此，它被看成是继光学显微镜、电子显微镜之后的第三代显微镜。以下结合 AFM 的硬件系统构成来揭示其工作原理和主要的工作模式。

二、AFM 的硬件结构

AFM 主要由为反馈光路提供光源的激光器、进行力-距离反馈的微悬臂、执行光栅扫描和 z 轴定位的扫描器、接收光反馈信号的灵敏光电二极管（光电探测器）、反馈电子线路系统、防震系统、计算机控制系统与数据处理软件、监控激光-悬臂-样品相对位置的显微及 CCD 摄像系统等构成。其中，前四大系统是该仪器的核心部件（图 3-1）。

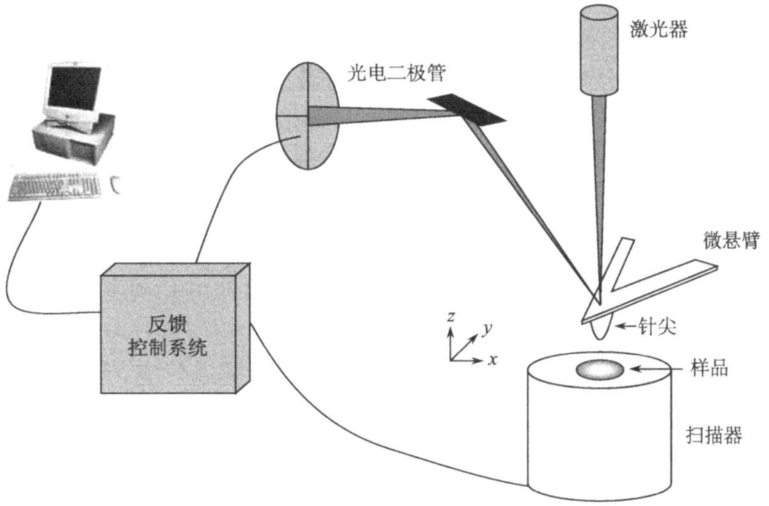

图 3-1　AFM 仪器原理图

如图 3-1 所示，激光器发出的激光束经过光学系统聚焦在微悬臂背面，并从微悬臂背面反射到由光电二极管构成的光斑位置检测器。在样品扫描时，由于样品表面的原子与微悬臂探针尖端的原子间的相互作用力，微悬臂将随样品表面形貌而弯曲起伏，反射光束也将随之偏移，因而，通过光电二极管检测光斑位置的变化，就能获得被测样品表面形貌的信息。在系统检测成像全过程中，探针和被测样品间的距离始终保持在纳米量级，距离太大不能获得样品表面的信息，距离太小会损伤探针和被测样品，反馈回路的作用就是在工作过程中，由探针得到探针-样品相互作用的强度，来改变加在样品扫描器垂直方向的电压，从而使样品伸缩，调节探针和被测样品间的距离，反过来控制探针-样品相互作用的强度，实现反馈控制。因此，反馈控制是本系统的核心工作机制。

在 AFM 的硬件系统中，按照功能划分，一般可分成三个部分：力检测部分、位置检测部分和反馈系统。AFM 通过这三个部分协同工作，将样品的表面特性呈现出来。

力检测部分：在 AFM 系统中，所要检测的探针与样品之间的相互作用力是原子与原子之间的范德华力。通过微悬臂顶端的一个尖锐针尖来检测样品-针尖间的相互作用力。微悬臂和探针一般都有一定的规格，如长度、宽度、弹性系数以及针尖的形状、曲率半径等。因此，在实际工作中要依照样品的特性以及操作模式的不同来选择不同类型的探针。

位置检测部分：AFM 工作时，当针尖与样品之间有了交互作用之后，会使得微悬臂摆动，所以当激光照射在微悬臂的末端时，其反射光的位置也会因微悬臂摆动而有所改变，当摆动形成时，会使反射光的位置改变而造成偏移量，此时激光检测器会依靠激光光斑位置将偏移量记录下并转换成电的信号，也会把此时的信号给反馈系统，以利于控制器作信号处理并做适当的调整。

反馈系统：在 AFM 系统中，信号经由激光检测器之后，在反馈系统中会将此信号当作反馈信号，作为内部的调整信号，并驱使通常由压电陶瓷管制作的扫描器做适当的移动，以使样品与针尖保持合适的作用力。

AFM 系统通常使用压电陶瓷管制作的扫描器以精确控制微小的扫描移动。压电陶瓷是一种性能奇特的材料，当在压电陶瓷对称的两个端面加上电压时，压电陶瓷会按特定的方向伸长或缩短，而伸长或缩短的尺寸与所加电压的大小呈线性关系，也就是说，可以通过改变电压来控制压电陶瓷的微小伸缩。通常把三个分别代表 X、Y、Z 方向的压电陶瓷块组成三脚架的形状，通过控制 X、Y 方向伸缩达到驱动探针在样品表面扫描的目的；通过控制 Z 方向压电陶瓷的伸缩达到控制探针与样品之间距离的目的。

AFM 与 STM 最大的差别在于 AFM 并非利用电子隧道效应，而是利用原子之间的范德华力作用来呈现样品的表面特性。假设两个原子中，一个是在微悬臂的探针尖端，另一个是在样本的表面，它们之间的作用力会随距离的改变而变化，其作用力与距离的关系如图 3-2 所示，当原子与原子很接近时，电子云彼此的斥力作用大于原子核与电子云之间的吸引力作用，所以整个合力表现为斥力作用，反之若两原子分开有一定距离时，其电子云斥力的作用小于彼此原子核与电子云之间的吸引力作用，故整个合力表现为引力的作用。若以能量的角度来看，这种原子与原子之间的距离与彼此之间能量的大小也可从 Lennard-Jones 的公式中得到印证。

$$E^{\text{pair}}(r)=4\varepsilon\left[\left(\frac{\sigma}{r}\right)^{12}-\left(\frac{\sigma}{r}\right)^{6}\right]$$

式中，E^{pair} 为原子间位能；σ 为原子的直径；r 为原子之间的距离；ε 为能量参数。

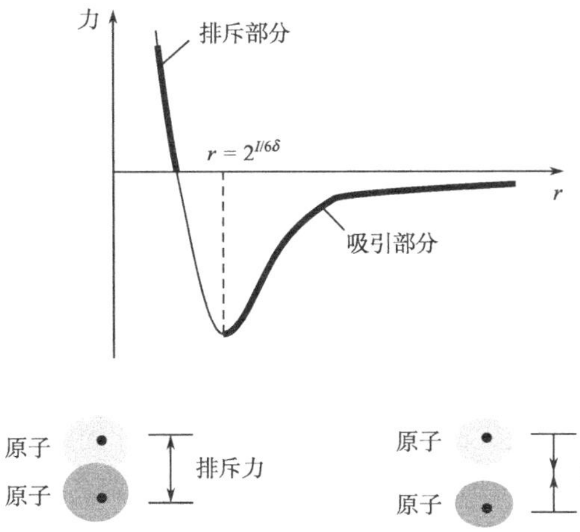

图 3-2　原子与原子之间的交互作用力

如图 3-2 的公式所示，当 r 降低到某一程度时其能量为 $+E$，也代表了在空间中两个原子是相当接近且能量为正值，若假设 r 增加到某一程度时，其能量就会为 $-E$，同时也说明了空间中两个原子之间距离相当远且能量为负值。不管从空间上去看两个原子之间的距离与其所导致的吸引力和斥力角度，还是从当中能量的关系来看，AFM 就是利用原子之间奇妙的关系呈现原子形貌，让微观世界不再神秘。

由于 AFM 是利用微小探针与待测物之间的交互作用力，来呈现待测物表面的物理特性，所以根据针尖与样品之间的作用形式，AFM 的工作模式主要有以下三种：接触模式、非接触模式和轻敲模式。最常用的是接触模式和轻敲模式。

接触模式：扫描时，针尖与样品始终接触。接触模式的优点是扫描速度快，能获得“原子级分辨率”的图像，即使是非常粗糙的样品也能获得很好的成像。其缺点是扫描过程中产生的横向力（剪切力）会影响成像质量。在大气条件下，针尖与样品相互作用产生的正交力，由于样品表面吸附液层的毛细管作用力的影响而变大，而两者均可导致空间分辨率的降低，且针尖在样品表面滑动时会破坏样品，特别是柔软的生物样品。

非接触模式：探针在样品表面上方 1～10nm 处振动，始终不与样品表面接触。因而针尖不会对样品造成污染或产生破坏，图像也不失真。但由于针尖与样品之间的距离较大，作用力太小，使得分辨率降低。且非接触模式通常仅在非常疏水的样品中应用，因此，到目前为止，非接触模式的应用是非常有限的。

轻敲模式：扫描时，微悬臂在共振频率处振动或以略低于共振频率的振幅振动，针尖与样品表面间断接触。当针尖没有接触到样品表面时，微悬臂以一定的大振幅振动，当针尖接近表面直至轻轻接触表面时，振幅将减小，而当针尖反向远离时，振幅又恢复到原值。由于针尖与样品保持接触，因此，具有更高的横向分辨率（2～3nm），又由于是间断接触，剪切力引起的样品破坏几乎完全消失。轻敲模式是目前研究生物样品最常用的工作模式。在液体中进行轻敲模式操作同样具有类似的优点。同时，液态轻敲模式可以在接近生理条件下对生物大分子进行研究。

三、AFM 的原理

简而言之，AFM 基本工作原理是将一个对微弱力极敏感的微悬臂一端固定，另一端有一微小的针尖，针尖与样品表面轻轻接触，由于针尖尖端原子与样品表面原子间存在极微弱的排斥力，通过在沿 X 和 Y 方向扫描时控制这种力的恒定，带有针尖的微悬臂将对应于针尖与样品表面原子间作用力的等位面在垂直于样品的表面方向起伏运动。利用光学检测法或隧道电流检测法，可测得微悬臂对应于扫描各点的位置变化，从而可以获得样品表面形貌的信息。

工作时，AFM 利用一个很尖的探针对样品扫描，探针固定在对探针与样品表面作用力极敏感的微悬臂上。针尖扫描样品表面时，针尖和样品之间直接（如物理）或间接（如静电和范德华力）的相互影响可引起微悬臂的偏移。光电检测器接受反射光，最后接受的信号经过计算机系统采集、处理，形成样品表面形貌图像。早期研制的为接触式原子力显微镜，它包括恒力模式和恒高模式。前者利用反射光位移引起的光电二极管输出电压的变化构成反馈回路控制压电陶瓷管伸缩，从而调节固定于扫描器上样品的位置，保持样品和探针间作用力（微悬臂弯曲度）不变，测量每一点高度的变化。后者保持样品和探针间的距离不变，测量每一点作用力的大小。这种模式在调节探针与样品距离前即可直接观测悬臂弯曲度的改变。除传统的接触式之外，1993 年又研制出轻敲式原子力显微镜，该显微镜在扫描过程中探针与样品表面轻轻接触，悬臂受存在于两者间的排斥力作用随样品表面起伏发生高频振颤。由于探针与样品的接触短暂，因此它更适用于质地脆或固定不牢的样品。目前随着自动化控制模块的发展，AFM 均同时具备接触式和轻敲式工作模式，实际工作中可以选择使用。

尽管原子力显微镜最初以一种高分辨率成像装置出现，一种能测量相互作用力的被称为力光谱学的模式也被开发出来。在这种工作模式下，压电扫描器的垂直位移使微悬臂发生偏移，就像样品向针尖挤压和收缩一样。实际上，原曲线由一个光电探测器在某一特定的 x、y 平面的位置作垂直压力位移的检测电压组成。利用探针和样品接触区域的收缩力曲线的斜度可以将光电二极管的电压转化为微悬臂的偏移（d）。微悬臂的偏移可通过胡克定律转化成力（F）。$F=-kd$，其中 k 为微悬臂弹性常数。零点分隔距离是接触点在针尖和样品之间的微悬臂引力不稳定的位置，相当于处于线性开始的部分。由 AFM 检测针尖与样品表面的相互作用产生的力与位移曲线（图 3-3）可以提供丰富的力学特性、表面张力、黏附力和黏弹性方面的信息。针尖向样品表面移动（标记为“A”）产生的微悬臂的反向变形（微悬臂向下弯曲）是由于吸引作用的范德华力（B）干扰。一旦针尖和样品发生接触，微悬臂的变形是可以被观测到的（C），它可以直接提供关于样品力学性能的信息。当针尖远离样品（D）时，曲线往往呈现滞后现象，如同黏附的“pull-off”力。针尖的远离取决于所在区域、接触时间和针尖与样品之间的表面性能（E）。力曲线或者记录在单一的明确的 x-y 平面位置，或者记录在称作力-体积成像的多位置，进而可生成样品性能和分子相互作用力的空间分布图。

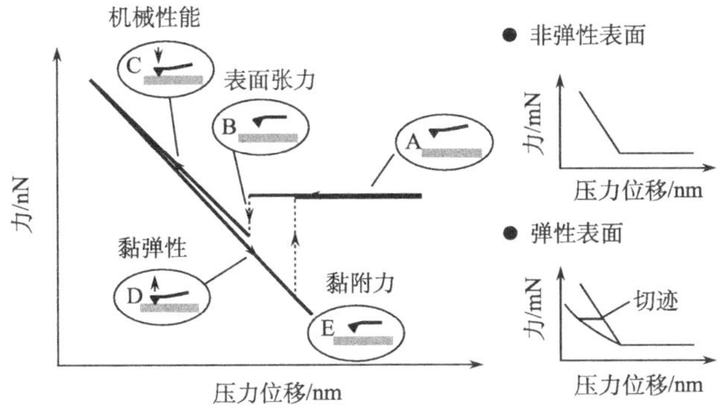

图 3-3　AFM 探针针尖和样品之间非变形表面引力典型力曲线原理图（左）
右面的两幅图显示非弹性（上）和弹性（下）样品在表面没有表面力的情况下的理想原理图

第三节　主要方法

尽管作为一个新型观察仪器，原子力显微镜尤其在生物学应用方面的工作方法也在不断发展中，这里就 AFM 的主要工作过程和技术的主要方法进行简要的介绍。

一、AFM 探针准备

在所有扫描探针显微镜的组成部分中，探针最为重要，直接关系到分辨率；AFM 也不例外，而探针的关键是形状和材料的性质，它应该具有以下特性：尖端的弧度小，强度大，不易破损，磨耗小，数据的再现性好。目前一般使用硅或氮化硅作探针，探针的形状一般是多棱锥状或圆锥状的，其尖端的曲率半径为 5～40nm。目前新式碳纳米管作扫描探针显微镜的探针针尖也在研制和发展中，其尖端的弧度非常小，甚至可观察到原子缝隙的底部，可以得到分辨率极高的图像。由于 C—C 键短而强，结构稳定，没有缺陷的单层碳管具有 5TPa 的杨氏模量，而质量只有钢材的 1/6，碳纳米管是目前已知质量比强度最高的材料，而且根据直径和螺旋度的不同，单层碳管可以分成金属性和半导体性两类，应该说是理想的扫描探针显微镜针尖，但目前还没有到普遍应用阶段。

在 AFM 实际应用中，除了探针本身的材料属性外，有关探针的修饰处理也常常关系到生物学具体应用的目的。这里对已报道的一些特殊的探针处理技术所获得的功能化探针进行简要介绍。

（一）化 学 探 针

针尖表面化学性质的控制，是获得可靠表面张力定量测量的先决条件。大多数商用 AFM 针尖表面化学性质定义不清，如氮氧化硅针尖表面由电离硅醇和甲矽烷基胺基团组成，该基团可随 pH 不同而密度不同，且易受金和其他材料的污染影响使得微结构更加复杂。为了解决这个问题，研究者已经采用许多不同的方法来制作定义明确的化学探针。其中包含有机硫醇的自组装单层膜（SAM）制作的功用灵敏的 AFM 针尖，它的优势是具有较强的化学灵敏度和较高的空间分辨率。该程序过程涉及用薄胶层（铬或钛）包被微悬臂，再用 15～100nm 厚的金层包被，将包被的微悬臂浸入含硫醇稀释的（0.1～1mmol/L）乙醇溶液中，硫醇具有不同的末端功能。例如，—OH、—CH_3、—COOH、—NH_2 可以用来探测微生物表面的物理化学特性（疏水性、电荷）。

（二）生物探针

应用不同的方法可以将生物分子黏附在 AFM 针尖上，因此可以用来测量配体受体之间的分子间作用力。采用适当的方法使 AFM 探针功能化是 AFM 生物检测的重要因素。作为普遍的规则，比较有利的是通过使用共价结合的方法，使得生物分子附着到针尖上，如通过使用巯基或硅烷的表面化学物质来获得。实际应用时应该改善和验证一些方案，如在低表面密度下，生物分子较强的黏附性能否保证充分的流动性和抑制非特异性吸附。通过应用位点定向 Ni—NTA—His 系统或半胱氨酸残基导入相关蛋白质后产生的硫磺物质来获得生物分子的定位。然而，第一种方法因其极弱的结合力而具有局限性。也有一些方法描述如何将细胞吸附到 AFM 的微悬臂上，主要依赖于特异性受体-配体的相互作用。对于每个新的系统来说，需要使用荧光或是其他表面分析技术评价表面修饰的质量。

但是，有几个比较重要的问题需要注意。第一，分子与探针针尖表面的结合力应强于分子间的作用力，最好获得至少强于标准的受体-配体结合力 10 倍（1～2nN）的结合力。第二，分子的表面密度应足够低以保证单分子的相互作用。第三，分子应该保持足够的流动性以便于它们与其他分子自由的相互作用，该作用通常是通过一个可变分子间隔将分子黏附在探针针尖表面获得的。第四，应该通过将测试力的非特异性结合最小化来抑制分子修饰表面的非特异性结合。第五，对于定向系统来说，要得到直接耦合在分子上的定向位点。为了满足这些要求，在不同的实验室应有两个基本的表面化学类型，分别以金表面的硫基特效化学吸收或是在氧化硅表面的硅烷类或醇类的共价结合为基础。

在硫基的试验中，首先获得的是金表面，而后是一层 15～100nm 的厚金层，这种金表面是经一层薄的铬或钛黏合层的热蒸发的微加工微悬臂（或载体）包被获得的；然后将能产生硫醇基的蛋白质类、寡核苷酸类、碳水化合物直接附着在金表面。这种类型的表面化学修饰可以检测互补的 DNA 寡核苷酸类、铁蛋白抗体和铁蛋白、伴刀豆球蛋白和寡糖类、纤连蛋白和细菌细胞的分子间作用力。生物分子能附着在功能化的自组装烷硫醇层，因此很容易通过浸泡在可以选择的自组成烷硫醇的乙醇稀释液（1mmol/L）中获得自组性单分子层（Self-assembled monolayer，SAM）。SAM 能依赖于末端的官能团以不同的方式与生物分子的活性部位起作用。在水溶液中，使用 1-乙基-3（3-二甲氨基丙基）碳二亚胺（EDC）和 *N*-羟基（NHS）能终止羧基功能的自组装烷硫醇与蛋白质的氨基发生反应。自组装烷硫醇和硅化烷制成的氨基功能化表面也应用于吸附蛋白。在这种环境下，有活性的羧甲基直链淀粉、NHS 和 EDC 能用于提供坚固的附着力和分子流动性。然而，由于多重的附着点，这种方法也存在应用方面的局限性。

（三）细胞探针

多种直接将细胞黏附在 AFM 微悬臂上的方法也有应用，这种修饰的探针能够探测细胞-固体和细胞-细胞之间的相互作用。然而，构建细胞探针是一项艰巨的任务，需要保持细胞原有的天然的超微结构。第一步，固定细胞，通过戊二醛处理使细菌层和聚乙烯亚胺（PEI）包被的针尖之间形成共价交联，或者应用少量胶黏附单一酵母菌细胞。但这些方法很可能影响细胞表面的结构和性质。因此，通过分批试验使细菌通过物理吸附作用吸附在左旋赖氨酸包被的玻璃小球上，然后将细胞包被的小球黏附在少量环氧树脂作用的微悬臂上。另一种优化方法是经由外源凝集素，如麦胚凝集素，将单个细胞黏附在 AFM 微悬臂上。

二、载体表面的制备

无论是接触模式或非接触模式进行 AFM 扫描，待检样品的适当固定是非常必要的，否则会导致图像失真。对于生物样品，通常是将纯化的生物或细胞材料黏附在云母、玻片和硅等载体上。通常化学固定和（或）自然干燥可能使细胞表面组分变性，因此应尽量避免使用。一般来说，推荐使用功能性针尖、含水样品和能保持样品功能完整的条件，下面以载体上的细胞固化为例进行说明。

AFM 的一个重要条件是样品必须黏附在固体基片上。对微生物细胞而言这是个挑战，因为它们在基片上有固定的形态和不确定的扩散趋势。因此，细胞和基片之间的接触范围很小，探针扫描能使细胞剥脱。几种预处理方法可以解决这个问题，如空气干燥和化学固定技术。但是，由于这些方法可致表面分子变形，需要寻找更好的替代方法。通过用多聚阳离子预处理基片或处理细胞外物质可以增强微生物黏着于固体基片的能力。另外也可将细胞固定在琼脂胶或多孔膜上。第一种方法中，琼脂胶可用作软的、可变形的固定物，因此可以对生长过程直接成像。第二种方法中，球形细胞可陷在有一定孔径大小的多孔膜中，可多侧重复成像又不导致细胞脱落或细胞损伤。这种方法有两个优点：制作简单方便；不用干燥、包被或化学固定。然而，该方法最大的局限就是只适用于球形细胞（一些细菌、真菌孢子、酵母菌）而不适用于杆状细胞。通过比较，菌体细胞机械陷入滤膜是最可靠的固定方法。基底的物理吸附修饰可加快菌体细胞表面结构的重排，戊二醛修饰可导致细胞表面性能的变化。总而言之，由于最适合的方法有赖于细胞的类型和条件，因此任何体系技术的选择都需要评估。

一般来说，制备 AFM 样品时需注意以下三点。

（1）AFM 研究的是界面（固—气界面、固—液界面、液—液界面）的性质，因此，样品一定要适当固定。

（2）适用 AFM 的样品：对于大的固体材料，金属、木材、聚合物膜、半导体材料，如硅片或制作在硅片、石墨和云母片上的样品，通常切割成大小合适的样本，用双面胶粘在AFM专用的铁垫片上；光纤、纤维，通常用强力胶将其两端固定在云母片表面；液体溶液，通常将其稀释后，用移液器滴在云母表面干燥；粉体，首先要了解粉体的物理化学性质，再选择合适的分散体系进行分散；AFM样品纯度要高，对不纯的样品要纯化，一般需要用户自己做好相应处理，如碳纳米管，有很多厂家生产的碳管中有大量炭黑，要先用硝酸进行处理，然后用甲苯溶解，再用二氯甲烷或者异丙醇进行稀释等。

(3) AFM不能做的样品：起伏太大，超出扫描管Z向伸缩范围的样品；黏度大的样品；气体样品；无法固定到衬底上的样品；体积太大，不能置于AFM工作室内的样品。

三、AFM的工作模式选择

AFM的工作模式是以针尖与样品之间的作用力的形式来分类的，主要有以下几种，可根据具体工作需要加以选用。

（一）接触模式

接触模式（contact mode）包括恒力模式（constant-force mode）和恒高模式（constant-height mode）。在恒力模式中，通过反馈线圈调节微悬臂的偏转程度不变，从而保证样品与针尖之间的作用力恒定，当沿 X、Y 方向扫描时，记录Z方向上扫描器的移动情况来得到样品的表面轮廓形貌图像。由于这种模式可以通过改变样品的上下高度来调节针尖与样品表面之间的距离，样品的高度值较准确，适用于物质的表面分析。在恒高模式中，保持样品与针尖的相对高度不变，直接测量出微悬臂的偏转情况，即扫描器在Z方向上的移动情况来获得图像（图3-4）。这种模式对样品高度的变化较为敏感，可实现样品的快速扫描，适用于分子、原子图像的观察。接触模式的特点是探针与样品表面紧密接触并在表面上滑动。针尖与样品之间的相互作用力是相接触原子间的排斥力，为 $10^{-11}\sim10^{-8}$ N。接触模式的优点是扫描速度快，分辨率高，是AFM技术中唯一可得到原子级分辨率的图像模式，并且对于一些表面上垂直变化较大的样品，比较容易扫描。但由于针尖在样品表面上滑动及样品表面与针尖的黏附力，使得针尖可能受到损害，样品产生变形，故在应用于不易变形的低弹性样品时存在缺点，并且其切力会使图像产生扭曲。

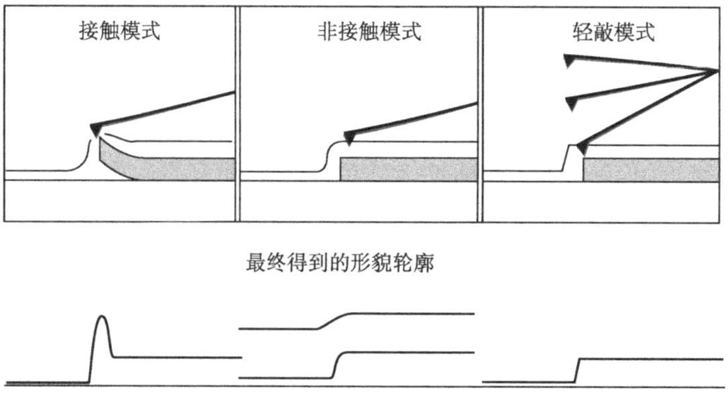

图3-4　AFM接触模式、非接触模式和轻敲模式模型图

（二）非接触模式（non-contact mode）

非接触模式是探针针尖始终不与样品表面接触，在样品表面上方 5～20nm 距离内扫描。针尖与样品之间的距离是通过保持微悬臂共振频率或振幅恒定来控制的。在这种模式中，样品与针尖之间的相互作用力是吸引力——范德华力。非接触模式 AFM 的工作原理就是，以略大于微悬臂自由共振频率的频率驱动微悬臂，当针尖接近样品表面时，微悬臂的振幅显著减小。振幅的变化量对应于作用在微悬臂上的力梯度，因此对应于针尖-样品间距，反馈系统通过调整针尖-样品间距使得微悬臂的振动幅度在扫描过程中保持不变，就可以得到样品的表面形貌图像（图 3-4）。

非接触模式的优点是针尖不与样品接触，所以对样品完全没有损伤，且由于吸引力小于排斥力，针尖-样品作用力比接触模式的小几个数量级，故灵敏度比接触模式高。但是非接触模式中针尖-样品距离较大，分辨率比接触模式低。非接触模式不适用于在液体中成像，并且扫描速度比接触模式和轻敲模式都要慢。

（三）轻敲模式（tapping mode）

在轻敲模式中，通过调制压电陶瓷驱动器使带针尖的微悬臂以某一高频的共振频率和 0.01～1nm 的振幅在 Z 方向上共振，而微悬臂的共振频率可通过氟化橡胶减振器来改变。当针尖没有接触到表面时，微悬臂以一定的大振幅振动，当针尖接近表面直至轻轻接触表面时，其振幅将减小；而当针尖反向远离表面时，振幅又恢复到原来的大小。同时反馈系统通过调整样品与针尖间距来控制微悬臂振幅与相位，使得作用在样品上的力保持恒定，记录样品的上下移动情况，即在 Z 方向上扫描器的移动情况来获得图像（图 3-4）。

轻敲模式的优点是对大多数样品有比较高的侧向分辨率（1～5nm），并且由于微悬臂的高频振动，使得针尖与样品之间频繁接触的时间非常短，针尖与样品可以接触，也可以不接触，且有足够的振幅来克服样品与针尖之间的黏附力。因此对样品的损害很小，适用于柔软、易脆和黏附性较强的样品，可以在液体中成像，且不对它们产生破坏。这种模式在高分子聚合物和生物大分子的结构研究中应用广泛。其缺点是扫描速度比接触模式慢。

（四）相移模式（相位移模式）

作为轻敲模式的一项重要的扩展技术，相移模式是通过检测驱动微悬臂探针振动的信号源的相位角与微悬臂探针实际振动的相位角之差（即两者的相移）的变化来成像。引起该相移的因素很多，如样品的组分、硬度、黏弹性质等。因此利用相移模式，可以在纳米尺度上获得样品表面局域性质的丰富信息。目前，相移模式已成为 AFM 的一种重要检测技术。

四、利用 AFM 进行测量

除了形貌表征之外，AFM 还能测量力对探体-样品间距离的关系曲线：Zt（Zs）。它几乎包含了所有关于样品和针尖间相互作用的必要信息。当微悬臂固定端被垂直接近，然后离开样品表面时，微悬臂和样品间产生了相对移动。而在这个过程中微悬臂自由端的探针也在接近，甚至压入样品表面，然后脱离，此时 AFM 测量并记录了探针所感受的力，从而得到力曲线。Zs 是样品的移动，Zt 是微悬臂的移动。这两个移动近似垂直于样品表面。用微悬臂弹性系数 c 乘以 Zt，可以得到力 $F=c\cdot Zt$。如果忽略样品和针尖弹性变形，可以通过 $s=Zt-Zs$ 给出针尖和样品间相互作用距离 s。可以从 $Zt(Zs)$曲线决定出力-距离关系 $F(s)$。这个技术可以用来测量探针针尖和样品表面间的排斥力或长程吸引力，揭示定域的化学和机械性质，像黏附力和弹力，甚至吸附分子层的厚度。若将探针用特定分子或基团修饰，利用力曲线分析技术可以给出特异结合分子间的力或键的强度，其中也包括特定分子间的胶体力以及疏水力、长程引力等。

力曲线记录依赖于针尖和样品的性质，由于针尖污染或受损，功能性探针的使用期限可能非常短。尤其是对于细胞表面来说，当样品表面易碎或是涂有不易结合物质时可能在记录单个图像或一些力曲线后，这种生物探针的“活性”则会消失。这种情况下，在使用功能化探针之前，用一个未修饰的探针去鉴定一个十分光滑、均一和稳固的区域里样品表面的形态在样品表面形态成像中是非常有用的。此时，在针尖扫描单个的点和当从一个点移到另一个点时，随着时间推移，评价力是变化的，之后直接记录力曲线。另一个重要点就是将最大接触力限制至皮牛顿，以此来避免针尖破损和样品变质。为了测量不连续的分子识别力，采用稀释针尖上的生物分子的表面密度和调整针尖和样品的接触力和接触时间是非常有效的。最重要的是，力的定量测试需要通过不同的方法来精确测定获得微悬臂弹性系数。为了在一个指定的分子识别系统中获得可靠的力数据，使用者应使用许多独立的探针和样品来记录数百条力曲线。

对于受体-配体结合物的力谱实验来说，以数量级来改变加载率是非常重要的。加载率是在牵引受体-配体结合期间力的增加，近似于系统的有效弹性系数（微悬臂和结合分子）乘以牵引力的速率。通过改变微悬臂的弹性系数和（或）通过改变伸缩速率来改变加载率。通过力的敏感度和探针与探针伸缩之间可能发生的滞后现象分别获得加载率的上限值。在移动期间，施加于微悬臂上的水动力导致了滞后现象。另一个牵引速率的限制是微悬臂的共振频率。作为一种概测法，弹性系数不应超过 0.1N/m，牵引力的速率不应低于 5μm/s。

另外，使用者还可以采用附着力图像或动态识别力图像来定位生物表面的特异性结合位点。这种选择需依赖于可用的显微镜的类型、定向应用和想要获取的信息。尽管第一种方法能进行力的定量测定，但是与第二种方法比较，第一种方法表现出很慢和差的横向分辨率。将来，我们期望有一种理想的组合，使用第一个动态识别力图像来鉴定特异性识别位点并开发力谱为定量力的测试提供依据。

五、利用 AFM 进行纳米加工

扫描探针纳米加工技术是纳米科技的核心技术之一，其基本的原理是利用 SPM 的探体-样品纳米可控定位和运动及其相互作用对样品进行纳米加工操纵，常用的纳米加工技术包括：机械刻蚀、电致/场致刻蚀、浸润笔（dip-pen nano-lithography，DNP）等。图形刻蚀模式：通过加载图案或者图形文件，设定相应的加工参数，系统自动控制探针按对应的图案进行纳米刻蚀。矢量扫描模式：系统提供一个向量脚本编译器，允许用户任意指定扫描方向、距离、速度及加工参数（如作用力、电流、电压等），直接操纵探针运动，同时灵活测定各种信号和数据。利用已有探针直接切割生物膜、核酸分子等报道应属于这种模式。

第四节 应用范围

原子力显微镜是继扫描隧道显微镜之后发明的一种具有原子级高分辨率的新型仪器，可以在大气和液体环境下对各种材料和样品进行纳米区域物理性质（包括形貌）的探测，或者直接进行纳米操纵；现已广泛应用于半导体、纳米功能材料、生物、化工、食品、医药研究和科研院所各种纳米相关学科的研究实验等领域中，成为纳米科学研究的基本工具。原子力显微镜与扫描隧道显微镜相比，由于能观测非导电样品，因此具有更为广泛的适用性，尤其生物材料的测量方面近年来研究进展较快，应用范围不断拓展，下面提供一些应用实例来进行说明，并不代表其应用范围仅限于此。

一、生物材料表面形貌成像

目前，AFM 已广泛地应用于细胞、蛋白质、多糖、核酸等生物大分子结构的研究中。由于探针扫描成像具备接近生理条件（液相）观察样品的优势，使之成为生物样品观察的理想工具，其制样的简便性以及高分辨率三维成像模式，使之不需要固定、染色或其他合成制样模式便可直接以粒径、粗糙度和软硬度等量化指标呈现纳米级病毒颗粒图像。具体对一个细胞而言，AFM 不但能够提供长度、宽度、高度等形态方面的信息，还可以满足人们对膜上的离子通道、丝状伪足、细胞间连接等细微结构的研究，甚至还可清楚地观察到膜的骨架结构。对进一步研究细胞表面与表面下结构的相互作用非常有利。Qian 等利用 AFM 对酵母的热休克蛋白 Sis1 与 Ssa1 进行观察，发现只有 Ssa1 的 lid 区一端与 Sis1 缩氨酸结合区作用，并且 Sis1 二聚体的缩氨酸结合区呈现较高水平的凹槽结构，这有助于阐明蛋白质相互作用机制及其在蛋白质折叠、组装、降解、转移中的重要作用。利用 AFM 对这些变化的观察，为研究细胞结构及结构调节的生理意义等提供更多有价值的信息。Liu 等将大麦的中期染色体经严格点干燥、2mol/L NaCl 处理后提取出 2 种非组蛋白。通过 AFM 在纳米水平显示提取蛋白质后染色体的三维结构，发现处理后的染色体在高度降低的同时，表面较前粗糙。又如，Sit 将纤维蛋白原固定在 3 种不同基底表面，研究样品发生的结构变化。可以利用 AFM 观察一些细胞器及其他微生物的超微结构，如 Robichon 等将细菌固定在多聚赖氨酸膜上，利用 AFM 观察细菌的结构。

二、生物样品力学特性描述

利用 AFM 可测量扫描各点高度及作用力，所以我们不仅可以获取生物样品的表面形态和三维结构，还可以得到其表面硬度、黏弹性、摩擦力等力学特性的表面图谱。例如，AFM 在扫描样品时，探针尖端作用样品可使样品产生可测量的凹陷。当应力与应变力呈线性关系时，样品发生的变形属弹性变化，即撤销力时样品可恢复原有形态。我们利用凹陷的深度数据就能够获取有关样品局部的弹性信息。Alcaraz 等利用 AFM 测量支气管上皮和肺泡上皮细胞在不同负荷力和作用频率下的复剪切弹性系数，观察其变化规律。在样品表面性能测量中，应该考虑到探针可能同时会受到其他作用而影响实验数据。可以针对溶液黏性牵拉力及与样品接触的探针几何形状引起的偏差予以校正，使测量结果更准确。

三、生物分子间作用力测量

将较高的空间分辨率与敏感且准确的力学感应性相结合，是 AFM 的一个极为显著的特点。通过将探针连接在弹性系数很小的悬臂上，AFM 对力的测量敏感性可达到皮牛顿（pN）水平。到目前为止，AFM 已经广泛地运用于测量溶液中生物分子间的相互作用，如与生物反应有关的水合力的研究。这些研究结果有助于对生物分子结构和机械性能进行分析。例如，蛋白质依靠多种非共价作用而保持其结构稳定，通过机械或化学的方法将蛋白质伸展后，可以利用 AFM 直接测量稳定蛋白质结构的作用力，并进一步探究这些力对蛋白质结构的影响。近几年 AFM 对研究肌蛋白 titin 的去折叠取得的显著成果即有力地说明了这一点。另外，AFM 还能够测量单个分子间微弱的非共价力。例如，测量受体-配体的去结合力，若受体固定在基底表面的话，则将与之对应的配体固定于探针表面，使探针功能化。随着探针-样品的距离逐渐缩小，悬臂受探针-样品间吸引或排斥力的作用向接近或远离样品的方向偏折，悬臂偏折的最大幅度反映分离紧密结合两分子所需的力。在测量中，有可能会受到探针与表面的非特异性相互作用的干扰。因此，有必要认真地选择对照实验，包括使用未功能化探针；或基底所处的溶液中利用游离的配体封闭受体；调节溶液的离子强度或 pH，降低静电力的干预。除此之外，探针还有可能受溶液黏性牵拉力作用，使撤离速率减慢至记录数据低于实际的作用力。

四、生物大分子显微操作应用

通过在纳米级水平调控探针的位置和施加力，AFM 可以实现对生物分子进行物理操作，如切割生物结构、转移分子至特定位置。在一定的范围调整施加力，AFM 在成像的同时即可对样品进行操作。施加力的范围主要由悬臂的力学常数和探针粗细决定。与常用显微切割技术相比，AFM 对目标区域的切割、提取更为准确。1992 年 Hansma 利用 AFM 切割 DNA 分子的特定位置，这是人们首次使用 AFM 对生物分子进行的可控性纳米操纵。随后它在生物膜的切割、分子的分离等方面也得到广泛应用。

五、在染色体研究方面的应用

AFM的高分辨率成像和简便的样品制备吸引了众多学者利用其对染色体结构进行研究。早期，由于镶嵌于30nm蛋白质层的RNA吸附在染色体的表面，同时盐、细胞残渣等随同染色吸附于玻片上，妨碍染色体表面更细微的结构成像。近年来，随着染色体制备方法的改善和AFM成像技术的提高，该方面的研究得到进一步的发展。染色体经胃蛋白酶、RNA酶依次作用后，置于溶液中观察，不仅去除了表面的蛋白质层，而且再次水化后染色体体积增大5～7倍，能够分辨出样品表面的染色质纤维所形成的环状结构。最近利用该方法使染色体成像横向和纵向分辨率分别可达到1nm、0.1nm，并且发现染色质纤维是由放射状排列的染色质环与盘绕的螺旋管状结构共同组成。与光学显微镜、扫描及透射电镜等成像工具相比，在观察G、C分带中期染色体的三维结构变化，识别染色单体型畸变，分析核型研究等方面的应用证实了AFM具备独特的优势：不仅能够识别染色体畸变，同时可以观察结构的细微变化。研究发现随胰蛋白酶作用时间的延长，除染色体周边之外，其余结构将逐渐发生崩解。中期染色体经G、C分带会出现纵向高度的差异，各条带中染色质纤维排列的松紧度也有所不同。这些都有助于染色体分带机制的阐明。通过对重离子射线诱发染色体畸变分析发现AFM不但识别出染色单体裂隙和单体断裂，还可以清楚观察到单体型畸变的断裂点的纤维状结构。这证实AFM是研究辐射诱发染色体畸变结构的十分有用的工具。可见，AFM已在染色体结构、物理性质研究方面获得很大的进展。另外，作为一种纳米操纵工具，AFM还被用于纳米切割染色体，提取DNA制作FISH实验探针等。在亚细胞水平结构研究的基础上，发挥AFM在分子水平研究连接亚细胞结构的桥梁作用，它有可能在基因定位和功能研究等方面得到进一步的应用与发展。综上所述，凭借它对染色体纳米量级的成像和显微操纵，AFM有望成为结合细胞遗传学和分子遗传学的有力工具。

六、AFM在生物分子识别中的应用

利用AFM研究分子间的相互作用在生物学领域中相当普遍。例如，受体和配体的结合、抗原和抗体的结合、分子间信息传递的结合等，是生物体中信息传递的基础。AFM可作为一种力传感器来研究分子间的相互作用。这是由于AFM理论上能感应10～14N的作用力，能感应0.01nm的位移，且接触面积可小到10nm^2。因此，AFM被用于研究互补的DNA链间、细胞黏附分子间及配体-受体间的相互作用力。生物素和抗生物素蛋白链菌素是AFM测定特异相互作用力的良好典型。在经典实验中，用生物素化的小牛血清白蛋白（biotinlated bovine serum albumin，BBSA）包裹微球，而微球连在悬臂上形成BBSA功能化探针。然后在有生物素阻断和无生物素阻断的抗生物素蛋白链菌素溶液中测量BBSA功能化探针和BBSA包裹云母间的黏附力。结果显示，无生物素阻断的抗生物素蛋白链菌素溶液中需要较大的力才能将BBSA功能化探针与云母表面分离，力的大小为（0.257±0.025）nN，与分离配体-受体所需的力相符。而在此基础上可推算出其有效的断裂距离为（0.95±0.10）nm。因此，当针尖包裹了特定的分子（如生物素）后，通过针尖和样品间的相互作用可用于辨认表面相应分子（如抗生物素蛋白链菌素）的位置。目前已出现商用的修饰探针，这些探针包裹了不同的分子，可用于不同用途的分子识别。

七、AFM在生物材料超微结构研究中的应用

AFM可以观察许多不同材料的原子级平坦结构。例如，可以用AFM对DL-亮氨酸晶体进行研究，可观察到表面晶体分子的有序排列，其晶格间距与X射线衍射数据相符。另外AFM还成功地用于观察吸附在基底上的有机分子和生物样品，如山梨酸、DNA和蛋白质的表面。海藻酸聚赖氨酸海藻酸（alginate poly L-lysine alginate，APA）胶囊薄膜具有半渗透性，构成可以阻止人体免疫系统的成分进入由APA薄膜构成的胶囊，从而使得胶囊内的物质避免受免疫系统的侵害。因此，可采用该薄膜胶囊保护人体内移植的组织，延长其在人体内的存活时间。同时，对药物具有缓释效应。APA薄膜的半渗透性同其表面的超微结构有着密切的联系，研究其表面的超微结构对其半渗透性的研究具有重要的意义。已有文献报道关于采用AFM对APA薄膜的表面结构进行研究的内容，发现APA表面的特殊结构，从而揭示APA表面超微结构对半渗透性的重要意义。目前，利用AFM已获得了DNA、透析薄膜、烷烃分子、脂肪酸薄膜以及多糖等的超微结构的图像。

八、AFM在细胞生物学中的应用

应用AFM可研究活细胞或固定细胞，如红细胞、白细胞、细菌、血小板、心肌细胞、活肾上皮细胞及神经胶质细胞的动态行为。AFM对体外动态细胞的分析具有非凡的能力。这些研究大都把样品直接放置在玻片上，不需要染色和固定，样品制备和操作环境相对非常简单。用免疫胶体金标记细胞膜打开了细胞表面抗原高分辨率定位之门。AFM细胞成像，如AFM研究活肾上皮细胞，可在浆膜小斑上以50nm的分辨率观察细胞骨架元素、浆膜浅凹和膜结合丝。用AFM观察血小板的运动，可看到微丝结构、颗粒传输到细胞质外侧及活化中细胞成分的再分配。用AFM以50nm的分辨率可观察水中活的或固定的哺乳动物细胞表面骨架结构，在活细胞中可及时跟踪细胞构形的变化，如引入药物（秋水仙素）导致的细胞骨架结构表面受体交联（通过抗体与受体结合）等，还可描述细胞骨架力的变化。Parpura等用AFM观察神经元和神经胶质细胞在活体状态质膜下微丝的运动，由于图像具有直观、实时、动态的特点，从而提出了纳米外科学的概念，即对细胞进行纳米级的人工操作，以达到对病理细胞进行“手术”的目的。

九、AFM生物学应用前景

AFM技术在生物学领域的应用有赖于样品制备方法和适合针尖-样品相互作用的缓冲液的研究。AFM现已成为一种获得样品表面结构高分辨率图像的有力工具，而更

吸引人的是其可以观察生化反应过程及生物分子构象变化的能力。由于大多数生物反应过程相当快速，目前 AFM 还难以满足生物快速反应的需要，但随着技术的进步，AFM 时间分辨率的提高将有助于这些过程的观察。因此，AFM 在生物学领域中的应用前景毋庸置疑。

生命科学研究有其自身的特点，需设计出适合生物学研究的 AFM，也包括合适的新型材料探针以及相关的制样、修饰和功能化技术等。作为显微镜，高分辨率是 AFM 的优势，其分辨率在理论上能达到原子水平，但目前在生物学应用领域还未实现，如何作出更细的针尖将有助于其分辨率的进一步提高。而随着样品制备技术的完善，AFM 的高分辨的能力在生物学应用中必将逐步体现；随着其便携式和小型化方面的研制进展，在不远的将来，AFM 也可期待成为生物学领域中一种常规的研究和应用工具。

第五节　技术优缺点

一、原子力显微镜生物学应用的优势

AFM 作为一种新兴的纳米级测量工具，作为扫描探针显微镜的一种，首先具有扫描探针显微镜的普遍优势，极大地推动了纳米科技在生物学应用方面的发展。AFM 测定具有高分辨率、制样简单、操作易行、直观可视化的特点，它的样品制备不需要经过脱水、抽真空、染色、包埋等这些会使生物样品的形态结构发生一定改变的复杂处理过程，并可对生物样品在近生理条件下观察形态结构。这些特点使得 AFM 成为研究生物样品形态结构及其功能的主要工具，在生物学领域得到广泛的应用。相比较而言，主要优点在于以下几个方面。

（一）分辨率更高

扫描探针显微镜是迄今为止分辨率最高的显微镜之一，这是由它的工作原理所决定的。理论上，AFM 在横向和纵向的分辨率分别可达 0.1nm 和 0.01nm，即可以分辨出单个原子，具有原子级的分辨率。

（二）功能更强大

AFM 可观察三维图像，并能对图像进行定量分析，如粒径分析、颗粒分布以及剖面的测量等。它除了分析测量功能之外，还能进行操纵和加工，得到空间中不同层面的三维图像，可用于具有周期性或不具备周期性的表面结构研究，这种可实时观测的性能可用于表面扩散等动态过程的研究。可以观察单个原子层的局部表面结构，而不是体相或整个表面的平均性质。因而可直接观察到表面缺陷、表面重构、表面吸附体的形态和位置以及由吸附体引起的表面重构等。AFM 还能以纳米尺度的分辨率观察局部的电荷密度和物理特性，测量分子间（如受体和配体）的相互作用力。

（三）操作更简单

电镜制作样品需要切片机，需要在高真空条件下运行，而 AFM 完全不需要这么苛刻的环境要求，在普通的实验室里便可以完成。AFM 除了能观察在大气中干燥固定的样品外，还能对液体中的样品成像，可以用来研究生物宏观分子，甚至活的生物组织。因此，AFM 能在多种环境（包括空气、液体和真空）中运行，使得能够在接近生理环境的条件下研究生物大分子样品，也可对活细胞进行实时动态观察；还可以根据观察者的要求，调节样品所处的温度、湿度、大气、真空等观察条件；这些特点适用于研究生物样品和在不同试验条件下对样品表面的评价，如对于多相催化机理、超导机制、电化学反应过程中电极表面变化的监测等。

（四）制样更简单

与扫描电镜和透射电镜这些高分辨率的观测技术相比，样品制备过程简便，AFM 不需要对样品的任何特殊处理，如染色、包埋、电镀、电子束的照射等处理过程，这种处理对样品会造成不可逆转的损害。AFM 不需要对生物体进行重金属着色，也不像电子显微镜一样将生物体暴露在高能电子束下而带来对生物分子的极大损害。

（五）信息更丰富

除了获得力的信息外，还有光、电、磁、声和摩擦力等方面的信息，也使得 AFM 的应用领域更加广泛。AFM 可以原位测定，能够研究监测整个生化反应的过程。

表 3-1 提供了 AFM 与其他类型显微镜的性能比较指标，可以提供一些 AFM 性能方面的参考。

表 3-1　原子力显微镜与其他类型显微镜技术的各项性能指标比较

类型	分辨率	工作环境和样品环境	温度	对样品破坏程度	检测深度
AFM	横向分辨率为 2～3nm，0.1nm；纵向分辨率为 0.5nm，0.1nm	真实环境、大气、溶液、真空	室温或低温	无	100μm 量级
SPM	原子级（0.1nm）	真实环境、大气、溶液、真空	室温或低温	无	100μm 量级
TEM	点分辨（0.3～0.5nm）；晶格分辨（0.1～0.2nm）	高真空	室温	小	接近 SEM，但实际上因为样品厚度所限，一般小于 100nm

续表

类型	分辨率	工作环境和样品环境	温度	对样品破坏程度	检测深度
SEM	6～10nm	高真空	室温	小	10mm（10 倍时），1μm（10 000 倍时）
FIM	原子级	超高真空	液态氮温度以下	有	原子厚度

二、原子力显微镜生物学应用的缺陷

总体而言，AFM 作为人类研究微观世界的一种新型高分辨率观测仪器，同样存在着一定的不足，从目前 AFM 工作原理和材料工艺所达到的水平来看，主要应用局限性集中于以下几个方面。

（1）与扫描电子显微镜（SEM）相比，AFM 的缺点在于成像范围太小，只能研究表面形貌。

（2）在 Z 方向上的径深比较短，受针尖粗细、Z 方向上扫描管移动的距离大小以及表面平整度三个因素的制约，扫描探针显微镜在 Z 方向上的径深相对来说比较短。

（3）由于其工作原理是控制具有一定质量的探针进行扫描成像，因此扫描速度受到限制，与其他显微镜相比，检测效率较低，受探头的影响太大。

（4）常规的接触式扫描由于针尖对样品的作用力较大，会在软样品表面形成划痕，或使样品变形，会使粉体颗粒样品移动，或由于将样品碎片吸附在针尖上，导致分辨率较差。

（5）在保证定位精度的前提下，由于压电效应运动范围很小（目前难以突破 100μm 量级），而机械调节精度又无法与之衔接，故不能做到像电子显微镜那样大范围连续变焦，定位和寻找特征结构也比较困难。

（6）目前在扫描探针显微镜中使用最为广泛的管状压电扫描器的垂直方向伸缩范围比平面扫描范围一般要小一个数量级，扫描时扫描器随样品表面起伏而伸缩，如果被测样品表面的起伏超出了扫描器的伸缩范围，则会导致系统不正常甚至损坏探针。因此，扫描探针显微镜对样品表面的粗糙度有较高的要求。

（7）通过检测探针对样品进行扫描时的运动轨迹来推知其表面形貌，因此，探针的几何宽度、曲率半径及各向异性都会引起成像的失真（采用探针重建可以部分克服）。

第六节　生物学应用注意事项

在生物应用领域，AFM 已经是研究生物样品的有力工具，对生物样品研究也有其独特优势。因此，有必要就 AFM 的生物学应用、生物样品的特殊性，探讨尚存在的一些需要特殊注意的问题。下面就 AFM 在生物领域应用过程中常见的问题及影响成像的因素进行概括，并就存在的问题探讨相应的解决措施。

一、探针的影响

探针针尖是 AFM 的核心部件。AFM 的成像分辨率取决于探针针尖和样品的相互作用力的大小，而这种作用依赖于探针针尖的几何形状、半径、化学组成和表面特性。传统的 AFM 硅针尖和氮化硅针尖是微悬臂和针尖一体化的结构。针尖是锥形的，锥角为 20°～30°，曲率半径为 5～20nm，因此，会出现所谓的“加宽效应”，使得观测到的样品尺寸比真实值大，影响图像的准确度。另外，AFM 的针尖在使用一段时间后尖端增宽、变钝，且由于表面张力和静电斥力等因素会产生干扰信息，导致分辨率下降。在观察生物样品时（尤其是液态成像），针尖会被污染，并对生物样品造成损伤。

探针的两个基本参数是针尖的形状和机械参数（包括悬臂的弹性系数、共振频率和质量因子）。针尖的曲率半径或针尖的尖锐程度决定了探针的横向分辨率。AFM 成像是针尖形状和样品形貌的“组合”。因此，针尖越钝，图形就越宽（这就是所谓的“针尖加宽”效应）。大多数情况下，针尖的半径越小，成像生物分子分辨率就越好。然而，成像细胞时，需要选择针尖比较钝的探针，施在样品上的力相对地会减少。弹性系数是施予悬臂的力与悬臂偏离的比率：$k=F/\Delta d$（Hook 定律）。测力时，弹性系数是一个非常重要的参数。力测量的精确度由力常数误差和检测系统的误差决定。而且，观察不同样品时应选用不同弹性系数的探针。实验表明，弹性系数过大，会造成生物样品的变形或脱离基底；弹性系数过小，AFM 对样品的分辨率会变差。所以，AFM 成像时，选择适当弹性系数的悬臂至关重要。悬臂质量因子 Q 会影响扫描速度和灵敏度。Q 是测量阻挡悬臂振动的损耗机理，轻敲模式采用高 Q 值，有利于提高灵敏度。空气中悬臂的 Q 值一般为 100～300，而在水中因为水的阻力，Q 值一般为 1。

二、样品的制备

AFM 虽然不像 STM 那样要求样品必须导电，但样品制备依然是一个重要问题。好的样品制备方法可以防止针尖对样品干扰，有助于提高 AFM 图像分辨率。因此，样品制备在很大程度上限制 AFM 对生物样品的研究。生物样品沉积在平坦基底上时，既不能聚集，又需要其与基底能牢固结合，避免扫描过程中针尖偶然带来的扰动而影响分辨率。另外，AFM 在液体中原位观察样品动态变化时，由于液体环境中的分子布朗运动比空气中更剧烈，溶液与基底间的界面作用非常频繁，这就使得针尖在样品表面的稳定扫描变得比空气中难。如果观察者需要在这样的条件下做原位过程，则更加困难，特别是对于一些需要在原位过程中对样品做处理的实验，如何找回原位就成为一个实验成功的关键问题。此外，AFM 液体成像时，如果所用溶液为非纯净物质，溶液中的物质沉积会产生背景干扰颗粒，造成成像质量下降。

三、扫描范围和扫描速度

AFM 的最大扫描范围局限在微米级，毫米级的扫描头还处在研发阶段，因此，

AFM 在生命科学领域中的应用受到了一定程度的限制。时间分辨率也是目前 AFM 成像中存在的一个重要问题，通常扫描一张图，需要几分钟的时间（扫描速率为 1Hz，扫描的时间为 4min），因此，无法捕捉瞬间的生物化学反应。

四、成像环境对 AFM 成像的影响

1. 环境噪声和湿度对 AFM 成像的影响

AFM 成像需要噪声小的环境，震动会造成针尖偏离，影响成像质量，对于高分辨率的 AFM 尤其应避免外界的干扰。AFM 成像需保持环境干燥，避免悬臂和样品之间形成水桥，影响针尖和样品之间的相互作用力。

2. 溶液 pH 和盐浓度对 AFM 成像的影响

AFM 通过针尖与样品表面存在的微弱斥力获得其微悬臂对应于扫描各点位置变化而得到样品表面原子水平分辨率的三维图像。基于 AFM 的这种工作原理，针尖与样品表面的非特异性相互作用将对成像造成很大的影响。针尖与样品的非特异性作用力属典型的静电力，以往实验结果已经表明，针尖-样品间的静电力与 pH 和盐浓度有很大关系。pH 较低时，针尖与样品间有非常强的吸引力；而 pH 高时情况相反，长程排斥力占主导；而 pH 中等时，总的针尖-样品力很小。事实上，通过调节 pH 和盐浓度，利用排斥的静电力能够有效抵制相互吸引的范德华力，降低总的针尖-样品间相互作用力；通过调节液体环境从而降低针尖-样品间黏附力，减小非特异性相互作用对成像的影响，还可使样品在成像过程中不被损坏。

3. 样品质量对 AFM 成像的影响

AFM 依靠针尖与样品的相互作用成像，因此样品表面的一些特征，如粗糙度、高度以及样品的浓度对 AFM 的成像会有一定的影响。如果样品垂直高度超过 8～10mm 时成像较难。有报道称，用 AFM 对固定后的细胞表面成像，发现细胞表面变得粗糙，成像后细胞边缘不清晰，并且出现皱褶。另外，样品浓度也影响 AFM 的成像质量，样品浓度太高，成像时样品会发生堆叠。样品堆叠与样品的浓度几乎呈线性。

4. 样品基底的影响

在生理条件下用 AFM 成像生物样品时，必须将生物样品附着于平滑的基底表面上，避免扫描探针针尖施予的横向力。因此，成像生物样品的首要问题则是寻找合适的基底。云母、玻片、氧化硅、石墨以及一些膜都是曾被 AFM 的研究者用来作为成像生物样品的很好的基底，其中云母是成像生物样品中使用最频繁的基底。用于 AFM 成像的基底一般要求平坦、光滑，且通过静电作用与样品牢固结合。有些生物样品需要疏水基底，因此在对这些生物样品成像时，需要对基底进行疏水处理。在溶液中成像生物样品时，一般要对基底进行化学修饰，样品与基底产生共价结合，使 AFM 能在高分辨率的状态下成像。

五、生物样品成像的有关改进措施

通过分析成像生物样品存在的问题和影响其成像的因素，需要从以下几个方面进行探索。

1. 研制更精尖的探针

理想的 AFM 针尖应具有以下特性：较高的纵横比，针尖的锥角为 0°；尽可能小的曲率半径，且针尖具有确定的分子结构；强的机械性能和化学性能，无论在空气还是在液体环境中成像都不发生变化，特别是用于生物结构研究的针尖应具有较好的柔韧性。碳纳米管是目前唯一能满足上述评价标准的材料，能够成为理想的有高分辨率的 AFM 针尖。已有报道运用自制的碳纳米管 AFM 针尖对 DNA 进行高分辨率成像的研究，在液体中观察了 DNA 分子的精细结构。结果表明，运用碳纳米管针尖没有造成样品的变形，减小了 AFM 成像的增宽效应损伤；碳纳米管针尖得到的 DNA 分子的宽度与真实值相近。因此，碳纳米管以其较小的半径、较高的纵横比和高的柔韧性成为 AFM 研究生物样品的理想针尖。

2. 完善样品的制备方法

AFM 在生物领域的使用时间较短，因此，在样品的制备方面（包括基底的选择）都处于摸索阶段。生物研究者在进行 AFM 成像时往往希望能在生理状态下观察样品，以便获得样品的真实面貌，因此相对于其他领域，生物样品的 AFM 成像有其特殊性。近几年，虽然 AFM 在生物领域发展迅速，但样品的制备方面仍然是生物研究者面临的一个重大难题。目前，生物样品的 AFM 成像，尚未形成一套统一的、成熟的样品制备程序。Elkirat 等在其综述中讨论了 AFM 成像生物样品过程中，统一的样品制备方法以及基底的选择。介绍了各种基底，包括云母、玻璃片、石墨和各种化学方法修饰过的基底的处理和使用，覆有脂膜层的基底的制备和应用以及各种样品的固定方法，包括生物分子，二维蛋白晶体以及细胞。

3. 改进成像环境

当在液体中成像时，样品与针尖的相互作用主要依赖于溶液的 pH 与溶液中的离子强度。例如，在生理条件下（溶液的 pH 接近 7 时），二氧化硅带负电。当成像带负电的样品时，斥力占主导。因此，在某些条件下，有必要使探针针尖带上一定的表面电荷或改变针尖的水合性。可以通过硅烷化或等离子处理的方法达到，或者增加针尖的疏水性，即通过减少空气中成像时的水合作用和毛细管作用力而降低施加的力。同时可以降低在液体成像过程中对针尖的损坏。

AFM 在液体成像中，由于表面张力和静电斥力等因素会产生干扰信息，使得分辨率下降，为了解决这一问题，有研究者提出改变溶液 pH 可消除静电斥力。Muller 等采用等静电平衡法对该问题做了研究，首先提取乐盐杆菌的紫色膜，用 AFM 观察细菌视紫红质的形状。因为高分辨率成像期间溶液中的离子强度影响静电力，优化电解质溶液，分别用 20mmol/L、50mmol/L、300mmol/L 的 KCl 和 50mmol/L KCl+50mmol/L $MgCl_2$ 5 种溶液，作出对应的力-距离曲线并进行分析，发现 50mmol/L KCl+50mmol/L $MgCl_2$ 时施加 0.1nN 的力针尖与样本有很好的接触，清除了静电斥力，样本的损伤最小。

另外，国内学者用 AFM 研究受体-配体间的相互作用时，提出在近中性的磷酸盐缓冲液（PBS）等电解质溶液中进行实验可以避免表面所带电荷参与针尖与样品的接触力过大，使静电力降至尽可能小。另外，在样品池中加入 0.1mg/mL 牛血清白蛋白（BSA）也能降低非特异作用力。

AFM 在生物领域的初步应用极大地推动了生物学的发展。而且随着样品制备及基底处理方法的不断改进，碳纳米管的应用，成像质量不断提高，这一技术在生物领域的应用会更加成熟。同时，AFM 与其他技术手段，如抗体标记技术、微弱荧光探测技术等相结合，势必能获得更加充分的信息，使原有的实验技术更加完善，研究范围得以进一步拓宽。

第七节　应用举例

一般来说，研究微生物细胞表面的功能，首先必须掌握其表面的结构及物理性质。虽然冷冻技术可以在接近生理状态下获得细胞结构的高分辨率图像，但却无法在水溶液中直接进行观测。很长时间以来，电子显微镜一直被认为是探测细胞表面超微结构的主要技术方法。

微生物由于个体微小，细胞表面的物理性质很难获得。电子显微技术、X 射线光谱技术、红外光谱技术、电泳迁移测量技术可以获得微生物细胞表面物理性质的定量和定性信息。但是，上述方法大多都需要对样品进行前期处理（染色和干燥），这样会严重影响分析的正确性，原子力显微镜的出现大大弥补了这些缺憾。

AFM 在生物学上的早期应用主要集中在病毒学领域，并不断拓展，逐渐深入到单个生物大分子的应用分析等领域。例如，Kuznetsov 等用物理和化学的方法破坏 TYMV（turnip yellow mosaic virus）病毒的衣壳蛋白，然后用 AFM 观察病毒 RNA 的暴露情况，显示了 RNA 的二级结构，表明 AFM 由观察单个病毒层面的形貌进入了观测核酸生物分子的过程。

近年来，AFM 观测技术应用于微生物表面结构、功能和相互作用的研究非常活跃。由于细菌表面相对坚硬且具有一定的结构，因此对细菌表层（bacterial cell surface layers，s-layers）结构的研究较早得到应用，已对包括大肠杆菌、假单胞菌、棒状杆菌和酵母等在内的多种微生物进行观测研究，涉及形态学、细胞-表面动力学、膜蛋白功能相关构象改变与弹力特征、膜蛋白解折叠特性、活细胞表面结构、局部表面电荷与疏水特性、超分子装配的机械稳定性、细胞黏附与聚集的分子力等方面。下面通过一些具体应用例子予以说明。

一、AFM 在细胞水平上的应用举例

应用 AFM 对完整的细胞以及细胞膜进行观察。最先用 AFM 进行成像的细胞是固定

于盖玻片表面的红细胞。在AFM成像中，扫描区域可变动于10μm至1nm，甚至更小，因而它能够对整个细胞或单个分子成像，如离子通道和受体。对于研究细胞来讲，AFM区别于其他工具最显著的优势是其可以在生理条件下进行细胞成像，如Lal等在生理盐水中对红细胞成像的辨别力为30nm。Girasole观察了在药物、低离子浓度等条件下红细胞与正常红细胞的差别。Mathur用AFM研究了内皮细胞、骨骼肌细胞和心肌细胞的黏性和弹性模量。Melling等用AFM首次观察了三叉神经节的解剖结构。Lesniewska和Giocondi等对犬的肾细胞进行活体观察，他们将细胞培养在盖玻片上，然后将附着有细胞的玻片浸在PBS中进行AFM观察。此外，很多研究者利用AFM观察一些细胞器及其他微生物的超微结构，如Robichon等利用AFM观察细菌的结构，细菌被固定在多聚赖氨酸膜上，进而进行AFM观察。Nagao首次将碳纳米管探针用于细胞研究。以疟原虫感染红细胞为例，用AFM记录到红细胞、红细胞外游离的疟原虫和红细胞被疟原虫感染的图像。碳纳米管探针比普通探针记录到的图像细节更丰富，分辨率更高。

AFM在细胞研究中的另一大优势就是其可以记录细胞的一些生理和病理过程。Braet用AFM观察肝自然杀伤细胞和结肠癌细胞共培养时的细胞毒实验。传统的细胞毒实验方法在效应细胞和靶细胞接触后1.5～3h方可检测到细胞毒效应，而用AFM在两种细胞接触后10min，即可检测到。Ohnesorge等进行了痘病毒感染活细胞的动态观察，感染过程中细胞骨架和细胞膜的变化被记录下来，发现病毒通过细胞膜需要大约9min，感染过程中细胞有胞吐现象，还发现病毒聚集在细胞原生质处。Shroff等曾用AFM观察心房肌细胞收缩的“实时”过程。当溶液中Ca^{2+}浓度增加时，可观察到细胞的迅速收缩和胞质纤维的缩短。通过这些观察，可十分容易地作出收缩波的传播图和观察心肌细胞收缩与Ca^{2+}的关系。AFM还为科学家在生理条件下研究细胞膜和膜蛋白的结构提供了有力手段，Langmuir-Blodgett（LB）膜的AFM成像提供了脂质膜厚度的直接证据，这在以前已用间接的方法测定或只是一种理论推测。AFM的高度辨别力是亚纳米水平的。LB膜的分子水平成像表现出单个头部极性基团及分子排列，包括它们的广范围装配。研究这些膜的好处在于人们可随时改变脂质的组成，研究脂-脂相互作用、流动性及脂-蛋白质间的相互作用。

二、AFM在分子水平上的应用举例

AFM由于其纳米级的分辨率，可以清楚地观察大分子，如DNA、蛋白质和多糖等物质的形貌结构。从Lindsay等首次用AFM获得DNA分子的图像以来，AFM便成为研究DNA分子的重要工具。分子辨别水平(2～3nm)的双链DNA的成像已能够在空气和液体中进行，可以辨认其螺旋沟及轮匝；DNA分子的宽度和高度似乎依赖于操作环境（空气或溶液）、尖端特性及所用底物。单链DNA无论在何种辨别水平都较难成像，似乎还没有发现适宜的制备方法或底物（图3-5）。

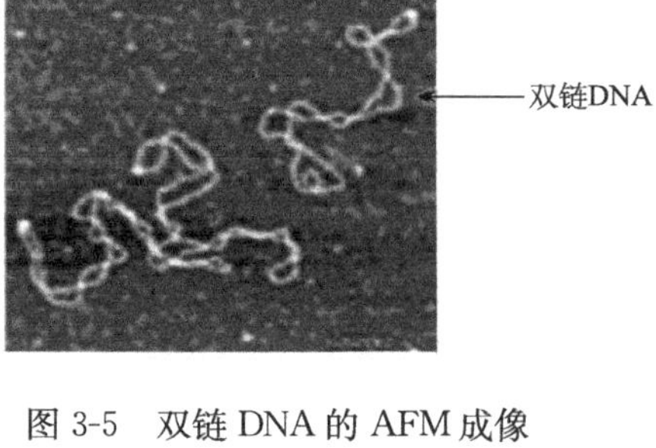

图3-5　双链DNA的AFM成像

国内外学者已经获得了多种条链，如单

链、双链、三链 DNA。Cherny 观察了不同浓度盐离子对 DNA 形态的影响。Guthold 观察了 DNA-RNA 聚合酶复合物在水溶液中的装配过程，Jiao 等观察了肿瘤抑制蛋白 P^{53} 与 DNA 上特定序列的结合。随着碳纳米管探针的出现，AFM 还可用于 DNA 序列分析等领域。目前 AFM 成功地观察了肌动蛋白、血纤维蛋白原、胶原蛋白和免疫球蛋白等蛋白质分子。

在生命科学领域，可用 AFM 来探测 DNA 复制、蛋白质合成和药物反应等反应过程中的分子间力的作用，若对探针进行生物修饰，可以测量单个配体-受体对之间的结合力。若将单个生物分子的分子链尾端连接到 AFM 针尖上，AFM 则可根据探针上的特定分子与样品底物之间的结合来测定其力的大小。例如，Schindler 利用这一技术测量到人血清蛋白 HSA 与它的抗体 AbHSA 间的平均结合力为 470pN。

三、AFM 在细菌学方面的应用举例

（一）在细菌表面超微结构研究中的应用举例

Ohnesorge 等首先应用 AFM 对缓冲液中的芽孢杆菌（*Bacillus coagulans* E38-66 和 *Bacillus sphaericus* CCM2177）进行观察，发现它们的 S-层分别为菱形和正方形的晶格，晶格系数与透射电镜下观察的结果一致。另发现 AFM 还可以观察 S-层外的单层或双层磷脂结构。这些研究说明 AFM 可以在液态下对活生物表面的微小结构成像。

Scheuring 等使用 AFM 测定了谷氨酸棒状杆菌（*Corynebacterium glutamicum*）S-层的膜通道蛋白，一种由六角形晶格结构构成的复合物。他们使用蛋白酶处理，通过对处理前后的图像比较，发现劈开的 C 端片段和 S-层的位置，推断出膜通道蛋白在晶格上的位置。Wetzer 等则进一步将蛋白质重结晶于 LB 膜的凹槽内，通过这种方法获得模拟自然态下杆菌类 S-层的图像。

另一个热点研究的是嗜盐古菌（Archaeon Halobacterium）中的紫膜。Moller 等考虑到微生物样本柔软、易损伤，将接触式成像模式改为点触式成像模式也获得了紫膜的高分辨率图像，且可观察到未被损伤的单个肽环轮廓。而国内近年将 AFM 采用轻敲模式，获得钝顶螺旋藻（*Spirulina platensis*）图像和完整大肠杆菌 XL1-blue MRF 细胞显微图像。这类图像的获得使得进一步研究其结构与功能的关系成为可能。

目前，AFM 研究微生物表层超微结构方面的工作主要集中在细菌胞外蛋白上。Schabert 等用 AFM 对溶液中的大肠杆菌（*Escherichia coli*，*E. coli*）外膜的一种通道形成的蛋白质（OmpF porin）进行研究显示，OmpF porin 是由脂质构成的二维晶体，其侧向分辨率为 1nm，垂直分辨率为 0.1nm，结果与 X 射线衍射晶体分析的三维立体结构一致。Müller 等观察了由力介导的紫膜构形的变化，还观察了 pH 和电压对 OmpF 孔蛋白构形的变化，其构形变化导致膜通道关闭，暗示这是该微生物对环境巨变的保护性机制。

脂多糖是革兰氏阴性细菌细胞壁的一种主要成分，也是引起哺乳动物中毒性休克的重要物质。通过应用 AFM 对在水溶液中不同稀释浓度下的脂多糖成像研究发现，不同的稀释浓度下的脂多糖具有不同的流体动态几何构形。对细菌产生的细胞外多糖成像分

析显示，细胞外多糖在水溶液中呈双螺旋结构。

Braga等在生理条件下观察了*E. coli*受抗生素作用后的形态变化；对*E. coli*的外膜进行观察，所获得的AFM图像清楚地显示出在*E. coli*的外膜上有突起，其中含有成百上千个脂多糖分子，也许就是这些LPS斑有效地控制着革兰氏阴性菌的外膜通透性。

Tollersrud等应用AFM对不同血清型金黄色葡萄球菌的表面结构进行了观察发现：多聚糖荚膜阳性壳的菌细胞菌体呈球形，表面覆盖有一层黏液样物，且呈不均匀状分布，相邻两个细胞分界不清；多聚糖荚膜阴性壳的菌细胞菌体呈球形，表面光滑而规则，相邻两个细胞分界清晰。

Anneta等用同基因型但细胞表面成分有不同的菌株相互作用，最终得出黏附力与细胞表面脂多糖分子长度和荚膜异多糖酸（肠菌）（colanic acid）的含量相关，而且他们进一步讨论细菌与生物材料之间的作用，通过比较可直接确定该生物材料对细菌黏附抗性强弱。

由于AFM可以在液态条件下对细菌的细胞多聚物进行观察，因此AFM被用来研究一些固体表面的微生物膜形成。Bremer等首先用AFM观察铜表面形成的微生物膜，发现细菌与铜表面的裂隙密切相关，支持铜的腐蚀是从裂隙处开始的理论。用AFM观察假单胞菌在铜表面和产硫酸菌在不锈钢表面形成的细菌膜，发现AFM可以测量菌细胞的宽度、高度及菌细胞外纤毛和细胞外多聚物被膜的厚度与宽度，同时也能鉴别底物的粗糙性，了解腐蚀裂隙的宽度和直径。

Van der Mei等应用AFM直接探测有纤毛唾液变形链球菌（*Streptococcus salivarius* HB）和无纤毛的唾液变形链球菌（*Streptococcus salivarius* HBC12）表面的超微结构和表面柔软性，发现*S. salivarius* HB在水中表面具有纤毛结构，而在0.1mol/L KCl溶液中纤毛团崩解，细胞表面外观与*S. salivarius* HBC12在水中的结构相似。

（二）在细菌表面与分子间作用力研究中的应用举例

细菌黏附到固体表面的过程是生物膜形成的关键步骤，因而成为微生物研究中的关键问题。当细菌向一个固体表面移动时，细胞之间、细胞和固体表面之间存在着多种相互作用力，如范德华力、静电力、排斥力等。这些力主要依靠细菌和底物表面的物理化学特性，如疏水性、自由能和表面变化。Busscher等分析和比较了细菌在固体表面动态和静态黏附时侧向和垂直向的相互作用力，发现细菌分泌的细胞外多聚物和鞭毛结构在黏附过程和微生物膜形成中均具有重要作用。

传统评价细菌黏附特性的方法是通过显微成像分析计数到达表面的菌细胞数，是一种间接的方法，缺少准确性。当应用AFM检测样品时，样品上下移动，探针尖与样品之间接触和分离的距离通过支架反射记录形成所谓的“作用力距离曲线”，即直接测量出相互作用力。

用*E. coli*包绕AFM探针头，检测*E. coli*与具有不同疏水底物表面的作用力，结果表明吸引力和细胞黏附行为随底物表面疏水性的增加而提高。随后Bowen等用相似方法，检测了发酵酵母菌（*Saccharomyces cerevisiae*）和云母片间的相互作用力。用聚乙烯亚胺和戊二醛将*E. coli*固定在固体基底物上，用标准Si_3N_4探针测量细菌之间的作用力，发现细菌黏附力受核心多糖的长度和多糖荚膜产物的影响。进一步研究发现，Si_3N_4 探针尖与菌细胞表面间的作用力为－4.3～－3.9nN，菌细胞与云母片相接触的底部周边的黏附力为－5.9～－5.1nN，菌细胞与菌细胞表面之间的相互作用力为－6.8～－6.5nN，后两种力比探针尖与菌细胞表面间的作用力要大，可能与细胞外多聚糖的聚集有关。

（三）在细菌活体观察中的应用举例

AFM 在溶液下成像使得观察微生物生理活动得以实现。但对活细胞成像需采用特别的细胞固定方法，否则由于微生物细胞与载体基质接触面小，成像过程中常会出现探针使细胞离开载体或黏附住细胞的现象，导致成像失败；或因活细胞固定过程中表面脱水失去自然状态。Kasas 等使用了一种被称为“多孔膜”的技术，即用一种与细胞直径相当的多孔膜，将待测细胞悬液滴在膜上，细胞就可能被陷入膜孔中，从而获得保持生理活性的固定。借助这样的技术，获得酿酒酵母菌（*Saccharomyces cerevisiae*）的三维外形图，细胞表面光滑，且有环状突出的芽痕，并且可以进一步用于观察酵母细胞的动态生理过程，如细胞生长、芽殖过程和酶或抗生素处理后细胞表面变化等。

Van der Mei 等也通过应用“多孔膜”细胞固定技术，在不经过任何处理的情况下探测了有纤毛 *S. salivarius* HB 和无纤毛 *S. salivarius* HBC12 表面的作用力，在水中探针与 *S. salivarius* HB 细胞相接触时，两者之间存在排斥力，使探针向后退，探针的退缩距离为－100nm 之上，而在 0.1mol/L KCl 中探针后退距离仅约为－10nm；AFM 检测 *S. salivarius* HBC12 时，探针在水中和在 0.1mol/L KCl 中后退距离分别为－20nm和－10nm。退缩距离越大，排斥力越大，细胞越柔软，说明菌细胞表面作用力与其表面结构有关。

（四）在细菌表面物理性质研究中的应用举例

AFM 不仅能探测样品表面的形态和作用力，还能鉴别样品局部的物理特征。目前这方面的报道还非常有限。Dufrene 等通过对普哈哈特金孢菌（*Phanerochaete chrysosporium*）芽孢发芽过程中不同时期黏附力的检测发现，在休眠时作用力曲线相对基线无明显的偏移，而在发芽期作用力曲线则明显偏离基线，这主要是由于在休眠期细胞表面有蛋白质鞘，而发芽期细胞表面则没有，菌细胞变软，弹性增大。Van der Mei 等的研究也发现 *S. salivarius* HB 在水溶液中由于有柔软纤毛层的存在，菌体表面作用力最大可达 1nN，而在 0.1mol/L KCl 溶液中由于纤毛层的崩解，细菌表面变硬，菌体表面作用力最大仅达 0.25nN。

通过 AFM 探针施加在细胞表面或被分离的细胞壁的压力表达，可推测细胞壁弹性。在细胞壁弹性的测定中发展了一种“凹陷技术”（depression technique），即将分离得到含有细胞壁的溶液放置在硬质基质上风干。基质上预先有许多凹槽，有可能细胞壁膜片被悬架在凹槽之上。将探针趋近被悬架的细胞膜片中央部分，致使膜片下陷，测量其变化，得出力矩线，即可导出样本的弹性。Xu 等应用这种技术对隐秘杆菌属亨氏甲烷螺菌（*Methanospirillar hungatei* GP_1）的蛋白菌鞘进行测量。利用力矩数据，推出其杨氏系数为 $2\times10^{10}\sim4\times10^{10}N/m^2$，进而推断该菌鞘的最大可抗张力为 3.5～5.0N/m²，即细胞可受最大内压为 $3\times10^7\sim4\times10^7$ Pa。

（五）在环境微生物研究中的应用举例

在环境微生物研究领域，AFM 技术也发挥重要作用，如在研究赤铁矿伴生菌 *Shewanella* 的生理活动过程中，Lower 等在 AFM 的探针上固定住该细菌，在厌氧条件和供养条件下，与赤铁矿（Fe^{3+}）或水铝矿（Al^{3+}）接触 5min 或 30min 后，分别进行测量，结果显现在厌氧条件下 *Shewanel oneidensis* 与赤铁矿之间快速的产生强烈的吸附力，即该菌具有识别赤铁矿作为电子受体的能力，并推断出产生这种能力的原因是该菌的电子传递链中某种蛋白质外移。葛小鹏等对蜡状芽孢杆菌在重金属生物吸附条件下，细胞的界面形态及其变化进行了 AFM 成像观察与表征。发现蜡状芽孢杆菌吸附铅离子前后细胞表面形态变化，进而推测细胞在基底表面的横向铺展变形作用可能与细胞表面电荷影响细胞在基底表面的黏附性能密切相关，有助于分析其重金属生物吸附作用机理。

四、AFM 在病毒学方面的应用举例

Kuznetzsov 等用 AFM 对卫星烟草花叶病毒（satellite TMV，STMV）（图 3-6）、烟草花叶病毒（tobacco mosaic virus，TMV）、雀麦花叶病毒（brome mosaic virus，BMV）（图 3-7）、芜菁黄花叶病毒（turnip yellow mosaic virus，TYMV）进行了研究。STMV 是一种球形的 RNA 病毒。Kuznetzsov 等用 AFM 对 STMV 的结构转变进行了研究，认为 STMV 能承受两次以上可显著改变其机械和结构特性的物理转变。在高 pH 下，病毒颗粒由 17nm 迅速膨胀为 18nm。病毒颗粒结晶由此发生改变，17nm 时，STMV 形成正交晶体或单斜晶体，而 18nm 时，STMV 结晶成立方晶体。在该过程中，衣壳蛋白亚单位迅速向外移动，同时，螺旋状的 RNA 也迅速向外移动。同时通过 AFM 观察到，STMV 病毒颗粒在干燥时会失去机械强度，并发生变形，病毒大小变得比较均一。证明自然状态下的病毒及其结晶是不均一的，包含着多个数量级的颗粒。Kuznetzsov 等还用 AFM 观察二十面体病毒在不同溶液中的成核及晶体生长过程和卫星烟草花叶病毒、雀麦花叶病毒、芜菁黄花叶病毒等二十面体病毒以及烟草花叶病毒的 RNA。发现 STMV、TYMV、BMV 等病毒的 RNA 最初是高度浓缩、均一的球形。经加热，病毒的 RNA 发生改变，逐步转变为链球状，表面具有厚厚的、不规则的分段纤维，最后完全展开，进一步暴露出与厚度为 0.5～1nm 单链 RNA 相连的分段纤维。再经冷却，STMV 病毒的 RNA 链状结构会发生浓缩、重组，形成最初的球形；而 TMV 病毒 RNA 最初呈现的是直径为 0.5～1.0nm 的单链细丝，但持续在室温下放置，呈现出多个结构域的链状结构，最终形成短的、厚的、大的链状结构域。芜菁黄花叶病毒是一种 $T=3$ 的二十面体，为无包膜的植物病毒。Kuznetzsov 等通过用物理和化学的方法破坏 TYMV 病毒的衣壳蛋白，然后用 AFM 观察病毒 RNA 的暴露情况，显示了 RNA 的二级结构。

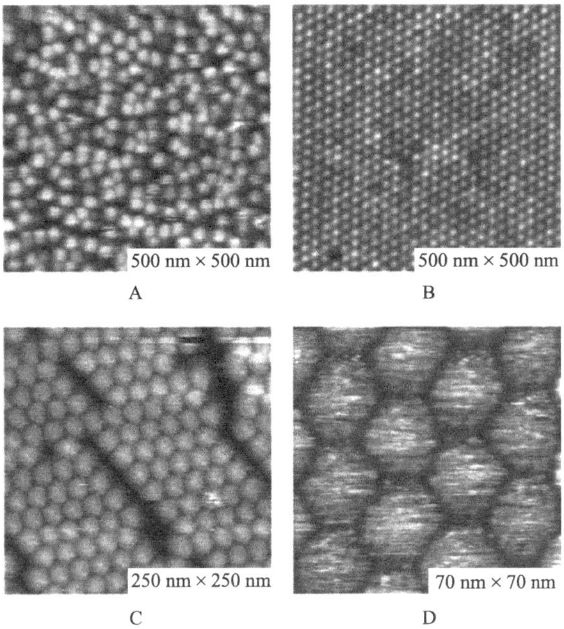

图 3-6 AFM 对卫星烟草花叶病毒成像

A. 吸附于云母片上的液态的卫星烟草花叶病毒在 AFM 下的成像，颗粒直径是 17nm；B. 立方体的卫星烟草花叶病毒结晶表面；C、D. 正交的卫星烟草花叶病毒结晶表面的一部分，只能看到衣壳结构

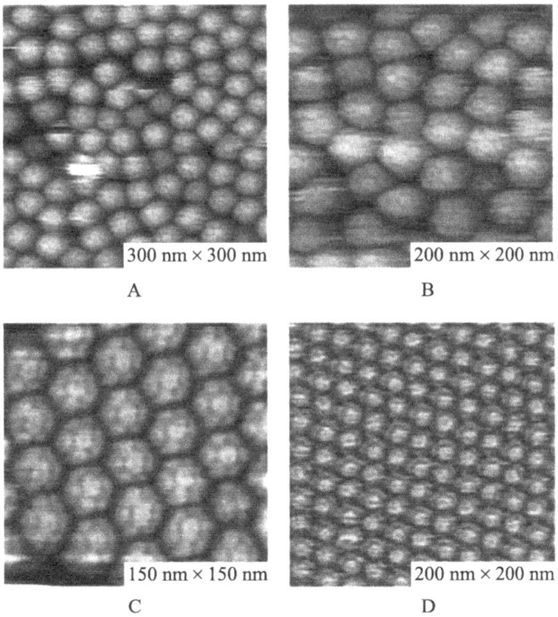

图 3-7 AFM 对雀麦花叶病毒成像

A、B. 附着在新鲜干净的云母片上的雀麦花叶病毒，颗粒表面的壳粒很明显；C. 雀麦花叶病毒结晶在 AFM 下可以看到衣壳结构，衣壳和它们中间的凹陷很明显，反射出外壳蛋白亚单位的环形簇；D. AFM 下的 $T=1$ 直径为 17～18nm 的球形颗粒，是由原本 $T=3$ 的雀麦花叶病毒经 $CaCl_2$ 处理得到的，即使是非常小的颗粒，从原本 $T=3$ 的病毒中得到的五辐性壳粒，也可以从 $T=1$ 表面识别

此外，在烟草花叶病毒的AFM研究中，除Kuznetzsov等外，Drygin等用AFM对TMV的形态和RNA进行了研究，发现完整的TMV呈棒状，长约300nm，同时发现一些较短的颗粒，分析是离心纯化时破坏所致，较长的颗粒可能是病毒分子堆积所致，以轻敲模式获得的病毒高度为17～23nm，接触模式为19～23nm。用弱碱、二甲基亚砜、尿素等处理病毒，获得了部分去包被的病毒颗粒和病毒的RNA分子。AFM图像中显示有的病毒颗粒两端均有RNA片段，有的只在一端有RNA片段，有的则在一端有“分叉”的RNA。游离的RNA分子高度为113～115nm，分子半高处的宽度为10～15nm。

五、AFM在纳米力学性能方面的应用举例

生物样品的纳米力学性能可以通过有关的压痕深度的适应力进行研究，如针尖挤压软的样品。虽然远程力（静电和聚合刷力）引起与力曲线相似的非线性行为，适当调节物理化学条件可以降低它的影响。然而，几乎没有有关各种离子强度和pH产生不同影响的研究。

一个简单并广泛应用的量化低加载力非线性行为的模型是赫兹模型（Hertz model）（也称为史奈顿模型），该模型通过下列方程式获得抛物面（AFM针尖）-基底（细胞）的几何位置：

$$F = \frac{4E\sqrt{a}}{3(1-\mu^2)}\delta^{3/2}$$

式中，μ是横向变形系数；E是杨氏模量；δ是压痕深度。这种方法已经广泛应用于上皮细胞、人血小板、巨噬细胞和硅藻类。

记录活微生物细胞的杨氏模量值在兆帕范围内。虽然生物系统中的杨氏模量测量要求精细并且结果不太准确（宏观模型），但是通过比较不同的状态可获得主要的细胞壁动态力学信息。Touhami等已经用它证明活的酵母细胞。酵母菌细胞壁机械性能的显著变异发生在细胞分裂过程中。细胞壁通常没有壳多糖，但酵母菌出芽时可有壳多糖参与，壳多糖主要积聚在细胞壁非常局限的区域，并与胞壁硬化相关。在这个实验中，对活酵母菌出芽疤痕区域和周围细胞壁压痕曲线的空间力进行比较，赫兹模型的拟合曲线产生的杨氏模量值在出芽疤痕区和周围细胞壁分别是(6.1±2.4)MPa和(0.6±0.4)MPa，这显示酵母菌出芽疤痕区比周围细胞壁硬10倍，从而证明壳多糖积聚在这一区域。

在一个互补的方法中，应用下面的方程式得：K_{cell}细胞弹性常量取决于高加载力的线性顺应性（F>0.5nN），该方程将两个弹性常量连在一起（微悬臂和细胞）：

$$K_{cell} = -k_c\left(\frac{S}{S+k_c}\right)$$

式中，k_c是微悬臂弹性系数；S是力曲线线性区域的斜率。理论计算证明，这样的线性行为与细胞膨压有关。细胞弹性常数的测量只应用于细菌且起始值为0.01～0.5N/m。此外，还可以恶臭假单胞菌为例研究离子强度对细胞弹性系数的影响，通过减少盐含量能增加多聚体表面结构的柔软性。

同样的，Gaboriaud 等 2005 年结合两种方法量化腐败希瓦氏菌在不同 pH 下的菌体弹性系数和杨氏模量。纳米力学性能研究结果表明提高 pH，即改变液体流动性进而改变聚合边缘的分子间斥力能够影响菌体的膨胀。尽管已经有一些对理化条件影响的研究，如对 pH 和离子强度进行研究，然而大多数关于纳米力学性能的说明数据都是以表面张力甚至是盐浓度的方式表达的。

六、AFM 对于表面张力测量方面的应用

远程静电和范德华作用通常用 DLVO（Derjaguin Landau，Verwey，Overbeek）理论来解释。使用表面张力仪和 AFM 获得的大量数据可以证明 DLVO 模型的有效性但也证明了它的局限性。已有实验通过研究硬性氧化表面来证明表面张力与离子强度及 pH 有关。增加离子强度可由于电荷转移而减少静电作用，电荷可以被不同的 pH 调节。然而，这样的分析可能是以已经精确确定了探针和硬性表面的接触点为基础。正如前面分析的，可能微生物细胞外部表面的压缩和（或）压痕的非线性行为使得对力曲线的说明更复杂。

一些学者使用经验模型再现力曲线的非线性部分和相关宏观数据，如接触角测量、电泳测量、黏附效率或 XPS 分析推断出的拟合参数。大多数情况下依赖离子强度和 pH 的拟合曲线很难用 DLVO 模型去解释，主要原因是建立 DLVO 模型需要长时间观察纳米范围。因此，通过结合 DLVO 方程和空间排斥作用来解释带有刷痕构象的聚合高分子材料的挤压作用。这些关于刷痕高分子材料的理论揭示聚合物能进一步加剧电荷密度和减少盐浓度。关于假单胞菌 putida 菌株，Abu-Lail 和 Camesano 系统地指出 pH 和离子强度对细胞外生物聚合物构象的影响，重要的是他们立足于线性顺应性起始部分的 DLVO 的贡献，从而得到结论：静电力在空间相互作用中被大量隐藏。大多数研究得出这个相同的结论。

与此相反，Considine 等将 DLVO 计算的电荷平面转到力曲线非线性行为的第一部分，他们安装非线性区域的其他部分组成一个立体模型。然而，这个解释也与离子强度和 pH 有关，并需不同的离子强度和 pH 检验。总而言之，方法曲线的解释不是一件容易的事，需要量化纳米力学与表面张力特别是可能表现为聚合结构的微生物细胞。只有极少通过冷冻取代制备使用透视电子显微镜描述这种聚合物存在或不存在的研究，今后的研究中，关于细胞界面的信息将非常重要。

研究人员可以测量理化性能，如表面电荷和表面疏水性，这在确定表面张力的研究中起关键性作用。Ahimou 等利用 AFM 针尖的功能和可电离羧基（COO—/—COOH）在纳米水平探测酿酒酵母菌的表面电荷。力-距离曲线受 pH 影响较大：在中性/碱性 pH 中测量没有黏附力而在酸性 pH 时发现有多重黏附力。黏附力图通常显示同质对比，指出细胞表面性能是同质的。黏附力的改变是基于 pH 的作用进而解释细胞表面静电性能的改变，绘制黏附力与 pH 组成的 AFM 滴定曲线和电泳流动性与 pH 曲线获得的相互关系支持这个要求。使用相同的方法，说明亲水的（—OH）和疏水的（—CH_3）针尖可用来成像细胞表面的疏水性。这些研究表明化学功能性针尖能够定量测量亚细胞水平的表面性能。

分子间力将很高的空间分辨率与敏感且准确的力学感应性相结合，是 AFM 的一个极为显著的特点。通过将探针连接在弹性系数很小的悬臂上，AFM 对力的测量敏感性可达到皮牛顿水平。到目前为止，AFM 已经广泛地运用于测量溶液中生物分子间相互作用，如与生物反应有关的水合力的研究。这些研究结果还有助于对生物分子结构和机械性能进行分析。例如，蛋白质依靠多种非共价作用而保持其结构稳定，通过机械或化学的方法将蛋白质伸展后，可以利用 AFM 直接测量稳定蛋白质结构的作用力，并进一步探究这些力对蛋白质结构的影响。近几年 AFM 对肌蛋白连接酶（titin）的去折叠研究取得的显著成果即有力地说明了这一点。另外，AFM 还能够测量单个分子间微弱的非共价力。例如，测量受体-配体的去结合力，若受体固定在基底表面的话，则将与之对应的配体固定于探针表面，使探针功能化。随探针-样品的距离逐渐缩小，悬臂受探体-样品间吸引或排斥力的作用向接近或远离样品的方向偏折，悬臂偏折的最大幅度反映分离紧密结合两分子所需的力。在测量中，有可能会受到探针与表面的非特异性相互作用的干扰。因此，有必要认真地选择对照实验包括使用未功能化探针；或基底所处的溶液中利用游离的配体封闭受体；调节溶液的离子强度或 pH，降低静电力的干预。除此之外，探针还有可能受溶液黏性牵拉力作用，使撤离速率减慢至记录数据低于实际的作用力。

七、利用 AFM 检测和定位单分子识别

测生物表面之间的相互作用力方面已有较多有效的技术，包括剪切流分离的使用、表面力装置、生物膜力探针、光学镊子和 AFM。最为显著的是带有最小力传感器（AFM 探针半径范围是 2～50nm）的测试力技术，因此 AFM 能达到最高的横向分辨率。实际上，AFM 是当前唯一能以超高频横向分辨率描绘和分析单受体的力检测技术。

利用 AFM 测定分子识别力需要记录所谓的修饰探针和样品表面之间的力曲线。当微悬臂固定端被垂直接近，然后离开样品表面时，微悬臂和样品间产生了相对移动。而在这个过程中微悬臂自由端的探针也在接近、甚至压入样品表面，然后脱离，此时原子力显微镜测量并记录了探针所感受的力，从而得到力曲线。首先，AFM 检测器的分析敏感性是指针尖和样品接触时回缩曲线局部区域的斜度，可用于将电压转化成微悬臂偏转。重要的一点是只有当样品为非生物降解性和不变形的材料时评估的敏感性才是有效的，这对附着在坚固的载体上纯化的分子是准确的。然而，对于软的细胞来说，由于探针使得样品变性而可能获得不正确的敏感性。在这种情况下，细胞进行力测试时，在坚固载体上评估检测器的敏感性是必需的。其次，应用胡克定律：$F=kd$ 将微悬臂的偏转力转化为一个力（F），这里的 k 是微悬臂的弹性系数。AFM 的分解力是通过微悬臂的热噪声进行第一次近似值的限制，而后通过其弹性系数来决定。此外，共振频率、质量因子、带宽的测量结果也同样起作用。因此，对于测定单分子来说，当微悬臂有小的弹性系数（0.01～0.1N/m）和短的尺寸（$<50\mu$m）时通常能获得最好的结果，因为它们表现了更低的力噪声。值得注意的是，实际的弹性系数可能与制造商例举的值实质上是不同的，研究者必须确定实验中的弹性系数并通过此来获得测试力的准确结果。

探针接近表面，当吸引力的斜率超过弹性系数加上斥力的斜率时，由于斥力（静电、水合或很多重要的空间力）微悬臂会向上弯曲直到针尖接触到表面。当针尖离开样品表面时，弯曲力常常表现一种滞后现象，称之为“牵引力”。在分子识别研究中这个价值是非常重要的，因为它代表了互补受体和配体分子间的解离力，当有柔性分子，如长的生物分子或交联键存在的时候，在解离前能产生一种延伸力，在延伸中表现出柔性分子弹性系数的不断增加。

在分子识别的研究中，一个关键的特征是通过不同的方法来证实测定解离力的特殊性。拦阻实验是通过增加自由配体来遮蔽感受器部位，它是一种最简单和直接的方法。但是，令人不确信的是，这种方法是使用一种类似于没有特异性受体的配体的生物分子功能化的探针，对于细胞研究来说，在感受器上产生了缺损的突变体会提供很好的额外控制器。

关于统计学，在样品的不同位置通过记录数百个力曲线来测量许多解离力并显示数据，也可以通过比较使用许多独立的探针和样品的数据来证实测定解离力的可靠性和重复性。

AFM 在探测受体和配体相互作用的动力学方面也有应用例证。依赖于加载率（适时的加载速率与 F 力）的理论预测和实验证实适用于 AFM 测量受体和配体相互作用的结合力，因此以恒定的牵引率测量受体-配体键解离力在一个连续的键强度光谱里只显示了单个的数据点，所以使用者总是控制加载率以比较不同实验的受体-配体的解离力。

了解加载率的相关性，必须要记住受体和配体的结合寿命是有限的，由于热激发，当一个力适于结合的时候，这种寿命会缩短。其实，周围溶液的热能量也能使结合力打断存在的外力，这是回放受激发配体过程可能定时调控的要素。通过溶液（$k_{\rm off}$），τ（0）$=k_{\rm off}^{-1}$中动力学速率常数的倒数给出了自发的解离［τ（0）］（0inτ 显示没有适合的力）所需要的特征时间范围。当牵引力超过 τ（0）时，结合力抵制住分离，此时可以测量解离力。玻尔兹曼拟设能用于描述一个施加于一个复合物上降低解离障碍和缩短结合寿命的 F 力：$\tau(F) = \tau(0)\exp(-x_\beta F/k_{\rm B}T)$[65,67]；$x_\beta$ 是沿着力的方向标记能垒的热平均发射，τ（F）是在 F 力下的结合寿命，$k_{\rm B}$ 是玻尔兹曼常数，T 是绝对温度。

在一个动力学力谱模式里，在实际的加载率（$r = {\rm d}F/{\rm d}t$）下，测量一个受体和配体复合物的解离力，后者能被牵引力的产物和整个系统（微悬臂和有关的分子）的有效弹性系数派生出来。实际上这种方法对评价解离过程的动力学参数是非常有用的，动力学参数包括力的范围和活化能垒的相对高度。对大多数的实验结构来说，在力曲线上，适合于受体和配体的复合物的力随着时间近似呈线性增长。键断裂本身是一个随机的过程，键幸存的可能性能在一个方程 ${\rm d}N(t)/{\rm d}t = -k_{\rm off}(rt)N(t)$ 里，与一个时间相关的概率被表达成为一个在与增长的力呈线性关系的束缚态。再加上以上给出的方程（F），可得出在加载率下解离力 P（F）的参数分布。

实验中，大量的力曲线值构成了力的分布，仔细分析从不同的加载率中获得的这些力的分布，才能得到上述变量。根据以上理论预测，如果只有一个单个的尖锐的活化能垒支配着离解过程，以不同加载率获得的力的分布最大值与加载率呈对数相关，可用公式 $F^* = F_\beta \ln(rk_{\rm off}^{-1}/F_\beta)$ 表示，F_β 代表力的大小，是根据热能（$k_{\rm B}T$）与 x_β 的比率确定的。因此，一个单个的活化能垒应该是一条 F 对 $\log r$ 直线图。在文献中有很多可以引用的受体和配体复合物的例子，对于这些例子来说，变化的加载率下，不同的活化能垒起到了主导作用，这个弯曲将追随一系列的直线规律，每个标记一个特殊的活化能垒，从一个规律到另一个规律的转化与斜度的突变有关联，这种斜度由特有的活化能垒持续时间的范围来决定 x_β。值得一提的是，在广泛的加载率的范围里，通过测量键合强度来获得活化能垒的持续时间的范围和相对高度，也可通过无插拔力外推法和比较得到的值与类似细胞质基因组共振的总体均值实验得出图解离速率常数。最近，研究者发现核孔复合体蛋白质类之间相互作用的力直方图，提出了两个结合群体共存的最高强烈建议，一个是高的亲和性，另一个是更低的亲和性。

关于 AFM 分子识别的成像，越来越多的数据表明真核细胞膜显示了横向的异质性，这些异质含有丰富的（乙二醇）鞘脂类、胆固醇和特殊的膜蛋白。这些纳米级微小区域在各种各样的细胞功能包括信号肽、细胞黏附和膜运输方面发挥着重要的作用。也有越来越多的实验验证细菌的细胞壁是动态结构，它能显示特殊部位组分的选择性积累。值得强调的是需要开发一种高分辨率的工具去定位真核细胞和原核细胞表面的特异位点。在这种情况下，AFM 为个体的结合部位的成像达到纳米级别的分辨率奠定了基础，可以通过荧光和电子显微镜技术来补充信息。

而对于 AFM 在结合力的成像方面，扫描分子识别位点的首选方法是使用功能性探针沿着 x，y 平面记录一系列力曲线。在指定尺寸的区域内记录 16 ×16 或 32 ×32 的力曲线，每条曲线评估解离力值，此时显示为灰色的像点，光亮度反映了解离力的强度（图 3-8）。通过使用生物素化的探针来扫描抗生物素蛋白链菌素模式首次验证了“亲和成像”模式概念，已经有实验证实了使用凝集素修饰探针扫描活体酵母细胞的多糖壁的可行性。从这以后，这种方法开始用于扫描活体细胞的各种类型的结合位点，包括红血细胞、破骨细胞、内皮细胞和分枝杆菌（图 3-8）。尽管结合力的图像为解离力提供了定量分析，但也受时间分辨率的限制。现在，需要在 2～15min 的时间内记录一张图像，依靠已获得的参数，这一个参数要大于在生物领域内常用的动力学进程的时间尺度。

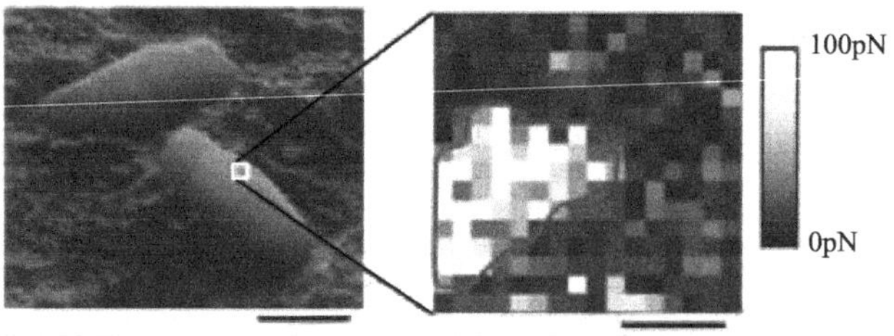

图 3-8　分枝杆菌活体细胞抗体识别位点成像

动态识别成像是指通过动态力学显微镜成像来监测分子识别信号。详细来说，就是携带配体的 AFM 探针沿同源受体表面扫描时，被束缚在一个很小的振幅振动范围（5～10nm）。通过使用电路同时获得形貌图像和识别图像。AFM 控制器可描述和探测每个微悬臂偏转周期的最大值（U_{up}）和最小值（U_{down}），U_{down} 驱动反馈回路记录高度图（形貌图）和 U_{up} 为识别图像提供结构数据。利用这种方法，使用生物素化的 AFM 探针扫描个别分布的抗生物素蛋白质分子，同时形成形态和识别图像。从形态图像中获得的抗生物素蛋白质分子的侧面在空间上与识别图像的识别信号有很好的相关性。动态识别图像很大的优势表现在能与传统的形态成像一样以相同的速度记录形态和识别图像，每张图像标准时间为 1～5min。然而，这个速度依然低于大多数动态过程的速率，这就意味着提高 AFM 成像速率是一项重要的挑战。

八、利用 AFM 观察生化过程应用举例

随着样品处理技术在液体中成像技术的改善，应用 AFM 观察复杂的生化过程成为可能。转录过程是基因表达的中心环节，而使用 AFM 观察蛋白质和 DNA 的相互作用存在一个矛盾要解决：生物分子需要固定到基底上是 AFM 的成像基础，而生化反应过程却需要生物分子能相对自由地移动。即使在大量非特异性 DNA 存在时，RNA 聚合酶（RNAP）与启动子间仍存在很高的结合率，人们猜想 RNAP 沿着 DNA 的扩散是其原因之一。非特异性复合物在适当条件下沉积后，利用 AFM 可观察到 RNAP 沿着 DNA 滑动，且能在不同的 DNA 片段间转移。然而加入肝素可终止这些过程，这就进一步证实了 RNAP-DNA 相互作用的非特异性。AFM 还能对转录的过程进行实时观察，在加入核苷酸后，沉积到云母上的延长复合物沿着 DNA 模板单向移动。两个对照实验证实 RNAP 与 DNA 的相对移动与转录的实际情况相符。在一个对照中，以没有终止子的微环 DNA 作为模板，在云母上进行转录。在干燥后通过 AFM 可观察到合成的 RNA 长链。在第二个对照中，DNA 在相同的条件下，在云母上进行转录。不同的是加入的核苷酸用 ^{32}P 标记。通过 PAGE 对反应产物进行分析，结果显示与云母结合的复合物具有活性，而且转录的速度与用 AFM 测得的近似生物分子的构象改变也是 AFM 的重要观察内容。将尿素酶沉积到云母上并用 AFM 扫描，在液池中加入尿素后发现，悬臂的垂直波动明显增加，这提示由酶活动引起的构象改变能直接通过 AFM 记录下来。革兰氏阴性菌的外膜是其保护屏障，它由规则组装的蛋白质通道构成。其中研究较多的是 *Deinococcusradiodurans* 的六角形组装中间体（hexago nallypacked intermediate，HPI）蛋白。HPI 被认为与营养的摄入和代谢物的排出有关。HPI 的 AFM 图像显示了规则的六角形及中央的孔样结构。在液体中成像则发现 HPI 呈现出“开”和“关”两种不同的构象。意义虽不清，但这却显示出 AFM 在液体中成像的优势。

中英文名词对照

中文	英文
显微镜	microscope
放大倍率	magnification
对比度	contrast
分辨率	resolving power，resolution
最大有效放大倍率	maximum useful magnification
透射电子显微镜	transmission electron microscope，TEM

扫描电子显微镜	scanning electron microscope，SEM
场电子显微镜	field emission microscope，FEM
场离子显微镜	field ion microscope，FIM
低能电子衍射	low-energy electron diffraction，LEED
俄歇谱仪	Auger electronic spectrum，AES
X 射线光电子能谱	X-ray photoelectron spectroscopy，XPS
化学分析电子仪	electron spectroscopy for chemical analysis，ESCA
扫描隧道显微镜	scanning tunneling microscope，STM
原子力显微镜	atomic force microscope，AFM
扫描近场光学显微镜	scanning near-field optical microscope，SNOM
横向力显微镜	lateral force microscope，LFM
磁力显微镜	magnetic force microscope，MFM
静电力显微镜	electrostatic force microscope，EFM
扫描热显微镜	scanning thermal microscope，SThM
扫描离子电导显微镜	scanning ion conductance microscope，SICM
摩擦力显微镜	friction force microscope，FFM
接触模式	contact mode
恒力模式	constant-force mode
恒高模式	constant-height mode
轻敲模式	tapping mode
浸润笔	dip-pen nano-lithography，DNP
生物素	biotin
小牛血清白蛋白	biotinlated bovine serum albumin，BBSA
抗生物素蛋白链菌素	streptavidin
海藻酸聚赖氨酸海藻酸	alginate poly L-lysine alginate，APA
失真	artifacts
自热	self-heating
边缘失真	overshoot
钝顶螺旋藻	*Spirulina platensis*
脂多糖	lipopolysaccharide，LPS
唾液变形链球菌	*Streptococcus salivarius* HB
酵母菌	*Saccharomyces cerevisiae*
细菌表层	bacterial cell surface layers，s-layers
嗜盐古菌	Archaeon Halobacterium
谷氨酸棒状杆菌	*Corynebacterium glutamicum*
酿酒酵母菌	*Saccharomyces cerevisiae*
普哈哈特金孢菌	*Phanerochaete chrysosporium*
凹陷技术	depression technique

烟草花叶病毒	tobacco mosaic virus，TMV
DLVO	Derjaguin Landau，Verwey，Overbeek
六角形组装中间体	hexago nallypacked intermediate，HPI

参考文献

葛小鹏，潘建华，刘瑞霞，等. 2004. 重金属生物吸附研究中蜡状芽孢杆菌菌体微观形貌的原子力显微镜观察与表征. 环境科学学报，24：753-760

蒋诗平，巴龙，陈建文，等. 2003. 大肠杆菌细胞的软X射线显微成像研究. 微生物学杂志，23（1）：19-21

刘小虹，颜肖慈，罗明道，等. 2001. 原子力显微镜及其应用. 自然杂志，24（1）：36

聂明，张伟琼，彭王君，等. 2005. 钝顶螺旋藻表面微观形貌的原子力显微镜研究. 生物技术，15：57-59

彭昌盛，宋少先，谷庆宝，等. 2007. 扫描探针显微技术理论与应用. 北京：化学工业出版社

齐静，邱文彦，吴爱国，等. 2004. 探讨原子力显微镜在变形链球菌研究中的应用. 口腔医学研究，20（4）：379-381

Ahimou F，Denis F A，Touhami A，et al. 2002. Probing microbial cell surface charges by atomic force microscopy. Langmuir，18：9937

Alcaraz J，Buscemi L，Grabulosa M，et al. 2003. Microrheology of human lung epithelial cells measured by atomic force microscopy. Biophys J，84（3）：2071-2079

Almqvist N，Bhatia R，Primbs G，et al. 2004. Elasticity and adhesion force mapping reveals real-time clustering of growth factor receptors and associated changes in local cellular rheological properties. Biophys J，86：1753-1762

Amro N A，Kotra L P，Wadu-Mesthrige K，et al. 2000. High-resolution atomic force microscopy studies of the Escherichia coli outer membrane：structural basis for peameability. Langmuir，16（6）：2789-2795

An Y H，Friedman R J. 1997. Laboratory methods for studies of bacterial adhesion. J Microbiol，30（2）：141-152

Arnoldi M，Fritz M，Bauerlein E，et al. 2000. Bacterial turgor pressure can be measured by atomic force microscopy. Phys Rev Ser，62：1034-1044

Ashkin A. 1997. Optical trapping and manipulation of neutral particles using lasers. Proc Natl Acad Sci USA，94：4853-4860.

Auerbach I D，Sorensen C，Hansma H G，et al. 2000. Physical morphology and surface properties of unsaturated Pseudomonas putida biofilms. J Bacteriol，182（3）：3809-3815

Aurell C A，Hawley M E，Wistrom A O. 1999. Direct visualization of gram-negative bacterial lipopolysaccharide self-assembly. Mol Cell Biol Res Commun，2（2）：42-46

Avery J，Ellis D J，Lang T，et al. 2000. A cell free system for regulated exocy-tosis reocytosis in PC12 cells. J Cell Biol，148（2）：317-324

Beech I B，Cheung C W S，Johnson D B，et al. 1996. Comparative studies of bacterial biofilms on steel surfaces using atomic force microscopy and environmental scanning electron microscopy. Biolfouling，10（2）：65-77

Beech I B. 1996. The potential use of atomic force microscopy for studying corrosion of metals in the presence of bacterial biofilms. Int Biodeterior Biodegrad，37（2）：141-149

Berquand A，Xia N，Castner D G，et al. 2005. Antigen binding forces of single antilysozyme Fv fragments explored by atomic force microscopy. Langmuir，21：5517-5523

Beveridge T J，Graham L L. 1991. Surface layers of bacteria. Microbiol Rev，55：684-705

Beveridge T J. 1999. Structures of Gram-negative cell walls and their derived membrane vesicles. J Bacteriol，181：4725-4733

Bongrand P，Capo C，Mege J L，et al. 1988. Use of hydrodynamic flows to study cell adhesion. *In*：Bongrand P. Physical Basis of Cell Adhesion BocaRaton，Fla：CRC ress：125-156

Bowen W R，Hilal N，Lovitt R W，et al. 1997. Characterisation of nanofiltration membranes for predictive purposes-use of salts，uncharged solutes and atomic force microscopy. J Member Sci，126（1）：91-105

Bowen W R, Hilal N, Lovitt R W, et al. 1998. Direct measurement of the force of adhesion of a single biological cell using an atomic force microscope. Colloid Surfaces A, 136 (1-2): 231-234

Bowen W R, Lovitt R W, Wright C J. 2001. Atomic force microscopy study of the adhesion of saccharomyces cerevisiae. Journal of Colloid and Interface Science, 237 (1): 54-61

Braet F, de Zanger R, Seynaeve C, et al. 2001. A comparative atomic force mi-croscopy study on living skin fibroblasts and liver endothelial cells. J Electron Microsc, 50 (4): 283-290

Braga P C, Ricci D. 1998. Atomic force microscopy: Application to investigation of Escherichia coli morphology before and after exposure to cefodizime. Antim icrob Agents Chemother, 42 (1): 18-22

Bremer P J, Geesey G G, Drak B. 1992. Atomic force microscopy examination of the topography of a hydrated bacterial biofilm on a copper surface. Curr Microbiol, 24 (4): 223-230

Burmeister J S, Vrany J D, Reichert W M, et al. 1996. Effect of fibronectin amount and conformation on the strength of endothelial cell adhesion to HEMA/EMA copolymers. J Biomed Mater Res, 30 (1): 13-22

Busscher H J, Poortinga A T, Bos R. 1998. Lateral and perpendicular interaction forces involved in mobile and immobile adhesion of microorganisms on model solid surfaces. Curr Microbiol, 37 (5): 319-323

Cabeen M T, Jacobs-Wagner C. 2005. Bacterial cell shape. Nat Rev Microbiol, 3: 601-610

Camesano T A, Logan B E. 2000. Probing bacterial electrosteric interactions using atomic force microscopy. Environ Sci Technol, 34: 3354-3362

Cramton S E, Gerke C, Schnell N F, et al. 1999. The intercellular adhesion (ica) locus is present in Staphylococcus aureus and is required for biofilm formation. Infection and Immunity, 67 (10): 5427-5433

Donlan R M, Costerton J W. 2002. Biofilms: Survival mechanisms of clinically relevant microorganisms. Clinical Microbiology Reviews, 15 (2): 167-193

Drygin Y F, Bordunova O A, Gallyamov M O, et al. 1998. Atomic force microscopy examination of tobacco mosaic virus and virion RNA. FEBS Lett, 425 (2): 217-221

Dufrene Y F, Boonaert C J P, Gerin P A, et al. 1999. Direct Probing of the Surface Ultrastructure and Molecular Interactions of Dormant and Germinating Spores of Phanerochaete chrysosporium. J Bacteriol, 181 (51): 5350-5354

Dufrene Y F. 2000. Direct characterization of the physiochemical properties of fungal spores using functionalized AFM probes. Biophys. J, 78: 3286

Dufrêne Y F. 2004. Using Nanotechniques to explore microbial surfaces. Nature Reviews Microbiology, 2: 451-460

Dupres V, Menozzi F D, Locht C, et al. 2005. Nanoscale mapping and functional analysis of individual adhesins on living bacteria. Nat Methods, 2: 515-520

Ebner A, Kienberger F, Kada G, et al. 2005. Localization of single avidin-biotin interactions using simultaneous topography and molecular recognition imaging. Chem Phys Chem, 6: 897-900

Evans E, Ritchie K. 1997. Dynamic strength of molecular adhesion bonds. Biophys J, 72: 1541-1555

Fabien G, Sidney B, Etienne D, et al. 2005. Surface Structure and nanomechanical properties of shewanella putrefaciens Bactenia at two PH values (4 and 10) determinced by atomic force microscopy. J Bacteriol, 187: 3864-3868.

Fang H H, Chan K Y, Xu L C. 2000. Quantification of bacterial adhesion forces using atomic force microscopy. J Microbiol Methods, 40 (1): 89-97

Fotiadis D, Hasler L, Muller D J, et al. 2000. Surface tongue-and-groove contours on lens MIP facilitate cell-to-cell adherence. J Mol Biol, 300 (4): 779-789

Fritz J, Katopidis A G, Kolbinger F, et al. 1998. Force-mediated kinetics of single P-selectin/ligand complexes observed by atomic force microscopy. Proc Natl Acad Sci USA, 95: 12283-12288

Fritzsche W, Henderson E. 1997. Mapping elasticity of rehydrated metaphase chromosomes by scanning force microscopy. Ultramicroscopy, 69 (3): 191-200

Gad M, Itoh A, Ikai A. 1997. Mapping cell wall polysaccharides of living microbial cells using atomic force microscopy. Cell Biol Int 21：697-706

Galbart J，Allignet J，Tung H，et al. 2000. Screening for Staphylococcus epidermidis markers discriminating between skin-flora strains and those responsible for infections of joint prostheses. Journal of Infectious Diseases，182 (1)：351-355

Grandbois M，Dettmann W，Benoit M，et al. 2000. Affinity imaging of red blood cells using an atomic force microscope. Histochem Cytochem，48：719-724

Han W，Lindsay S M，Jing T. 1996. A magnetically driven oscillating probe microscope for operation in liquid. Appl Phys Lett，69：1-3

Hansma H G，Vesenka J，Siegerist C，et al. 1992. Reproducible imaging and dissection of plasmid DNA under liquid with the atomic force micro scope. Science，256 (5 060)：1180-1184

Hinterdorfer P，Baumgartner W，Gruber H J，et al. 1996. Detection and localization of individual antibody-antigen recognition events by atomic force microscopy. PNAS，93：3477

Hinterdorfer P，Dufrene Y F. 2006. Detection and localization of single molecular recognization events using atomic force microscopy. Nat Meth，3：347-355

Hoh J H，Schoenenberger C A. 1994. Surface morphology and mechanical properties of MDCK monolayers by atomic force microscopy. J Cell Sci，107：1105

Hoshi O，Ushiki T. 2001. Three-dimensional structure of G-banded human metaphase chromosomes observed by atomic force microscopy. Arch Histol Cytol，64 (5)：475-482

Hume E，Baveja J，Muirf B，et al. 2004. The control of Staphylococcus epidermidis biofilm formation and in vivo infection rates by covalently bound furanones. Biomaterials，25 (20)：5023-5030

Israelachvili J. 1992. Intermolecular and Surface Forces，2d ed. London：Academic Press

Janovjak H，Struckmeier J，Müller D J. 2005. Hydrodynamic effects in fast AFM single-molecule force measurements. Eur Biophys J，34：91-96

Kasas S，Ikai A. 1995. A method for anchoring round shaped cells for atomic force microscope imaging. Biophys J，68 (5)：1678-1680

Kienberger F，Kada G，Gruber H J，et al. 2000. Recognition force spectroscopy studies of the NTA-His_6 bond. Single Mol，1：59-65

Kuznetsov Y G，Daijogo S，Zhou J S，et al. 2005. Atomic force microscopy analysis of icosahedral virus RNA. Journal of Molecular Biology，347 (1)：41-52

Kuznetsov Y G，Larson S B，Day J，et al. 2001. Structural transitions of satellite tobacco mosaic virus particles. Virology，284 (2)：223-234

Kuznetsov Y G，Malkin A J，Lucas R W，et al. 2000. Atomic force microscopy studies of icosahedral virus crystal growth. Colloids and Surfaces B：Biointerfaces，19 (4)：333-346

Kuznetsov Y G，McPherson A. 2006. Atomic force microscopy investigation of turnip yellow mosaic virus capsid disruption and RNA extrusion. Virology，352：329-337

Lal R，Lin H. 2001. Imaging molecular structure and physiological function of gap junctions and hemijunctions by multimodal atomic force microscopy. Microsc Res Tech，52 (3)：273-288

Larson I，Drummond C J，Chan D Y C，et al. 1997. Using of AFM force measurements to monitor citrate displacement by amines on gold in aqueous solution. Langmuir，13：2109

Leckband D E，Israelachvili J N，Schmitt F J，et al. 1992. Long-range attraction and molecular rearrangements in receptor-ligand interactions. Science，255：1419-1421

Lehenkari P P，Charras G T，Nykänen A，et al. 2000. Adapting atomic force microscopy for cell biology. Ultramicroscopy，82：289-295

Li F，Redick S D，Erickson H P，et al. 2003. Force measurements of the 51 integrin-fibronectin interaction. Biophys J，84：1252-1262

Liu X，Sugiyama S，Xu Q，et al. 2003. Atomic force microscopy study of chromosome surface structure changed by protein extraction. Ultramicroscopy, 94 (3-4): 217-223

Lower S K, Hochella M F, Beveridge T J. 2001. Bacterial recognition ofmineral surfaces: Nanoscale interactions between Shewanell and α-FeOOH. Science, 292: 1360-1363

Ludwig M, Dettmann W, Gaub H E. 1997. Atomic force microscope imaging contrast based on molecular recognition. Biophys J, 72: 445-448

Marchant R E, Kang I, Sit P S, et al. 2002. Molecular views and measurements of hemostatic processes using atomic force microscopy. Curr Protein Pept Sci, 3 (3): 249-274

Marszalek P E, Lu H, Li H, et al. 1999. Mechanical unfolding intermediates in titin modules. Nature, 402 (6757): 100-103

Martin A L, Davies M C, Rackstraw B J, et al. 2000. Observation of DNA-polymer condensate formation in real time at a molecular level. FEBS Lett, 480 (2-3): 106-112

Merkel R, Nassoy P, Leung A, et al. 1999. Energy landscapes of receptor-ligand bonds explored with dynamic force spectroscopy. Nature, 397: 50-53

Moller C, Allen V M, Elings A, et al. 1999. Tapping mode atomic force microscopy produces faithful high-resolution images of protein surfaces. Biophys J, 77: 1150-1158

Murakami M, Minamihisamatsu M, Sato K, et al. 2001. Structural analysis of heavy ion radiation-induced chromosome aberrations by atomic forcemicroscopy. J Biochem Biophys Methods, 48 (3): 293-301

Müller D J, Engel A. 1999. Voltage and pH-induced channel closure of porin OmpF visualized by atomic force microscopy. J Mol Biol, 285: 1347-1351

Ohnesorge F, Heckl W M, Häberle W, et al. 1992. Scanning force microscopy studies of the S-layers from Bacillus coagulans E38-66, Bacillus sphaericus CCM2177 and of an antibody binding progress. Ultramicroscopy, 42 (44): 1236-1242

Ong Y L, Razatos A, Georgiou G, et al. 1999. Adhesion forces between *E. coli* bacteria and biomaterial surfaces. Langmuir, 15 (8): 2719-2725

Pum D, Weinhandl M, Sleytr U B, et al. 1993. Large-scale recrystallization of the S-layer of Bacillus coagulans E38-66 at the air/water interface and on lipid films. J Bacteriol, 175 (42): 2762-2766

Qian X, Hou W, Zhengang L, et al. 2002. Direct interactions between molecular chaperones heat-shock protein Hsp70 and Hsp40: yeast Hsp70 Ssal binds the extreme C-terminal region of yeast Hsp40 Sisl. Biochem J, 361 (1): 27-34

Raab A, Han W, Badt D, et al. 1999. Antibody recognition imaging by force microscopy. Nat Biotechnol, 17: 902-905

Radmacher M. 2002. Measuring the elastic properties of living cells by the atomic force microscope. Methods Cell Biol, 68: 67-90

Razatas A, Ong Y L, Sharma M M, et al. 1998. Molecular determinants of bacterial adhesion monitored by atomic force microscopy. Proc Natl Acad Sci, 95 (19): 11059-11064

Razatos A, Ong Y L, Boulay F, et al. 2000. Force measurements between bacteria and poly (ethylene glycol)-coated surfaces. Langmuir, 16 (4): 9155-9158

Razatos A, Ong Y L, Sharma M M, et al. 1998. Evaluating the interaction of bacteria with biomaterials using atomic force microscopy. J Biomater Sci Polym Ed, 9 (12): 1361-1373

Razatos A, Ong Y L, Sharma M M, et al. 1998. Molecular determinants of bacterial adhesion monitored by atomic force microscopy. Proc Natl Acad Sci USA, 95 (120): 11059-11064

Ridout M J, Brownsey G J, Gunning A P, et al. 1998. Characterisation of the polysaccharide produced by Acetobacter xylinum strain CR1/4 by light scattering and atomic force microscopy. Int J Biol Macromol, 23 (4): 287-293

Ros R, Schwesinger F, Anselmetti D, et al. 1998. Antigen binding forces of individually addressed single-chain Fv antibody molecules. Proc Natl Acad Sci USA, 95: 7402-7405

Sagvolden G, Giaever I, Pettersen E O, et al. 1999. Cell adhesion force microscopy. Proc Natl Acad Sci USA,

96 (2): 471-476

Sahin F I, Ergun M A, Tan E, et al. 2000. The mechanism of G-banding detected by atomic force microscopy. Scanning, 22 (1): 24-27

Salerno M B, Logan B E, Velegol D. 2004. Importance of molecular details in predicting bacterial adhesion to hydrophobic surfaces. Langmuir, 20: 10625-10629

Schabert F A, Henn C, Engel A. 1995. Native *Escherichia coli* OmpF porin surfaces probed by atomic force microscopy. Science, 268: 92-94

Scheuring S, Ringler P, Borgnia M, et al. 1999. High resolution AFM topographs of the *Escherichia coli* water channel aquaporin. EMBO J, 18: 4981-4987

Sherertz R J, Carruth W A, Hampton A A, et al. 1993. Efficacy of antibiotic-coated catheters in preventing subcutaneous *Staphylococcus aureus* infection in rabbits. J Infect Dis, 167 (1): 98-106

Simons K, Ikonen E. 1997. Functional rafts in cell membranes. Nature, 387: 569-572

Sit P S, Marchant R E. 1999. Surface-dependent conformations of human fib-ringogen observed by atomic force microscopy under aqueous conditions. Thromb Haemost, 82 (3): 1053-1060

Sleytr U B, Messner P, Pum D. 1988. Analysis of crystalline bacterial surface layers by freeze-etching, metal shadowing, negative staining and ultrathin sectioning. Methods Microbiol, 20 (2): 29-60

Sleytr U B. 1975. Heterologous reattachment of regular arrays of glycoproteins on bacterial surfaces. Nature, 257 (5 525): 400-402

Smith C S, Hinz A, Bodenmiller D. 2003. Identification of genes required for synthesis of the adhesive holdfast in Caulobacter crescentus. J Bacteriol, 185 (4): 1432-1442

Stroh C M, Ebner A, Geretschlager M, et al. 2004. Simultaneous topography and recognition imaging using force microscopy. Biophys J, 87: 1981-1990

Stroh C, Wang H, Bash R, et al. 2004. Single-molecule recognition imaging microscopy. Proc Natl Acad Sci USA , 101: 12503-12507

Strunz T, Oroszlan K, Schumakovitch I, et al. 2000. Model energy landscapes and the force-induced dissociation of ligandreceptor bonds. Biophys J, 79: 1206-1212

Stuart J K, Hlady V. 1999. Reflection interference contrast microscopy combined with scanning force microscopy verifies the nature of protein-ligand interaction force measurements. Biophys J, 76 (1Pt1): 500-508

Tamayo J, Miles M. 2000. Human chromosome structure studied by scanning force microscopy after an enzymatic digestion of the covering cell material. Ultramicroscopy, 82 (1-4): 245-251

Tamayo J. 2003. Structure of human chromosomes studied by atomic force microscopy. J Struct Biol, 141 (3): 198-207

Tan E, Sahin F I, Ergun M A, et al. 2001. C-banding visualized by atomic force microscopy. Scanning, 23 (1): 32-35

Thalhammer S, Koehler U, Stark R W, et al. 2001. GTG banding pattern on human metaphase chromosomes revealed by high resolution atomic force microscopy. J Microsc, 202 (Pt3): 464-467

Thalhammer S, Stark R W, Muller S, et al. 1997. The atomic force microscope as a new microdissecting tool for the generation of genetic probes. J Struct Biol, 119 (2): 232-237

Tollersrud T, Berge T, Andersen S R, et al. 2001. Imaging the surface of Staphylococcus aureus by atomic force microscopy. APMIS, 109 (7-8): 541-549

Touhami A, Hoffmann B, Vasella A, et al. 2003. Aggregation of yeast cells: Direct measurement of discrete lectincarbohydrateinteractions. Microbiol, SGM, 149: 2873-2878

Vadillo-Rodriguez V, Busscher H J, Norde W, et al. 2004. Comparison of atomic force microscopy interaction forces between bacteria and silicon nitride substrata for three commonly used immobilization methods. Appl Environ Microbiol, 70: 5441

Van der Mei H C, Busscher H J, Bos R, et al. 2000. Direct probing by atomic force microscopy of the cell surface softness of a fibrillated and nonfibrillated oral streptococcal strain. Biophys J, 78 (5): 2668-2674

Wann E R, Gurusiddappa S, Hook M. 2000. The fibronectin-binding MSCRAMM FnbpA of Staphylococcus aureus is a bifunctional protein that also binds to fibrinogen. J Biol Chem, 275 (18): 13863-13871

Wetzer B, Pum D, Sleytr U B. 1997. S-layer stabilized solid support lipid bilayers. J Struct Biol, 119 (2): 123-128

Wisedanger R. 1994. Scanning Probe Microscopy: Methods and Applications. Cambridge: Cambridge University Press

Xu W, Mulhern P J, Blackford B L, et al. 1996. Modeling and measuring the elastic properties of an archival surface, the sheath of Methanospirillum hungatei, and the implication for methane production. J Bacteriol, 178: 3106-3112

Yao X, Walter J, Burke S, et al. 2002. Atomic force microscopy and theoretical considerations of surface properties and turgor pressures of bacteria. Colloids Surf Ser, B, 23: 213-230

Zhang X H, Bogorin D F, Moy V T. 2004. Molecular basis of the dynamic strength of the sialyl Lewis X-selectin interaction. Chem Phys Chem, 5: 175-182

第四章　激光扫描共聚焦显微镜技术

第一节　概　　述

激光扫描共聚焦显微镜（laser scanning confocal microscope，LSCM），也称为共聚焦激光扫描显微镜（confocal laser scanning microscope，CLSM），由于其独特的光学切片技术，已成为生物学、生物医学领域以及材料科学中重要的工具之一。各种各样的天然或合成荧光标记试剂使得LSCM能用于细胞及亚细胞结构的特异性定位，且利用多荧光标记还可同时检测不同的目标分子，因此LSCM在生物学领域的应用越来越广泛。

1957年，哈佛大学Marvin提出共聚焦显微技术的基本原理，并申请了平台扫描式共聚焦光学系统专利。Egger和Mojmir在20世纪60年代末设计了多光束共聚焦显微镜，该装置利用一个转盘（称为Nipkow）来检查未被染色的脑切片和神经节细胞。在此基础上，Egger设计了第一台机械式扫描共聚焦激光显微镜，并于1973年发表了第一个清晰的细胞图像结果。1979年，荷兰物理学家Brakenhoff开发了扫描共聚焦显微镜；几乎同时，Colin为此技术贡献了成像理论，Tony、Brad和John完善了共聚焦理论并在80年代将此技术用于检测发荧光的生物样品。随着70年代和80年代计算机和激光技术的飞速发展，并结合图像的数字化处理技术，1987年出现第一台商品化共聚焦仪器。90年代，光学和电子学的发展提供了稳定的大功率激光、高效的扫描镜装置、高通量的光纤、更优的薄膜分光镜膜层和低噪声的检测器。此外，与激光更匹配的荧光试剂被合成出来，且90年代晚期大容量存储技术的出现，都促进了激光扫描共聚焦显微镜的飞速发展，使其应用越来越广泛。

在共聚焦显微镜中，等同于物镜的透镜替代了传统显微镜中的聚光器，透过照明针孔的光源（激光）经由分光镜反射至物镜，并聚焦于样品上，激发出的荧光经原来入射光路直接反向回到分光镜，通过探测针孔时聚焦，聚焦后的光被光电倍增管（photomultipler tube，PMT）探测收集，并将信号输送到计算机，显示出图像。在这个光路中，只有在焦平面上的光才能穿过探测针孔，焦平面以外区域射来的光线在探测小孔平面是离焦的，不能通过小孔。因此，非观察点的背景呈黑色，反差增强，成像清晰。由于照明针孔与探测针孔相对于物镜焦平面是共轭的，焦平面上的点同时聚焦于照明针孔和探测针孔，即共聚焦，其原理如图4-1所示。

激光扫描共聚焦显微镜与传统的光学显微镜相比（图4-2），具有以下优点。

1. 图像更清晰，分辨率更高

传统光学显微镜使用的是场光源，由于光散射，在所观察的视野里，样品上的每一点都同时被照射成像，位于焦平面外的反射光也可通过物镜而成像，且入射光仅能照射到细胞的某一厚度，图像的信噪比低，图像的清晰度和分辨率差。由于激光扫描共聚焦显微镜克服了场光源的缺点，因此图像更清晰，分辨率更高。

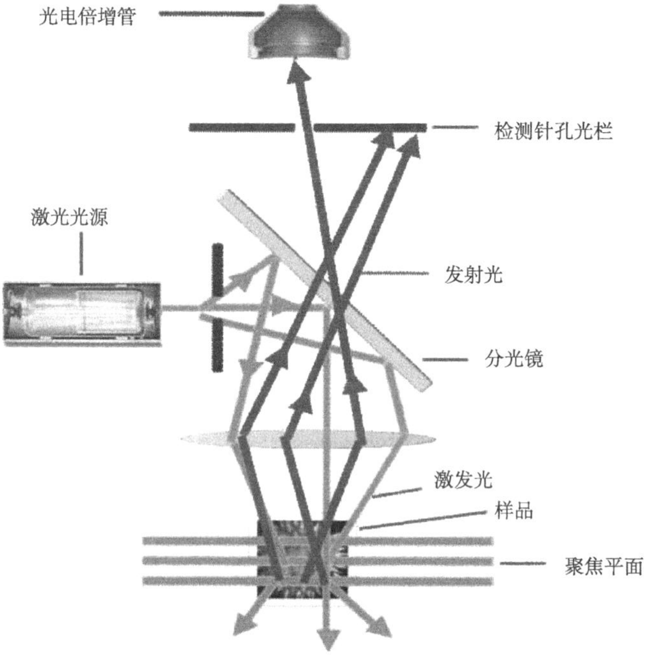

图 4-1 激光扫描共聚焦显微镜的光路图

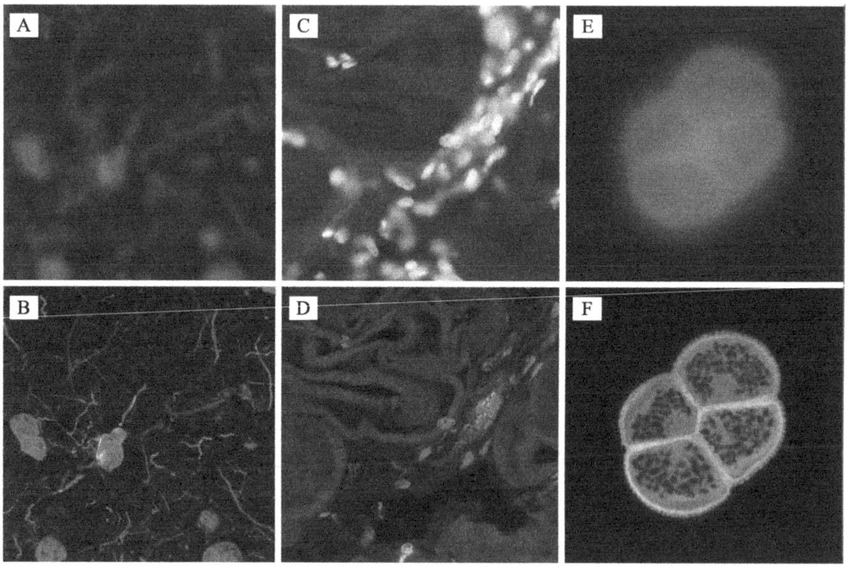

图 4-2 广角光源（普通光学显微镜）（上排）与激光扫描共聚焦显微镜图像（下排）比较（见图版）

A、B. 老鼠脑海马厚切片，其中用第一抗体处理胶质纤维酸性蛋白（GFAP），神经纤维 H（绿色），Hoechst 33342 复染核使其高亮（蓝色）；C、D. 连有 AlexaFluor 568 的鬼笔环肽染色的大鼠平滑肌厚切片（目标肌动蛋白，红色），小麦胚芽凝集素与 Rregon Green 488 相连（糖蛋白，绿色），用 DRAQ5 复染核（蓝色）；E、F. 向日葵花粉粒四分体自发荧光

2. 可清晰检测有杂散光的厚样品

在激光扫描过程中，某一瞬间只有焦平面上的样品点被扫描聚焦于检测针孔并被检测器记录，焦平面外产生的荧光，因被检测针孔阻挡而不能形成共聚焦图像。在 LSCM 的载物台上所加装的微量步进马达，可驱动载物台在扫描过程中上下（沿着 Z 轴）移动，以使物镜聚焦于样品的不同平面上，获取该层的光学切片，从而可以得到样品各个横截面的一系列连续光学切片，这些光学切片可用于样品立体结构观察和图像的三维重建。

3. 电子放大功能

大多数 LSCM 在不损失分辨率的情况下具备缩放图像的能力。在不移动标本的情况下，可用同一物镜得到不同放大倍数的图像。

第二节　原理、结构及功能

一、工作原理和基本结构

激光扫描共聚焦显微镜的核心就是共聚焦原理，如图 4- 1 所示。商品化 LSCM 大致分为激光光源、扫描器、荧光显微镜系统、计算机图像存储与处理及控制系统几部分，LSCM 的具体设计和部件又因厂家、仪器型号及用途不同而不同，如图 4-3 所示的 Leica TCS SP5 激光扫描共聚焦显微镜系统，由十几个部件构成。以下简单介绍 LSCM 的基本部件。

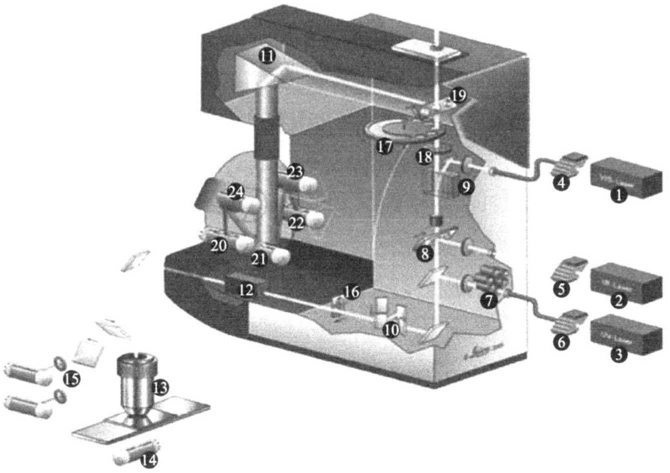

图 4-3　Leica TCS SP5 激光扫描共聚焦显微镜示意图

1. 可见范围激光；2. IR 激光；3. 紫外激光；4. 可见光范围 AOTF；5. IR EOM；6. UV AOTF；7. UV 光学成像；8. AOBS；9. 多功能端口；10. 串联扫描仪；11. 校准目标；12. 场旋转光学；13. 物镜；14. 透射光检测器；15. 反射光 NOD；16. 共聚焦探测针孔；17. 滤光和偏光镜轮；18. XI-发射端口；19. 分光光度棱镜；20. PMT 通道 1；21. PMT 通道 2；22. PMT 通道 3；23. PMT 通道 4（可选 FLIM）；24. PMT 通道 5（可选 FLIM）

（一）激光光源

激光是一种受激辐射光。激发光束具相干性，为偏振光，并且沿同一方向传播，因此相比于传统荧光显微镜的汞灯或氙灯光源，激光光源具有单色性好、方向性好、亮度高、强度大及相干性和偏振性好的优点。采用激光光源的成像系统色差小，尤其对大数值孔径、高放大倍率的显微镜，可以提高其光学系统的分辨能力。

激光扫描共聚焦显微镜中常用的激光谱线有：Ar-458nm、Ar-476nm、Ar-488nm和Ar-514nm，Kr-568nm、Kr-647nm，HeNe-543nm、HeNe-633nm，Ar(UV)-351nm、Ar(UV)-364nm为紫外线，蓝紫光半导体激光器发出405nm的激光以及红宝石等固体激光器。光谱式激光器，可以任意选择可见激光波长，特别适合激发光谱的研究。大多数的商品化LSCM仪器都同时配备多个激光器，以满足常用荧光探针的需要。

照射到样品上的激光能量大小由两种途径来控制。

（1）调节激光器总输出功率。该途径调节激光功率范围宽，但会引起激光电流的改变，一般需要15～20min才能使输出激光强度达到稳定。

（2）声光可调谐滤光器（acousto-optical tunable filter，AOTF）。可以在一定范围内连续调节每个波长下激光的输出能量和强度，同时还能够精确、快速地控制不同激光谱线间的切换。在进行定量测定时，最好的调节途径是第二条，以保证测定激光的稳定性。

声光可调谐滤光器是一种基于各向异性晶体在声光相互作用下的反常布拉格衍射效应制成的电可调谐滤光器，能够根据施加给它的射频信号频率的不同对入射复色光进行衍射从而得到特定波长的单色光。声光可调谐滤光器由单轴双折射晶体（通常采用的材料为TeO_2或各向异性石英晶体），黏合在单轴晶体一侧的压电传感器，以及作用于压电传感器的高频信号源组成。当输入一定频率的射频信号时，AOTF会对入射多色光进行衍射，从中选出波长为λ的单色光。单色光的波长λ与射频频率f有一一对应的关系，只要通过电信号的调谐即可快速、随机改变输出光的波长。AOTF具有体积小、质量轻、精度高、抗干扰能力强、分辨率高（可以达到1nm）、扫描速度快（16 000波长点/s）、波长稳定性好（长时间不超过0.01nm）、信号能量大、信噪比高、重现性好和扫描范围广的优点，可实现全光谱扫描。

激光光源系统除了核心部件激光器外，还包括辅助设备，如冷却系统、稳压电源和耦合光纤等。

（二）扫描器

扫描器内密封有检测针孔光栏、分光镜、发射荧光分光镜及检测器。

荧光样品中的混合荧光进入扫描器，经过检测针孔、分光镜和分色器选择后，被分成各单色荧光，分别在不同的荧光通道进行检测并形成相应的共焦图像，同时在计算机屏幕上可以显示几个并列的单色荧光图像及其合成图像。

检测针孔光栏的作用是控制光学切片的厚度，它对断层扫描成像、排除非焦平面杂散光起关键性作用，同时也影响图像的荧光强度。理论上讲，针孔的直径越小越好，因为光线只有通过针孔光栏才能到达检测器，得到相应荧光信号的图像，因此在保证图像亮度的情况下，针孔光栏应开得尽量小。

分光镜的作用是按照波长来改变光线的传播方向，使各激发光到达样本，并使来自样本的光线（荧光和反射光等）经过分光镜分离后进入相应的荧光检测通道。

发射荧光分色器的作用是选择一定波长范围的光进行检测。分色器部件主要有三种类型。

（1）滤片。滤片可选择波长，与分光镜组合，只允许一定波长范围内的光通过，选择与荧光探针最大发射波长相匹配的滤片可使相应波长的荧光进入检测器。为了适应多种波长范围荧光的测定，在扫描器内需要排列多个滤光片供测定时选用。

（2）棱镜。棱镜和狭缝组成分色器，先由棱镜将混合光分为按照波长序列排列的光谱，然后调整狭缝的位置和宽度，选择出需要的波长进入到检测器。

（3）光栅。光栅与 32 个检测器共同组成分色器，完成分光和检测功能。先由光栅将混合光分成按照波长序列排列的光谱，照射到 32 个阵列检测器上，其中每个检测器对应一定的波长检测范围，由此完成全部可见波长范围的荧光检测，并测定出各荧光物质的荧光发射光谱曲线，再依据各荧光物质的最大发射波长和荧光发射光谱将混合荧光分离，分别检测出各荧光的信号并成像。

检测器类型有高灵敏度的光电倍增管（photomultiplier，PMT）、光电二极管（photodiodes）和固态电荷耦合器件（solid-state CCD）。在 LSCM 中，由于样品发出的荧光在到达检测器之前，先通过检测针孔光栏，只有少量在焦平面上的发射光才能通过，这就要求用响应速度快的高灵敏检测器。光电倍增管是 LSCM 理想的检测器，它可对入射光子进行级数放大，输出的光电流与入射光子强度成正比。根据样品发射光的强度，调节 PMT 的电压来控制增益和补偿，从而调节图像的亮度，保证其最大灰度值在 PMT 的输出信号范围内，不至于色度饱和而失真。补偿调节是给输入电压增加正电压或负电压，从而使得最弱信号在光电倍增管的检测阈值附近，其检测的范围和灵敏度可根据样品的强度进行连续调节。大多数商品化共聚焦显微镜的光电倍增管的动态范围为 256 灰度值，荧光图像的强度按照 0～255 分级显示，大多数情况下足以处理每个像素下的光子数目。

（三）荧光显微镜

大多数 LSCM 中配有荧光显微镜，用于预览样品。荧光显微镜主要包括光源、激发滤片、双色反射镜、阻断滤片、物镜和目镜等几部分。它配备有两个光源：卤素灯光源和汞灯光源，其中卤素灯光源用于寻找样品焦平面、观察样品位置、形态和分布；汞灯光源用于观察和分辨样品中产生荧光物质的成分和位置。对于光敏样品最好用卤素灯进行预览，以减少对样品的刺激。在荧光显微镜中，从高压汞灯（或氙灯）发射出的激发光经激发滤片后，选择出适宜的激发光到达双色反射镜，经它分光后，较短波长的激发光反射下来，经物镜后激发样品，样品产生的荧光再经物镜后到达双色反射镜，经其分光，较长波长的荧光透射过去，被阻断滤片进一步阻断掉一些短波长的激发光，使一定波长范围的荧光达到目镜供观察。一般来说，在不确定样品是否有荧光产生的情况下，要先用荧光显微镜预览样品，观察荧光产生情况，再用 LSCM 进行图像采集。

（四）计算机系统

LSCM 的各个部分由计算机设置参数和调控，所有检测信号均被存于多维的图像存储器内，并对图像资料作进一步的加工处理。共焦图像文件大，每一幅单色图像在 256kb 以上，而且每一次采集图像，一般需要将多幅图像作为一个文件存储，因此对计算机软件功能、运行速度，内存、硬盘要求很高。现在的计算机系统基本满足了 LSCM 的要求。

二、激光扫描共聚焦显微镜的基本功能

LSCM 有三大基本功能：采集图像、荧光信号定性和定位以及定量测定荧光强度。其中采集图像是后两者的前提，是 LSMC 的基础功能。

（一）采集和处理图像

LSCM 采集的图像有两种：荧光图像和光镜图像。只有荧光图像才是真正的共焦图像，即扫描采集样品单一层面及多层面的荧光图像，在此基础上进一步完成三维图像重建、荧光信号定性定位和定量测定等功能。光镜图像包括透射光图像（如微分干涉图像）、明场图像和反射光图像。

1. 光学切片扫描样品采集二维及三维荧光图像

LSCM 的成像特点如下。

（1）不破坏样品。由于采用较低能量的激光逐层扫描样品各层面进行光学成像，对数百微米范围内的样品无需机械切割，从而基本保持样品的完整性以及生物组织或细胞的活性。

（2）采集多重波长荧光分解及合成图像。对多重荧光标记的样品，既可采集各单色荧光独立的共焦图像，又可获取多荧光的合成图像，并且利用顺序扫描程序及光谱分析技术克服各通道光谱交叉干扰问题，图 4-4 为检测到的植物叶片保卫细胞中荧光物质与过氧化氢反应产生的荧光及叶绿体的自发荧光。将两者的图像合成后，叶绿体中黄色部分表示叶绿体中有过氧化氢。

（3）LSCM 的图像清晰，反差大，定位准确。具体可见图 4-2。

（4）可以只选择样品中感兴趣的区域和深度进行扫描。

（5）获取三维重建图像。现代 LSCM 能够利用计算机软件，将样品各层面连续光切片进行三维重建，得到具有立体结构的三维重建图像，从而实现对样品三维立体结构的直接观察、空间定位并定量测定荧光强度和空间距离。

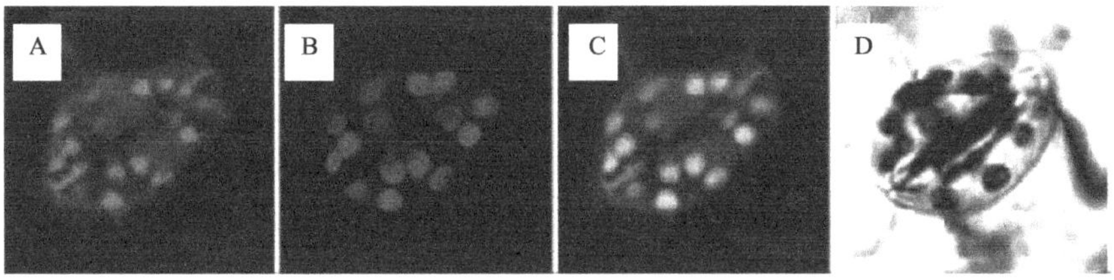

图 4-4　植物叶子表皮保卫细胞中过氧化氢荧光检测试剂的分布（见图版）

A. 荧光试剂 Amplex Ultra Red（AUR）与 H_2O_2 反应产生的荧光；B. 叶绿体的自发荧光（红色）；C. A 和 B 的合成图像；D. 保卫细胞的明场图像

2. 获取透射光及反射光图像

对于有荧光或无荧光的样品均可采用 LSCM 采集其透射光图像。因此，在获取荧光图像的同时，采集待测样品相应的透射光图像，可以同时获得许多微观信息。如图 4-4D 所示。

（二）荧光分子的定性及定位

1. 定性鉴定待测荧光物质

定性鉴定即根据 LSCM 在采集图像时样品中荧光物质的激发光谱、发射光谱及峰值波长特征，鉴别并分离出各待测物质的特异荧光信号使之成像。

2. 荧光信号的定位

利用分子的自身荧光或用特异荧光探针标记细胞内的物质，然后经 LSCM 扫描成像，显示出待测物质的荧光在细胞内的分布位点，即定位。常用的定位方法有单荧光定位、多荧光标记共定位和荧光与透射光共定位。

（三）定 量 测 定

把 LSCM 采集的共焦图的相关信息转化为定量数据，称为定量测定。定量测定的项目主要包括：①图像中任意区域（或线）的荧光强度；②荧光强度随时间、空间及波长的变化曲线和数据；③图像内的几何参数，包括面积、厚度、空间距离和体积等。

（四）LSCM 采集图像模式

1. 单张光学切片

单张光学切片是样品某一个焦平面上的 LSCM 图像。扫描方式分两种：*XY* 或 *XZ*。*XY* 方法是将 *Z* 轴驱动器固定在样品某一层面上，激光只在该 *XY* 平面扫描采集图像。或者将 Y 轴固定，采集 XZ 平面的图像。

2. Z 扫描和三维重建

Z 扫描即设定样品的扫描起始层面、终止层面和每个层面厚度（光学切片厚度）后，计算机控制步进马达以设定的步长移动显微镜的镜台，逐层扫描样品，采集各层面的图像。扫描模式是 XYZ。

Z 扫描可进一步处理成 3D 图像，用来阐明 3D 结构和组织功能之间的关系，如图 4-5 所示。

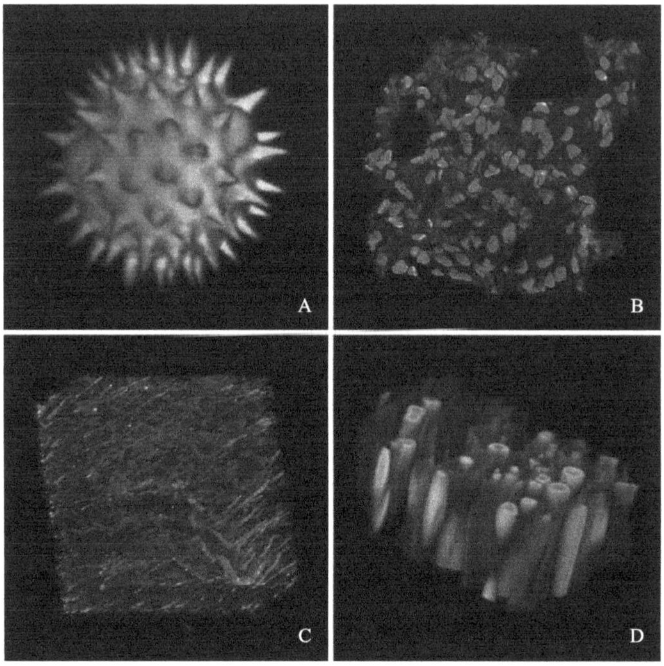

图 4-5　共聚焦显微镜光学切片的三维重建图（见图版）

A. 一系列向日葵花粉粒的自发荧光光学切片重建成外表面的实际视图；B. 老鼠肺脏厚组织（16μm）；C. 大鼠的脑组织。样品用蓝色、绿色和红色荧光标记，该图用 30～45 张光学切片重构而成；D. 蕨类植物根的自发荧光

3. 动态监测样品的荧光信号

动态监测样品的荧光信号就是在 XY、XZ 或 XYZ 等扫描方式的基础上加上时间参数，在所设定的时间间隔内对同一样品点实施相同方法的扫描。

4. 顺序扫描方法

顺序扫描方法用于有多个荧光激发和发射的样品，或者一种荧光物质的激发光谱和另一种荧光物质的发射光谱有交叉，使得激发光干扰另一种荧光发射的情况。对于荧光物质，如果没有激发光，不会有荧光产生，因此即使有多种荧光探针同时存在，如果没有同时受到激发，也不会有荧光产生。实现方法是用不同的激光分别激发荧光样品，分别采集相应的共聚焦图像，同时分通道显示每种荧光的共聚焦图像，而相应的顺序扫描软件能够将各通道的不同荧光图像同时分通道显示并合并成一幅图像，展示荧光空间定位关系。

顺序扫描方法有以下几种模式。①逐线扫描模式（between lines）。在样品上各通道激光沿同一路径轮流扫描样品后，再换到下一条路径扫描，在各通道上的荧光图像同时以线为单位逐渐显示，几乎同时完成，大多数实验都可用这种模式，尤其活细胞扫描。②逐面扫描模式（between frames）。在逐面扫描模式中，各通道激光轮流扫描样品的一个光学切面，各通道上的荧光图像依次显示。③多层扫描模式（between stacks）。一个通道激光扫描完预先设置的多个层面后，再切换至另一通道激光扫描层面成像。

第三节　荧光探针的选择

由于荧光图像具有灵敏度高和结构专一的优点，荧光探针的选择是激光扫描共聚焦显微实验成败最关键的环节之一。本节就荧光光谱的基础知识和 LSCM 中荧光探针的种类和选择作一介绍。

一、荧光的产生

图 4-6 所示为 Jablonski 能级图。物质分子受光照射时，会部分或全部地吸收入射光子的能量，电子会从低能级（如基态）向较高能级跃迁，处于激发态。电子激发态具有多重态，用 2S+1 表示，S 为电子自旋量子数的代数和，其数值为 0 或 1，因此电子激发态有单重态和三重态之分。如果分子中全部轨道里的电子都是自旋配对的，则 S=0，该分子处于单重态。如果分子吸收能量后电子在跃迁过程中发生自旋方向变化，分子具有两个自旋不配对的电子，则 S=1，此时分子处于激发三重态。处于激发态的分子是不稳定的，会通过以下几种途径丧失多余的能量返回到基态。

（1）振动弛豫，指的是由于和周围环境碰撞时发生能量转移，使分子丧失振动激发能的过程。

（2）内转换，是指在相同重态中，电子从某一能级的低能态按水平方向窜到下一能级的高能级而能态不变的过程。

（3）系间跨越，是指电子从某一重态等能量地窜到另一重态的过程，如从 S_1 态窜到 T_1 态，此过程重态改变了，而能态未变。

（4）荧光发射，是指处于单重态的最低振动能级的分子，发射出光子后返回到基态的过程。发射荧光的能量比分子所吸收的能量要小，所以荧光的特征波长比它所吸收的特征波长要长，多为 $S_1 \rightarrow S_0$。荧光的波长与激发光的波长差值称为斯托克斯位移，选择荧光物质时，尽量选择斯托克斯位移大的荧光物质，以减少自吸现象。

（5）磷光发射，是指从三重态的最低振动能级跃迁至基态各振动能级间发出光子的过程，磷光的寿命比荧光的长，通常在低温或刚性介质中被观察到。

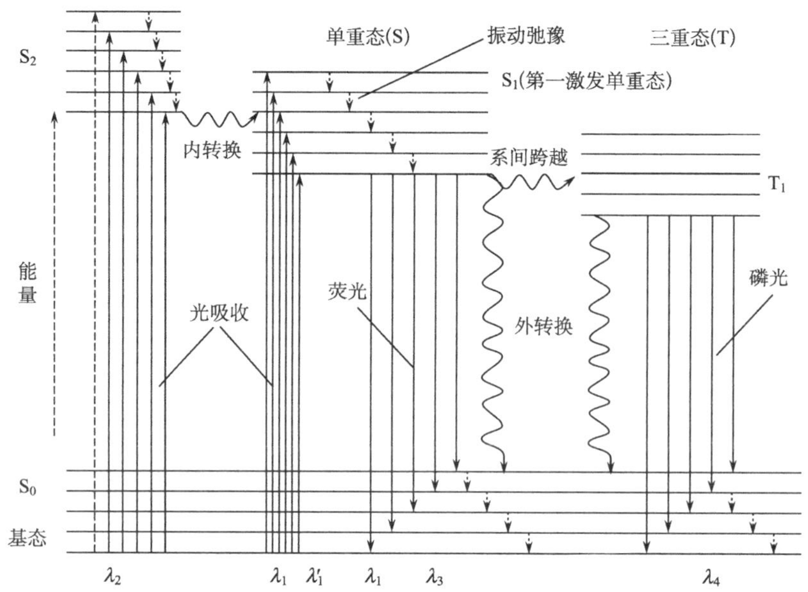

图 4-6　Jablonski 能级图

二、荧光物质的基本特征

含有 $\pi \rightarrow \pi^*$ 跃迁能级的芳香族化合物可以产生较强的荧光。这种体系中 π 电子共轭程度越大，则 π 电子离域性越大，越容易被激发，荧光也就越容易产生，而且荧光光谱将向长波移动。所以绝大多数能发生荧光的物质含有芳香环或杂环。

荧光物质具有激发光谱和发射光谱。激发光谱与物质的吸收光谱类似，经过校正后，在形状上与吸收光谱相同。在 LSCM 中，将发射荧光单色器的波长固定在待测物质的最大荧光发射波长处，改变激发光波长，以使不同波长的入射光激发荧光物质，所产生的荧光到达检测器，测得该荧光的强度。以激发光的波长为横坐标，荧光强度为纵坐标作图，得到荧光强度与激发光波长的关系曲线图，即为荧光物质的激发光谱。由于荧光发射大多是从第一激发单重态的最低能级向基态振动能级跃迁，因此荧光光谱的形状与激发波长无关。

荧光物质的性质由两个参数来度量。第一个参数是摩尔消光系数，用于表征一个分子吸收光的能力。第二个参数是量子产率，是荧光发射效率的计算值，即代表了激发态荧光物质发射荧光光子的可能性大小，表达为发射光子与入射光子之比。量子产率范围为 0～1，通常为 0.05，甚至更小。一般来说，高量子产率的荧光物质更利于荧光成像。除了本身性质外，荧光物质的量子产率受环境因素，如金属离子浓度、pH 和溶剂极性的影响。大多数情况下，摩尔消光系数在特定波长下是一定的，而量子产率却与发射光谱的总曲线下积分面积有关。传统荧光显微镜的氙灯光源的带宽为 10～20nm，LSCM 中激光光源的带宽只有几个纳米。在达到饱和度之前，荧光强度与摩尔消光系数和量子产率成正比。

共聚焦显微镜中用于成像的荧光物质必须要有足够高的亮度值和信号持久性，使得该成像不遭受高光漂白和低信噪比影响。在场光源显微镜中，激发光照水平可由中性密度滤镜轻松控制，强度可减弱以避免饱和，减少不可逆的荧光损失。然而在共聚焦显微镜中，激发条件要严格得多，荧光物质本身的局限性和显微镜操作系统的效率问题成为控制激发速度和发射光采集的关键因素。在共聚焦显微镜中，激光产生的光谱窄且受限于波长，荧光发射强度由于荧光发射谱带与激发波长重叠小而受到严格限制。此外，共聚焦的针孔光栏孔径在高信噪比情形下得到薄的光学切片起着关键作用，但是不管如何精细调节校正显微镜光学系统，25%～50%光发射强度会损失。共聚焦中常用的光电倍增管检测器也受到量子产率的影响（尤其是在红光和红外光区域），进一步使得发射光谱的信号随波长差异而受到不同程度的损失。总的来说，共聚焦显微镜中的强度损失是场光源的 50 倍之多。因此在 LSCM 中要仔细选择荧光物质及考虑仪器效率，以得到高质量的图像。

光饱和也会影响共聚焦显微成像。荧光物质在发射出光子前，在激发态下不能再吸收入射光。如果激发荧光物质的速率快于发射光子速率，分子的基态数目减小，分子达饱和状态，则大多数的激光能量通过样品后不减损，且不产生荧光发射。因此，平衡荧光饱和与激光强度的关系是共聚焦显微镜实验中得到最优信噪比的又一关键条件。迄今用于共聚焦显微镜的上百种荧光探针的最大吸收波长与常见的激光谱线相近，其最大吸收波长与激光谱线很难完全匹配，但是在最大吸收波长附近的激光谱线就足以产生可被检测到的荧光发射强度。

仪器上，可以仔细选择物镜、检测器针孔光栏孔径、双色反射镜和阻挡滤片以及精确调整光学元件来优化荧光发射采集效率。大多数情况下，因为光采集效率随数值孔径的四次方增加，随放大倍数的平方减小，因此理想的 LSCM 要选择低放大倍数和高数值孔径。但是共聚焦显微镜中荧光采集效率最大限度上还是局限于荧光物质自身的物理性质，因此选择合适的荧光物质是激光扫描共聚焦显微镜实验中的关键。

用于 LSCM 的荧光探针需满足仪器提供的激发光和荧光发射检测波长条件。尽管现在的共聚焦显微镜可提供紫外、可见和近红外的激发光谱线，却并不和现在流行的荧光探针的最大吸收波长吻合。实际上，激发光谱线没有必要完全与荧光染料的最大吸收波长一样，但是荧光发射强度还是由特定波长下的荧光摩尔消光系数调节。共聚焦显微镜最常用的激光是空气冷却的氩灯、Kr-Ar 离子激光器、蓝色二极管激光器和各种各样的氦氖激光器，可提供 400～650nm 范围内 10～12 种特定波长的激光。

常用荧光试剂的光谱性质及其主要用途见表 4-1。

表 4-1　荧光探针的光谱性质

参数	探针	最大吸收波长/nm	最大发射波长/nm	量子产率	测量条件
共价标记试剂	荧光素-胺，巯基	490	520	0.71	pH7，PBS
	四甲基罗丹明-胺	554	573	0.28	pH7，PBS
	X-罗丹明-胺	582	601	0.26	pH7，PBS

续表

参数	探针	最大吸收波长/nm	最大发射波长/nm	量子产率	测量条件
共价标记试剂	Texas Red®-胺	596	620	0.51	pH7，PBS
	CY3	554	568	0.14[b]	pH7，PBS
	CY5	652	672	0.18[b]	pH7，PBS
	CY7	755	778	0.02[b]	pH7，PBS
	BODIPY® FL	502	510		甲醇
	BODIPY 581/591	581	591		甲醇
	BODIPY 630/650	625	640		甲醇
	Cascade Blue®	378，399	423		水
	AlexaFluor® 430	430	545		pH7
	AlexaFluor® 488	494	517		pH7
	AlexaFluor® 532	530	555		pH7
	AlexaFluor® 594	590	617		pH7
	7-硝基苯-2-氧杂-1，3-二唑-胺	478	520～550	0.36/0.21	乙醇/甲醇
	7 硝基苯-2-氧杂-1，3-二唑-S-乙醇	425	531	0.002	pH7.5，10% 甘油
	香豆素鬼笔环肽	387	470		水
	DY-555	555	580		—
	DY-631	637	658		—
	藻红蛋白-R	480～565	578	0.68	pH7，PBS
	别藻蓝素	650	660	0.68	pH7，PBS
	PerCP	488	680		pH7，PBS
纳米晶	量子点	≥365	400～850		PBS
镧系螯合物	铕螯合物	340	615	见 FN[c]	水
	铽螯合物	340	545	见 FN[d]	—
可在生物体内表达的荧光物质	增强型蓝色荧光蛋白	383	445	0.25	pH7，PBS
	增强型青色荧光蛋白	434	477	0.40	pH7，PBS
	增强型绿色荧光蛋白	489	508	0.60	pH7，PBS
	增强型黄色荧光蛋白	514	527	0.61	pH7，PBS
	红色荧光蛋白	558	583	0.68	pH7，PBS
DNA-RNA 含量测量[a]	Hoechst 33342	340	450	0.83	+DNA（过剩）
	4′,6-二脒基-2-苯基吲哚二盐酸盐	350	470		+DNA（过剩）
	DRAQ5	646	681		PBS
	溴化乙锭	510	595		+DNA（过剩）
	碘化丙啶	536	623	0.09	+DNA（过剩）
	吖啶橙	480	520		+DNA

续表

参数	探针	最大吸收波长/nm	最大发射波长/nm	量子产率	测量条件
DNA-RNA含量测量[a]	焦宁 Y	440～470	650		+RNA
		549～561	567～574	0.04～0.26	+ds DNA[b]
		560～562	565～574	0.05～0.21	+ds DNA[b]
		497	563	低	+ss DNA[b]
	噻唑橙	453	480	0.08	RNA
	TOTO-1	514	533		甲醇
	YOYO-3	612	631		甲醇
膜电势	diO-Cn-(3)	485	505	0.05	甲醇
	diI-Cn-(5)	646	668	0.4	甲醇
	diBA-Isopr-(3)	493	517	0.03	甲醇
	diBA-C4-(5)	490	620		乙醇
	罗丹明 123	511	534	0.9	乙醇
pH	2′,7′-二-（2-羧乙基)-5（6)-羧基荧光素	505	530		高 pH
		460			低 pH
	SNARF-1（p*K*a=7.5）	518～548	587		pH5.5
		574	636		pH10.0
	二氰基苯二酚	340～360	500～580		高 pH
		340～360	420～440		低 pH
膜定位和流动性测量	二苯基-1,3,5-己三烯	330，351，370	430		正己烷
	diI-C18-(3)	546	565	0.07	甲醇
	DiO	484	501		甲醇
	DiA	491	613		甲醇
	7-硝基苯-2-氧杂-1,3-二唑磷脂酰乙醇胺	450	530		油脂
	Anthroyl stearate	361，381	446		甲醇
	磺酰胺烷基芘	350	380～400		
钙离子	Fura-2	335	512～518	0.23	低浓度 Ca^{2+}
		360	505～510	0.49	高浓度 Ca^{2+}
	Indo 1	330	390～410	0.56	高浓度 Ca^{2+}
		350	482～485	0.38	低浓度 Ca^{2+}
	Fluo-3	506	526	0.183	高浓度 Ca^{2+}
		506	526	0.0051	低浓度 Ca^{2+}
氧传感器	三（4,7-二苯基-1,10-邻二氮杂菲）二磺酸钠钌	365/450	590	τ=3.7μs	无氧
				τ=0.93μs	空气

续表

参数	探针	最大吸收波长/nm	最大发射波长/nm	量子产率	测量条件
环磷酸腺苷酶底物	FIERhR	490	520，573		
	罗丹明-二-精按氯酸-苄氧羰基	495	532	0.09	Hepes pH7.5
	罗丹明的反应产物	495	523	0.91	+15% 乙醇
	香豆素-葡萄糖苷-底物	316	395		pH5.5+1%芦布若尔（lubrol）
	羟基香豆素的反应产物	370	450		pH10+1%芦布若尔（lubrol）
	荧光素二半乳糖酶产物	490	520	0.71	pH7，PBS
	9-羟基-3-异吩噻唑半乳糖酶产物	571	585		pH9
	ELF97 磷酸酶产物	345	530		pH8

a. 参考文献 Arndt-jovin 和 Jovin（1989）的 DNA 含量探针。

b. 取决于碱基对。

c. 参考网站 www. qdots. com，www. evidenttech. com。

d. 利用时间分辨荧光测量而得，消光时间量子产率约 2100。

三、有机荧光染料

荧光素类荧光染料是氧杂蒽化合物，最大吸收波长为 495nm，与 Ar-和 Kr-Ar 激光器产生的 488nm 谱线（蓝色）和汞灯产生的 436nm 谱线以及氙弧灯产生的 467nm 谱线接近，最大发射波长在 520nm 左右，如异硫氰酸荧光素，是常用的荧光原位杂交探针，荧光素的量子产率很高，但是荧光素的缺点在于其荧光发射强度受环境因素影响严重，如 pH。此外，其相对宽的荧光发射光谱在两种或者多种荧光标记时，与其他荧光染料的发射光谱有交叉。

四甲基罗丹明及其异硫氰酸盐在 546nm 被汞灯有效激发，常用于多荧光标记中。由于罗丹明的发射光谱与荧光素的严重交叉，可选用氦-氖激光器的 543nm，而不要选用 Ar 或 Kr-Ar 的 514nm 或 568nm。当用 Kr-激光器时，最好用丽丝胺罗丹明，因为其最大吸收波长为 575nm，可与荧光素的光谱分开来。罗丹明类荧光物质不像荧光素那样易受环境影响。

吖啶类染料是三环杂芳香类荧光探针。最常用的是吖啶橙（含有吖啶母体，在三环结构的 3 位和 6 位有三甲基氨取代基）。在生理条件 pH 范围内，分子杂环氮被质子化，以阳离子的形式存在。吖啶橙与 DNA 强烈结合，最大吸收波长为 530nm，也与 RNA 及单链 DNA 强烈结合，但是最大吸收波长约为 640nm。在活细胞中，吖啶橙可在膜间扩散，积聚在脂质体和其他酸性囊泡中。与大多数吖啶类染料和多氮杂环化合物类似，吖啶橙的吸收光谱宽，可用于 Ar-离子激光中的荧光探针。

碘化丙啶（propidium iodine，PI）是菲啶类化合物，属嵌入性荧光探针，可嵌入到 DNA 和 RNA 碱基对中与之结合，产生最大发射波长为 617nm 的橙红色荧光。碘化丙啶的最大吸收波长为 536nm，可用 488nm、514nm 或 543nm 激发。这种荧光经常用于复染细胞核，在多荧光标记中产生较强荧光，作为核酸显色剂。PI 的荧光发射光谱易受介质影响，尤其是含有甘油的介质。

有些染料可结合在 DNA 双螺旋的外部，使 DNA 和染色体染色。4′,6-二脒基-2-苯基吲哚（4′,6-diamidino-2-phenylindole，DAPI）和 Hoechst 33258、Hoechst 33342 和 Hoechst 34580 都是 DNA 特异性荧光染料，细胞毒性较小，特异性强，专一性地结合在 DNA 的 A-T 碱基区。与 DNA 结合后，以 351nm 或 354nm 紫外光激发，发射出明亮的蓝色荧光，鲜明地与绿色、黄色和红色探针区分开来，分辨率高。DAPI 与双链 DNA 结合时，荧光强度增强 20 倍，而与单链 DNA 结合时无荧光增强。DAPI 的特异性比 PI 高，对于活细胞来说为半通透性，因此用于常规固定细胞的染色。

AlexaFluor 染料是 Molecular Probes 公司开发的荧光试剂，有 19 种，在 350～750nm 都可被激发。AlexaFluor 染料与对应的罗丹明、荧光素相比，有更高的量子产率，更好的光稳定性，吸收光谱与通用激光光谱更接近，对 pH 变化不敏感，水溶性更好。AlexaFluor 染料抗光漂白的能力很强，即使用高强度的激光照射，荧光强度也在相对长的时间里保持稳定，因此水溶性的 AlexaFluor 既可用于活细胞和组织中，也可用于传统的固定样品中。AlexaFluor 染料系列探针从紫外、深蓝一直到近红外区域都可被激发，如 AlexaFluor 488、AlexaFluor 568、AlexaFluor 405、AlexaFluor 594、AlexaFluor 633 和适用于传统氙弧灯可见区光谱的 AlexaFluor 546，紫外的 AlexaFluor 350 以及固态红光二极管的 AlexaFluor 680。由于 AlexaFluor 染料适用的谱带范围宽，可广泛用于多荧光标记中。商品化 AlexaFluor 染料以马来酰亚胺盐、酰亚胺酯、肼盐或连接在鬼笔环肽、肌动蛋白和兔骨骼肌肌动蛋白上等形式形成细胞骨架探针，或者与凝集素、糊精、链霉素、抗生物素蛋白、生物胞素和各种各样的二抗结合。AlexaFluor 一系列染料广泛应用于复杂的激光扫描共聚焦显微镜实验中。

以带有两个芳香基团的部分饱和的吲哚氮杂环为母体的氰化物系列 Cy2、Cy3、Cy5、Cy7 以及它们的衍生物这一大类荧光染料，与荧光素和四甲基罗丹明有类似的激发和发射光谱，但是有更佳的水溶性、光稳定性和更高的量子产率。大多数氰化物染料更稳定，不易受 pH 和有机溶媒影响。与 AlexaFluor 染料一样，Cy 染料适用于通用激光和氙弧灯光源，但是比 AlexaFluor 染料的吸收光谱宽，因此在选择激光光源上更灵活。例如，用 Ar-离子 547nm 激发，Cy2 的荧光发射效率是 AlexaFluor 488 的两倍，用 Ar-离子 514nm 激发，Cy3 比 AlexaFluor 546 的效率高得多。特别指出的是，Cy5 在长波 650nm 能被激发，680nm 处有红外发射，因此可被 KrAr 647nm，HeNe 633nm 和二极管 650nm 激光谱线有效激发。由于 Cy5 的发射光谱与紫外和蓝光激光产生的荧光分得很远，常被用于三种荧光标记实验中。但是由于 Cy5 的荧光不能被人的肉眼观察到，只能用 CCD 或 PMT 等仪器检测到，因此不能用于传统荧光显微镜中。

图 4-7 为几种常用荧光试剂的化学结构式。染料标记蛋白质的方法主要以琥珀酰亚胺酯为中介以肽键与蛋白质相连（图 4-8）。

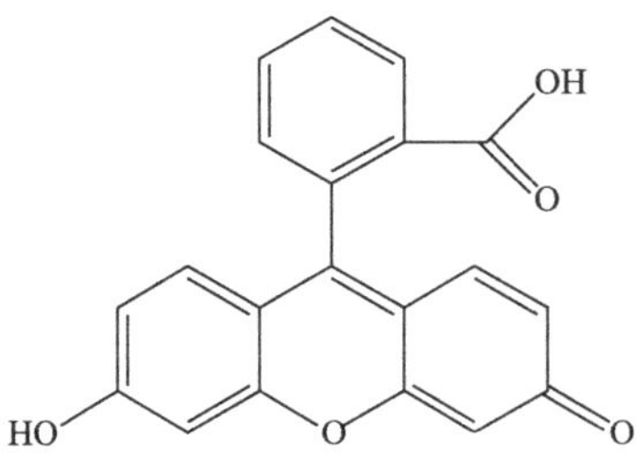

Fluorescein

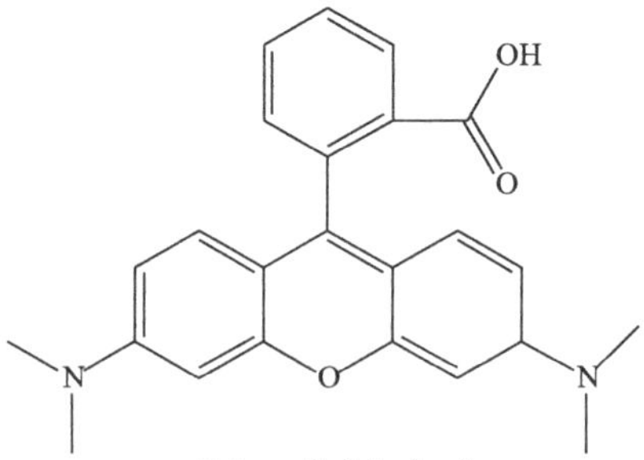

Tetramethyl rhodamine

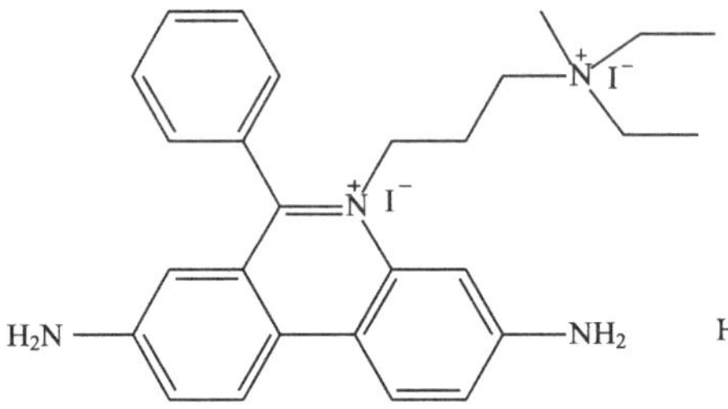

Propidium iodide (PI)

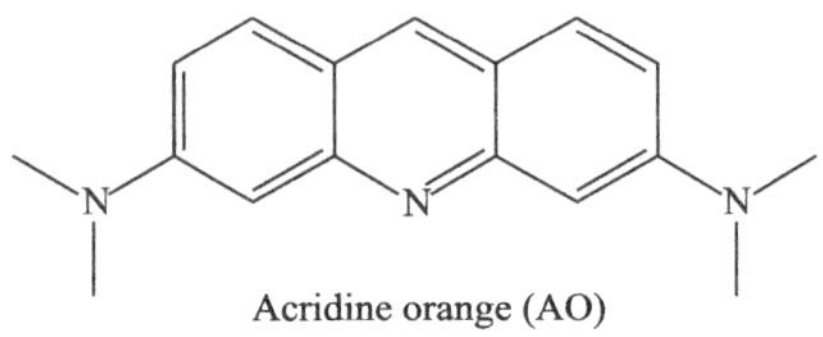

Acridine orange (AO)

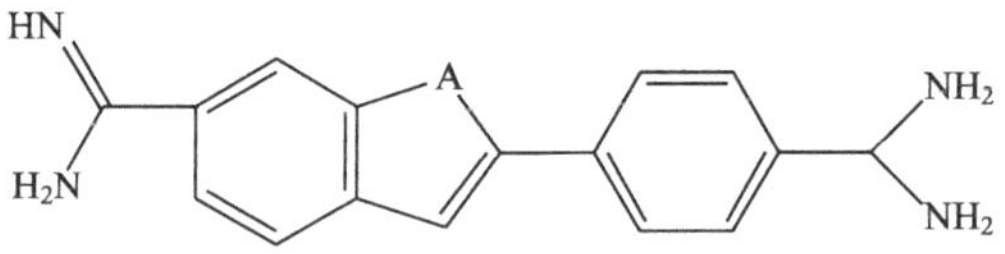

4',6-diamidino-2-phenylindole (DAPI)

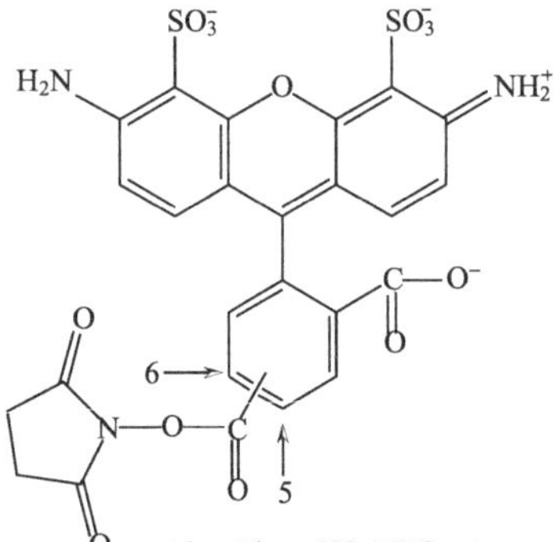

AlexaFluor 488, NHS ester

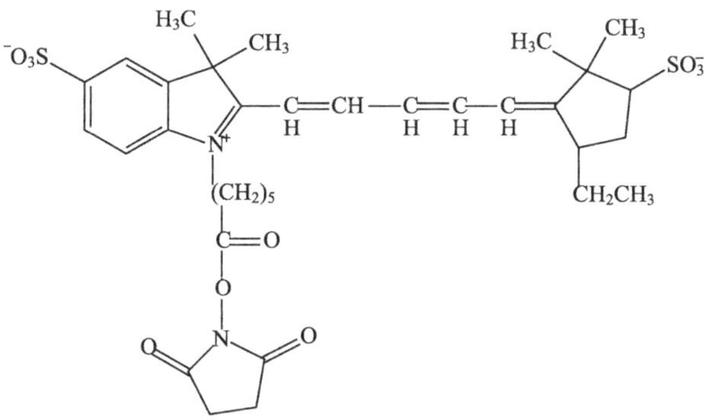

CY5, NHS ester (NHS = *N*-hydroxysuccinimidyl)

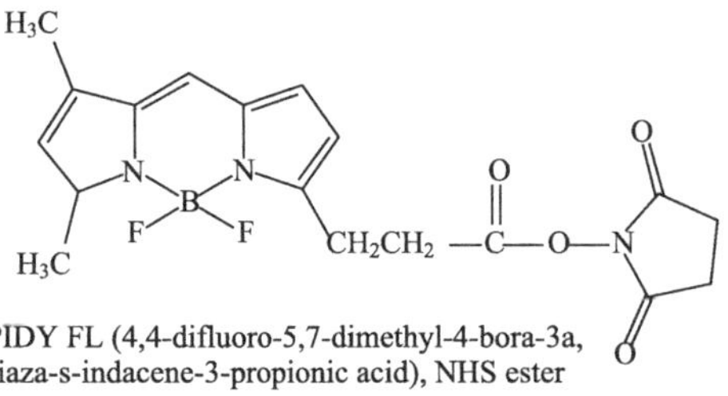

BOPIDY FL (4,4-difluoro-5,7-dimethyl-4-bora-3a, 4a-diaza-s-indacene-3-propionic acid), NHS ester

图 4-7　部分荧光探针的化学式

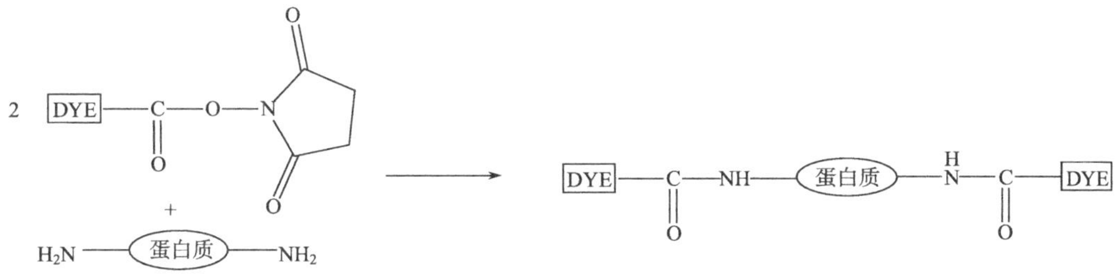

图 4-8　染料-NHS 脂与蛋白质的氨基基团反应形成稳定的复合物

四、荧光蛋白

用于标记的荧光蛋白主要有藻胆蛋白和细胞内基因表达的一系列蛋白质，如绿色荧光蛋白（green fluorescent protein，GFP）、蓝色荧光蛋白（blue fluorescent protein，BFP）、黄色荧光蛋白（yellow fluorescent protein，YFP）和青色荧光蛋白（cyan fluorescent protein，CFP）等。

藻胆蛋白（phycobiliproteins）是参与蓝藻和真核藻类里光合过程的辅助蛋白，是目前发现的消光系数最高，发出光子最多的荧光蛋白。其中的藻红蛋白是分子质量为240kDa，长 6nm，直径 12nm 的圆柱蛋白，每个分子含有 34 个四吡咯生色团，与多肽骨架以硫醚键连接。为了满足生物体的生理功能，蛋白质中的生色团进化到最佳位置，以把吸收的能量最高效率地传给叶绿素。R-藻红蛋白的最大吸收波长在 565nm，但是在 488nm 就可被有效激发，因此可与发射波长在 520nm 的荧光素、AlexaFluor 488、GFP 和其他染料结合，用于单激发/双发射的检测中，如与荧光素共同使用，可在 488nm 激发，得到 530nm（荧光素）和 575nn（藻红蛋白）两条发射谱线。与 Texas 红或 CY5 结合使用，可在 488nm 激发，用于流式细胞仪中的细胞表面测定。但是由于藻胆蛋白的分子质量大，很难运输到细胞内，因此主要用于检测低峰度的细胞表面抗原。

从海蜇和珊瑚虫里提取的荧光蛋白是生物光学显微镜中的一次划时代的应用。1994 年从维多利亚多管水母中克隆和异源表达的绿色荧光蛋白在过去的 20 年里对活细胞的荧光显微观察有着深远的影响。增强绿色荧光蛋白的最大消光系数为 53 000 $M^{-1}cm^{-1}$，量子产率约为 0.6，但是 GFP 卓越的能力在于在 DNA 水平重建荧光蛋白，可以在各种细胞、组织和生物中表达。GFP 的分子质量约为 27kDa，含有 11 个 β 螺旋，形成一个长 4.2nm、直径 2.4nm 的圆柱体，内含对-羟基苄基咪唑烷酮荧光团。细胞内的 GFP 浓度由基因表达水平和翻译后的折叠和水解速度决定。从残基 65～67 形成荧光团的自发环化反应需要分子氧，如果在有限氧的情况下体外合成野生型 GFP，只有 16%表现出荧光，而在富氧情况下，有 88%表现荧光，所以在缺氧细胞和组织，如肿瘤中，GFP 荧光不一定能准确反映蛋白质表达水平。青色荧光蛋白和黄色荧光蛋白在荧光共振能量转移（Förster resonance energy transfer，FRET）成像中尤其有用。从珊瑚中克隆和表达的 DsRed，其光谱范围已覆盖到红色范围。

五、量　子　点

荧光纳米晶（fluorescent nanocrystals），或称为量子点（quantum dot），通常含有半导体 CdSe 核和 ZnS 壳，外边再包覆一层亲水性聚合物层。除了稳定半导体的电子激发态，ZnS 外壳可以防止有毒 CdSe 的释放。亲水表面使其水溶性好，更易引入功能化基团与抗体、链霉素等目标物交联。量子点的粒径为 4～10nm，与藻红素尺寸相当。量子点的吸收光谱宽度取决于量子点组成和尺寸，其激发光谱连续，但是发射谱带窄而对称，约 25nm 半高宽（FWHM）。一个量子点的荧光输入值约为 20 个罗丹明荧光分子，相当于一个 R-藻红素。此外，双光子激发交叉部分超过传统荧光染料 100～1000 倍。由于量子点的可选激发光灵活，可很好地用于多目标物的同时免疫荧光测定。量子点不易遭受荧光漂白。但是量子点的缺点在于其尺寸相对较大，质量相对高，限制了其在需要高扩散率的荧光测定中的应用。此外，为量子点表面提供生物相容性，且保持荧光活性也是一大挑战。

六、镧系螯合物

荧光镧系螯合物，目前主要为铕和铽螯合物，具有特殊的光谱性质，荧光寿命为微秒，可以与荧光寿命为纳秒的自发荧光背景分开。即使这些荧光试剂的荧光亮度中等，但是从背景信号中分出的探针荧光有好的时间分辨率，使得信噪比和灵敏度都较高。这类化合物的主要优点在于其荧光性质取决于原子电子能级，而不是分子，可很好地抵抗光损伤（甚至光毒性）。另外，激发光可能使螯合物的键断裂得到荧光原子，而成为非特异性染色。

目前这类试剂需要增强配体来提高镧系元素激发效率，改善生物稳定性和相容性。另外长的衰减时间也会在扫描显微镜中产生问题。当衰减时间与像素停留时间相等时，每个分子被激发不超过一次，导致信号很低。因此这类染料常用于场光源成像。

七、离子浓度探针

荧光试剂可检测活细胞内碱金属、碱土金属、重金属离子、无机离子、巯基、硫化物、亚硝酸盐、pH、溶剂极性和膜电势等，也称为光谱灵敏指示剂。离子浓度指示剂与离子结合后，不光是荧光强度发生变化，而且吸收光谱和发射光谱都有所偏移。这种偏移在两个或两个以上的波长间分配信号，称之为荧光比。荧光比方法非常有价值，因为它抵消了染料浓度和光路差异以及发光强度波动。在一个波长激发产生的荧光通过分色镜可分出两个可被同时检测到的谱带。这种信号分配可最好地抵消激发噪声或样品移动。发光信号分配在激光扫描体系中尤为容易。激发光分配成像需要两个激发波长的顺序激发。只有光源的强度和样品移动波动的速度慢于交替速度，才能抵消这种波动。激发光分配在串联扫描体系尤其有用。

钙离子（Ca^{2+}）是细胞代谢中的重要离子。因为钙离子在体内的浓度随各种刺激而波动，荧光指示剂不仅要能测定隔离区域的局部浓度，也要能测定整个细胞质的量变。测量细胞内 Ca^{2+} 常用的荧光探针有 Fluo-3、Fura-2、Fura-红、钙深红、钙橙色、Rhod-2、钙绿-5N 和 Indo-1。Fura-2 和 Indo-1 是荧光比指示剂，常用于传统显微镜。Fura-2 与 Ca^{2+} 结合后，激发光偏移，在 340～350nm 和 380～385nm 分配，但是发射光不偏移。Indo-1 最常用于激光流式细胞仪中测定 Ca^{2+} 浓度，它随 Ca^{2+} 浓度增加，最大发射波长从 485nm 向 405nm 偏移。在 350～365nm 激发需要紫外激光器或钛-蓝宝石双光子激发系统。Indo-1 荧光有几个波长，与还原吡啶核苷酸相似，所以自发荧光是个问题，而且 Indo-1 比 Fura-2 光漂白速度快得多。由于紫外光成像存在光像差、通过样品路径的光有限和昂贵的紫外激光器等局限性，使得这些染料在共聚焦显微镜中的应用有限。Fluo-3 是氧杂蒽衍生物，被 Kr-Ar 或 Ar-离子激发光器的 488nm 激发，在 525nm 处有荧光发射，在可见光区有响应，但非荧光比指示剂，没有波长偏移现象。由于不存在等吸收点来确保浓度值的波动，不可能确定光谱变化是由于形成了螯合物还是由于浓度本身的变化。为了克服这些问题，在共聚焦显微镜中通常用几种混合试剂。Fura-红，含有多个咪唑环和呋喃杂环，与 Ca^{2+} 结合后，650nm 处的荧光减弱。Fluo-3 与 Fura-红的混合物在 488nm 激发，在 525nm 和 650nm 有最大发射。由于 Fluo-3 的强度随浓度增加，而 Fura-红同时减弱，当染料浓度在局部不变时，得到等吸收点。

除了 Ca^{2+}，Mg^{2+}、Na^{+}、K^{+} 和 Zn^{2+} 等用相似的荧光试剂和方法来测定。测定 Mg^{2+} 的探针之一 Mag-fura-2（结构与 Fura-红相似），也是用紫外光激发，但是在共聚焦显微镜应用中，与 Fura-2 和 Indo-1 存在同样的问题。目前已存在能在可见光区范围内分析细胞中单价和二价阳离子的荧光探针。

取代基为联吡啶和 1,10-菲的钌化合物最有希望用于监测溶液中的氧。与镧系螯合物一样，钌化合物的激光效率取决于从配体到中心金属离子的能量转移。发射光谱相对弱而宽。然而钌的时间分辨光谱检测可从低信号中得到非常好的信噪比。即使空气中氧的含量很低，也能使钌的荧光寿命缩短 4 个因子，从而可很好地用于荧光时间成像。

与 cAMP 相关的蛋白激酶标记在荧光素和四甲基罗丹明上的 C 亚基和 R 亚基上，可用于细胞信使 cAMP 成像。在全酶复合物中，为了得到中等强度有效的荧光共振能量转移，荧光素和罗丹明离得足够近，因此蓝绿光激发荧光素给罗丹明足够量的橙色荧光。酶与 cAMP 结合释放出亚基，清除了转移能，因此直接从荧光素发出的绿色发射光增强，而罗丹明谱带的振幅减弱。发射光比例和波长的变化很适合用于共聚焦显微镜双通道。

脂肪酸在营养、膜结构、蛋白质修饰、花生酸形成和细胞信号介导方面有重要作用。把对环境敏感的荧光试剂 acrylodan 标记重组肠脂肪酸蛋白，可测定自由脂肪酸浓度。Acrylodan 与蛋白质的 Lys27 有特异性反应，与脂肪酸结合，使发射峰从 432nm 位移到 505nm。505/432nm 的峰值比增强了 25 倍，如果共聚焦显微镜有 386nm 或 400nm 谱线，则很适合用于共聚焦显微镜。被标记的蛋白质（称为 ADIFAB）可与所有普通的长链脂肪酸结合。ADIFAB 能检测到几纳摩尔的自由脂肪酸。在测定受刺激鼠的嗜碱性白血病（rat basophilic leuremia，RBL）细胞释放的自由脂肪酸中很有用，也可用于测定脂肪酸与铝的结合常数。

2′,7′-二-（2-羧乙基）-5（6）-羧基荧光素是指示 pH 变化最常用的荧光试剂，其

pH 灵敏和不灵敏的波长分别为 490nm 和 439nm。3,6-二甲基邻苯二甲腈和一些萘取代荧光素也可用于指示 pH 变化。

第四节　荧光探针的标记和影响因素

一、标 记 方 法

根据样品和所用显微镜的情况选择合适的荧光探针后，接下来的任务就是如何用荧光试剂标记样品。活细胞和组织里的渗透障碍和活跃的代谢过程给探针运输和定位带来了困难。总的来说，探针在细胞间运输的难度随探针的大小和样品的复杂性增加而增加（细胞＜组织＜整个有机体）。离子很容易通过内源性离子通道或离子载体非侵入性进入细胞。小分子有机荧光染料的分配从简单到中等难度，取决于其结构特点。例如，细胞间 Ca^{2+} 指示剂的乙酰甲酯形式进入完整的青蛙肌纤维时，当其相对分子质量超过约 850 时，速率急剧下降。相反，DAPI 和荧光黄有相同的分子质量，但是由于电荷相反，渗透进间隙连接的行为截然不同。像藻胆蛋白、标记抗体或量子点等大分子探针都需要侵入性方法。GFP 是一个例外，可以原位合成和折叠，从而免除了细胞间运输的麻烦。

在考虑标记方法时，要考虑以下几个因素。

（1）实验标本是纯的还是混合细胞培养液，或者是组织?

（2）如果样本是多细胞，是标记所有细胞还是只选择性标记一个或一组细胞?

（3）要标记的细胞大小?

（4）染料大小?

（5）染色对细胞存活率和功能的影响?

（6）染上的染色剂准确浓度和染色位点?

除了具体方法外，标记样品还要了解一些基本的生物信息，如光毒性、细胞毒性、非特异性定位以及生理或结构干扰等不利因素。记住：通过简单增加探针量或荧光蛋白的表达量并不是获得理想成像的最佳方法。可用的标记方法如下。

（一）直 接 渗 透

这是最简单的方法，即把荧光探针分散在介质中，与细胞共同温育 5～60min。适用于相对分子质量小于 1000 的中性、一价阴离子和一价阳离子探针，如 JC-1、MitoTracker 红 CMXRos、LysoTracker 红、BOPIDY FL 神经酰胺和 $DiIC_{18}(3)$。引入亲水性探针，如发荧光的脂质类似物和乙酰甲酯可借助于环糊精和非离子表面活性剂等载体和分散剂以及牛血清白蛋白（BSA）等蛋白质，也可借助于染料标记的转移复合物等的细胞内吞作用引入较大的荧光探针分子。

（二）ATP 的门控阳离子通道

提供相对分子质量小于1000 的染料直接浸染的途径，但局限于有 ATP 门控阳离子通道的细胞。可用染料为 FM1-43、Fura-2 和 pH 指示剂 HPTS。

（三）可通膜的酯

聚阳离子染料的乙酰甲酯或乙酯衍生物可通过膜渗透到细胞中，在内源性酯酶的作用下释放出自由染料。因为需要酯酶，限制了能应用的细胞类型，但是却提供了快速和方便的方法，均匀地染色到黏附的或悬浮的细胞里。染料在细胞里的分布在一定程度上依赖于温度变化、染料结构和温育时间，但是很难精确地控制。

（四）肽介导的摄取

这个相对新的技术基于把肽载体连接到转运分子的载体上，称之为分子货船，这个载体既可以是小分子染料，也可以是量子点或者大的蛋白质（>100kDa）。细胞吸收机理还没有完全搞清楚，仍需要研究。有效的肽序列包含 8～30 个富有碱性残基的氨基酸。目前，这项技术还不能普遍应用，细胞中能得到的染料浓度很低（10～100nmol/L）。

（五）短暂的通透性

用低剂量细菌毒素（如链球菌溶血素 O、葡萄球菌 α-毒素）或植物配糖（β-七叶树溶血皂角素、皂角苷）对细胞短暂处理，可允许探针和其他分子传输。尽管这种处理很容易实现，但是细胞的生理完整性和细胞的活性在一定程度上会打折扣。Walev 等提供了链球菌溶血素 O 渗透进黏附和非黏附细胞类型的效率和间接效果。相对分子质量超过 100 000 的染料不能渗透进细胞，每个细胞内的浓度为 10^5～10^6 分子。

（六）电　穿　孔

电穿孔可能是目前最常用的技术，既可用于单细胞标记，也可用于细胞群的批量加载以及组织和有机体中的靶点分布，从染料、多肽到抗体，大小分子都可应用。

（七）弹道微注射（基因枪）运输

弹道微注射（基因枪）运输（ballistic microprojectile delivery）主要用于在组织内深达 300μm 的细胞器。广泛用于带 GFP 的载体带菌体在脑切片中的转染。装载神经示踪剂和细胞内钙指示剂的应用也有报道。

（八）微　注　射

微注射具有入侵性，一次只能注射一个细胞，但是相当准确，可精确地控制染料的量和选择单个细胞。微注射对技巧和仪器要求很高，很难用于像肝细胞这样的小细胞。

大气压或离子电渗疗法可作为注射的驱动力，但即使用相同的染料这两个方法产生的细胞标记量也不同。离子电渗疗法只局限于带电荷的染料，如荧光黄和 AlexaFluor 594 等，很难用于大分子化合物（相对分子质量大于 1000）。

（九）全细胞膜片移液管运输

溶质从移液管向里扩散允许控制细胞内环境，但是细胞质里内容物向外扩散却是有害的。

一些急需解决的科学问题以及双光子激发和共聚焦内诊镜的发展，使得荧光标记越来越多地应用于组织和整个有机体。以上的大部分技术都可用于组织样品，但是 GFP 受组织特异性启动子限制仅能在特定细胞类型里表达。水溶性染料 FM 1-43 和荧光黄 CH 比非极性分子乙酰甲酯更能深入穿透组织。一种乙酰甲酯改进技术，被称为多细胞注射加载（multi-cell bolus loading，MCBL），用微量注射器将少量（约 0.4nL）染料溶液局部注射到脑组织神经细胞染色。

二、样品自身的含量和自发荧光因素

除了考虑荧光物自身的激发波长、发射效率、光漂白和荧光量子产率等因素外，样品中目标物的含量、位点和样品自身的荧光对最终成像的对比度和分离度有更重要的影响。例如，核酸上的 DNA 质膜表面上的受体更易成像。用单个波长激发两个目标物时，也要有此考虑。一般来说，很难找到两个荧光染料，在选定的波长下，其激发效率一样，且发射谱能分得足够开不用求助于光谱分解技术而区分。在这种情况下，效率低的染料用来检测丰度高的样品，从而平衡发射信号。

像乙酰甲酯加载这种批量加载方法，细胞里的浓度可达 100μmol/L，相当于 4000μL 典型哺乳动物细胞的细胞液中含有 1×10^8 个分子。实验者最紧迫的考虑也许是细胞中染料的均匀度。自我参照和按比例测量经常用于校正染料浓度差异。如果染料隔离在亚细胞中，染料的浓度会更高。例如，电势驱动阳离子染料在线粒体中吸收，吸收的量比在胞液中的高 1000 倍，因此这种染料应在外部浓度很低（10nmol/L）时被吸入，以避免荧光自身猝灭和呼吸效应抑制。

样品自发荧光是另一个选择荧光染料类型和浓度的制约因素。一个 3T3 纤维细胞分子的自发荧光相当于 34 000 个荧光素分子。光谱数据分析表明自发荧光来源于各种各样的分子，且发光强度随着长波减小。自发荧光强弱也取决于细胞或组织类型以及生理状态。例如，脂褐素，存在于大脑中的一种脂质和蛋白质的化合物，随着年龄的增长和氧化代谢程度的增加而增加，在 400～550nm 激发，550～750nm 发射，光谱宽，与包括 GFP 在内的很多通用荧光染料的光谱重叠。其他重要的自发荧光来源还包括哺乳动物细胞中的 NADH/NADPH、黄素和黄素蛋白，植物中的叶绿素和黄酮以及连接组织中的胶原蛋白和弹性蛋白。

如核黄素这类培养基，在 450～490nm 激发，500～560nm 发射，也是自发荧光的重要来源。因此用基本培养基，如 Hank's 平衡盐溶液（Hank's balanced salt solution，

HBSS）或低含量核黄素培养基，如 Ham's F12 常用于活细胞荧光成像中，以避免自发荧光。酚红，在培养基中作为 pH 指示剂，经常引起严重的荧光猝灭，已有不含酚红的商品化培养基。但是为了监测不含酚红的细胞培养液，最好是配制平行控制培养液。2001 年分析光谱和光谱线性分开的显微镜的问世是自发荧光问题上的重大技术突破。同样的，荧光寿命分析可用于解决荧光问题。多光子激发会产生额外的背景信号，以二次或三次谐波杂散光的形式发出。二次或三次谐波在激发波长 1/2 或 1/3 处的可见光范围内，其产生不依赖于吸收光和光子的再发射，而是取决于结构特征。胶原蛋白和纤维素的有序结构是二次谐波，表面结构是三次谐波。尽管二次和三次谐波的光束方向很强烈，但在散射强的样品上，一些光子仍然会偏斜到检测器上。

三、样品和探针的相互作用

一旦将探针标记到了样品上，探针就应该在合适位点上用于荧光成像。而且探针的引入应尽可能小的干扰细胞或组织的正常生理功能和结构。

探针和目标物间的相互作用对荧光成像中准确表征样品的生理性质至关重要。大多数荧光探针是蛋白质、多肽、脂质、核酸和其他生物分子的相似体，因此荧光标记很有可能对生物分子的原分布和活性有干扰。然而，尽管荧光染料和蛋白质相对于它们连接的分子来说都不小，但是它们却能很好地被包容，文献中几乎没有异常的 GFP 融合蛋白的报道。

许多基于染料的探针，如核酸染色剂、离子指示剂和线粒体标记物是直接的生物分子的相似体，这些探针的行为在分子药理学上比在细胞生物学上能更好地表现出来。与治疗药物一样，这些探针的分布与外部浓度、穿透速率和细胞代谢这些因素有关。染色模式通常与时间、温度和分子间染料清洗有关。大多数荧光标记对生理过程不敏感，但有些标记，如二氢罗丹明 123 本身无荧光，可是在细胞内超氧阴离子、过氧化氢和羟基自由基等活性氧氧化下会产生阳离子荧光物质。有些染料易受活性转运物质，如 ATP 结合蛋白大家族影响。转运速率受转运底物专一性控制，因此十分依赖于染料的分子结构。磺吡酮、丙磺舒 MK571 和维拉帕米等抑制剂可用来稳定细胞内的染料。用来跟踪组织和有机体中的细胞群分布的实验需要稳定和无害的荧光染料。

与电子光谱相比，荧光光谱中的样品制备相对而言侵入性弱。然而，实际应用的外在探针浓度与生理浓度的相关性不显著。因此用于验证观察与所应用的探针浓度无关的控制实验总是很有价值。染料诱导使得结构和生理的严重变化会导致细胞毒性和细胞死亡。在主管呼吸和复制的细胞器，即线粒体和细胞核中，染料的聚集导致最显著的细胞毒性和扰动效应。举例来说，10nmol/L 青色素染料 $DiOC_6(3)$ 会严重地抑制线粒体呼吸。低于毒性剂量（1～10μmol/L）的 DNA 结合染料 Hoechst 33342 在转染的心肌细胞中增加荧光素酶基因的表达。反过来，扩散到胞质或质膜上的探针相对无毒性。用羧基荧光素琥珀酰亚胺酯标记的细胞继续分裂，随后的细胞荧光强度分成两份，直接指示增殖。

应用 GFP 嵌合体有时需要过度表达蛋白质以获得高于自发荧光背景的检测。尽管过度表达蛋白质通常无细胞毒性，但也可以诱导不正常的生长或生理功能。在某些情况下，GFP 的毒性是邻近向量序列表达的产物。尽管探针的细胞毒性和微扰效应具有潜在的破坏性，但这些是可以被控制的。即使像著名的细胞毒性探针毒蕈肽这样的标记物，在浓度足够低时，也能用于活性成像。

第五节　实验中存在的问题

光漂白和光毒性是同一过程的两个方面，这个过程即是荧光激发在样品中产生活性氧的过程。光毒性是光激发产生的活性氧对蛋白质、核酸和其他细胞成分的损伤。

一、光　漂　白

通常光漂白使得荧光试剂的浓度随时间有效减少，是弱点，但是在某些情况下，又转变为优点。例如，用荧光漂白恢复来测定扩散速率和受体光漂白，以建立荧光共振能量转移显微镜里无转移的参考点。用单光子激发，光漂白速率和荧光发射速率通常与激发光强度呈线性关系，主要原因在于染料三重激发态产生的单线态氧的光敏性。单线态氧在水中的寿命约为 4μs，是高度活性的中间物质。在细胞中，由于存在蛋白质和核酸等物质，单线态氧的寿命降为 0.5μs 以下。因此，单线态氧的活性范围为在其产生位点的 50nm 以内。因为受体激发产生的活性氧只漂白附近的供体，故用“受体光漂白”来粗测 FRET，短程效应就变得很重要。单线态氧与染料反应一般产生 π-共轭体系不可逆的严重变化。

光漂白的程度可通过调整以下参数的任意一个来减轻：激发光、染料和氧。减少激发光的强度和照射时间，是最直接有效的方式。有机染料自身的光稳定性取决于其分子结构。光漂白量子产率（每吸收一个光子产生的光漂白数量）是光漂白的定量表现形式。荧光量子产率与光漂白产率的比值表示染料在光漂白前产生的平均荧光光子。对于荧光素，这个数值约为 30 000，而罗丹明大于 100 000。尽管光漂白量子产率提供了一定的指导，但是光漂白速率也与环境有关。例如，染料-染料间的相互作用，把多个染料接在一个蛋白质上，产生光漂白速率比单一染料大。由活性氧引起的光漂白可加入抗衰减的清除剂来抑制，但是抗衰减剂除了减轻光漂白外，还可能导致荧光猝灭，产生少量用于检测的净光子。Trolox、维生素 C 和脱氧酶可用于活细胞中清除活性氧，但是使用还是有限，表明并不总是有效。

双光子激发和单光子激发产生的光漂白相当不一样。用于双光子激发的激发光子在时间和空间上的限制使得在单光子激发中产生不了的途径在双光子激发中出现。然而双光子激发荧光的速率随激光强度的平方（I^2）增加，光漂白速率以更高的级数增加（$I^{>2}$）。荧光光谱相关性分析表明反应途径与单光子激发不一样，不包含染料三重激发态。

二、光　毒　性

很大程度上，光毒性与光漂白是同时发生的。光毒性来源于光产生的活性氧对蛋白质、核酸和其他细胞成分的损伤。光损伤通常局限于感光剂的附近。更远的距离通过由单线态氧产生的二级活性氧来引起，如过氧化氢。细胞死亡是光毒性最极端的表现，其他效应，如诱导细胞内 Ca^{2+} 释放则微妙得多。

产生光毒性的因素很多（表 4-2），控制光源是最有效的方法。光毒性减弱及伴随的样品活性增加是双光子激发的主要好处。然而在光漂白这个情况上，尽管双光子激发总的光毒性减轻了，但是在聚焦范围里光损伤却高得多。

表 4-2　影响光毒性的因素

因素	趋势
激发波长	长波产生更弱的光损伤
激发强度和持续时间	高能量和长时间暴露导致更多的光损伤
细胞类型/状态	大细胞能承受更高的光毒性，有丝分裂细胞尤其易遭受光毒性
培养基	核黄素和色氨酸诱导光毒性
染料浓度	高浓度产生更高的光损伤
染料类型	青色素和卤代氧杂蒽尤其有光毒性
染料位点	钙黄绿素和 GFP 光毒性分别在线粒体和内质网膜里减弱
抗氧化添加剂	抗坏血酸和脱氧酶减弱光毒性

在过去的 30 年里，发展了大量的染料和探针以及将染料标记到活体系和固定体系中的技术，荧光光谱技术已成为生物显微镜中占主导地位的机理。但是荧光标记技术没有物理光学准确，反映出标记技术必须与生物样品的形态和生理功能多样性联系。理解标记技术的设计和操作对从荧光图像中得到生物信息至关重要。

第六节　主要仪器介绍

制造共聚焦显微镜的主要厂家有：德国的徕卡（Leica）和蔡斯（Zeiss）、日本的尼康（Nikon）和奥林巴斯（Olympus）以及美国的 PE 等。

一、按原理和应用分类

激光共聚焦扫描显微镜按照原理和应用可以分为三类：点扫描共聚焦、线扫描共聚焦和转盘式扫描共聚焦。

（一）点扫描共聚焦显微镜

点扫描共聚焦显微镜的针孔光栏是圆形的小孔，激光通过该孔对样品进行逐点扫描，形成高分辨率的图像。这种共聚焦显微镜是当前最常用的，我们通常谈论的共聚焦显微镜都是这种原理的，在全中国的保有量接近 400 台。各厂家代表性的产品有：徕卡 TCS SP5、蔡斯 710、尼康 C1Si、奥林巴斯 FV1000。

（二）线扫描共聚焦显微镜

线扫描共聚焦显微镜的针孔是一条线，对样品表面进行逐线扫描，所以扫描速度快。蔡斯的快速扫描共聚焦便采用这种原理，但是由于沿线方向的杂散光没有被屏蔽，所以成像质量差些，此种共聚焦主要用于电生理领域。当然也有厂家的快速扫描共聚焦是用点扫描原理的，如 Leica 的 SP5 Resonant，这样就在扫描速度很快的情况下，保证了图像的质量。

（三）转盘式扫描共聚焦显微镜

转盘式扫描共聚焦是利用转盘旋转，因为盘上有许多点针孔，当转盘快速旋转时（一般每秒上万转），共聚焦的针孔相当于一个平面，因此成像速度更快，一般在 1000 幅/s。因为对活细胞的激光损伤少，此种共聚焦主要用于活细胞系统，但是由于成像装置是高速电荷耦合元件（CCD），分辨率较低，质量远远差于真正的点扫描共聚焦。主要厂家有Olympus和 PE。

二、新型共聚焦系统

最近几年随着激光技术和机电技术的飞速发展，以及生命科学领域对图像的要求越来越高，出现了各种新型的共聚焦系统。

（一）宏观共聚焦显微镜

为了满足发育生物学研究观察大样品的需求，将共聚焦与立体显微镜结合，第一次在共聚焦上实现观察整体与精细结构的统一，还可搭配 CO_2 温控箱，实现活体样品长时间观察。主要厂家有 Leica。

（二）光纤共聚焦显微镜

利用细小的光纤插入活动物的任何部位内，可以获得实时动态的图像，而动物没有任何损伤。主要应用领域包括血管再生术、中枢神经系统、干细胞、外周神经系统、心血管研究、肺病学、组织工程、基因表达、造血作用、癌症研究、眼科学和免疫学。

（三）4Pi 共聚焦显微镜

目前，有许多生物过程都是无法用视觉观察到的，原因是高分辨率电子显微镜常常因样品制备问题出现偏差，而光学显微镜虽然容易制备且能观察活细胞，但其分辨率却比较低。然而，通过对光波进行适当的操作，生物科学家扩展了光学显微镜的能力，成功地研制出 4Pi 显微镜，并通过它观察到了细胞的成分，其中包括细胞核的内部结构。

在新出版的美国《国家科学院学报》上，美国杰克逊实验室分子生物物理学所研究人员乔尔格·毕瓦斯多夫及其合作者联合发表文章介绍说，借助 4Pi 光学显微镜，他们观察到了 DNA 双螺旋结构断裂情况下细胞的反应，并发现 DNA 双螺旋结构断裂（即遗传物质严重受损）后引发的细胞内 H2AX 蛋白质一系列验证和修复损伤动作。如果细胞成分在修复过程中出现缺陷，则存在着发生癌症和免疫问题的危险，因此细胞内的反应十分重要。

H2AX 是一种组蛋白。作为结构蛋白质，它们能缠绕在受损的 DNA 上，同时它们具有基因管理和基因修复的功能。H2AX 在 DNA 受损后能快速做出反应，转变成 γ-H2AX，这对协调发信号和修复等极其重要。

利用选择性着色技术和 4Pi 显微镜，毕瓦斯多夫还观察到 H2AX 组蛋白呈团状均匀地分布在细胞核内。他认为，这种团状结构或许决定了 DNA 发生断裂时，γ-H2AX 进行对应扩散的边界。现在只有 Leica 公司有这种显微镜。

（四）受激发射损耗共聚焦系统

在生命科学领域，分辨率几十个纳米的荧光图像对很多关键问题的解决有至关重要的作用。受激发射损耗（stimulated emission depletion，STED）共聚焦系统提供 60nm 的分辨率（甚至在某些极限条件下到达 30nm），同时具有做 3D 等普通共聚焦功能，也包括了双光子共聚焦系统的全部功能。综合来说，STED 共聚焦系统可以处理任何普通显微镜由于光学极限而无法解决的形态学问题。STED 共聚焦系统可以分开大约直径 250nm 的一个点的 9 种微细机构，而普通共聚焦系统只能看到一种结构。所以 STED 图像不仅能看到细胞内以前无法观察的细节，而且能够测量细胞内结构的尺寸，其区别可参考图 4-9。

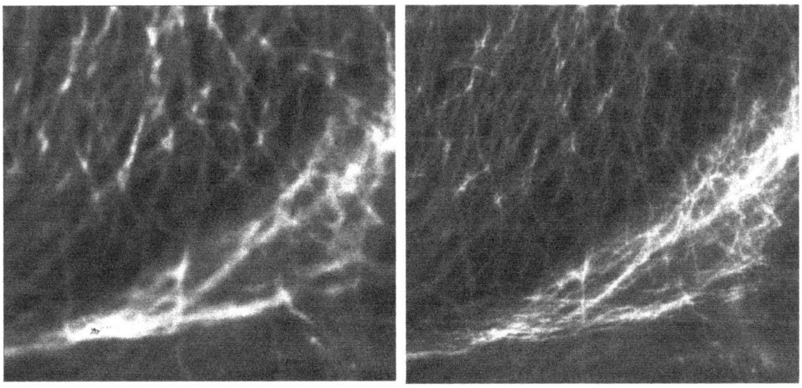

A　　B

图 4-9　普通共聚焦显微镜和 STED 共聚焦显微镜得到的 PTK2 细胞（微管）的图像比较（见图版）

A. 普通共聚焦；B. STED

STED是在激光共聚焦扫描技术上发展起来的，可以在Leica的SP5系统上升级。在神经生物学和神经科学，膜生物学和膜的流动以及细胞间动力学等领域，STED可以研究以前光学显微镜看不到的结构，如果蝇幼虫、哺乳动物细胞、植物细胞、脑切片和膜等。

第七节　生物学研究中的应用

激光扫描共聚焦显微镜的应用领域涉及医学、生物化学、细菌学、细胞生物学、组织胚胎、食品科学、遗传、药理、生理、光学、病理、动物学、植物学、神经科学、海洋生物学、材料学、电子科学、力学、石油地质学、矿产学等方方面面。在生物学研究中，激光扫描共聚焦显微镜的应用范围非常广泛，包括细胞形态学分析（观察细胞或组织内部微细结构，如细胞内线粒体、内质网、高尔基体、微管、微丝、胞间连丝、染色体等亚细胞结构的形态特征；半定量免疫荧光分析）、荧光原位杂交研究、基因定位研究及三维重建分析等。下面就LSCM在活细胞、植物细胞和活性氧检测等几个方面的应用做一简单介绍，更多的应用可参考相关专著和期刊。

一、活细胞检测

由于共聚焦显微镜采用非电离辐射，在活细胞和组织中的应用越来越多。活细胞和固定细胞成像的区别在于时间元素。活体检测过程都包含内在的时间过程，成像系统必须以合适的速率产生图像，以反映其间的变化。用于获取数据的光量必须随时间分配，从而在不损伤细胞的情况下得到足够多的图像。活细胞显微镜的主要障碍不在于是否得到一张好图像，而是操作的时候不能干扰活细胞，生物细胞仍然保持正常的功能。通常要调节环境温度、CO_2或pH等因素，或者用有效的直接灌注系统。在LSCM中，光动态损伤和由此产生的正常细胞功能改变，使得显微镜光子收集效率尤为重要。

活细胞成像中用的荧光探针不能损害正常的细胞功能。在固定细胞中成功应用的免疫荧光试剂，实际不能用于活细胞。然而，已有很多商业化荧光试剂用于细胞和组织的生理功能研究，尤其绿色荧光蛋白的问世使活细胞成像进驻振奋人心的领域。

时差显微技术经常用于监测细胞的活动，但是现代技术已经不再满足于简单地得到细胞结构的影像。时差显微技术与特殊的技术结合在一起，监测、测量、干扰细胞和亚细胞结构的动态活动。下面对主要技术做一总结。

（一）时差荧光成像

时差荧光图像是在确定的时间点反复采集被标记的样品，从而研究荧光标记化合物在活体系中的动态分布，有如下三种成像方式。

（1）一维成像，即在不同时间采集样品上某一条线的荧光图像。

（2）二维成像，即在不同时间采集样品某一平面上的荧光图像。

（3）三维成像，即在不同时间采集厚样品上多个平面的荧光图像。时间间隔从亚秒到天，甚至几个月。

除了细胞和亚细胞定位的小分子荧光试剂，GFP 或 GFP 相关的蛋白质可与其他蛋白质融合，其固有的荧光强度和光稳定性使得荧光蛋白非常适合时差荧光成像。

（二）多通道时差荧光成像

同时测定几种不同的细胞和组织，采用多种荧光标记，需要多通道时差荧光成像。多通道数据采集技术还可以用于吸收或发射光谱随离子浓度或环境变化的一种荧光探针成像。

（三）光谱成像和线性分离

在单个细胞或组织中引入多种荧光试剂来区分一个以上被标记的结构或分子时，需要分离荧光发射光谱。光谱成像利用硬件来分离发射光。线性分离是一种与解卷积相关的计算过程。这些分析技术使得可以区分高度重合的探针光谱。

（四）光漂白荧光恢复

光漂白荧光恢复（fluorescence recovery after photobleaching，FRAP），也称为荧光光漂白恢复（fluorescence photobleaching recovery，FPR），用来定义荧光标记分子的扩散性能。一般来说，线或点强光用于漂白荧光细胞的一部分，被漂白区域的荧光会随从邻近区域扩散来的荧光试剂而恢复，因此监测荧光恢复随时间的变化可得到扩散系数、蛋白质的结合/解离等信息，但是照射光的强度应不能破坏细胞结构。计算机模拟可帮助解决活细胞 FRAP 实验中的由于实验和生理参数引起的不确定性。

（五）光漂白中的荧光损失（fluorescence lose in photobleach，FLIP）

这种技术在给定的细胞中反复漂白，使所有荧光基团漂白。因此 FLIP 可用于评价膜结合部位（如内质网膜或高尔基体）的连续性，并详细说明在这些部位内或表面上的组成成分的扩散性质。

（六）荧光能量共振转移（FRET）

FRET 是研究两种带有荧光基团的分子间相互作用的技术。利用荧光“供体”基团的发射能被吸收（即转移）到荧光“受体”基团。

（七）荧光寿命成像（fluorescence lifetime imaging，FLIM）

这种技术测定激发态荧光基团的寿命。每个荧光染料在激发态的寿命通常为 1～

20ns，检测寿命可区分多种荧光标记样品的不同染料。FLIM 可与 FRET 联合使用，因为荧光“供体”的寿命被 FRET 缩短。荧光寿命与荧光试剂浓度和激发能有关，因此 FLIM 可改善 FRET 分析，但是荧光寿命也与环境因素，如 pH 和离子浓度有关，因此 FLIM 还可用于测量离子浓度的变化。

（八）荧光相关光谱（fluorescence correlation spectroscopy，FCS）

该技术测量静态显微镜检测体积约 1fL 的荧光强度波动。荧光强度波动反映了该检测体积的荧光分子量子产率变化。通过统计分析波动，FCS 能提供平衡浓度、反映动力学和荧光标记分子的扩散速率。这个技术的优点在于可测量一个单个分子的运动情况，所用的光照强度比 FRAP 的低很多。

（九）荧光斑点显微镜（fluorscence speckle microscopy，FSM）

当活细胞中的荧光标记结构重叠或交叉时，其动态成长和运动很难被分析。FSM 技术与场光源和共聚集显微镜相容，采用很低浓度的荧光标记亚单元来减少焦平面外的荧光，提高活细胞厚区域的可视化程度。在某种意义上，尽管 FSM 更注重于空间模式，而非定量时间分析，但是 FSM 与在整个视场操作是相似的。FSM 在详细说明肌动蛋白和微管束的聚合细胞骨架的运动和聚合/解聚中尤其有用。

（十）光子解笼锁/光活化（photo-uncaging/photoactivation）

光子解笼锁是从锁定基团上光诱导释放出被锁分子的过程。已合成出各种各样的锁定分子并用于实验中，但是在一些例子中，笼锁用于掩盖一个荧光基团，导致非荧光状态。350nm 激发光常用于打断锁定基团和荧光基团之间的光易解键，从而解笼锁荧光基团，产生荧光分子。

与其相关的技术利用基团编码的光活化荧光蛋白，如绿色荧光蛋白的活化态，在 413nm 受激发时，荧光强度有 100 倍增强。光活化方法的一种延伸叫蛋白质可逆突出，如一种珊瑚蛋白，光可诱导在荧光态和非荧光态之间可逆的转换。这种技术可用于监测蛋白质进出细胞核的动力学过程。光解笼锁和光活化是 FRAP 的补充，可与时差成像结合，用于标记和跟踪一个分子种群，从而研究活细胞内的动力学性质。

（十一）光钳夹/激光捕获（optical tweezers/laser trapping）

光钳夹，或称单光束激光捕获（single beam laser traps），利用从红外激光器发射出的一束光子的辐射压力来捕获细小目标（通常是蛋白质包覆的小珠），然后将其移动。这个技术在定量测定动力蛋白运动产生的力或细胞黏附分子间的黏附力时尤其有用。尽管光钳夹通常用于场光源成像系统中，但是也用于共聚焦成像系统中。

（十二）生理荧光成像（physiological fluorescence imaging，PFI）

PFI 技术将活细胞共聚焦成像从结构研究延伸到了细胞和结构功能研究。钙指示剂是最常用的生理探针。钙指示剂产生的信号在全场扫描时具有时间分辨率。快速扫描系统或线性扫描模式用于分辨更快的与钙相关的事件。

除了钙指示剂外，其他荧光生理探针在检测钠、镁、钾、氯、锌、pH 和膜电位等方面也甚为有用。尽管多数探针是小分子，基于 GFP 的基因探针已被并正在被用于转基因动物的研究中。与最新的共聚焦成像系统联用，这些探针的应用使得研究者可以在时空分析中详细说明整个组织和有机体的生理功能。

在活细胞成像中会遇到一些特殊的问题，表 4-3 列出常见问题及相应的解决办法。

表 4-3　活细胞成像实验中要考虑的因素及解决办法

考虑因素	存在的问题	解决办法
温度	许多生物现象对温度很灵敏	采用平台加热器；内联灌注加热器；透镜加热器；环境箱 采取措施防止平台漂移：增加加热块质量和用采开环控制
氧化	大多数活的生物样品需要氧气，除去二氧化碳，以保持健康。在密闭的腔室里氧气可能用尽	采用灌注腔室 间隙或连续地用氧气交换腔室中的介质 增加腔室的体积
pH	活生物组织中的代谢导致严重的 pH 随时间变化	监测 pH 用 HEPES（10～25mmol/L）缓冲介质 间隙或连续地灌注交换腔室的溶液介质 不用含酚红 pH 指示剂的介质
湿度	平台加热会引起开放腔室里溶液的蒸发，引起盐度和 pH 的变化	采用密闭腔室 采用加湿的环境箱 对开放腔室采用自动充满系统
荧光信号强度	弱荧光信号或低浓度探针产生的弱信号，产生的图像信噪比低	增加像素停留时间 开大共聚焦针孔孔径［>2 艾里斑（Airy disks）］ 增加发射光的通量 采用线或面平均提高信噪比 调节透镜后孔径的光照强度
通道串扰	多荧光标记的生物样品，一个通道的信号能被另一个通道检测	顺序扫描采集图像 采用光谱成像和线性分离计算法则 采用现代硬涂层干扰滤镜和双色镜
光漂白	荧光染料在重复光照时漂白	减少入射光照射。减了又减 采用抗褪色的染料 打开共聚焦针孔孔径 增加发射光的通量 减少像素停留时间；减少图像采集频率 在扫描系统中回扫时不加激光束 在数据采集时只扫描样品 改善信噪比，在查看前解卷积 3D 数据

续表

考虑因素	存在的问题	解决办法
空间分辨率	有些实验在 x-y 或 z 维度上需要非常高的空间分辨率	采用高 NA 透镜 减小共聚焦针孔孔径（减到约 1Airy disk） 增加空间采样频率 增加电子放大倍数 减小 Z 轴扫描的步进距率 采用水浸透镜以减少球形像差 解卷积图像
时间分辨率	有些生物现象相对于图像采集速率很快	减少视场 减少像素停时间 减少空是采样频率
焦平面漂移	加热平台上活的生物样品或活生物样品中的特征相对于固定的焦平面移动	Z 轴扫描采集图像，并重构这些图像定期手动调焦 在某些情况下采用自动调焦

共聚焦活细胞成像可以告诉我们如下信息：分子什么时候位于什么地方，且运动速率有多快，分子间如何作用及作用时间长短，因此共聚焦活细胞成像已成为细胞生物学的重要技术。

二、植物细胞的共聚焦成像

植物细胞观察的发展过程最早与显微镜以及显微技术的发展有关。早期使用显微镜观察植物组织，需要繁琐的样品制备过程。主要有以下几个方面的原因：植物组织非常容易处理，容易切割成观察所需的厚度，植物组织富含水分，与其他组织相比较，密度较低，植物本身含有色素以及细胞较大。除此之外，由于细胞壁包含纤维素以及其他分子使植物细胞形状规则并能保持这种特性。在许多情况下，细胞形状是其功能的基础，因而使显微分析成为研究细胞以及生物发展的有效方法。

从 17 世纪开始，许多显微镜已经致力于植物细胞结构的不同层次的研究。最早的植物显微组织系统研究可能是 Grew 在 1673 年进行的。Brown、Amici、Schleiden 和 Nawaschin 都是致力于描述植物生物学基础特征的著名研究者，如他们对细胞复制循环的研究都是用的显微技术。Esau 和 Fahn 在其书中系统地定义了高等植物的组织和细胞特征。很多书开始逐渐对植物细胞的超微结构进行系统的详细的描述，如 Gunning 和 Steer 的专著。后来，他们对其进行了补充，在相当长的一段时间很可能会成为那些研究细胞显微数据研究者的非常重要的资料（http://www. plantcellbiologyoncd. com)。

随着荧光技术及试剂的发展，把荧光用于显微研究开始受欢迎。然而把荧光用于细胞研究存在很多问题，因为植物细胞亚细胞结构本身包含色素以及其他一些可以被激发的分子而产生荧光的物质。在许多情况下，信噪比成为研究的大问题。而且如果没有优化好聚焦层面，自发荧光很可能妨碍结构本身的一些信息，事实上聚焦本身对研究植物细胞结构就有一定影响。所有这些问题已经在很多综述中阐明，这些综述包含对植物细胞共聚焦生物学、离子成像以及其他先进方法的应用等。绿色荧光蛋白以及其他含荧光的探针的发展对这一领域产生了深远的影响，已经有了大量文献报道了它们如何应用，如何设置样品条件以及建立可以瞬时表达的系统等。

除了大量的细胞和组织方法、植物细胞的固定方法、特异性的组织化学染色方法和复杂的冷冻固定技术外，近几年来更温和的方法和探针的引入使得植物细胞的研究取得新进展。这种方法能保持细胞和组织的完整性和活性，也能使研究者对其真实的动态变化进行探究。本章将介绍激光共聚焦显微镜在植物生物学研究中遇到的问题及相应的解决办法和研究进展。

（一）植物细胞自身荧光

光本身对细胞有毒害作用，因此植物在长期的进化过程中发展了许多过滤光子的机制避免光到达细胞敏感的部位。除此之外，植物细胞壁包含疏水性分子可以调控非原生质体水分的流失以及运动，一些次生代谢物，如色素，利用不同的途径避免光激发，如非激发延迟或释放能量、传递能量、光合作用以及自发荧光。通常自发荧光比较常见，也是大多数植物细胞常见的特征。

自发荧光限制了很多荧光的应用。对于一个固定的发光标本通常采用强氧化物质，如氯漂白剂、水合氯醛等用于降低自发荧光。然而这些物质不能用于活细胞研究，而且多数分子降解产生的物质会破坏免疫染色的特异性。许多固定剂，如戊二醛，会发生电子共振转移与细胞中的物质反应，然后出现自发荧光的问题。

细胞壁自身荧光对所加探针的信号有干扰。解决样品串色的通常方法是选用滤光片，缩短激发波长。对于相对嫩的组织，可以通过标准的聚焦设置获得好的结果。

绿色组织通常含有两个激发信号，分别是红光和蓝光吸收所发射的信号。这两种发射波长主要在近红外区，因为蓝光激发态（第二激发单重态）会弛豫到第一激发单重态，从而发出近红外光，这种复杂的响应既是优点又是缺点。叶绿体发的主要是红光，然而在可见光区域的其他发射会产生重要信息。总之，样品通常含有很宽的发射范围，即使在光谱显微镜下也很难把自发荧光与探针信号区分开来。

最近的许多共聚焦显微镜都带有光谱分析，成为区分自发荧光的有力工具。使用这种光谱工具有两种方法：第一种方法，只选择单一荧光的发射，且选择最窄、最有选择性的发射波长范围，这个方法只有一步，只需要参考波谱。第二种方法，可以应用线性光谱区分不同染料的发射波长。尽管扫描速度对第一种方法不是问题，但是对第二种方法却是问题，尤其是不同通道的信号需要顺序扫描获得时。然而平行扫描意味着每一个通道只有 10nm 宽，当一个很弱的信号分布在几个窄的光谱窗时，每个光谱窗得到的信号就更弱，结果弱信号成为问题，每个商品化仪器都因此受限。尽管在某种程度上，信号低可以通过加强激光强度来克服，但是较强的激光很可能引起其他问题，如荧光信号饱和以及样品光损伤。

针对光谱检测中出现的问题已经有很多解决方法。Leica 公司采用棱镜以及一组可移动光镜把发射光分成三四个波段，然后用不同的光电倍增管接收。Zeiss 使用光栅把不同的发射波长分散到 32 个小型 PMT 中，然后用 8 个通道接收这 32 个输出结果的不同组合。每一个方法都有自己的优缺点，通常来说，后一种是基于观察活体生物时临时的解决方法，然而也会以丢失灵敏度为代价，尤其是在红光的极端。

一旦获得了光谱数据，就用程序将其解卷积或分离。除此以外，从现存染料所存的光谱开始，而不是从点扩展函数开始。常用最小二乘算法把每个三维像素或区域的光谱数据拟合成现存染料光谱的线性加合。由于从光谱检测器来的光都来自于一个针孔光栏，我们不能用针孔光栏的大小来平衡不同染料的信号强度，因此所有的荧光试剂在强度相当的时候所获得的信号都是最好的。

（二）单光子共聚焦显微镜

由于植物组织一般含有较厚的折射率、较高的细胞壁、水溶性的胞质以及各种自发荧光和杂散光物质，因而完整的植物组织很难直接用荧光显微镜观察。然而选择合适的校正过的显微镜还是有可能达到观察的目的的。植物种子或其他组织可以浸在水中进行显微观察，当聚焦到水溶性样品深部时，用长工作路径的水浸物镜来检查，以减小球形色差。即使对于特殊的物品，当观察的组织厚度超过 60～80μm 时，使用单色光激发也会降低观察质量。尽管存在上述局限性，对于体积较小的种子，如模式植物拟南芥的种子，观察还是比较有效的。

在活体组织中直接观察 GFP 荧光不需要固定以及人工染色，并且能提供清晰的图像，而且在显微镜下清楚地观察到细胞的活性，如胞质运动。一般样品内部运动会引起背景，因而在聚焦显微镜观察时需要被迫使用一些技术以降低背景的干扰，如整个面取平均值。然而有时候也需要用时差荧光光谱监测动态信息，因而需要把荧光报告与发光技术结合，该技术已被证明在研究细胞生物学与生理学中非常有价值。我们在研究中也发现，叶绿体可以自发荧光，尤其是出现在植物的上部分，一些红色荧光染料能有效的与 GFP 形成对比色。例如，碘化丙啶能在水溶液状态下进入活的种子中，并特异地与根部细胞壁结合，能准确鉴定 GFP 在细胞中是否表达。

在活的组织中用 GFP 标记细胞或亚细胞成分并用来观察细胞成长的技术已经成为可能。在一些细胞中表达 *GFP* 基因或是用 GFP 融合蛋白定位细胞成分的转基因系已经得到发展。例如，Cutler 和他的同事已经研究出了一系列的转基因拟南芥，它们可以表达随机融合的 cDNA-*GFP* 基因。这个荧光蛋白可以定位在多个细胞器上，为研究细胞核、质体和各种细胞膜以及其他细胞成分提供了一个有用的动态标记技术。此外，增强子诱捕策略已用于在不同细胞中直接表达外来转录活化子 GAL4，*GAL4* 基因被插入到拟南芥的基因中，其表达依赖于相邻基因增强子序列，因此产生不同的表达形式。插入的 DNA 含有对 GAL4 响应的 *GFP* 基因，因此 GAL4 的表达形成可以通过检测 GFP 而立即检测到。

（三）植物组织染色

观察活体组织的另一个方法是对完整的植物组织进行固定和染色，然后用高折射率的封固剂清除，就有可能用油镜获得完整植物组织内部的高分辨光学切片。

对植物标本进行染色的技术早在150年前就已经开始发展。最常用的组织染色剂可能就是番红精O和苏木紫。这些染色剂通常会与固绿G、橙色G或者阿尔卡因蓝搭配使用。另外也有很多对特殊的植物组织或器官进行特异染色的技术。例如，用富尔根染液特异性标记DNA，过碘酸雪夫反应可用来标记碳水化合物，苯胺蓝用于标记胼胝质，尼罗红标记油性物质以及间苯三酚用于标记木质素。许多染色技术可以从Ruzin出版的书中获得。

然而有趣的是，许多用于植物显微观察技术的合成染料可以发强荧光，尤其是发红色、橙色和黄色的吖嗪类、吖啶类（如吖啶橙）和黄嘌呤素类染料。一些经典的组织染色技术产生很高的荧光。除此之外，甲醛固定、某些封固剂和长期储存染过色的样品都会引起组织产生荧光，而且沉积在切片上的高浓度染料会导致因光导色现象。很少发现染色和切片的植物材料不发荧光。现在的共聚焦显微镜可以区分不同的荧光发射信号以及平衡各通道的信号强度，因而比较容易获得生动和清晰的图片。除此之外，共聚焦显微镜独特的光学切片技术可以对植物的厚切片和深层部分成像。

（四）透明处理完整的植物材料的观察

植物细胞的三维重构已被应用到显微观察中。然而，准备薄样品费时费力，获得理想的切片层还有麻烦，而且还有困难获得一系列完整切片，这些都限制了该技术的应用。从扫描速度和简单易行的角度看，光学切片有很多优点，而且允许软件重构Z轴扫描。然而对于活的植物组织很难观察到细胞深层的详细信息，任何穿过组织的光都需要经过多层的胞质、液泡和高度折射的细胞壁。物质的不同折射率是形成球形色差的原因，尤其是亚细胞成分会引起光散射。已经发展了各种各样的技术来制备像光学玻璃那样的样品，以提高成像质量，如采用二甲苯、丁香油、香柏油和水合醛等透明剂，并配合其他相容的封固剂，如加拿大香胶以及Hoyer's溶液。所有这些物质有与玻璃类似的高折射率（约1.55），经透明处理后，组织成分变得更透明，与使用油镜一样，可极大减小光散射问题和球形色差，从而得到薄切片的高分辨率成像。这一技术用于厚切片或整个样品，透明处理的结果更是惊人。然而，染色剂或者荧光试剂分布在透明处理过的组织中，在样品深处的细节由于信号重叠还是模糊不清。激光扫描共聚焦显微镜显示出其强大的光学切片功能，即使用厚度大于200μm的样品也能获得高分辨率的光学切片。传统的荧光性能强的染料和与透明处理技术的结合为现代共聚焦技术和计算机成像方法提供了新的领域。

最近，传统的植物学方法经过修改应用于特异性植物细胞染色以及3D显微方法的透明处理。例如，苯胺蓝已经应用于拟南芥胚胎细胞成分3D成像。植物的碳水化合物用过碘酸处理后产生醛基，与荧光试剂伪席夫试剂（pseudo-Schiff reagents）反应，用这种方法处理固定的植物组织，细胞壁（和含淀粉的质体）就会强烈的与荧光试剂共价结合。标记的细胞壁产生完整的细胞轮廓，然后植物组织可以直接放在水合醛溶液中做透明处理，并固封在Hoyer's溶液中进行显微观察。强荧光和高折射率的封固剂结合，采用的共聚焦孔径光阑接近于1艾里单元（Airy unit），不用担心荧光漂白或球形色差引起的信号和分辨率损失，可以非常好的分辨率（0.1～0.5μm）收集Z轴成像。

（五）3D重构

3D重建技术与医学中的成像类似，可以应用于聚焦，这包含对感兴趣的3D物体进行选择和标定特定像素。现在已经有很多技术可以选择空间物体，对密度不同的位点手动和自动检测空间障碍。特异荧光染色支持定位过程，如细胞壁染色可以产生组织中的细胞轮廓，因为它可以允许自动切片工具来确定所观察细胞的内部，所以非常有用。通过软件可以观察大的、多个多维聚焦显微数据。常规使用AMIRA（mercury computer systems，www.tgs.com）来进行3D成像和切片。AMIRA提供了一套有用的输入/输出、数据处理和成像模块技术，使得使用3D重构技术以及处理不同的数据时更为灵活。除此之外，一个更新版本AMIRADev，允许与用户成像技术融合，这个程序提供了一个更简洁的界面，复杂并能快速成像，功能强大，同时能与其他硬件兼容。

总之，共聚焦显微技术和相关技术的发展已在植物细胞成像中得到越来越多的应用，从而使人类更好地了解植物，为更好地维护全球生态平衡提供保障。

三、植物组织中活性氧的检测

活性氧（reactive oxygen species，ROS）是一类化学性质非常活泼、氧化能力极强的含氧物质。其中植物体内主要是单线态氧（O_2^1）、超氧阴离子（O_2^-）、羟基自由基（$\cdot OH$）、过氧化氢（H_2O_2）。近年来ROS已经引起学者的广泛关注，早期认为ROS只是植物有氧代谢不可避免的有毒副产物，近期发现ROS可以作为信号分子参与多种生物学过程。ROS产生与清除的动态平衡是植物应对生物和非生物环境以及自身生长的基础。

由于ROS及其反应产物具有很强的化学活性，很容易与细胞的组分进行反应，而且半衰期很短，容易失去电子（氧化）或获得电子（还原），引起ROS之间相互转变，进而导致ROS在植物体内处于很低的水平。因此，快速、准确、灵敏的检测方法成为研究ROS的关键。

近代对ROS的检测已取得较大进展，尤其是近几年来荧光试剂的发展极大地促进了ROS的研究。用激光共聚焦显微镜检测就是基于荧光探针标记来检测ROS的方法。激光共聚焦显微镜检测ROS有以下三点优势。

（一）激光共聚焦显微镜可以进行活体检测

在不损伤细胞的前提下，可对活组织、活细胞中的ROS进行检测，这不仅省去了繁琐的样品处理导致ROS的产生，而且观察过的样品还可以继续用于其他的研究。在我们的研究过程中利用激光共聚焦层切功能，可以观察ROS在叶片的上下表皮、叶肉细胞中的分布。Kristiansena等把过氧化氢加入到洋葱表皮细胞以后，利用荧光试剂甲基化二氢二氯荧光素二乙酯（CM-H_2DCFDA）在激光共聚焦显微镜下观察了过氧化氢在细胞以及非原生质体的空间分布以及荧光随胞质运动的动态变化（图4-10）。

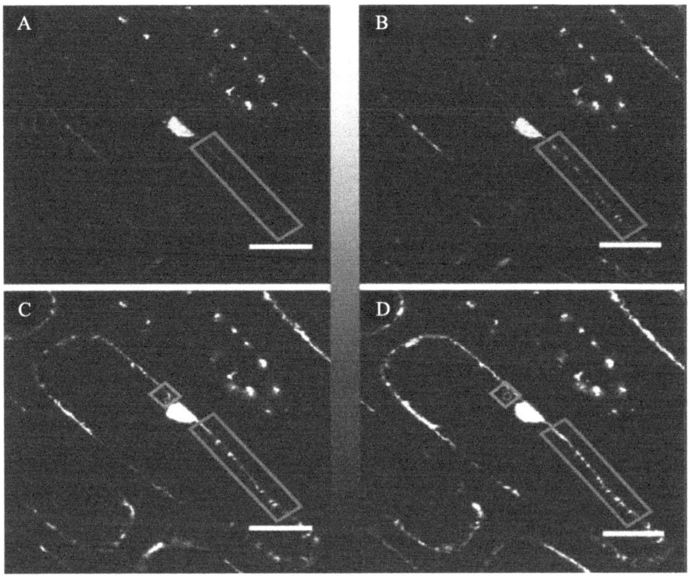

图 4-10　洋葱表皮细胞外加 $ZmMH_2O_2$ 后用 CM-H_2DCFDA 指示的荧光变化（见图版）

A. 表示洋葱表皮细胞用水处理；B. 用过氧化氢处理；C、D. 分别表示处理 20s、40s 以后荧光变化。绿色方框显示胞质运动；蓝色方框表示荧光强度变化

（二）配合特异分子探针，激光共聚焦显微镜可对 ROS 进行亚细胞定位

图 4-11 显示 Yao 等用 CM-H_2DCFDA 作为荧光探针检测拟南芥原生质体中的过氧化氢。他们利用 MitoTracker Red CMX 标记线粒体以及叶绿体自身荧光对细胞中产生的过氧化氢进行准确定位，并且研究了不同细胞器中过氧化氢在参与细胞程序化死亡中的作用。

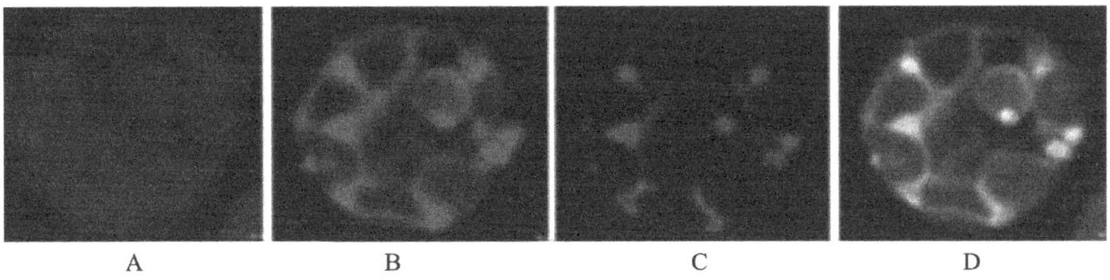

图 4-11　原生质体经 CM-H_2DCFDA 和 MitoTracker Red CMX 标记后产生的不同荧光（见图版）

A. 蓝色代表叶绿体自发荧光；B. 绿色是过氧化氢与探针反应产生的荧光；
C. 红色是线粒体所发荧光；D. 荧光叠加图

（三）激光共聚焦显微镜可对 ROS 进行实时追踪

在同一样品平面上随时间进行连续扫描，可以分析细胞或组织中 ROS 的动力学变化，如 Zhang 等应用激光共聚焦显微镜借助于荧光探针二氢二氯荧光素二乙酯检测过氧化氢在蚕豆保卫细胞中的动态变化过程。实验根据荧光强度的变化检测了脱落酸处理叶片表皮以后过氧化氢在保卫细胞中的动态变化过程，以及利用叶绿体自身荧光推测过氧化氢最先产生于保卫细胞中的叶绿体（图 4-12）。

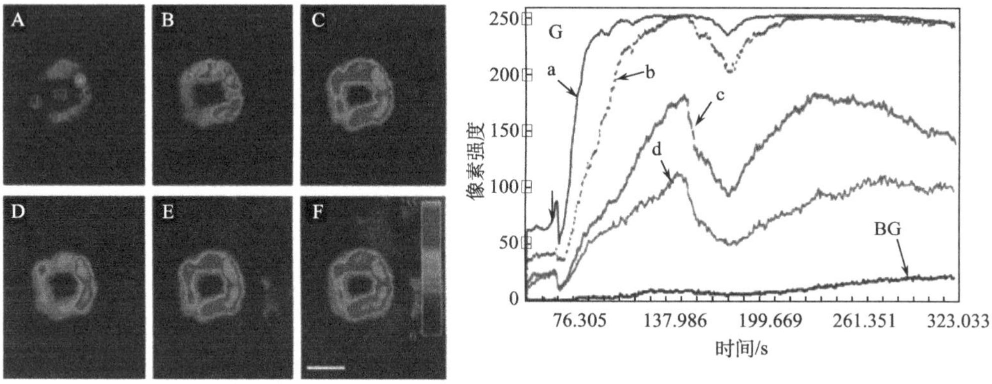

图 4-12　保卫细胞中外加脱落酸诱导产生过氧化氢（见图版）

A. 一对保卫细胞；B、C、D、E、F. ABA 处理保卫细胞以后 60s、120s、180s、240s 以后过氧化氢在保卫细胞中的变化；G. A 中所示区域 a、b、c、d 随时间改变的像素强度值

激光共聚焦显微镜在检测植物组织中其他 ROS 的变化中也得到广泛应用。例如，Hideg 等用 DanePy［3-（*N*-diethylaminoethyl-*N*-dansyl）aminomethyl-2,2,5,5-tetramethyl-2,5-dihydro-1H-pyrrole］和 HO-1889NH［3-（*N*-dansyl）aminomethyl-2,2,5,5-tetramethyl-2,5-dihydro-1H-pyrrole］检测植物在强光以及紫外照射下是否产生单线态氧以及超氧阴离子。而 Flors 等用 SOSG（single oxygen sensor green）作为荧光探针利用激光共聚焦显微镜同样达到了检测单线态氧的目的。

激光共聚焦显微镜检测 ROS 的方法灵敏性高，可以在活细胞中对 ROS 进行实时检测以及借助细胞器荧光标记进行亚细胞定位，使得 ROS 检测成为可视化技术。这无疑对 ROS 产生机理和生物学功能的研究提供了有利的技术手段。然而激光共聚焦显微镜检测依赖于 ROS 特异性的荧光探针，因而继续探讨研究专一灵敏的荧光探针成为关键。

第八节　基本操作步骤

以 Leica TCS SP5 激光扫描共聚焦显微镜为例简述 LSCM 的基本操作步骤，以使读者对此有初步了解，具体操作参照各仪器的用户手册。

一、启动机器和程序

（1）顺序打开 PC Microscopy、Scanner Power 和 Laser Power，并将钥匙置于 On-1 部位。

（2）登录到计算机的 Windows 系统。

（3）检查物镜炮塔和冷凝器是否在最低位置。显微镜载物台在起动时会旋转自检，所以要确保物镜炮塔和冷凝器在最低位置，避免载物台碰碎它们。

（4）打开 LAS AF 软件。双击桌面上的 LAS AF 图标，点击“OK”。不要进入“Configuration”和“Microscope Stand”。程序开始对显微镜进入初始化。在初始化时不能使用显微镜。LAS AF 程序启动后打开显示到“Acquisition”页面。

二、图像预览

（1）打开汞灯。把汞灯的使用时间登记在 Leica SP5 使用情况本上。

（2）将显微镜上的透射光源支架轻轻向后倾斜。

（3）将有样品的载玻片正置或倒置放在载物台上，左右上下移动样品架，将样品置于物镜下方。如果使用油镜或水镜，加一滴浸液在样品的盖玻片上，也可以直接加在所选物镜上。

（4）将透射光源支架放回原处。

（5）选择合适的物镜。

（6）选择明场或荧光模式及滤玻片。

①按显微镜左手边聚焦表盘后的“Chg TL”按钮，选择明场。再按“Chg TL”，在普通明场（TL-BF）、微分干涉对比（differential interference contrast，TL-DIC）和极化（polarised，TL-POL）之间转换。

②在荧光模式下，在显微镜前方的控制面板上选择相应的滤光片，见表 4-4。

表 4-4　滤光片参数

滤光片	激发光	分色镜/nm	发射光
N2.1（如染料 dsRed、Alexa546、Cy3）	BP515～560（绿色）	580	LP 590
I3（GFP、Alexa488、Cy2）	BP 450～490（蓝色）	510	LP 515
L5（GFP、Alexa 488、Cy2）	BP 440～520（蓝色）	505	BP 497～557
A（DAPI、Hoechst、AMCA）	BP 340～380（紫外）	400	LP 425

“Shutter”：为了避免光漂白和光损伤，在不观察时，用显微镜前面板上的“Shutter”键，挡住激发光源对样品的照射。

荧光强度：用显微镜左手边的“INT”按钮来控制荧光强度。“FD”按钮控制荧光灯的场光圈。

（7）聚焦。

有两种聚焦模式：细调（fine）和粗调（coarse）。按 SmartMove 旋钮上的“z fine”和“z coarse”来选择两种模式。

（8）聚焦清楚后，到 LAS AF 软件上进行图像采集。

三、图像采集

（1）打开“Configuration”键，打开“Laser”配置，打开所需激光。对于氩激光器，设定功率。对于新仪器，为 10%～50%。功率随使用时间的增加而增大，以保证足够的强度。其中，激光的激发谱线见表 4-5。

表 4-5　激光的激发谱线

激光	激发谱线/nm
405nm Diode	405
Argon	458、476、488、496、514
He 561	561
HeNe 633	633

注意：激光配置是唯一用户可自行配置的，别的配置最好请仪器厂商的专业工程师操作。

（2）在 Leica TCS SP5 上登记开始使用激光器的时间。

（3）在“Acquire”里，设置或选择合适的激发光束“Beam Path Settings”，并设置相应的 PMT 检测波长范围和显示颜色。

可自行定义或直接使用/修改以前的设置。要直接使用以前的设置，使用命令“Load/Save single setting”，或者直接点常用的荧光试剂设置。在设置时，“UV”/“Visable”里，红色表示激光激活，灰色表示激光不可用。

在设置“PMT detection spectra”时，如果采用多标记荧光，要避免串色。最好的办法，是用顺序扫描方法。

在荧光检测时，要同时检测明场，则勾选上“Additional Channels”，使其处于活跃状态，并在此中选择明场的几种模式。

（4）设置采集模式。xyz 是常用的模式，可用于简单的 xy 扫描以及 xyz 扫描。除此还有 x，y，z，t（时间）和 λ（波长）的组合模式。

（5）在“Aquire”菜单的“Acquisition”里设置像素格式、扫描速度、针孔孔径、线性平均、帧平均、累加和放大等参数。

①像素格式。512×512 是标准的格式，也符合出版要求，在某些情况下，1024×1024 可能更理想。但是分辨率越高，文件越大。

②扫描速度。默认是 400Hz。快速扫描可能用于活细胞成像或运动的样品。如果需要更高的扫描速度，则用双向扫描（“Bidirecitional X”）。

③针孔孔径。默认值是 1 艾里斑（AU）。对于发光弱的样品，可增加针孔孔径，但是得到的图可能不是真正的“共聚焦”图像。

④平均。Leica SP5 在扫描过程中自动平均图像检测，但是建议重复扫描 3～8 次取平均值，以减小背景信号。可根据是否改善图像清晰度来决定是否重复扫描及次数。线性平均更快，适合于活细胞。对于固定样品，线平均和帧平均都可以，但是在某些情况下，帧平均可用于荧光漂白的短暂恢复。

⑤累加。一般只用于弱发光的样品。

⑥放大。

（6）点击“Live”进行实时预览。

在预览时，优化增益和补偿，甚至激光强度，还可能调节控制面板上的“Z Position”，来调节焦平面。点击“Stop”结束扫描。

（7）点击“Capture Image”获取图像。可适当调节获取参数，如重复扫描次数，平均模式等。

四、多荧光的顺序扫描

对于多荧光的成像，最好使用顺序扫描以避免串色的发生，在设置时有以下几点特殊要求。

(1) 如果都要用到紫外光（UV）和可见范围激光，则在设置每一个通道时，两者都要被勾选上，使其处于激活状态（红点）。

(2) 在设置某一通道时，所有 PMT 通道的带宽都设为相同。

(3) 在设置每一个通道时，针孔孔径相同。

(4) 每一个通道可自行优化其增益（gain）、补偿（offset）和激光强度，并重新保存优化后的参数。

点击“Seq.”图标，打开“Sequential Scan”菜单（图 4-13）。要增加通道，点击“+”，得到 Scan 2，以此类推。

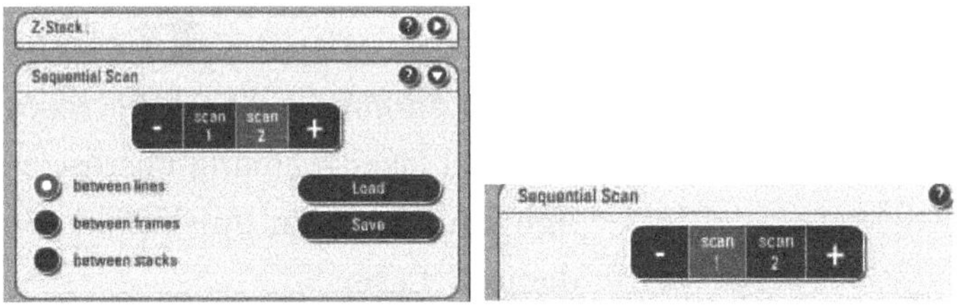

图 4-13　顺序扫描的模式截图

顺序扫描时有以下三种模式。

(1)“between lines”，即逐线扫描，是最常用的模式，活细胞成像最好用此模式。结果是几乎同时得到所用通道的图像。

(2)“between frames”，是先扫完一个通道，再扫另一个通道。

(3)“between stacks”，在有 Z 轴扫描时，扫完一个切面，再扫另一个切面。

顺序扫描的设置可以用“Save”命令保存起来，并在下次使用时调用。退出顺序扫描时，再次点击“Seq.”即可。点击“Start”，开始顺序扫描程序。

五、Z 轴扫描

如图 4-14 所示，为了使开始和结束的位置更准确，推荐先设置“End”位置，再设置“Begin”位置。为了弥补 Z 轴扫描过程中的光漂白和激光强度和信号的衰减，推荐先从样品的深处开始扫描（远离盖玻片和物镜的地方），在离盖玻片和物镜最近的地方结束。根据以下步骤操作进行。

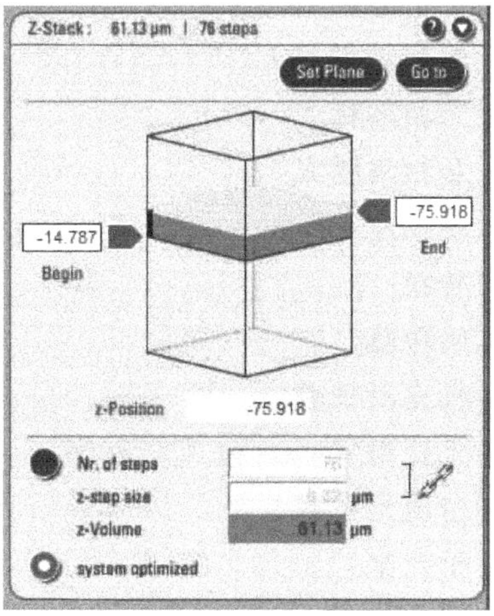

图 4-14　Z 轴扫描

(1) 设置起始和结束位置。在“live”模式扫描时，逆时针旋转“Z Position”旋钮到希望结束 z-扫描的光切面，离盖玻片最近，点击“End”，将此位置设为结束点。顺时针旋转“Z Position”旋钮到开始的光切面，点击“Begin”，将此位置设为开始点。

(2) 设置扫描步数或步进距离。最理想的“system optimized”“z-step size”和扫描步数将被显示，但是也可以自己设置。

(3) 检查线/帧平均配置。最好是只扫描一次，否则会花很长的时间，样品可能会经历严重的光漂白。

(4) 点击“Start”开始扫描，采集图像。

(5) 扫描结束后，点击“Begin”和“End”两按钮，使其变成灰色，关闭 Z 轴扫描模式。

中英文名词对照

中文	英文
激光扫描共聚焦显微镜	laser scanning confocal microscope，LSCM 或 confocal laser scanning microscope，CLSM
激光	light amplification by stimulated emission of radiation，Laser
光电倍增管	photomultipler tube，PMT
鼠脑海马	mouse brain hippocampus
声光可调谐滤光器	acousto-optical tunable filter，AOTF
声光分束器	acousto optical beam splitter，AOBS
针孔光栏	pinhole
光电二极管	photodiodes
固态电荷耦合器件	solid-state CCD
微分干涉相衬图像	differential interference contrast，DIC
逐线扫描模式	between lines
逐面扫描模式	between frames
多层扫描模式	between stacks
振动弛豫	vibration relaxation
内转换	internal conversion
系间跨越	intersystem crossing
斯托克斯位移	Stokes shift
磷光发射	phosphorescence
摩尔消光系数	Molar extinction coefficient
量子产率	quantum yield
光漂白	photobleaching
中性密度滤镜	neutral density filters

双色反射镜	dichromatic
阻断滤片	barrier filter
等吸收点	isosbestic poind
荧光素-胺，巯基	fluorescein-amines，sulfhydryl
四甲基罗丹明-胺	tetramethylrhodamine-amine
7-硝基苯-2-氧杂-1,3-二唑	7-nitrobenz-2-oxa-1,3-diazole，NBD
别藻蓝素	allophycocyanin
香豆素鬼笔环肽	coumarin-phalloidin
藻红蛋白-R	phycoerythrin-R
铕螯合物	europium chelate
铽螯合物	terbium chelate
增强型蓝色荧光蛋白	enhanced blue fluorescent protein，EBFP
增强型青色荧光蛋白	enhanced cyan fluorescent protein，ECFP
增强型绿色荧光蛋白	enhanced green fluorescent protein，ECFP
红色荧光蛋白	DsRed
4′,6-二脒基-2-苯基吲哚二盐酸盐	4′,6-diamidino-2-phenylindole，DAPI
溴化乙锭	ethidium bromide
吖啶橙	acridine orange，AO
焦宁 Y	pyronine Y
噻唑橙	thiazole orange
2′,7′-二-（2-羧乙基）-5（6）-羧基荧光素	2′，7′-bis-（2-carboxyethyl）-5-（and-6）-carboxyfluorescein，BCECF
二氰基苯二酚	dicyano-dihydroxybenzene，DCDHB
二苯基已三烯	diphenylhexatriene（DPH）
7-硝基苯-2-氧杂-1,3-二唑磷脂酰乙醇胺	NBD phosphatidylethanolamine
磺酰胺烷基芘	pyrene-sulfonamidoalkyls
三（4,7-二苯基-1,10-邻二氮杂菲）二磺酸钠钌	Ru［dpp（SO_3Na）2］3（bpp：4，7-diphenyl-1,10-phenanthroline）
罗丹明-二-精按氯酸-苄氧羰基	rhodamine-di-arg-CBZ
香豆素-葡萄糖苷-底物	coumarin-glucoside substrate
荧光素二半乳糖酶产物	fluorescein digalactosidase product
9-羟基-3-异吩噻唑半乳糖酶产物	resorufin galactosidase product
对-羟基苄基咪唑烷酮	p-hydroxybenzylideneimidazolidinone
钙橙色	calcium orange
钙绿	calcium green
钙深红	calcium crimson
异硫氰酸荧光素	fluorescein-isothiocyanate，FITC

荧光原位杂交	fluorescence in site hybridization，FISH
吖啶类染料	acridine dyes
碘化丙啶	propidium iodine
鬼笔环肽	phalloidin
凝集素	lectin
糊精	dextrin
链霉素	streptavidin
抗生物素蛋白	avidin
生物胞素	biocytin
藻胆蛋白	phycobiliproteins
藻红蛋白	phycoerythrin
荧光纳米晶体	fluorescent nanocrystals
量子点	quantum dot
萘取代荧光素	naphthofluorescein
嗜碱性白血病	basophilic leukemia
3,6-二甲基邻苯二甲腈	3,6-dihydroxylphthalonitrile
荧光黄 CH	lucifer yellow CH
乙酰甲酯	acetoxymethyl，AM
电穿孔	electroporation
弹道微注射（基因枪）运输	ballistic microprojectile delivery
多细胞注射加载	multi-cell bolus loading，MCBL
基本培养基	minimal media
Hank's 平衡盐溶液	Hank's balanced salt solution，HBSS
荧光寿命分析	fluorescence lifetime analysis，FLIM
ATP 结合盒	ATP binding cassette，ABC
羧基荧光素琥珀酰亚胺酯	carboxyfluorescein succinimidyl ester，CFSE
脂褐素	lipofuscin
磺吡酮	sulfinpyrazone
丙磺舒	probenecid
维拉帕米	verapamil
毒蕈肽	phallotoxin
光毒性	phototoxicity
血管再生术	angiogenesis
肺病学	pulmonology
心血管研究	cardiovascular research
眼科学	ophtalmology
受激发射损耗	stimulated emission depletion，STED
线性分离	linear unmixing

光漂白荧光恢复	fluorescence recovery after photobleaching，FRAP
光漂白中的荧光损失	fluorescence lose in Photobleach，FLIP
荧光能量共振转移	fluorscence resonace energy transfer，FRET
光子解笼锁	photo-uncaging
光钳夹或激光捕获	optical tweezers 或 laser trapping
生理荧光成像	physiological fluorescence imaging，PFI
番红精	safranin
苏木紫	haematoxylin
固绿 G	fast green G
橙色 G	orange G
阿尔卡因蓝	alcain blue
苯胺蓝	aniline blue
尼罗红	nile red
活性氧	reactive oxygen species，ROS
甲基化二氢二氯荧光素二乙酯	5-（and-6） chloromethyl-2′，7′-dichlorodihydrofluorescein diacetate acetyl ester，CM-H2DCFDA

参 考 文 献

袁兰. 2004. 激光扫描共聚焦显微镜技术教程. 北京：北京大学医学出版社：110

Blancaflor E B，Gilroy S. 2000. Plant cell biology in the new millennium：New tools and new insights. American Journal of Botany，(87)：1547-1560

Bougourd S，Marrison J，Haseloff J. 2000. Technical advance：An aniline bule staining procedure for confocal microscopy and 3D imaging of normal and perturbed cellular phenotypes in mature Arabidopsis embryos. Plant Journal，(24)：543-550

Brandizzi F，Irons S L，Johansen J，et al. 2004. GFP is the way to glow：Bioimaging of the plant endomembrane system. Journal of Microscopy-Oxford，(214)：138-158

Claxton N S，Fllers T J，Davidson M W. 2006. Laser scanning confocal microscopy. http://www. olympusconfocal. com/theory/LSCMIntro. pdf

Cutler S R，Ehrhardt D W，Griffitts J S，et al. 2000. Random GFP：cDNA fusion enable visualization of subcellular structures in cells of Arabidopsis at a high frequency. National Acad Sciences，(97)：3718-3723

Dickinson M E，Bearman G，Tille S，et al. 2001. Multi-spectra imaging and linear unmixing add a whole new dimension to laser scanning fluorescence microscopy. Biotechniques，(31)：1272-1278

Esau K. 1977. Anatomy of Seed Plants. New York：John Wiley and Sons：576

Fahn A. 1990. Plant Anatomy. Lundon：Pergamon：320

Flors C，Fryer M J，Waring J，et al. 2006. Imaging the production of singlet oxygen in vivo using a new fluorescent sensor，singlet oxygen sensor Green (R). Journal of Experimental Botany，(57)：1725-1734

Frank J，Pompella A，Biesalski H K. 2000. Histochemical visualization of oxidant stress. Free Radical Biology and Medicine，(29)：1096-1105

Gunning B S，Steer M W. 1996. Plant Cell Biology：Structure and Funcion. Boston：Jones and Bartlett Publishers

Hanson M R，Kohler R H. 2001. GFP imaging：methodology and application to investigate cellular compartmentation in plants. Journal of Experimental Botany，(52)：529-539

Haseloff J. 1999. GFP variants for multispectra imaging of living cells. Methods in Cell Biology，(58)：139-151

Helper P K，Gunning B S. 1998. Confocal fluorescence microscopy of living cells. Protoplasma，(201)：121-157

Hideg E，Barta C，Kalai T，et al. 2002. Detection of singlet oxygen and superoxide with fluorescent sensors in leaves under stress by photoinhibition or UV radiation. Plant and Cell Physiology，(43)：1154-1164

Iino R，Kusumi A. 2001. Single-fluorophore dynamic imaging in living cells. Journal of Fluorescence，(11)：187-195

Kalantidis K，Schumacher H T，Alexiadis T，et al. 2008. RNA silencing movement in plants. Biology of the Cell，(100)：13-26

Kristiansen K A，Jensen P E，Moller I M，et al. 2009. Monitoring reactive oxygen species formation and localisation in living cells by use of the fluorescent probe CM-H (2) DCFDA and confocal laser microscopy. Physiologia Plantarum，(136)：369-383

Lloyd C W. 1987. The plant cytoskeleton：The impact of fluorescence microscopy. Annual Review of Plant Physiology，(38)：119-137

Marvin M. Microscopy apparatus. 1957. US patent 3013467. US，1961-12-19

Mason W T. 1993. Fluorescent and Luminescent Probes for Biological Activity. London：Academic Press：433

Mittler R，Vanderauwera S，Gollery M，et al. 2004. Reactive oxygen gene network of plants. Trends in Plant Science，(9)：490-498

Pawley J B. 2006. Handbook of Biological Confocal Microscopy. Berlin：Springer：988

Ruzin S E. 1999. Plant Microtechniuqe and Microscopy. Oxford：Oxford University Press

Snyrychova I，Ayaydin F，Hideg E. 2009. Detecting hydrogen peroxide in leaves in vivo - a comparison of methods. Physiologia Plantarum，(135)：1-18

Van Breusegem F，Bailey-Serres J，Mittler R. 2008. Unraveling the tapestry of networks involving reactive oxygen species in plants. Plant Physiology，(147)：978-984

Walev I，Bhakdi S C，Hofmann F，et al. 2001. Delivery of proteins into living cells by reversible membrane permeabilization with streptolysin O. Proceedings of the National Academy of Sciences of the United States of America，(98)：3185-3190

Wessendorf M W，Brelje T C. 1992. Which fluorphore is brightest - a comparison of the stainning obtained using fluorescein，tetramethylrhodamine，lissamine phodamine，texas red and cyanine 3. 18. Histochemistry，(98)：81-85

Wiedenmann J，Oswald F，Nienhaus G U. 2009. Fluorescent proteins for live cell imaging：opportunities，limitations，and challenges. Iubmb Life，(61)：1029-1042

Yao N，Greenberg J T. 2006. Arabidopsis accelerated cell death2 modulates programmed cell death. Plant Cell，(18)：397-411

Zhang X，Zhang L，Dong F C，et al. 2001. Hydrogen peroxide is involved in abscisic acid-induced stomatal closure in Vicia faba. Plant Physiology，(126)：1438-1448

第五章　有害生物远程鉴定技术

第一节　远程鉴定技术的发展

远程鉴定最早发源于医疗领域，称为远程诊断。1935 年，为了给海上工作人员提供及时的医疗服务，开始用无线通信进行联系，这是最早的远程诊断。1967 年，在美国公共卫生服务部门的资助下，在麻省总医院和波士顿的 Logan 国际机场间建成了交互式电视环路，这是第一个将远程诊断用于临床的实例。20 世纪 90 年代初，许多国家大力开展信息基础设施建设，到 1996 年，欧洲有 17 个国家有了远程诊断系统。我国 90 年代中期开始实施“金卫工程”，探索远程医疗诊断系统的建设。1997 年，协和医院和美国有关医学专家，通过电视会议，成功为一个中国男孩进行会诊。

远程图像传输（或称远程视频会议）是实现远程鉴定的主要技术手段，但一个完整的远程鉴定系统应能提供从实物标本图像采集、传输、计算机辅助鉴定、鉴定专家资源管理调度、鉴定档案管理等多方面的功能支持，为实现以上功能，需要对显微镜、图像采集设备、图像显示设备、语音采集播放设备、计算机等硬件进行集成，这涉及光学设备、数码成像、语音/视频编解码、数字信号传输等技术，可见，远程鉴定是多学科技术的综合应用。

一、我国的远程医疗系统

经过 20 多年的发展，我国医院信息系统（hospital information system，HIS）建设已经初具规模。信息系统经历了从单机系统、局部网络系统到整个医院信息系统的多个发展阶段。特别是随着国家“金卫工程”的展开，已经有许多医院相继建立起医院范围的信息系统，一些公司也相继开发了商品化的整套医院信息系统，并在各医院推广应用。在信息系统应用技术上，客户/服务器结构的信息系统已经成为大型信息系统的主流，使用 Windows 和图形化的用户界面是目前医院信息系统主要采用的客户端系统，基于结构化查询语言（structured query language，SQL）访问的大型数据库，在医院信息系统中也已普遍使用。在医院院区网络建设中，已经比较普遍地使用结构化网络布线，采用以太网和快速以太网，网络交换技术也被大量地使用。

国际发展趋势表明，医院信息系统正在从重费用信息管理的阶段逐渐发展到面向临床医疗信息管理的临床医疗信息系统（clinic information system，CIS）阶段，包括电子病历（computer-based patient record，CPR）系统、医学影像系统（picture achieving and communication system，PACS）、实验室检查系统和远程医疗等交互式网络信息服务功能的开发和应用。其中电子病历和医学影像为 HIS 的亮点。

我国的远程医疗近几年发展迅速，一些著名的医学院校、医院都建立了远程会诊中心。目前我国主要的远程医疗网络有国家卫生部金卫医疗网、中国医学基金会互联网络和军队远程医学网络。中国医学基金会受国际医学互联网络协会和国内外企业单位的委托，组建了中国远程医疗会诊骨干网。骨干网联通了25个省、自治区、直辖市的近40家部属、省属重点医学院校附属医院和省属重点医院，基层网联通了约50家地、市、县级医院。为了加快金卫医疗网络的建设，金卫医疗网络工程有限公司与美国STM卫星公司在北京达成战略合作协议，并于2000年建成医疗信息高速公路。目前，国内远程医疗趋向于应用服务，信息传输方式也从电话拨号、ISDN、FR、VSAT过渡到了以Internet宽带接入为主的模式。

二、显 微 技 术

显微镜的发明，使人看到了许多以前从未看到过的微生物，如细菌、病毒等，也使人看到了生物的许多微小结构，如线粒体的结构，从而对生物学的发展起到了重要的推动作用。显微镜是生物学研究的重要仪器之一，在医学、工农业生产中，显微镜也有重要用途。

显微镜按其成像原理可分为光学显微镜和电子显微镜两大类。普通光学显微镜可把物体放大1500倍，分辨率为200nm。电子显微镜使用高速电子束代替光束。由于电子流的波长比光波短得多，所以电子显微镜的放大倍数可达80万倍，分辨率达0.2nm。扫描电子显微镜还可看到物体表面的微小结构。

在微小标本的远程鉴定方案中，显微镜成了鉴定专家眼睛的延伸，通过配合图像采集设备、视频传输和还原设备，远程鉴定专家通过显微镜就能看到千里之外的微小标本实时图像了。

（一）光学显微镜

按照明方法进行分类，可将光学显微镜分为透射型与反射（落射）型两种。透射型显微镜是应用透射照明通过透明物体的打光方法。反射型显微镜是从物镜上方打光到（落射照明）不透明的物体上。

根据观察方法的不同，还可将光学显微镜分为明视野显微镜、暗视野显微镜、相差显微镜、偏光显微镜、干涉相差显微镜、荧光显微镜等。每种显微镜一般又各有透射型和反射型两种。每一种物体都有其特有的透过率、反射率和折射率，不同对象在同一种显微镜下会呈现不同的图像。另外，通过不同类型的显微镜来观察同一个对象时，也会因为不同的成像原理而得到不同的图像。因此，需要根据被观察对象的特点来选用不同的显微镜进行观察。

（二）高分辨率光学显微镜

光学显微镜是为了使肉眼能够观察到微小标本组织的形态和结构而设计的。当前广泛应用于微小物体的观察、测定、分析、分类、鉴定等，分辨率是评价显微镜观察微小标本能力的重要指标。

虽然电子显微镜可以达到很高的分辨率，但电子显微镜因为样品制备等问题无法对活体进行观察，随着生命科学的研究由整个生物体发展到分子水平，光学显微镜的空间分辨率及鉴别精微细节的能力已经成为一个非常关键的技术问题。在 400～760nm 的可见光范围内，显微镜的分辨极限大约是 200nm，这已不能满足现代生物学研究的需要。

根据 Rayleigh 判据，传统光学显微镜的分辨率极限受到光波波长 λ 和显微镜的数值孔径（numerical aperture，NA）等因素的制约。为提高分辨率，传统方法是通过选择更短波长的光源和提高数值孔径以及使用折射率更高的介质来实现，但其改善的程度相当有限。

Rayleigh 判据是建立在传播波的假设上的，若能够探测非辐射场，就有可能突破 Rayleigh 判据关于衍射壁垒的限制，根据最新的研究进展，已可将这一极限值提高到 20～30nm。

1. 高分辨率三维显微术

在提高光学显微镜分辨率的研究中，显微镜物镜的像差和色差校正具有非常重要的意义。最新的研究方向是应用自适应光学原理，对显微镜像差校正进行了相关研究。

在解决厚的生物样品的显微成像难题上，较为成熟的方法是激光共聚焦显微术（laser scanning confocal microscope，LSCM）和三维去卷积显微术（three-dimensional deconvolution microscope，3-DDM），它们都能在无需制备样品物理切片的前提下，仅利用光学切片就获得样品的三维荧光显微图像。

选择性平面照明显微术（selective plane illumination microscope，SPIM）与通常需要将样品切割并固定在载玻片上的方式不同，能在一种近似自然的状态下观察 2～3mm 的较大活样品。SPIM 技术的出现为观察较大活样品的瞬间生物现象提供了合适的显微工具，对于发育生物学研究和观察细胞的三维结构具有特别的意义。

非线性高分辨率显微术可用于检测极少量的荧光甚至是无标记物的样品。

2. 表面高分辨率显微术

表面高分辨率显微术是指一些不能用于三维测量只适用于表面二维高分辨率测量的显微技术。主要包括近场扫描光学显微术、全内反射荧光显微术、表面等离子共振显微术等。

近场扫描光学显微术（near-field scanning optical microscope，NSOM）是一种具有亚波长分辨率的光学显微镜。由于光源与样品的间距接近纳米水平，因此分辨率由光探针口径和探针与样品之间的间距决定，而与光源的波长无关。NSOM 的横向分辨率小于 100nm，Lewis 通过控制在一定针尖振动频率上采样，获得了小于 10nm 的分辨率。NSOM 具有非常高的图像信噪比，能够进行每秒 100 帧图像的快速测量，已经应用于细胞膜上单个荧光团的成像和波谱分析中。

全内反射荧光显微术（total internal reflection fluorescence microscope，TIRF）采用特有的样品光学照明装置，可提供约 100nm 的高轴向分辨率。其与干涉照明技术结合应用在分子马达步态的动力学研究领域，分辨率达到 8nm，时间分辨率达到 100μs。

（三）超景深合成技术

由于受到景深的限制，在拍摄微距或显微图片时，Z 轴上的清晰范围非常有限，这大大限制了图片对立体标本的表现效果。在传统摄影技术中，只能通过缩小摄影镜头光圈或显微镜集光器光圈来改善。现代图像处理技术的发展，使拍摄超景深图片的愿望得到了实现。其方法是在 Z 轴上移动摄影镜头，拍摄一系列不同焦点的图片，用软件进行图像系列分析，取出每一张图片中焦点位置处的局部图像并将其进行融合，最终形成一张完整的全景深图片。

超景深合成技术的出现，解决了扫描电子显微镜只能观察微小标本纹理，不能表现其色彩特性的缺点。

（四）电子显微镜

1986 年，电子显微镜的发明者卢斯卡和扫描隧道显微镜的发明者宾尼格和罗勒共同获得了诺贝尔物理学奖，他们的发明使科学家有了一双能看见原子的眼睛，为人类探索微观世界作出了巨大贡献。

由于光波波长对分辨率的限制，光学显微镜的放大倍数还不能满足科学家探索微观世界的需要。1931 年，卢斯卡和诺尔根据磁场可以会聚电子束这一原理发明了世界上第一台电子显微镜。电子显微镜的原理与光学显微镜类似。电子显微镜是用电子束而非可见光来成像的，简单说电子的行为同光波相似，但是其波长较光波的波长小几百倍，根据 Rayleigh 判据，这使电子显微镜的分辨率大大提高。在电子显微镜中，磁场的作用类似于光学显微镜中的透镜。

1958 年，我国成功地研制了第一台电子显微镜。如今，随着计算机技术的发展，电子显微镜技术和功能也日益进步，放大倍数已超过 1000 多万倍，并在材料、生物、医学等领域得到广泛应用。

1982 年，宾尼格和罗勒发明了扫描隧道显微镜，1988 年中国科学院白春礼和姚俊恩研制出了我国第一台扫描隧道显微镜。扫描隧道显微镜是另一种研究物质微观结构的全新技术，其放大倍数可达上亿倍，它采用尖端只有一个原子的特殊探针对物质表面进行逐行扫描来获得原子尺度的图像，它也可以用探针对单个原子和分子进行操纵，对材料表面进行微加工。

扫描电子显微镜是电子显微镜的另一个分支，其主要用途是研究固体表面的形态，利用它可以得到固体表面的三维效果图像。因为扫描电子显微镜要对样品进行干燥和喷金，在很大程度上限制了其在活体生物标本观察中的应用。近年来，随着技术的改进，出现了可适用于低真空要求和非喷金样品观察的机型，扩大了扫描电子显微镜在生物标本观察中的应用范围。

正是 20 世纪电子显微技术的快速发展，为人类获得新型材料以及促进现代医学的发展创造了条件。

三、视 频 技 术

我国从 20 世纪 80 年代开始先后出现过多种视频传输方式，经历了从模拟视频向数字视频的发展。近年来，随着信息技术的推广和计算机技术的不断提高，视频及其传输技术也得到了很大的发展。

在远程鉴定中使用的视频技术类似于视频监控，但由于远程鉴定的跨地域需求比较突出，所以早期的一些视频传输技术由于受到传输距离的限制，无法在远程鉴定中应用。其后的光纤传输方案虽然从技术上解决了远程传输的问题，但需要在摄像机和用户观察点之间建立光纤线路的连接或租用专门的传输线路，这一技术方案也很难普及推广。真正使远程鉴定成为现实的，是基于 IP 网络的视频传输技术，虽然该技术由于受网络环境的影响，在视频的实时性和清晰度上存在一些问题，但已可基本满足远程鉴定的需要。

1. 模拟视频的短距离传输

20 世纪 80 年代的视频监控技术比较简单，传输的信号是从模拟摄像头输出的模拟视频，直接采用同轴电缆将模拟视频图像从前端监控点以“点对点”的方式传回监控中心或管理中心，并逐一显示在监视器上。

在远距离传输的方面，因为同轴电缆是一种宽带屏蔽传输线，主要为传输高频和超高频频段的用途而设计，在 50MHz/100MHz 频率范围内有较好的频率特性，同轴电缆在短距离传输视频信号时，可以达到很好的效果。但是，当传输距离超过 200m 时，就会出现明显的频率失真，需要使用专门的设备实施频率补偿放大，但即使经过补偿放大，其最大传输距离也只有 500m 左右。这样的传输距离显然不能满足远程鉴定的需求。

2. 模拟视频远距离模拟方式传输

20 世纪 90 年代，视频技术有了飞速的发展，光端机的出现和光纤的发展，使得高质量视频的远距离传输和视频联网监控等成为可能。

光端机能在一芯光纤上承载大量的业务接口，且一根光缆内可以有几十芯到几百芯光纤。低廉的价格使光纤通信成为信息社会的基石。

最早应用光纤传输视频的是模拟光端机，模拟光端机主要是采用模拟调频、调幅、调相的方式将基带的视频、音频、数据等传输信号调制到某一载项，通过另一端的接收光端机进行解调，恢复成相应的基带视频、音频、数据信号。它在当时解决了传输距离远、不受电磁干扰、保密性强等问题。模拟调制光端机由于采取载波调制方式，载波及光头很容易受环境温度影响，出现传输质量随环境变化而变化的缺点。还有调制的带宽、元器件和滤波器的设计与制作限制，一般国内厂家做到稳定的 4 路视频都属不易。正因为这种缺点，对一些大型、重要工程来讲，模拟光端机的多业务接口性、互换、维护、稳定性成了令人头疼的问题，由此也给很多工程商和用户带来了很多问题。

3. 模拟视频远距离数字方式传输

2002年，随着宽带数字光传输器件技术以及数字视频技术的飞速发展，数字光端机开始走向市场。在市场以及应用领域，数字光端机和模拟光端机的基本功能重叠，甚至功能更多。

非压缩数字光端机的原理是将模拟基带视频、音频、数据进行高分辨率数字化，形成高速数字流，然后将数字流进行复用，通过发射光端机进行发射，然后由另一端的接收光端机接收，解复用，恢复成数字化信号，再通过数/模转换恢复成模拟视频、音频、数据。简单地讲就是光端机的发射端之前或光端机接收端之后的信号仍为模拟信号，而通过光端机把模拟信号数字化处理，在光纤通道里进行传输。

将模拟信号先进行数字化处理后再进行传输是数字光端机技术发展史上的一个质的飞跃。数字光端机解决了模拟光端机的诸多问题，并具有传输容量大、业务种类多、信号质量好、传输上百千米、网络拓扑结构和网络管理平台简单等特点。

相比之下，拉光纤的成本不高，光纤的价格下降比较快。光纤上用数字光端机传输视频能达到中距离广播级的水平，是MPEG2、MPEG4、JPEG都无法比拟的。光纤上用数字光端机传输视频的方案所用的传输设备就是光端机。数字光端机无需任何设置，没有专业背景的人员都会安装。无需付租用费，能长期使用。

4. 数字视频传输

数字化是网络化的前提和必要条件，网络化又是高速信息交换的基础，同时也是数字化的有益延伸和拓展，视频技术从模拟向全数字过渡是必然的发展方向。

数字视频是将传统模拟信号经过抽样、量化和编码形成二进制数字信号，然后进行各种功能的处理、传输、存贮和记录，也可以用计算机进行处理和控制。从数字摄像机内就能转成数字视频，数字视频设备不仅可以获得比原有模拟设备更高的技术性能，而且还具有模拟技术达不到的新功能。

从具体技术分析，数字视频具有以下优点。

(1) 数字信号在传输过程中通过再生技术和纠错编解码技术使噪声无法逐步积累，基本不产生噪声，保持信噪比基本不变，收端图像质量基本与发端一致，适合多环节、长距离传输。

(2) 数字视频设备输入信号稳定可靠，能够避免在模拟系统中非线性失真的影响，消除了差分增益（dg）和差分相位（dp）失真引起的图像畸变。

(3) 易于实现信号的存贮和检索，可采用非线性搜索方式高效快速搜索出各种所需类型文件，避免了使用模拟信号近乎强制性的顺序搜索方法。

(4) 数字视频信号具有可扩展性、可分级性和互操作性，便于在各类通信系统中传输。数字化系统可实现基于数字平台上的扩展和改造，避免了模拟系统改造过程中因设备的全部淘汰更新而造成的巨大浪费。

从以上几点来看，数字系统不仅较模拟系统性能优越、功能强大，而且无论是在当前还是在今后的完全数字化时代，都会有全新的发展。

5. 数字视频与 IP 网络传输

数字视频通过数字摄像机、视频服务器、网络交换机、网络视频存储设备，可以组成网络化的全数字平台。数字视频的数字传输优势很明显。例如，视频的复制、存储，无距离监控与任意扩展，支持任意的网络拓扑结构。全数字化网络结构还简化了管理层次，视频的统一管理和后台的灵活应用等显著的优势使得其在安防监控中的应用越来越广泛。

但使用这种方式时，会受到 IP 网络的带宽及传输方式的限制，需要把数字视频再次进行压缩处理，这会导致延时、误码、丢帧等问题，其直接表现是导致视频图像的质量（包括实时性和准确性）下降、控制失灵、抖动等。

四、互联网技术

（一）便捷的接入方式

国际互联网的普及，使得网络终端走进了千家万户，接入方式也从早期单一的电话拨号方式发展到了 ADSL、WiFi、DDN、Cable Modem 等多种方案，512kb 甚至更高带宽的互联网线路已成为最低的接入标准，3G 高速宽带移动应用也成为现实。

目前的互联网接入方案已能保证用户随时随地地接入到互联网中，较高的带宽保证了 WEB 访问、视频及语音传输的流畅。

（二）基于 TCP/IP 的网络会议技术

1. 会议系统简介

自从发明了电话，人们就开始了远程会议的应用探索。早期的应用大多是一些点对点的语音和视频传输应用，随着需求的深入，人们在语音、视频传输的基础上增加了会议管理及文档资料共享的功能，并逐渐形成了现在的会议系统框架。

20 世纪 70 年代初期，美国紧急状态办公室（OEP）委托 Murray Turoff 开发一套计算机会议工具来取代当时正在使用的远程会议设备。Turoff 因此开发了应急信息系统（emergency management information system and reference index，EMISARI）。EMISARI 系统通过电子网络把 10 个 OEP 的地区办公室连接起来，消除了时间和地理上的限制。EMISARI 包括 Party-Line 和 Discussion 两个部分，前者相当于电话会议的计算机系统，后者则是一个在线文件系统。这两个元素构成了会议系统的两个主要部分，可算是会议系统的早期雏形。

计算机会议系统能够为用户提供一个良好的协同工作环境，因此具有广阔的应用前景，如远程会议、协同办公会议、远程协同工作环境、远程医疗诊断和咨询、远程教学等。

2. 远程会议系统发展过程

1964 年，AT&T 贝尔实验室推出了世界上第一个数字化的交互式可视电话 Picturephone，这是一种点对点的视频会议工具。尽管 Picturephone 有诸多的优点，但它没能够超越时代而推广开来。信道带宽在当时是一个严重问题。电话网是用来传送模拟声音信号的，而视频会议系统通常是在数字网络上传送复杂的活动视频信号，在那个时代没有太多的数字通道可用。

早期的视频会议系统采用模拟电视技术，由于数字传输技术进步来得较迟，网络的速度曾经非常慢，而视频信号所要求的传输流量又十分巨大，所以一直到了 20 世纪 80 年代初，廉价的大规模固态存储器出现，视频会议技术才开始进步，其关键在于解决了处理过程中需要存储大量信息的难题。1983 年，Widcom 公司开发了超大规模集成电路（very large scale integrated circuits，VLSI）技术，经这种方法处理后的数据大大降低了对频带的要求。这项技术给视频会议带来了光明的前景。

直到 20 世纪 80 年代初，视频会议系统的部署成本仍然非常高，一个带压缩能力的编码解码系统 Codec 大约需要 25 万美元，加上其他设备，如摄像机、麦克风以及机箱、机房等需要 50 万～100 万美元，甚至更高，租用一条连接美国东西海岸的专用线路大约需要 35 万美元。这个价格只有极少数的大公司能够承受。

CLI（Compression Labs Incorporated）制造的视频会议系统在当时具有一定的代表性，该公司由来自台湾的数学博士 Wen-hsiung Chen 在 1976 年创建。Chen 博士在南加利福尼亚州大学攻读博士时研制成功了压缩技术，这一技术成为 CLI 第一个商用系统 VTS1.5 的基础。该系统在 1982 年 9 月上市，它要求用等效于 24 条电话线的通路来传输信号，可提供很好的图像质量。

1984 年 PictureTel 公司研究出了低带宽数字视频信号处理方法，只需要使用 224 kbps的带宽就能传输质量可接受的视频信号，这大大降低了视频会议的成本。

1989 年 VTel 公司推出了基于 386 PC 和 DOS 平台的视频会议产品，第一次实现了简单地通过软盘即可向客户提供视频会议产品的更新。

早期的视频会议系统都是封闭系统，各自的技术方案都属于商业机密，由于各个系统之间没有互操作标准，使得不同的系统不能通信。直到了 1990 年，国际组织制定了视频会议标准，不同厂商的视频会议系统才有了相互通信的可能，ITU H.320 是其中应用较为广泛的标准之一。

技术的进步，特别是宽带网络、信息压缩技术的进步以及个人计算机和工作站的普遍应用，使得视频会议被集成到计算机上，使计算机会议系统成为可能，尤其是桌面视频会议系统（desktop video conferencing system）产品在 20 世纪 90 年代中期得到了迅速发展。其销售额从 1992 年的约 6000 万美元增至 1997 年的约 7.7 亿美元或更多，以平均每年 40%的速率增长。

3. 会议系统使用的主要协议

为了在 IP 网络中正确的寻找到要通话的对方并建立应答，并依照彼此语音、视频的处理能力来传送相应的信号，需要使用一定的通信标准协议。目前的网络会议系统一般遵循 H.323、MGCP 及 SIP 等标准协议。目前产品支持 H.323 的份额更多一些，但 SIP 的发展也很迅速。

1）ITU-T H.323 协议

ITU-T 国际电信联盟第 16 研究组 1996 年通过了 H.323 第一版的制定工作，1998 年完成了第二版制定。该协议是 H.320 的延续，提供了分组交换网络（packet based network，PBN）架构上的多媒体通信系统标准，并为 IP 网络上的多媒体通信应用提供了技术基础。

H.323 不依赖于网络结构，它独立于操作系统和硬件平台之上，支持多点功能、组播和带宽管理。H.323 具备相当的灵活性，可支持包含不同功能节点之间的视频会议和不同网络之间的视频会议。

H.323 并不支持组播（multicast）协议，只能采用多点控制单元（MCU）构成多点会议，因而同时只能支持有限的多点用户。H.323 也不支持呼叫转移，而且建立呼叫的时间也比较长。

早期的视频会议一般都支持 H.323 协议，如微软 Net Meeting、英特尔 Internet Video Phone。

2）IETF SIP 协议

会话初始化协议（session initiation protocol，SIP）由互联网工程任务组（Internet engineering task force，IETF）制定，其特性几乎与 H.323 相反，它只提供会话或呼叫的建立与控制功能。SIP 协议可支持多媒体会议、远端教学及 Internet 电话等领域的应用。

SIP 同时支持单点传输播送和组播功能，使用者可以随时加入一个已存在的视频会议之中。在网络 OSI 属性上，SIP 属于应用层协议，所以可透过 UDP 或 TCP 协议进行传输。

SIP 是一种基于文本的协议，采用 SIP 规则资源定位语言描述（SIP uniform resource locators），与 H.323 相比，其灵活性与扩展性的表现较好。SIP 的 URL 可以嵌入到 WEB 页面或其他超文本链接之中。

3）MGCP 协议。

MGCP 协议与前两个协议不同，H.323 和 SIP 协议是专门针对网络电话及 IP 网络所提出的两套各自独立的标准，两者间并不兼容。而 MGCP 协议与 IP 电话网络无关，它只牵涉信道分解上的问题，该协议可同时适用于支持 H.323 或 SIP 协议的网络电话系统。

MGCP 协议制定的主要目的在于将信道功能分解成负责媒体流处理的媒体信道（MG）和管理呼叫建立与控制的媒体信道控制器（MGC）两大部分。MG 在 MGC 的控制下可实现跨网域的多媒体电信业务。

由于 MGCP 更适用于需要中央控制的通信服务模式，因此也更符合电信运营商的需求。

（三）成熟的WEB数据库方案

远程鉴定是一个复杂的应用需求，除了实现远程视频会议功能外，还需要有强大的辅助鉴定功能用于支撑整个系统的应用。随着WEB和WEB 2.0应用技术的成熟，B/S的结构体系得到了广泛的应用，在该框架下，可开发出各种功能强大的应用软件，如BBS、文档管理、用户认证管理等。

第二节　远程鉴定技术在检验检疫中的应用

在口岸检验检疫工作中，对截获的有害生物进行鉴定是植物检疫的重要工作环节之一。昆虫、杂草籽、线虫等生物主要依据外部形态特征进行鉴定。如果能通过远程传输的方式将足够清晰的生物标本鉴定特征图像发送给异地的鉴定专家，就可代替实物标本的寄送，使得鉴定专家在没有实物标本的情况下也能给出鉴定结论。根据有关信息，美国农业部植物检疫系统20世纪末就已开始广泛推行利用网络传输图像的远程鉴定，利用该系统解决了截获有害生物标本鉴定中70%的疑难问题。

随着经济全球化进程的加快，中国加入世界贸易组织，包括农产品贸易在内的国际贸易的迅猛发展，近年，分布在全国300多个口岸的中国进境植物检疫系统截获有害生物批次在迅速增长，2009年口岸进境植物检疫工作中截获有害生物超过26万批次。作为检疫决策的重要依据，原则上，这些截获生物均应该得到准确的鉴定。但是，由于多方面的原因，准确而又快速的鉴定对当前口岸检疫来说是个巨大的挑战。为了达成这个目标，中国检验检疫科学研究院在远程鉴定方面进行了探索性研究，借鉴各学科的现有研究成果，发挥实时视频远程鉴定和静态图像远程鉴定的各自优势，将两种模式有机结合，根据口岸截获有害生物鉴定、管理工作中各个业务环节的需求，集成光学显微、图像采集、图像处理、信息管理等多学科技术，建立适用于口岸工作的有害生物鉴定、结果复核、鉴定档案管理、疫情上报等业务的统一网络平台。该平台可充分利用分散于各地的有害生物鉴定专家和各种网络资源，帮助口岸一线工作人员快速解决有害生物鉴定中所遇到的问题，大幅提高有害生物鉴定的准确性和鉴定速度，同时可逐步培养更多有鉴定经验的一线工作人员。

一、需求分析及系统设计

（一）业务需求分析

远程鉴定的核心需求是要在现有的网络技术条件下，通过专家远程指导，使本地的实验室工作人员能将标本调整到合适的角度并在适当位置聚焦，以便得到所需特征的高清晰图像。其技术难点是要在现有的网络带宽条件下实现流畅的动态视频传送，并且要能保证最终的图像有足够的清晰度用于特征识别。

在实现上述核心需求的基础上，作为一个能适用于我国口岸检疫业务工作的网络平台，结合《进境植物检疫有害生物鉴定复核程序》的实施要求，必须适用于从鉴定、复核、归档到疫情上报、发布的一系列业务工作流程。因此，在传统远程鉴定系统模型的框架下增加其他业务系统的工作界面和数据接口也是本研究的重点之一。

根据口岸检疫工作业务需求，本研究提出如下业务流程框架（图 5-1）。

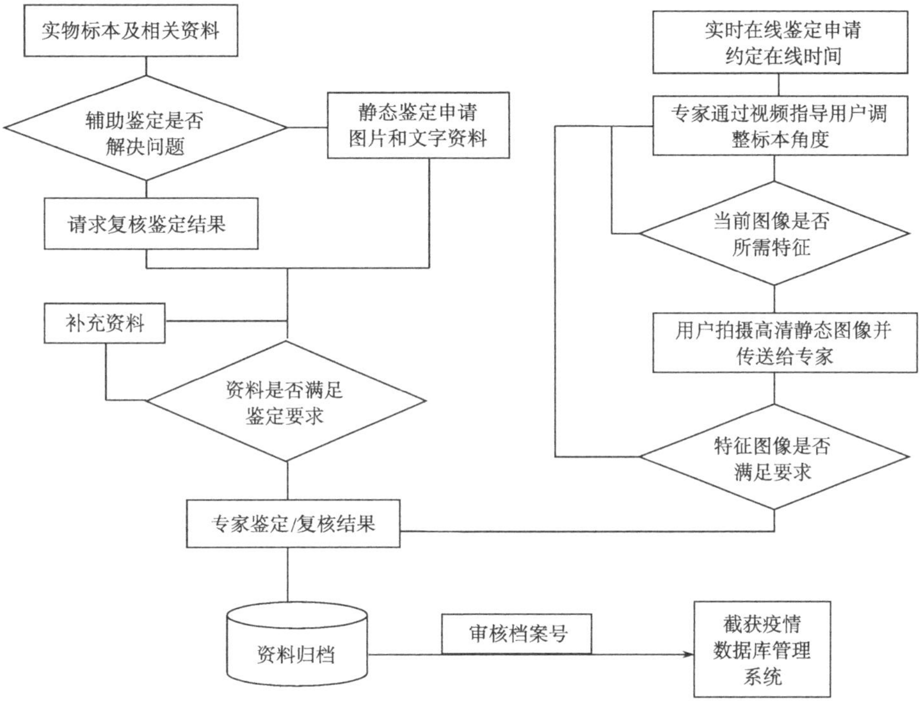

图 5-1　远程鉴定系统业务流程框架

口岸一线工作人员在截获到有害生物后，可以有两个渠道进入远程鉴定流程，其一是基于静态图片的非在线式流程，其二是基于视频会议的在线式流程。非在线式流程操作灵活、较少占用专家资源，是适合于绝大多数据鉴定任务的常规流程，在线式流程需要预约并占用较多的专家资源，主要适用于重大疫情和紧急疫情的鉴定复核工作。

针对非在线式流程，口岸工作人员可首先借助辅助鉴定系统，对照截获的有害生物标本，通过模糊形态检索、二叉检索表、分类系统树等多种途径确认该标本分类地位，如果能基本确定该标本的分类，则可直接提交该鉴定结果的复核申请，相关类群的专家上线时会对其进行复核，如果资料完整，确认后可进入下一步的归档流程。对于不能通过辅助鉴定系统识别的有害生物，可根据其大致的类群，将图片和文字资料提交给相关的鉴定专家组，该类群的任何一位专家上线时都可看到该条目并进行处理，如果资料信息全面，确定其分类地位后可将其归档。如果资料不足以支持准确鉴定，专家可对该工作人员提出具体的补充资料要求，待下次口岸工作人员上线补充资料后再进行鉴定，该过程可反复多次直到鉴定完成。

针对在线式流程，口岸工作人员可提交一个视频鉴定申请，与相关专家约定时间后，双方同时上线，口岸工作人员将标本置于显微镜下，由专家指导调整姿态及观察角度，必要时拍摄静态图片并传送给远程专家。经确认鉴定后，可建立鉴定档案并进入下一流程。

经过以上各个渠道确认的有害生物标本可由本系统统一生成鉴定档案号，该号码可与截获疫情上报等系统连接，实现截获疫情的鉴定档案回溯等功能。

（二）资料收集及评估

根据上述需求，课题组查阅了涉及光学显微技术、图像采集设备、图像处理技术、超景深合成技术、视频会议通信技术、WEB数据库等多学科的文献及技术资料，对现有的各种可用技术进行仔细评估。

同时，还考察了包括体视显微镜、生物显微镜、新型数码显微镜、数码感光器、民用数码照相机、微距摄影镜头、普通微距摄影支架、高精度微距平台、计算机、PC服务器等各种类别的多家供应商的产品，对每一项设备的性能及价格进行深入评估。

（三）系统设计

1. 程序框架

根据业务需求分析中提出的要求，本应用系统需要以个人计算机为工作平台，并在其中建立一个集成视频会议系统和各种WEB数据库资源的应用程序，同时还需要支持对图像采集设备和显微设备的远程控制。

从所需实现的功能来看，该应用程序将涉及硬件资源的底层控制、密集的图像处理运算、多种通信协议的应用以及对WEB服务器的访问。基于以上需求，本研究决定采用Microsoft Visual C＋＋作为开发工具，建立基于MFC框架的应用程序，在充分发挥C＋＋高效灵活、便于实现底层开发的基础上，借助MFC快速建立友好的用户操作界面。

为简化服务器端的开发，根据本系统的特点，省略了H.323协议中用于控制的GateKeeper服务器，将用户管理及登录、控制功能转移到WEB服务器，并与已有的WEB数据库应用资源（包括已有信息平台及辅助鉴定数据库等）进行整合，实现在整个平台下的统一用户管理及认证。

多点控制单元（MCU）是视频会议系统的核心服务，本研究将以MCU应用程序为基本框架进行改造，重点是将MCU服务器与后台的用户数据库进行链接，实现用户的认证功能，同时改造服务器视频混合、转发功能，使之符合远程鉴定的需求。

系统整体设计框架见图5-2。

2. 功能框架

根据业务需求分析的结果，可将本系统的功能划分为辅助鉴定、静态图像鉴定、实时视频鉴定、鉴定结果复核、鉴定档案管理、用户管理6个主功能模块，见图5-3。

其中辅助鉴定系统以集成现有资源为主，其基础数据包括各种有害生物图文资料，可通过关键词检索、模糊形态检索、分类系统检索、二叉检索表等多种方式导航到所需有害生物的图文资料。

静态图像鉴定包括显微照相功能和超景深合成功能以及鉴定信息提交、修改、反馈

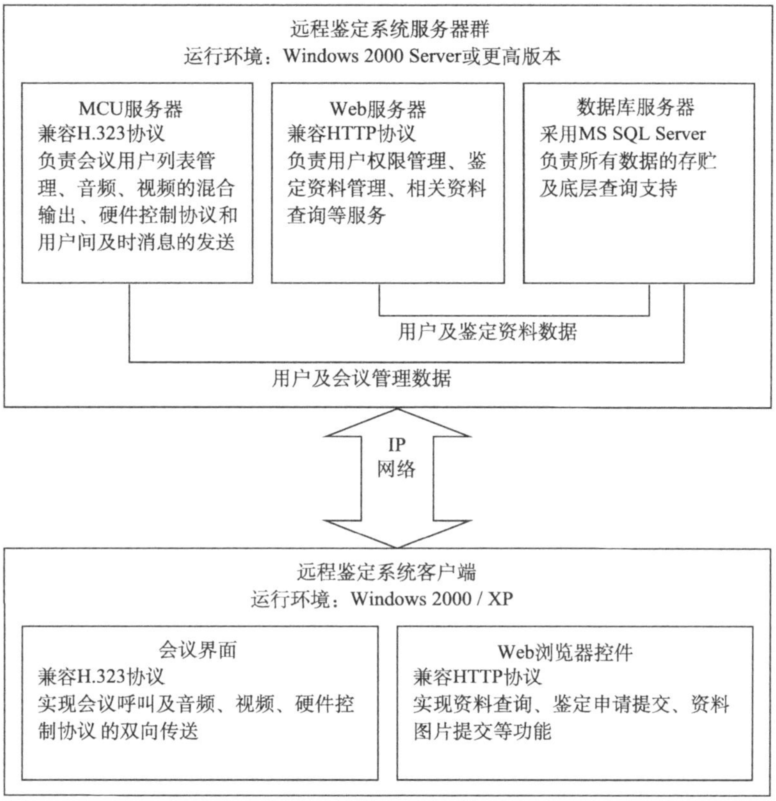

图 5-2　系统整体设计框架图

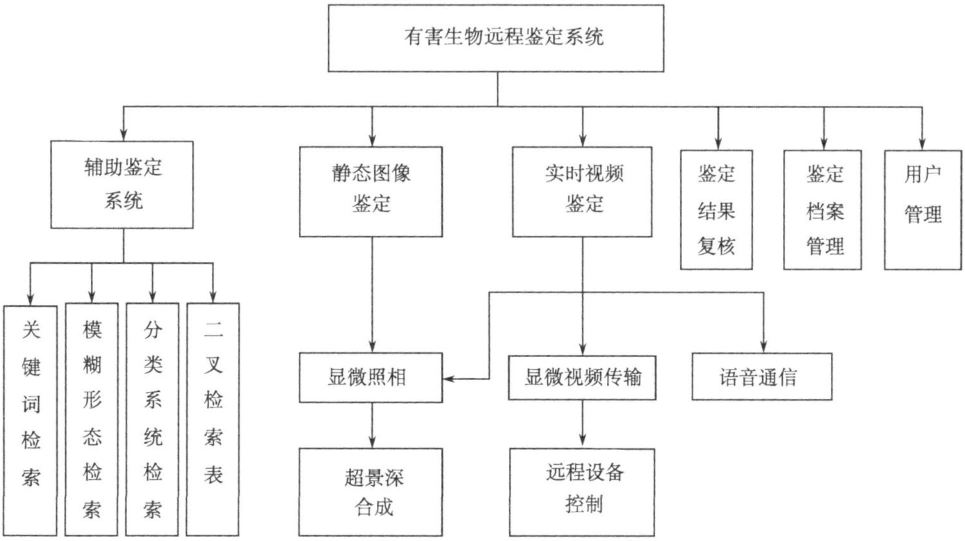

图 5-3　系统功能框架图

等子功能。

实时视频鉴定包括显微视频传输、语音通信、显微照相、远程显微设备和视频设备控制、超景深合成等子功能。

二、系统开发

（一）硬件平台

客户端计算机硬件需求见表5-1。

表5-1　客户端计算机硬件需求表

项目	基本配置	推荐配置
CPU	P4 1.0 G	P4 2.0 G
内存	512MB	2GB
硬盘	20GB	100GB
USB	USB 2.0 高速接口	USB 2.0 高速接口
网络接口	100MB 以太网	100MB 以太网

服务器为2台IBM X3650主机，配备1.8G主频双CPU，200GB Raid5磁盘阵列，8GB内存。

显微镜根据具体应用选择不同的型号，具体要求见本节“（四）显微及图像设备选型”中的相关内容。

（二）软件平台

客户端操作系统可使用Windows 2000/XP/2003等，推荐使用Windows XP SP2版本，系统中必须安装IE 5.0或更高版本的浏览器。

服务器采用Windows 2003操作系统，数据库为Microsoft SQL Server 2000，WEB服务器使用Windows 2003标配的IIS。

开发工具为Visual Studio 98 / 2005。

（三）网络环境

为使本系统能跨网络运行于国家质检总局内网和国际互联网，在中国检验检疫科学研究院分别建立了到国家质检总局的点对点专线（带宽2MB）和接入国际互联网的专线（带宽20MB）。

客户端网络可选择使用国家质检总局内网或者国际互联网。

（四）显微及图像设备选型

经过对各种设备和文献资料的分析，远程鉴定系统采用 C-Mount 和佳能 EOS 卡口作为光学显微镜与图像采集设备的硬件接口，所选硬件必须符合以上硬件标准。

支持视频/静像混合采集的图像采集设备要求 1/2 型尺寸，200 万以上有效像素，以上指标在现有的技术条件下容易获得较好的图像质量，且 200 万像素在个人计算机（PC）上全屏幕观看时还留有一定的放大余量。

静态图像采集设备要求实现高宽容度、高感光度和高像素数。其中高宽容度有利于拍摄大光比图像，保证亮部和暗部的细节，高感光度有利于弱光环境下使用，高像素数有利于制作高精度印刷品。

PC 机与图像采集设备的硬件接口选用 USB 2.0 方案而非 1394 视频方案。

1. 体视显微镜

体视显微镜是动物寄生虫、昆虫、杂草形态学研究中最常用的工具，具有工作距离大、视野图像为正像的优点，便于在目镜观察的同时调整标本的姿态和观察角度。由于该设备是实验室的常规装备，因此在构建远程鉴定系统平台时必须考虑实验室中已购设备的兼容性（图 5-4）。经调研确认，徕卡、蔡司、奥林巴斯、尼康、麦克奥托、重光等显微镜厂家均可提供 C-Mount 或佳能 EOS、尼康 F 卡口的光学照相配件。因此，该类设备可与本系统兼容。

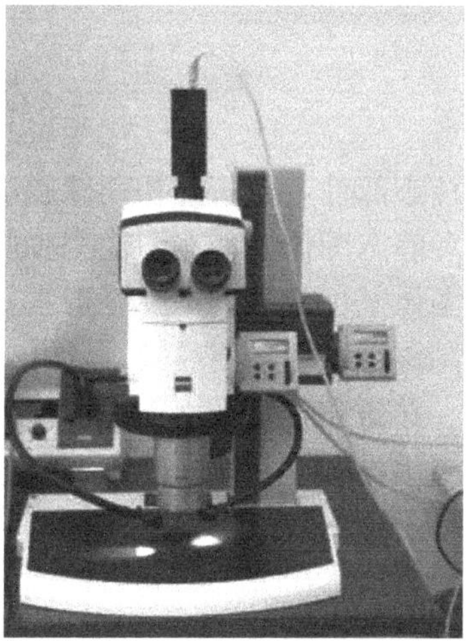

图 5-4 体视显微镜

但该类设备是为双目立体视角观察而设计的，每个光路通道都不能与焦距调节方向平行，导致了在调整焦点时，标本的中心位置会发生平移，影响到超景深合成的效果，因此不能与超景深合成功能兼容。

2. 生物显微镜

生物显微镜是动物病理组织切片、寄生虫微观结构和真菌、线虫等微观生物形态学研究的主要工具，常见的生产厂家包括徕卡、蔡司、奥林巴斯、尼康、麦克奥托、重光等，经调研确认，与体视显微镜类似，这些厂家均可提供 C-Mount 或佳能 EOS、尼康 F 卡口的光学照相配件，该类设备与本系统兼容也不存在障碍。

3. 数码显微镜

该类产品的出现是数码图像处理技术发展的一个体现，其基本原理是不设计普通显微镜的接目观察光路，显微图像只能通过电子显示屏幕展示。由于使用较小的感光器（大多为 1/2 型或 1/3 型），因此其变焦系统的设计比传统体视显微镜要灵活得多，大多可以做到 10×或 20×的变焦比，而且镜身轻巧，一般只有几百克重，便于野外作业。

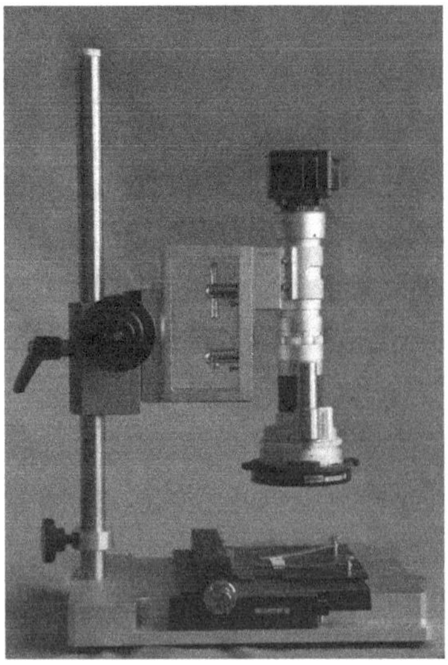

图 5-5　数码显微镜

在一定程度上，此类设备可替代传统体视显微镜，主要用于观察动物寄生虫、昆虫、杂草种子等标本。

该类产品大多为日本品牌，型号包括 Union、Hirox、基恩士等。其设计大多数为镜身、感光器一体式（图 5-5），且由专用主机对图像采集及处理进行控制，如果仅用于单机独立工作，的确十分方便，但用于远程鉴定，则存在各种软硬件接口的兼容性问题。后经与 Hirox 代理商沟通得知，该公司另有一款可提供 C-Mount 接口的独立镜身，而且可提供该公司专利技术的旋转物镜观察附件，在不转动标本的情况下即可变换观察角度，因此决定将该硬件列到远程鉴定系统的集成方案中。

4. 视频及静像双模式图像采集设备

视频及静像双模式图像采集设备是远程鉴定系统的核心部件，在研究初期课题组即已定下基本的功能要求：该设备应能同时采集动态视频和静态图像，动态图像至少应达到 CIF 格式（352 像素×288 像素）的流畅输出，静态图像至少应达到 200 万像素，且应提供 API 编程接口，以便远程鉴定系统可通过 PC 控制该设备的采集模式。

在研究早期，由于硬件技术发展尚不完善，且因经费不足以支持与硬件厂商合作开发专用设备，一直未能找到合适的设备，曾经试验过对市售的民用数码相机进行改造，取得了一些成果，并将一款低端数码相机应用到本系统，但其仅有 130 万像素的静态分辨率，离本研究的最初目标尚有一定距离。

2007 年，经与北京瑞海创新科技发展有限公司合作，定制了专用于远程鉴定系统的 APQ DC300 图像采集设备（图 5-6），该设备为 1/2 型 CMOS 感光器，300 万有效像素，有完整的 API 接口，经测试其稳定性很好，能满足本系统的需要，因此决定将其作为本系统的标准配置。

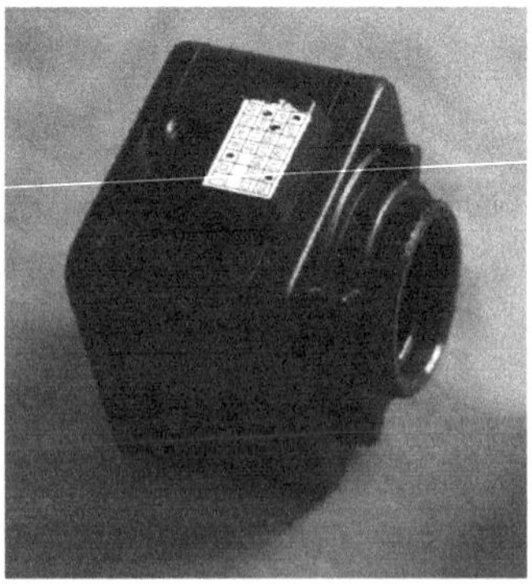

图 5-6　APQ DC300

5. 高质量静像采集系统

虽已定制了 APQ DC300 作为本系统的标准配置，但因为其感光器硬件条件所限，存在曝光宽度较小，色彩表现一般等局限，在将其用于高清静态特征拍摄时，与市售的民用数码单反相机尚有较大差距，达不到本研究提出的“三高”（高宽容度、高感光度、高像素数）要求。

为实现高画质、高清晰度生物特征图片的拍摄，课题组决定为这一需求另行配置一套硬件方案。

经调研，在民用微距摄影镜头中，佳能 MP-E65 非常适合于拍摄微小的生物标本，其光学放大倍率为1×～5×，是市售镜头中唯一不需要特殊手段、不增加摄影附件即能达到5×放大率的摄影镜头，配合EOS400D可适用于2～20mm的标本拍摄。如果再搭配EF 100mm F2.8，则可拍摄更大尺寸的标本。

另外，配合体视显微镜和生物显微镜的EOS卡口，EOS400D可以方便地对接到上述显微系统中。

综上所述，远程鉴定系统的光学设备集成方案可适用于所有光学显微、超微距、微距和普通倍率的图像拍摄，其拍摄对象可涵盖几乎所有依赖于形态学鉴定的有害生物。

6. 摄影附件

微距摄影平台是常规微距摄影的必备附件，本研究选用了金钟M600，经试用发现，其虽可用于微距拍摄，但调节精度不足以支持超景深合成的应用，因此，只能将其作为一般的便携微距附件配置，在野外作业等环境下使用。

在与Hirox代理商沟通的过程中，了解到其提供的高精度微距支架可达到0.01mm的调焦精度，且使用标准的照相机脚架固定螺孔，其坚固的结构可支持单反微距系统的使用，经试用后表现良好，决定将其作为本系统的标准配置。

直角取景器是微距摄影的常用附件，对于配置数码单反系统的用户，推荐将其作为标准配置。

（五）通信协议确定

语音和视频通信是远程鉴定系统中实时视频鉴定的核心技术，根据前文所述，基于IP网络的语音、视频通信协议主要有两个，分别是H.323和SIP。除前述各自的优势外，这两个协议族还存在以下主要差别。

在H.323系统中，终端主要负责为媒体通信提供数据，功能比较简单，对呼叫的控制、媒体传输控制等功能的实现则主要由网守（GateKeeper）和多点服务器（MCU）来完成，该系统是一种集中式、层次式的控制模式。

SIP采用Client/Server结构的消息机制，对呼叫的控制是将控制信息封装到消息的头域中，通过消息的传递来实现。因此SIP系统的终端较为复杂，它不只提供数据，还提供呼叫控制信息，其他各种服务器则用来进行定位、转发或接收消息。该协议更适于构建智能型的用户终端。SIP系统体现的是一种分布式的控制模式。

结合检疫系统远程鉴定的业务需求及网络现状，本研究决定采用H.323协议作为本系统的语音、视频通信框架。这样可以更有效地对用户端进行管理和控制，同时可以简化用户端的应用软件开发复杂度，提高其运行稳定性。

（六）专用协议制定

为实现图像采集设备及显微设备的远程控制，本研究自定义了专用硬件控制协议，为提高该协议的兼容性，将所需的控制指令、设备ID、控制参数、返回结果等二进制数据编码成标准ASCII字符，通过专用信道进行传送。

（七）关键技术研究

本系统是多学科前沿技术的集成应用，除了要解决多种硬件设备、多项计算机技术的有机结合外，还需要解决其中存在的各种兼容性问题，对一些不合适的现有产品和技术方案还需要进行定制、改造。

1. 图像采集设备

为了适合动态视频和静态图像的综合应用，图像采集设备的定型经历了以下变更。

普通摄像设备＋CPE2000 视频采集卡：该方案视频应用效果良好，但 S-Video 的标清视频接口只能获得几十万有效像素的静止图像，远远不能满足鉴定需求。

JVC GC-A50：该设备为一个独立的便携数码相机，课题组对其进行了改造，去掉其照相镜头，加装了 C-Mount 接口。经试验，视频应用效果良好，但静止图像只有 130 万有效像素。

Elphel NC300：该设备具有 C-Mount 接口，可输出 300 万有效像素，硬件指标与本研究的需求基本相同，但其视频输出方案为以太网接口，设备本身为一个独立的视频流服务器，虽与厂商合作开发了 API 接口，但因系统复杂度太高，接口兼容性不理想，控制响应速度也不能达到要求，最终放弃了对该设备的改造工作。

APQ DC300：这是课题组与北京瑞海创新科技有限公司合作定制的专用设备，该设备原型为 300 万有效像素，有稳定的 API 编程接口。但不支持标准的 Windows 视频驱动方案（WDM），为此双方专门开发了针对 APQ DC300 的虚拟视频接口，与标准 WDM 设备相比，APQ DC300 具有数码缩放、平移以及在不切换设备状态的情况下同时输出视频和静态图像等特殊功能，极大地方便了远程用户对标本整体和局部的观察。

2. 超景深合成

为解决立体标本显微照片景深不足的问题，课题组与北京和众视野科技有限公司合作，在远程鉴定系统客户端软件中引入了超景深合成功能。

该功能模块由北京和众视野科技有限公司开发，封装到 DLL 中，远程鉴定系统客户端应用程序通过动态载入的方式调用其合成功能。所需的源图像以 BMP、JPEG 文件格式或内存 DIB 格式传送给上述模块。合成图片可直接在客户端的静态图片浏览器中显示，实现了超景深合成功能的无缝集成。

3. WEB 数据库集成

WEB 数据库是目前图文数据、信息管理等领域的首选方案，为将已有的或正在开发的与截获鉴定相关的 WEB 数据库集成到远程鉴定系统中，课题组采用了 Microsoft 提供的 WEB 浏览器控件方案，在客户端应用软件框架内嵌入了该控件，并通过在主窗口中截获自定义的 HREF 引用，实现了从 WEB 页面链接中执行客户端应用程序的某些功能，如启动远程会议链接等，实现了 WEB 数据库与远程鉴定客户端的有机结合。

（八）系统建立

为满足远程鉴定语音视频交流及静态图文档案管理的需要，课题组决定在服务器端采用 H. 323 MCU 与 WEB 服务器相结合的方式为用户提供服务，H. 323 MCU 负责语音、视频的混合及会议权限控制等服务，WEB 服务器负责会议项目管理、用户管理及静态图文资料管理等功能。

经查询文献了解到澳大利亚 Equivalence Pty Ltd. 用 C＋＋建立了符合 H. 323 规范的开源项目 OpenH. 323，实现了该协议的绝大部分功能。该项目由 11 个模块组成，其中有三个模块与远程鉴定系统密切相关：OpenH. 323 模块用于实现 H. 323 协议的底层支持库，OpenMCU 是 MCU 服务器的框架模型，OpenPhone 是客户端框架模型。经过考察和评估，课题组决定基于 OpenH. 323 底层支持库构建远程鉴定系统，另外，由于 OpenMCU 框架与本系统的需求比较接近，决定对其进行改造以增加所需的特殊功能，OpenPhone 框架的功能与本系统需求差距较大，因此决定不使用该框架，而是重新开发全新的客户端软件。以下分别介绍服务器端和客户端软件的开发。

1. 服务器端软件

服务器端软件分为 MCU 和 WEB 服务两部分。

1）ProMCU Ver1. 0

通过对 OpenMCU 框架源码的改造，开发了能集成到远程鉴定系统中的 MCU 服务器端软件，定名为 ProMCU。与原框架相比增加了以下功能：通过 Windows 平台下的 ADO 数据库接口实现了与 WEB 服务器后台数据的共享，可以与 WEB 服务器一起实现账号的混合认证及用户权限的统一管理（将用户按管理员、专家、普通用户进行分级，分别赋予不同的控制权限）。定义了适用于远程鉴定的专用硬件控制协议，可以从客户端控制 MCU 服务器对音频、视频的混合方式，以便客户端用户可以有选择地接收来自其他客户端的音频和视频，并可以控制接收视频尺寸的大小。同时还可通过客户端控制远程的视频设备和显微设备，实现视频图像的缩放、平移等功能。

2）基于 WEB 的会议管理系统及辅助鉴定系统

远程鉴定系统需要对视频鉴定、静态图文鉴定、用户、专家等信息单元进行远程管理，并且需要将这些管理功能与前述 ProMCU 模块进行集成。经过论证，决定采用 WEB 数据库来实现这部分需求，后台数据库采用微软 SQL SERVER，WEB 服务器使用微软随 Windows 2003 发布的 IIS6. 0，采用 ASP Java Script 脚本语言及 Net 开发环境进行程序开发。WEB 模块与 MCU 模块共享后台数据库，以便实现用户账号、权限的认证以及其他资料的共享。

同时，对已有的有害生物辅助鉴定系统进行功能扩充并将其功能模块集成到远程鉴定系统中。

2. 客户端软件

为满足远程鉴定系统集语音/视频会话、图文资料交流、动态/静态图像获取、静态图像浏览、远程显微视频设备控制于一体的需要，基于 OpenH. 323 底层库使用 MFC 框架开发了全新的客户端软件 ProMeeting Ver1. 0，该软件根据远程鉴定的实际需求，提出了动态/静态图像混合工作模式的概念，在实现语音、视频对话等功能的基础上，增加了对 TWAIN 静态图像源和 JPEG 静态图像文件的支持，用户可以利用此接口获得高清晰静态图像，并通过预定义指令集与 MCU/WEB 服务器进行交互，实现了视频/语音的选择播放和收听，静态图像还可以在各个客户端之间广播和共享。ProMeeting 除了可以兼容符合 WDM 标准的视频设备和 TWAIN 静态图像源以外，还特别定制了用于 APQ MC300 图像采集设备的专用接口，该接口可在视频输出状态下实现数码缩放及平移，同时可在不间断视频输出的状态下获取 300 万有效像素的静态图片。

ProMeeting 还实现了静态图像的浏览及简单图像增强功能，可以方便地缩放和移动图像以观察全图和局部细节，通过亮度、对比度的调整增强局部细节，以便鉴定者更容易观察到鉴定目标的特征。

通过集成微软的 WEB 浏览器控件，ProMeeting 实现了 WEB 浏览器功能，用户可以登录到远程鉴定服务器，完成视频鉴定申请及静态图像、文档的提交、管理等功能。此外，使用该界面还可访问基于 WEB 的辅助鉴定系统。

（九）系统调试

完成服务器端软件和客户端软件的编码后，课题组对系统进行了联调，按设计的硬件配置方案安装各种硬件设备，并在服务器和客户机上安装目的软件，在中国检验检疫科学研究院局域网中对系统的全部功能进行了调试，经多次测试并对程序编码进行完善修正后，全部软件已可正常运行。

（十）系统优化

实现系统初期设计的功能后，对各个软件的关键代码进行了优化。

WEB 服务器应用程序改进了静态图像数据接收及发送模块，提高了传送效率，并对后台数据库结构进行了调整。

ProMCU 服务器改进了原有的视频混合算法，减少了 CPU 占用率，同时调整了线程锁策略，减少了多用户操作时系统死锁的概率，提高了系统的稳定性。

ProMeeting 则进行了多方面的优化，改进了 APQ DC300 的虚拟驱动代码，将最初一直在线的捕获模式改为按需启动捕获线程，在不需要输出视频流时，降低了 CPU 占用率，此外还优化了帧内缩图算法。针对超景深合成模块操作界面的不足之处，向北京和众视野科技有限公司提出了修改意见并得到了改善后的模块。

三、研制结果

本研究在开源项目 OpenH. 323 的基础上进行自主研发，完成了约 4 万行代码的编程工作，建立了一个基于 TCP/IP 网络的有害生物远程鉴定系统，可同时运行于国家质检总局内网和国际互联网，全国各地的用户和专家可以通过专用的客户端软件登录到会议服务器（图 5-7 和图 5-8）。客户端允许位于 NAT 及防火墙后方，能满足绝大多数局

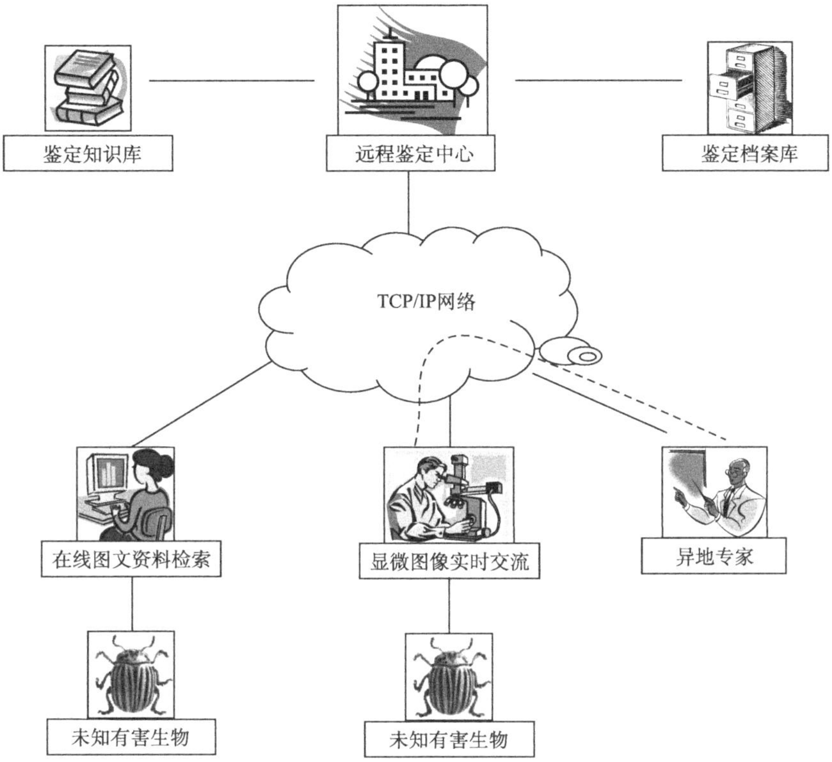

图 5-7　远程鉴定系统网络应用示意图

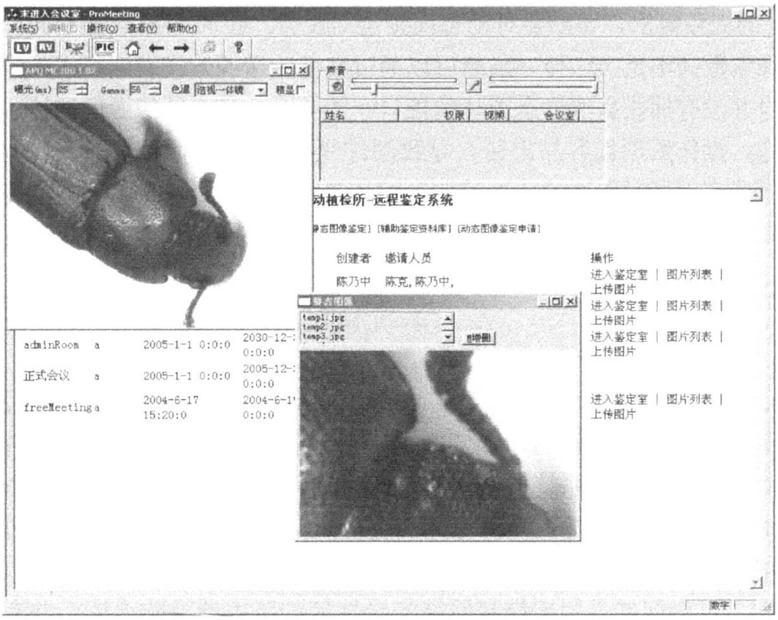

图 5-8　远程鉴定系统运行界面

域网到互联网连接方式的网络环境要求。本系统运行需要两台运行 Windows 2000/2003 的服务器（保证内外网的相对隔离）、一台 SQL Server2000/2005 服务器以及必要的网络设备。客户端需要一台个人计算机、显微设备、图像采集设备及麦克风、耳机等相关的音频设备。其网络应用示意图如图 5-7 所示。

（一）系统特点

综上所述，远程鉴定系统具有以下特点。

（1）在传统视频会议系统的框架上集成了显微图像采集设备、超景深照片合成模块、远程视频会议系统、有害生物辅助鉴定系统、口岸截获有害生物鉴定复核管理系统等软硬件模块，在一个应用程序界面下即可实现从标本观察、鉴定、复核到截获疫情上报、归档等全部口岸检疫业务工作流程。

（2）在客户端软件中开发了 APQ DC300 图像采集设备的控制功能，可实现流畅的视频输出和 300 万像素的静态图像输出。视频输出和静态图像输出两个功能可同时进行，不需要进行设备状态切换。同时还可实现对 APQ DC300 的远程控制，包括缩放、平移等操作。

（3）客户端软件集成了超景深合成功能，解决了传统显微照片景深不足，不能展示有一定纵深度的生物特征的缺点。

（二）视频会议扩充功能

相对于传统的视频会议客户端（如 NetMeeting 等），ProMeeting 提供了更适合远程鉴定的动态/静态图像混合工作模式。传统的客户端只能提供 CIF 格式（分辨率为 352 像素×288 像素）的视频输出，如果要对动态视频定格观察，也只能截取到相同分辨率的静态图像（其总像素数尚不足 10 万），虽然可以通过文件传送的方式发送高清晰静态图片，但此类软件本身并没有捕获高清静态图片的接口，需要断开其与图像源的连接后用其他软件捕获静态图像，操作繁琐且容易出错，导致硬件锁死等故障。ProMeeting 的动态/静态图像混合工作模式实现了对硬件的全面控制，可以方便地在动态/静态模式下自由切换，同时使用专用硬件控制协议，可以方便地对远程显微视频设备进行控制（表 5-2）。

（三）系统稳定性

本系统后台服务器包括 MCU、IIS、SQL Server 三个部分，IIS 及 SQL Server 为商业软件，其运行稳定性有较高保证，根据机房管理措施，有维护人员定期进行日志及运行状态检查，并及时进行系统升级更新，可保 7×24 小时不间断运行。MCU 有部分代码来自开源项目，其余部分由本课题组自主开发，目前运行的版本已经过半年以上的运行测试，修正其中较明显的软件缺陷，可保证在大多数情况下正常运行。

硬件方面，机房配置了用于提高网络安全性能的路由器及防火墙，并有足够的冗余后备电源支持，可保证 7×24 小时安全运行。

表 5-2　有害生物远程鉴定系统与普通视频会议系统比较

	对比项目	普通视频会议系统	有害生物远程鉴定系统
软件	动态视频	CIF/QCIF 格式	CIF/QCIF 格式
	静态图像获取	软件本身只能提供 CIF 大小的静态图像，可通过外部软件获得高清晰的静态图像文件	可以通过 APQ DC300 专用接口、TWAIN 图像源接口或图像文件获取高清晰的静态图像文件
	超景深合成	无	可实现超景深合成，解决显微照片景深不足，无法显示特征细节的问题
	远程显微视频设备控制	无	目前实现缩放、平移等功能，可根据所用显微镜硬件的支持扩充控制功能
	静态图像浏览	一般没有静态图像浏览功能，需要借助其他软件实现	有静态图像缩放、增强的功能，可方便地观察目标对象的局部特征
	静态图文资料管理	没有针对鉴定档案的管理能力	有针对鉴定档案的管理，包括鉴定对象的图片、文档及申请鉴定人、鉴定专家、鉴定过程的全套档案管理功能
	用户属性及权限管理	一般按主席、普通参会人员进行分类	按管理员、专家、普通用户进行分类，不同的专家具有不同的专业特长属性，普通用户可以方便地选择相应的专业提交视频和静态图像鉴定申请，系统会安排相应的专家参与鉴定工作
硬件（图像采集设备）	硬件类别	DV 或 PC CAM 摄像机，最高支持 PAL 制的分辨率	APQ DC300 专用图像采集设备，可提供 300 万像素静态图像，12 帧/s、单帧 300 万像素的动态图像或 PAL 制分辨率超过 30 帧/s 的动态图像，也可使用标准的 DV 或 PC CAM 摄像机
	硬件接口	1394/USB 或专用视频卡	APQ DC300 使用 USB 2.0 接口
	编程接口	动态图像为符合 WDM 规范的接口，静态图像一般为 TWAIN 接口	动态图像为 APQ DC300 专用接口或符合 WDM 规范的接口 静态图像为基于 HTTP 的 JPEG 文件、TWAIN 或 APQ DC300 专用接口

（四）系统安全性

为方便系统内外的专家参与远程鉴定工作，本系统采用了跨网络运行的方案，为了保证系统安全性，使用两台服务器分别为国家质检总局内网和国际互联网用户提供 WEB 服务，服务器前端均采用了防火墙技术，两台服务器共用一个后台 SQL Server 数据库且与该数据库服务器只能进行数据库通信，在一定程度上实现了内外网隔离。

用户登录及管理采用 HTTP 协议，根据安全等级的需求，可快速升级到 HTTPS 协议，以保证数据的安全传输。

（五）系统应用情况

本系统自 2007 年底起，已在部分口岸局开始试用，结果表明，在有限的带宽资源下，本系统可以保证语音视频的交流，可帮助检疫人员进行动物寄生虫、昆虫、杂草、真菌、线虫等有害生物的鉴定。以下列举适用于本系统的部分有害生物类别（图 5-9）。

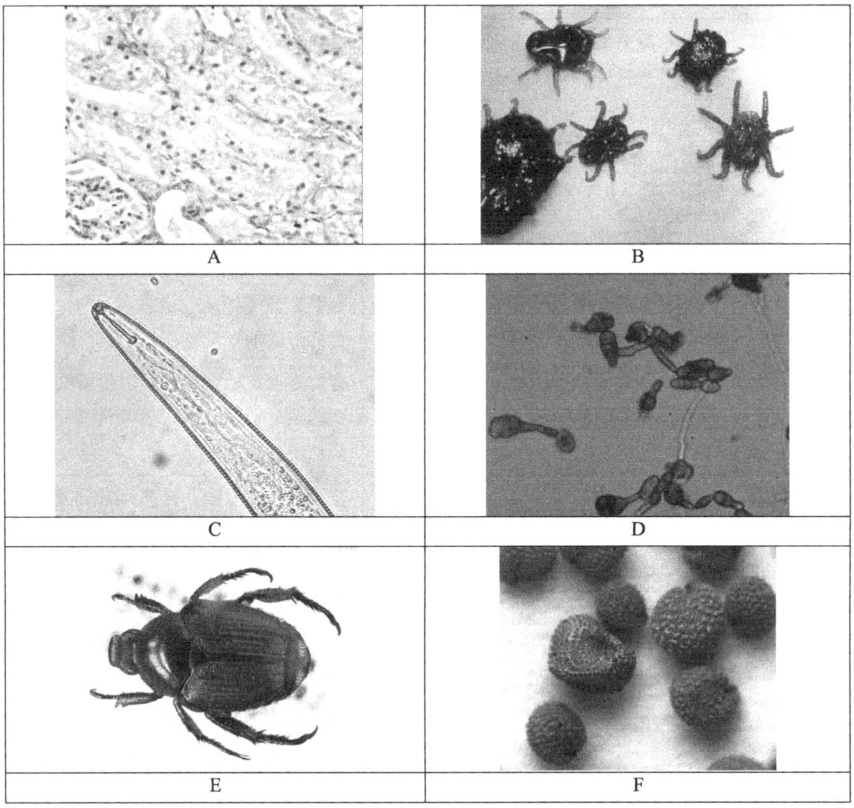

图 5-9　适用于本远程鉴定系统的部分有害生物类别

A. 病理组织切片 三聚氰胺致猫肾脏病变；B. 动物寄生虫 非洲猪瘟媒介——软蜱；C. 植物线虫；D. 真菌孢子；E. 昆虫；F. 杂草种子

第三节　远程鉴定技术展望

远程鉴定平台从功能上来说可分为三个部分，一是通过在线数据库为鉴定专家和用户提供资料性服务，二是通过声光电技术实现鉴定专家感觉系统的远距离延伸，三是实现计算机辅助或自主的图像识别。

在线数据库技术目前已相当成熟，就远程鉴定平台而言，其主要目标是将传统资料进行电子化并进行合理编组，以便能从多角度对其进行导航访问。

在鉴定过程中，用户需要提供对鉴定专家来说内容足够丰富的图文信息。鉴定专家的在线指导可以帮助用户获得更好的标本特征图片，这也是本系统强调实时动态图像传输的主要原因。但是，除专家指导外，要获得清晰的实物标本特征图片还需要有多方面软硬件的配合。因此，随着远程鉴定应用的深入，除光学成像系统外，必将会集成更多其他的仪器设备，如各种电子显微镜、激光共轭显微镜以及其他的化学、物理传感器等，以便更全面地为鉴定专家传递各种所需的信息。

计算机辅助或自主图像识别技术近年来发展很快，在指纹识别、人脸识别等方面都已达到了实用化的程度。将类似技术逐步引入、集成到远程鉴定平台必将会在很大程度上提高鉴定工作的效率。

中英文名词对照

中文	英文
电子病历	computer-based patient record，CPR
分组网络	packet based networks，PBN
互联网工程任务组	Internet engineering task force，IETF
会话初始化协议	session initiation protocol，SIP
近场扫描光学显微术	near-field scanning optical microscopy，NSOM
临床医疗信息管理系统	clinic information system，CIS
美国动植物检疫局	Animal and Plant Health Inspection Service，APHIS
全内反射荧光技术	total internal reflection fluorescence，TIRF
三维去卷积显微术	three-dimensional deconvolution microscopy，3-DDM
选择性平面照明显微术	selective plane illumination microscopy，SPIM
医学图像归档及通信系统	picture achieving and communication system，PACS
医院信息系统	hospital information system，HIS
应急信息系统	emergency management information system and reference index，EMISARI
组播	multicast

参考文献

白净，张永红. 2000. 远程医疗概论. 北京：清华大学出版社：219

陈乃中，王龙文，陈克，等. 2002. 昆虫远程鉴定方法. 昆虫知识，39（4）：315-316

陈文霞，肖繁荣，刘力，等. 2005. 利用受激发射损耗（STED）显微术突破衍射极限. 激光与光电子进展，42（10）：51-56

陈媛媛，李永进，毕利军. 2006. 基于表面等离子共振的新型生物传感技术及其在生命科学中的应用. 生物物理学报，22（2）：82-88

陈执中. 2004. 表面等离子共振技术在新药开发研究中的应用进展. 药物生物技术，11（5）：336-338

谷凤瑞. 1997. 基于PC环境的多媒体会议系统的设计与实现. 清华大学硕士学位论文

李栋栋，郭学彬，瞿安连. 2003. 以三维荧光反卷积显微技术研究活体细胞中分泌囊泡的空间分布. 生物化学与生物物理学报，35（7）：671-676

李在铭. 2000. 数字图像处理、压缩与识别技术. 成都：电子科技大学出版社：288

齐悦. 1997. 多媒体会议系统管理与控制策略及实现. 清华大学硕士学位论文

屈军乐，陈丹妮，杨建军，等. 2006. 二次谐波成像及其在生物医学中的应用. 深圳大学学报（理工版），23（1）：1-9

汤乐民，丁斐. 2005. 生物科学图像处理与分析. 北京：科学出版社：205

王娟，汤乐民. 2008. 高分辨率光学显微术在生命科学中的应用. http://www. microimage. com. cn/xwis/2009/

123/article-489. html. 2010-09-01.
吴功平，胡杰，胡基才，等. 2001. 2001设备故障远程诊断系统的研究与实践. 武汉大学学报，34（2）：62-65
吴国勇，邱学刚，万燕仔. 2005. 网络视频流媒体技术与应用. 北京：北京邮电学院出版社：269
Axelrod D. 2001. Total internal reflection fluorescence microscopy in cell biology. Traffic，2：764-774
Barnes W L，Dereux A，Ebbesen T. W. 2003. Surface plasmon subwavelength optics. Nature，424：824-830
Booth M J，Neil M A A，Juskaitis R，et al. 2002. Adaptive aberration correction in a confocal microscope. Proc Natl Acad Sci USA，99：5788-5792
Bormann C. 1999. Providing Integrated Sevices over Low-bitrate Links. http：//www. ietf. org/rfc/rfc2689. txt. 2010-09-01.
Egner A，Jakobs S，Hell S W. 2002. Fast 100nm resolution three-dimensional microscope reveals structural plasticity of mitochondria in live yeast. Proc Natl Acad Sci USA，99：3370-3375
Egner A，Verrier S，Goroshkov A，et al. 2004. 4pi microscopy of the Golgi apparatus in live mammalian cells. Struct Bio，147：70-76
Handley M. 1998. Session Description Protocol. http://www. ietf. org/frc/rfc2327. txt. 2010-09-01.
Heintzmann R，Jovin T M，Cremer C. 2002. Saturated patterned excitation microscopy-a concept for optical resolution improvement. Opt Soc Am A Opt Image Sci Vis，19：1599-1609
Huisken J，Swoger J，Bene F D，et al. 2004. Optical sectioning deep inside live embryos by selective plane illumination microscopy. Science，305：1007-1009
Humphris A D L，Hobbs J K，Miles M J. 2003. Ultrahigh-speed scanning near-field optical microscopy capable of over 100 frames per second. Appl Phys Let，83：6-8
Kam Z，Hanser B，Gustafsson M G L，et al. 2001. Computational adaptive optics for live three-dimensional biological imaging. Proc Natl Acad Sci USA，98：3790-3795
Monvel J B，Scarfone E，Calvez S L，et al. 2003. Image-adaptive deconvolution for three-dimensional deep biological imaging. Biophys，85：3991-4001
Ousterhout J K. 1993. Tcl and the Tk Toolkit. Boston，MA，USA：Addison-Wesley Publishing Company，Inc：11
Rosenberg J. 2002. Session Initiation Protocol. http://www. ietf. org/rfc/rfc3261. txt. 2010-09-01.
Stephen. J. Soiari. 1995. 数字技术：数字视频和音频压缩. 陈河南，吴少波译. 北京：电子工业出版社
USDA-APHIS. 2005. Pests intercepted at United States ports-of-entry：identification，risk analysis and action decisions. http://www. aphis. usda. gov. 2007-01-01.
Westphal V，Kastrup L，Hell S W. 2003. Lateral resolution of 28nm (λ25) in far-field fluorescence microscopy. Appl Phys B，77：377-380

第六章　微生物基因组学

第一节　概　　述

一、微生物基因组发展

微生物是地球上出现最早也是最多的生物，约占据地球上生物总量的60%，主要包括细菌和古细菌等原核生物，以及简单的真核生物，如真菌、藻类和原生动物。因此微生物并非生物分类学上的专门名词，而是对自然界中动物、植物之外的大量肉眼难以看见的微小生物类群的总称。

基因组测序是从结构最为简单的微生物开始的。1995 年，美国基因组研究所（Institute for Genomic Research，TIGR）采用全基因组鸟枪法（shotgun）的方法，完成了第一个自由生活的微生物——流感嗜血杆菌（*Haemophilus influenzae* Rd）的基因组测序，全长1 830 138bp。这一事件也标志着微生物基因组时代的来临，从此以后，微生物基因组测序进入了一个飞速发展的时期，测序完成的微生物基因组数目逐年增长（图 6-1）。到 2009 年 12 月 31 日，完成测序并提交到 NCBI 的 Genome Database 的完整微生物基因组已超过 1000 个，其中细菌 955 个，古细菌 69 个。同时已注册正在测序中的微生物基因组项目达 2305 个，其中细菌 2251 个，古细菌 54 个。此外，还有众多的微生物基因组，已由各公司或特殊机构测序完成，但未向公共数据库递交序列。

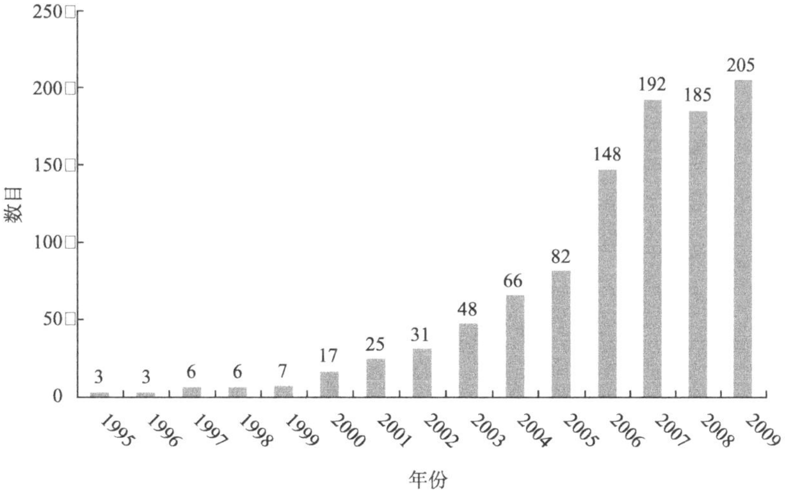

图 6-1　每年释放到 GenBank 中的微生物基因组数目

已经完成测序的微生物基因组，以变形菌门的细菌最多，厚壁菌门次之（图 6-2）；就其应用领域来说，以病原微生物和重要的工业微生物为主。而近年来随着与资源和能源相关的研究领域越来越受重视，一些极端环境微生物，包括传统上不可培养的微生物也更多地被测序。2007 年美国国立卫生研究院（National Institutes of Health，NIH）发起的“人类微生物基因组计划”，更是准备用 5 年的时间，对与人类健康和疾病相关的人体共生菌群进行测序，以阐明人体菌群的变化与健康的关系；研究内容包括对 600 个以上的可培养或不可培养细菌进行全基因组测序，以及对人体不同部位的菌群进行宏基因组测序。这一耗资 10 亿多美元的计划，对于整个微生物基因组学的研究将起到巨大的推动作用。

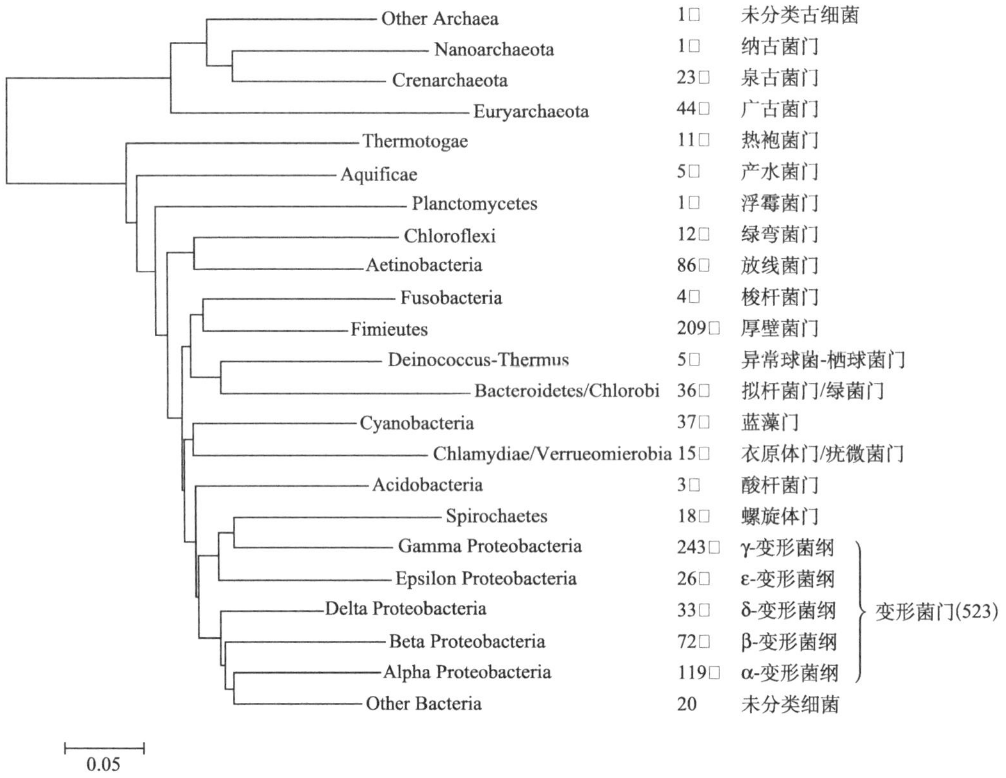

图 6-2 已测序微生物基因组的分类

数字表示此类细菌被测序的数目

所有完成测序的 1024 个微生物基因组的基本特征如表 6-1 所示，最小的基因组只有 0.14Mb，来自蝉的共生细菌 *Hodgkinia cicadicola* Dsem；最大的基因组有 13Mb，来自黏细菌 *Sorangium cellulosum* ‘So ce 56’。细菌的 G+C 含量最低为 16.5%，属于内共生细菌 *Candidatus Carsonella* ruddii PV；最高为 74.9%，是厌氧黏细菌 *Anaeromyxobacter dehalogenans* 2CP-C。通过目前已测序的微生物基因组可以看出，基因组最小和 G+C 含量最低的特征均属于共生细菌，而基因组最大和 G+C 含量最高的特征均属于黏细菌。这个现象也反映了一个一般规律，即细菌的 G+C 含量是随着基因组大小的增加而升高的（图 6-3）。另外胞内共生菌由于寄生的关系，其基因组一直处于退化过程中，因此基因组都非常小；但其编码基因之间有很多的重叠，可以提高编码蛋白质的数目来满足生长需求。

表 6-1　已测序的细菌和古细菌的基因组特征

	数目	基因组大小/bp		G+C 含量/%		编码蛋白质数目	
		最小	最大	最低	最高	最少	最多
含 1 条染色体的细菌	881	143 795	13 033 779	16.56	74.91	169	9 381
含 2 条染色体的细菌	63	3 060 986	8 093 536	35.02	69.04	2 832	7 230
含 3 条染色体的细菌	11	6 841 200	9 731 138	62.63	66.95	5 981	8 702
古细菌	69	490 885	5 751 492	27.63	68.01	473	4 540

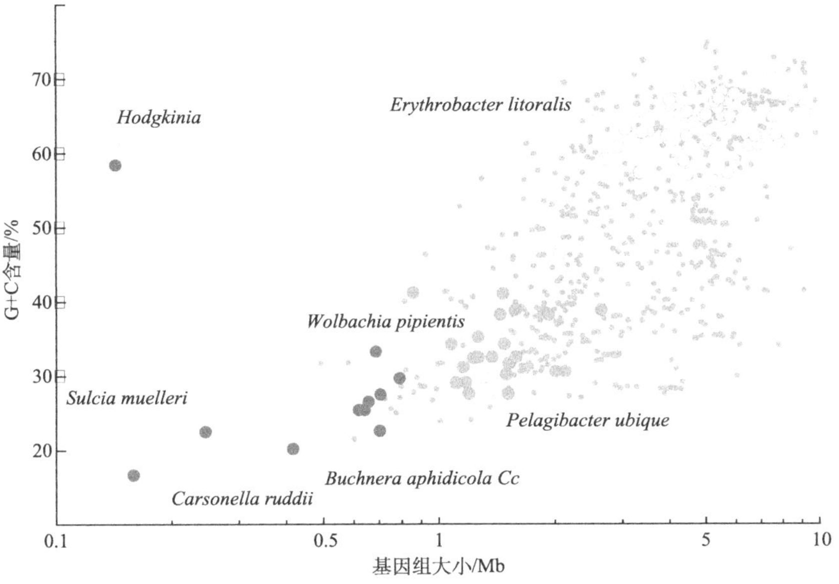

图 6-3　已测序细菌和古细菌中基因组大小和 G+C 含量的关系（McCutcheon et al.，2009）

多数细菌具有 1 条环状染色体，但也有部分细菌含有 2 条或 3 条染色体，像勾端螺旋体（leptospira）、布鲁氏菌（brucella）、弧菌（vibrio）等致病菌，都有大小 2 条染色体；而伯克霍尔德菌（Burkholderia）的基因组则拥有 2 条甚至 3 条染色体。另外像链霉菌等少数的细菌染色体为线性，复制起始点位于染色体中央，末端则存在大量反向重复序列。

微生物基因组的飞速发展，一方面得益于基因组序列对生物学实验的巨大指导作用，另一方面也得益于测序技术的飞速发展和测序成本的逐步降低。下面简单介绍一下测序技术的发展。

二、测序技术的发展

经典的 DNA 测序技术，以 1977 年 Sanger 推出的“DNA 双脱氧链末端终止法”为基础。采用双脱氧核苷三磷酸（ddNTP）取代脱氧核苷三磷酸（dNTP），利用 DNA 聚合酶合成分别终止于 A、T、C、G 4 种碱基的不同长度的 DNA 片段，然后在聚丙烯酰胺凝胶中电泳，通过 dNTP 中标记的放射性同位素检测条带的位置。当时采用这种方法，完成了人类历史上第一个基因组——噬菌体 φX174 的基因组测序，全长 5368bp。而 Sanger 的另一个重大贡献，则是发明了鸟枪法，即把目的 DNA 随机打断成小片段进行测序，然后利用这些片段彼此重叠的区域再把它们拼装成连续的序列。1982 年，Sanger 利用这种方法测定了 λ 噬菌体的全序列，总长 48 502bp。

由于早期 Sanger 采用的测序方法是纯手工测序，获得的序列长度很短，模板要求是单链，而且每个样品都需要 4 个泳道，使用同位素标记，最后需要人工来排列碱基顺序，容易出错。在此基础上，科学家们进行了不断的改进和提高，陆续出现的 M13 单链载体、PCR 技术、双链 DNA 测序等都极大地推动了测序技术的进步。1986 年，采用 4 色荧光标记代替同位素的方法被正式推出，随后美国应用生物系统公司（Applied Biosystems，ABI）推出了自动 DNA 序列测定仪，采用 4 色荧光分别标记 4 种 dNTP，单泳道电泳分离 DNA，极大地提高了测序的效率。1990 年，毛细管凝胶电泳被应用在测序仪上，极大地提高了测序的分辨率和通量。同年，人类基因组计划正式启动，其巨大的需求也继续刺激着测序技术的发展。1998 年，ABI 公司推出了 96 通道的 3700 测序仪，这是第一台真正意义上的全自动测序仪。自此，基因组测序翻开了历史性的一页。

随着测序工作成为分子生物学研究的基本内容，众多的公司和研究者们也在不断开发新的更高通量的测序技术。

2005 年，454 生命科学公司（454 Life Sciences）推出了全新的第二代测序仪 GS20，这也标志着一个新时代的来临。这种测序仪不同于传统的 Sanger 法测序，而是采用了焦磷酸盐测序的原理，步骤如下（图 6-4）。

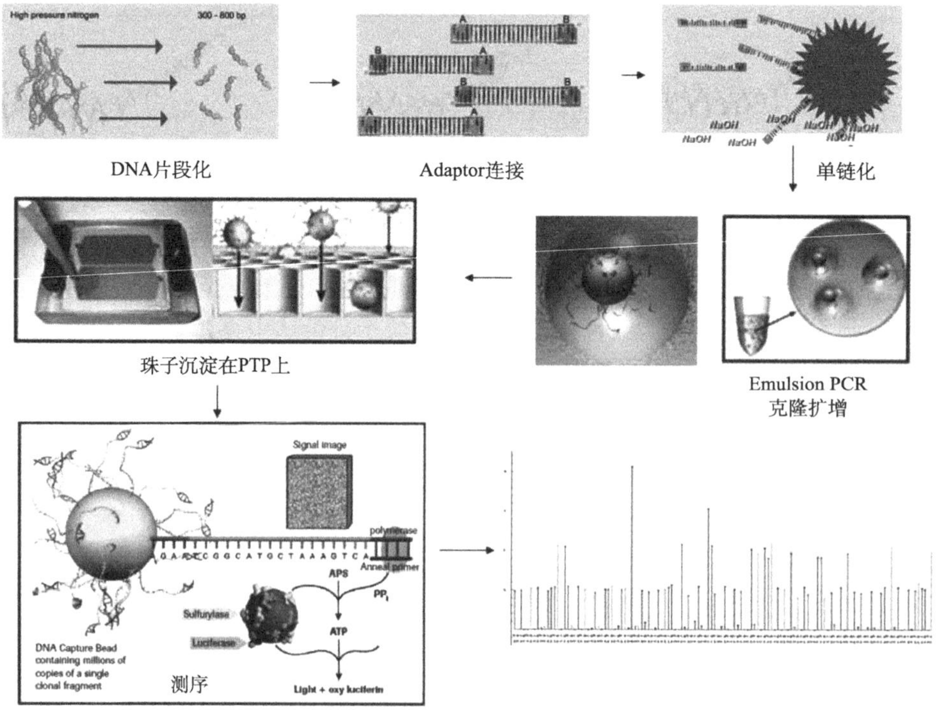

图 6-4　Roche 454 GS FLX 的测序原理（http://www.454.com/）

（1）DNA 片段化，把样品 DNA 用物理方法打断成 300～800bp 的片段。

（2）加接头，补平后的 DNA 片段与接头 A 和接头 B（末端标记生物素）进行连接反应。

（3）筛选单链 DNA，筛选用的磁珠可与生物素结合，去除两端均结合接头 A（不含生物素）的 DNA；随后变性释放单链，两端均结合接头 B 的 DNA 会继续保留在磁珠上，只有一端含有接头 A，另一端结合接头 B 的单链 DNA 会释放到上清液中。

（4）油包水体系建立，把上清液中的单链 DNA 加入到过量的捕获磁珠中（含有与接头互补的寡核苷酸序列），保证一个磁珠只结合一个 DNA 分子；然后再与扩增试剂和乳油混合，乳化成一个油包水的体系，使得每个磁珠都被包裹在一个独立的油水小滴中。

（5）油包水 PCR（emulsion PCR），每个磁珠结合的单个 DNA 分子在独立的空间内扩增到 1000 万个分子以上，并结合到磁珠上，这样可以保证测序反应中产生足够强的信号。

（6）上样，捕获磁珠被富集后，加入测序引物退火，然后加入到 454 测序仪的反应板（picotiterplate，PTP 板）中，一个 PTP 板含有 350 万个微孔，每个孔只能容纳 1 个捕获磁珠，这样可以保证每个孔产生的信号只对应一个 DNA 分子；同时 ATP 硫酸化酶和荧光素酶也被加入到每个孔中。

（7）测序反应，454 测序仪依次加入 T、A、G、C 4 种碱基；当 dTTP 加入时，所有第一个碱基是 A 的分子就会发生 DNA 聚合反应，并释放焦磷酸（pyrophosphoric acid，PPi）；在 ATP 硫酸化酶的作用下，释放的焦磷酸和反应试剂中的腺苷酰硫酸（adenosine-5′-phosphosulfate，APS）结合形成 ATP，然后在荧光素酶的作用下，生成的 ATP 和底物荧光素结合形成氧化荧光素，并释放出可见光。

（8）信号收集，每加入一轮 dNTP，454 测序仪的 CCD 会拍一次照，收集每个孔的发光情况和强度，这样就可以根据 dNTP 加入的顺序以及每个孔的光学信号，判断每个孔对应的碱基。一个含有 1000 万个分子的磁珠，每加入 1 个核苷酸，可产生 1 万个光子，因此可以根据光学信号的强弱来判断是否存在连续相同的序列，如 AAA 等。

之后，454 生命科学公司被罗氏诊断公司（Roche）收购。目前 Roche 公司的 454 测序系统已经升级到 GS FLX（genome sequencer FLX system），每轮反应可以产生 80 万～100万条序列，平均序列长度 450bp，这样一个反应在 7h 可以产生 400～500Mb 的数据。另外，Roche 还将推出一种更适合小型实验室的测序系统——GS Junior System，通量为 35Mb，每轮反应可产生 10 万条平均读长为 400bp 的序列。

随后，Illumina 公司推出了 Illumina genome analyzer（Solexa）测序系统，它采用固相 PCR 技术，流程如图 6-5 所示。

（1）DNA 片段化，把 DNA 用物理方法打断成小于 800bp 的片段，然后两端加上接头。

（2）固定，DNA 加入到反应板中，Solexa 的反应板（Flowcell）分为 8 个区，表面固定着与两端接头序列分别互补的寡核苷酸探针，可结合带接头的单链 DNA。

（3）搭桥，结合的单链 DNA 首先合成出互补链，变性后把模板洗脱掉，新合成的单链 DNA 由于锚定在反应板上，可将另一头再与周围的互补探针结合，形成一个桥状

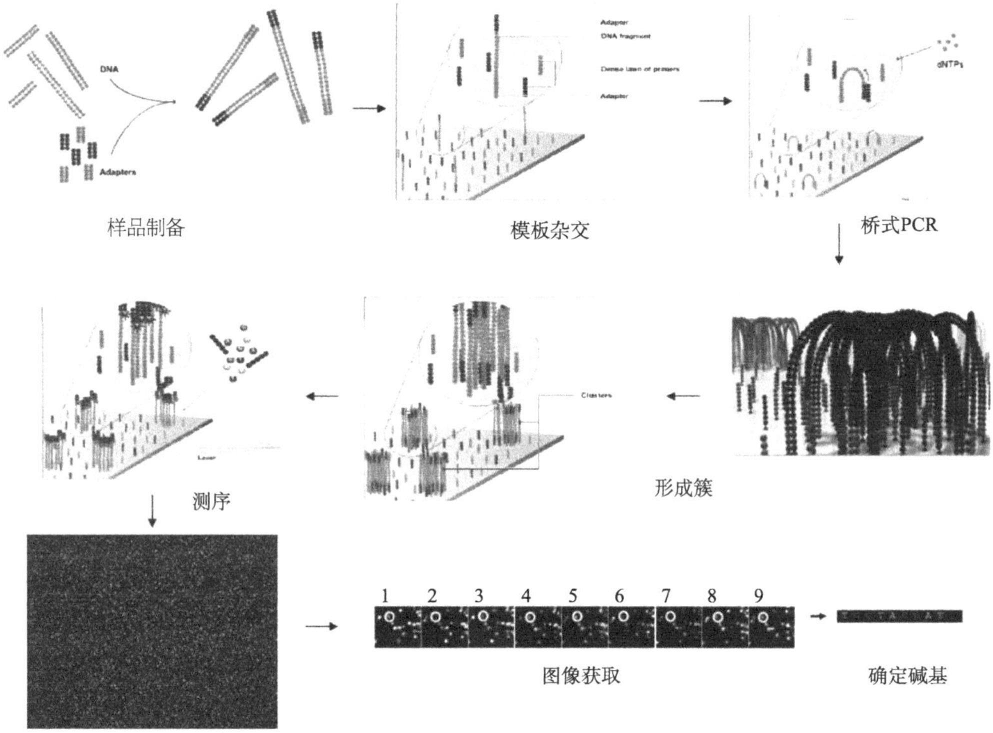

图 6-5　Illumina Solexa 系统的测序原理（http://www.illumina.com）

结构。

（4）PCR 扩增成簇，成桥的单链 DNA 再次合成互补链，变性后，两条单链分别锚定在一个探针上，随后重复搭桥和 PCR 的过程，可以把一个 DNA 分子扩增到 1000～6000 个，这些分子均固定在反应板表面成簇存在，1 个区可以产生 2000 万个 DNA 分子簇。

（5）测序，加入引物、DNA 聚合酶以及 4 种荧光标记且末端被封闭的 dNTP，进行延伸聚合反应，每加入一个 dNTP 就能释放出对应的荧光，并被 CCD 捕获转换为碱基；由于加入的 dNTP 3′端被封闭，每次反应只能延伸 1 个碱基；随后去除 dNTP 3′端的保护基团，再继续下一轮反应。目前 Solexa 测序法一个反应可以产生 2.4 亿对序列，测序平均长度可以根据试剂的加量和反应循环数变化，分为 30bp、50bp、75bp 乃至 120bp；而每个循环，即加入 1 个碱基的时间约为 70min。所以如果采用 Solexa 法进行长度为 75bp 的配对末端测序，反应时间需要 10 天左右。

ABI 公司的 SOLiD sequencer 是第三种推向市场的第二代测序仪，它最大的特点是利用 DNA 连接反应而不是聚合反应进行测序。SOLiD 测序的基本过程如下（图 6-6）。

（1）DNA 片段化和扩增过程与 454 法类似，同样采用了 Emulsion PCR。

（2）携带 DNA 的磁珠通过共价结合，固定在反应板上。

（3）测序引物结合，加入与 DNA 的 5′端接头 P1 互补的测序引物 N，引物的 5′端最后一个碱基对应接头 P1 的 3′端最后一个碱基。

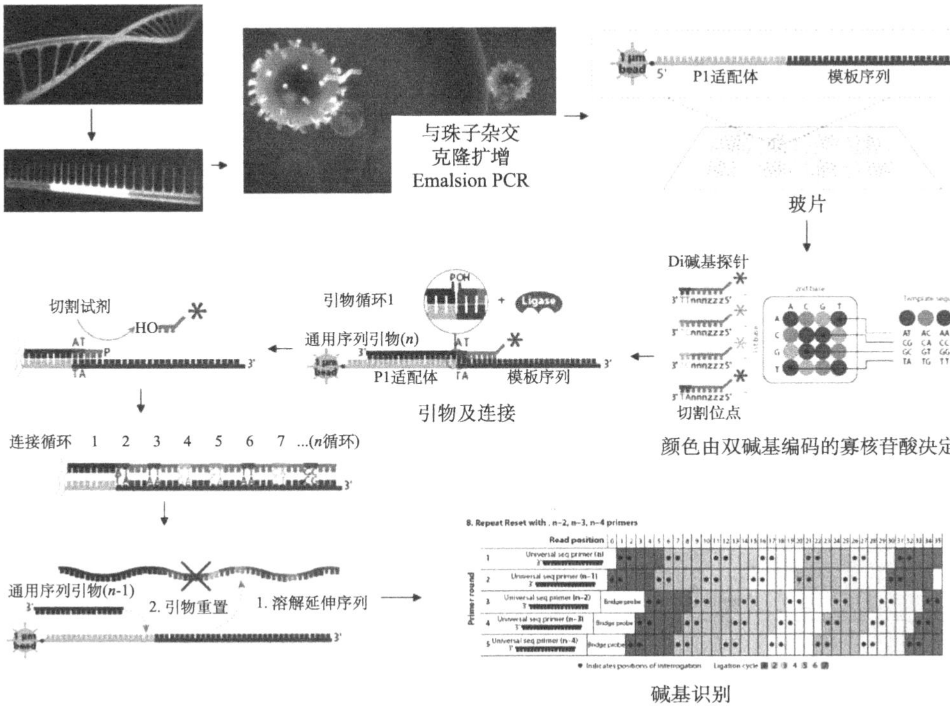

图 6-6　ABI SOLiD 测序系统工作原理（http://www.appliedbiosystems.com）

（4）第一步连接反应，加入长为 8bp 的寡核苷酸，寡核苷酸的 3′端第 1 位和第 2 位碱基的组合决定寡核苷酸标记的荧光颜色，每 4 种双碱基的组合对应一种颜色；随后 DNA 连接酶将与样品 DNA 第 1 位和第 2 位碱基匹配的寡核苷酸连接到引物氮的 5′端，同时记录荧光。

（5）后续连接反应，连接上的寡核苷酸的 6～8 位碱基被酶切去，第 5 位碱基的 5′-磷酸基团继续引发下一步连接反应，连接与第 6 位和第 7 位碱基匹配的寡核苷酸；如此杂交，连接和酶切重复进行 7 次，可依次确定第 1、第 2、第 6、第 7、第 11、第 12 等位置碱基的颜色。

（6）第二轮连接反应，把连接产物变性，使模板 DNA 成为单链，加入新的测序引物 N-1（即引物 5′端最后一个碱基对应接头 P1 的 3′端倒数第二个碱基），然后重复步骤 4 和步骤 5，这样确定颜色的第一个碱基是接头 P1 的最后一个碱基。

（7）继续进行 3 轮连接反应，这样加入测序引物 N-4 时，5 轮连接反应就可以把所有测序位置的颜色信息连接起来，由于接头 P1 的序列是已知的，我们就可以由每个位置碱基的颜色以及已知的第 1 个碱基，来确定每个位置的碱基序列。由于每个碱基在测序过程中都被读了 2 次，对应两个颜色，所以也可把 SOLiD 的测序称为“双色球”原理，这种双碱基编码的方式在理论上能够保证每个碱基极高的精确度。SOLiD 一个完整反应可以产生 100Gb 的数据量，但其序列长度目前仅是 50bp。

对这 3 种（454. Solexa. SOLiD）目前市场上最主要的第二代测序仪进行对比（表 6-2），我们可以看到，Roche 454 GS FLX 测出的序列是最长的，这样可以保证序列组装的准确性，因此对于全新物种的测序来说，454测序系统是最适合的；但它的通量是最低的，且试剂价格也较为昂贵，单碱基成本是另两种机器测序费用的50倍左右。Solexa测序仪的优势在于操作简单，测序费用低，而且通量大；但其序列较短，特别是去除末端低值序列（Solexa测序在序列超过75bp后，测序质量会降低）后有效长度更短，因此进行基因组测序时，除了要尽量采用配对末端测序外，对于序列拼装软件的要求也很高。同样，SOLiD的优势是通量更高，费用更低，而且“双色球”的原理使得产生的序列精确度非常高；但其序列更短，而且建库的操作相对复杂，后续的数据分析也需要比较强大的生物信息学支持。

表6-2 三种第二代测序仪的比较

测序系统	测序原理	PCR方式	出发DNA量	反应时间	序列平均长度/bp	通量	每产生1Mb数据的费用/$
454	焦磷酸盐测序	emPCR	5μg	7h	450	500Mb	50
Solexa	可逆的末端终止	固体PCR	10μg	3～10天	120	50Gb	1
SOLiD	连接反应	emPCR	20μg	10d	50	100Gb	0.5

目前3种测序系统的应用都很广泛，由于读出的序列平均长度较长，拼装非常准确，454测序系统在微生物基因组、宏基因组和转录组测序等领域都具有非常大的优势；而Solexa和SOLiD由于费用较低，比较适合对基因组比较大的物种进行测序，以及对有参考序列的物种进行重测序。不过随着Solexa和SOLiD产生的序列平均长度逐步提高，在拼装准确性提高的基础上，也将越来越多地应用到微生物基因组测序中。

另外，还有很多公司正在开发第三代测序仪，即真正意义上的单分子测序。目前最接近成功的是Pacific Biosciences公司的单分子实时检测（single molecule real time，SMRT）DNA测序系统，它产生的序列平均长度超过1000bp，并且样品DNA不需要进行PCR扩增。

第二节 微生物基因组测序

一、基因组测序的策略和标准

基因组测序，分为Clone by Clone和全基因组鸟枪法两种策略（图6-7）。BAC（bacterial artificial chromosome）克隆若先采用FISH和fingerprinting技术在染色体上进行定位，然后选择红色的BAC（彼此重叠，可以覆盖整条染色体）分别进行测序，最后再拼装，那么这种测序策略就叫做Clone by Clone。如果把图6-7示的BAC、Fosmid或者Plasmid文库随机挑取出来测序后进行拼装，那么这种策略就是全基因组鸟枪法。

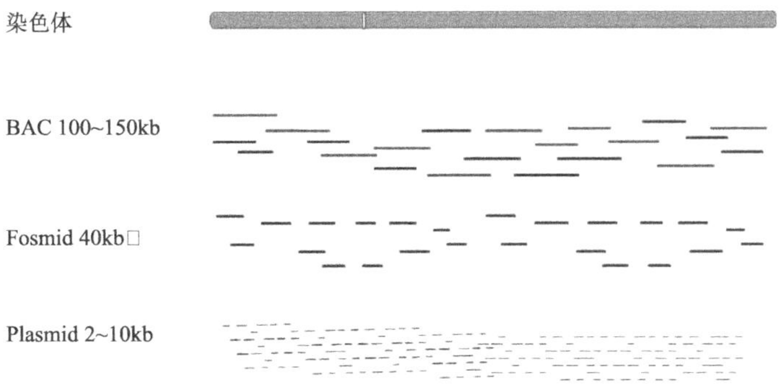

图 6-7　全基因组鸟枪法和 Clone by Clone 示意图

（一）Clone by Clone

Clone by Clone 是最早的基因组测序策略，即先构建待测物种的 BAC 文库，然后构建物理图谱，获得最小重叠群（tiling path）；把彼此有重叠的 BAC 挑出来，构建亚克隆文库进行测序，随后拼装得到完整的 BAC 序列。最后再把 BAC 序列拼在一起，得到完整的基因组序列。优点是把基因组测序转化为约 100kb 大小的 BAC 测序，这样拼装的准确性大为提高，可以得到精细图乃至完成图；但缺点是构建物理图谱耗费的时间和资金都很庞大，而且着丝粒和端粒区域难以克隆。所以在国际合作人类基因组计划、水稻基因组计划和黑猩猩基因组计划完成后，这一测序策略逐渐被全基因组鸟枪法所取代。

（二）全基因组鸟枪法

全基因组鸟枪法是指不构建物理图谱，而直接把基因组打断构建亚克隆文库，对文库采用双向末端测序，然后拼装的策略。这一方法的时间和费用均远低于 Clone by Clone 策略，但受基因组中重复序列和文库代表性的影响，一般拼装出的 contig 较多，只能作出一个草图。但对于相对较小的微生物基因组，这一策略则非常有效。除天蓝色链霉菌等少数细菌是通过构建 cosmid 文库进行 Clone by Clone 测序外，多数微生物均采取全基因组鸟枪法的方法。

基因组序列，根据测序完成情况，可分成草图（draft）和完成图（finished）两种。所谓草图，就是测序达到一定覆盖率以后拼装得到的所有 contig 序列，一般情况下，微生物基因组草图的 contig 数目为几十到几百个。而完成图是把草图中的 contig 确定彼此关系后，填上中间的 gap 区域，最终得到的一条或几条完整的染色体。另外也有人把接近完成但仍剩余几个 gap 的序列称为精细图，但这种概念只适合于真核生物（包括真菌）的基因组，因为它们的基因组中含有较多的重复序列，并且都是线性染色体，端粒和着丝粒区域难以克隆和测序，难以获得完成图。对于微生物基因组来说，没有把全部的 contig 拼装成环的状态，就只能称为草图；因为只有获得完成图，每个碱基的质量和位置才能得到证实；如果只有草图，无论多高的覆盖率，都有可能存在错误的拼接和低值的碱基。据统计，基因组草图的碱基错误率均在千分之一左右；而完成图的标准是要求碱基错误率低于万分之一。另外，由于建库过程中存在外源 DNA 污染的可能，若不能把组成基因组的 contig 全部拼装成环，将无法辨别获得序列中的外源污染以及质粒序列等。

二、微生物基因组测序的流程

微生物基因组测序，一般分为 3 个阶段，即大规模测序阶段、填补 gap 阶段和对低值区域进行补测阶段。

（一）大规模测序

大规模测序，是指对基因组的亚克隆文库进行测序，然后拼装获得基因组的草图。在传统的 Sanger 法时代，这一步骤是最关键的，基因组亚克隆文库的代表性直接决定了获得基因组序列的完整性。虽然构建亚克隆文库都是对基因组 DNA 采用物理打断的方法，但基因组中存在一些难以克隆的区域，特别是革兰氏阳性菌的 DNA，在克隆到大肠杆菌宿主中时会发生高表达而产生毒力，导致这些区域无法克隆；因此传统方法获得的基因组草图会存在一些较大的 gap。解决这个问题的方法有两个：一是选用低拷贝载体或者可以抑制插入片段表达的载体构建亚克隆文库；二是同时构建几个不同插入片段大小的文库，这不仅能够增加文库的代表性，而且也有利于序列拼装。当然第二代测序仪不存在这个问题，因为第二代测序仪不需要构建亚克隆文库，而是直接将 DNA 打断后进行测序，所以在理论上能够覆盖基因组的全部区域。

（二）填补 gap

大规模测序完后，还需要把拼装获得的所有 contig 连接起来，组成一条或几条连续的基因组序列，这就是填补 gap。之所以大规模测序后的拼装无法得到一条完整的基因组序列，一是因为文库的代表性问题使得很难把基因组的所有区域都测到；二是，由于基因组中重复序列的存在，会使序列拼装在遇到重复区域时断开。填补 gap 工作，首先要确定 contig 之间的关系，然后把彼此相连的 contig，利用 PCR 测序等方法，把中间的空缺区域测通，从而把两个 contig 连接成一条序列。多数情况下，所有的 contig 最终都会连接起来成为一条环状的 DNA 序列，这表示 gap 填补工作的完成。这个阶段在微生物基因组测序中最耗时，特别是对于全新的基因组测序来说，要确定 contig 彼此之间的关系，需要通过多种实验方法的验证，包括进行 fosmid 的双向末端测序或者长片段的配对末端测序，以及多引物 PCR 等。

（三）对低值区域进行补测

所有的gap区域都填上后，我们还需要对拼装得到的基因组序列的质量进行检查，对序列中明显的低质量区域（一般是由于这个区域的覆盖率较低，或者覆盖这个区域的所有序列都是低测序质量造成）进行补测，使得最终整条基因组序列的精确度大于99.99%，也就是错误率低于万分之一。

微生物基因组测序受如下两个重要因素的影响。

(1) 测序的覆盖率，在使用传统Sanger法进行微生物基因组测序时，如果构建的文库代表性没有偏差，那么根据泊松分布计算，测序量达到基因组大小的8倍覆盖率时，获得的序列就可以代表整个基因组99%的区域；也就是说如果对一个3Mb的基因组进行测序，每条序列长750bp的话，就需要对1.5万个克隆进行双向测序。受亚克隆代表性以及重复序列的影响，对微生物基因组采用这种策略进行8倍左右覆盖率的测序后，一般拼装得到的contig数目都在100个以上。而使用第二代测序进行基因组测序时，虽然不需要构建文库，但由于其产生的序列长度要短于传统Sanger法测序，所以需要更高的覆盖率。例如，通过Roche 454 GS FLX进行测序，一般在15～25倍的测序覆盖率可以达到最佳的拼装效果（图6-8）；图6-8中分别是3个不同大小的细菌，随

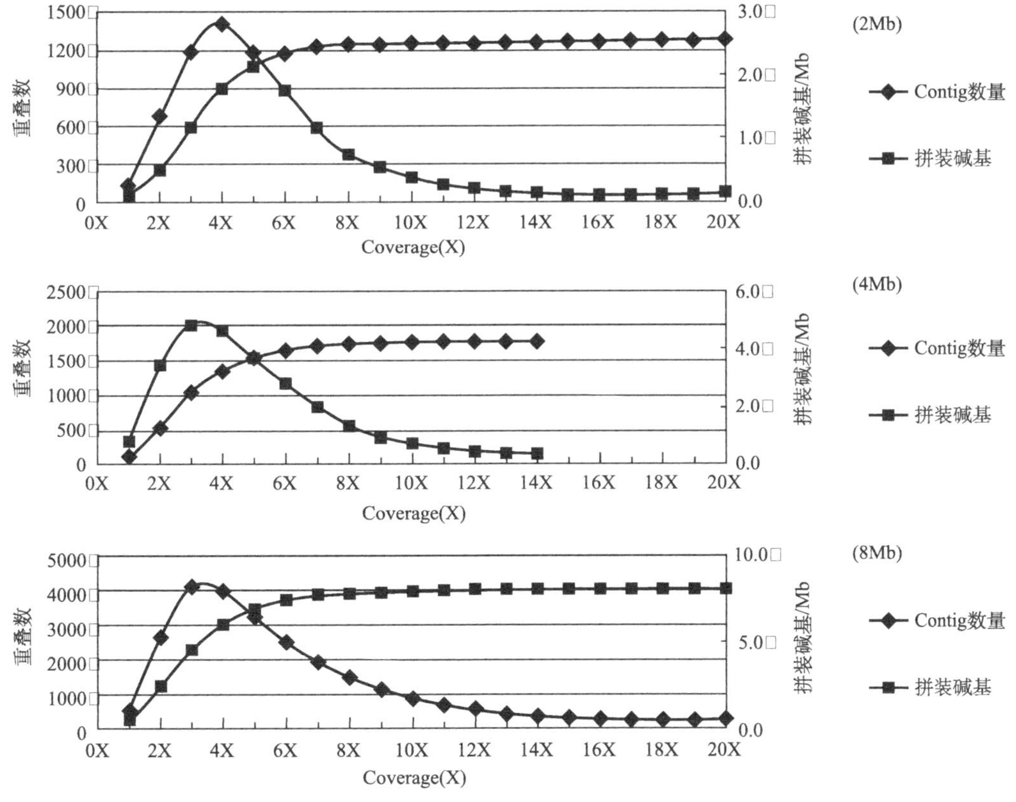

图6-8　454序列在不同覆盖率下的拼装结果（数据来源于国家人类基因组南方研究中心的Roche 454 GS FLX系统）

着覆盖率的升高，拼装产生的 contig 数目会逐渐降低，而 contig 的总长逐渐升高，在达到 15 倍覆盖率后会趋近饱和。而 Solexa 等测序方法则需要 50～100 倍的覆盖率才可以。

（2）基因组 DNA 特征，G+C 含量较高的 DNA 测序难度较大，无论是传统 Sanger 法测序还是第二代测序技术均存在这个问题；另外，重复序列不仅会造成拼装得到的 contig 数目过多，还会产生拼接错误的 contig，影响填补 gap 的工作。虽然可以事先估计 G+C 含量等特征，但重复序列以及特殊的结构区域是很难预知的，而这些区域通常是产生 gap 的区域。目前 Roche 454 GS FLX 系统已推出专门针对高 G+C 含量 DNA 的试剂盒，就国家人类基因组南方研究中心在链霉菌等基因组测序上的使用情况来看，效果较好，可以减少由高 GC 区域造成的 gap。

另外，拼装的准确性会影响获得基因组完成图的时间。通常来说，测序得到的序列越长，拼装结果越准确，因为拼装是依靠测序得到的序列间的彼此重叠区域来完成的，重复序列的存在会造成错误的拼接。为了追求较少的 gap 数目而放宽拼装的条件，就有可能产生错误拼装的 contig；在此基础上进行填补 gap，到最后一个或几个 gap 时会出现无法继续下去的局面，这时就必须对 contig 的正确性进行验证。Roche 454 GS FLX 的拼装程序在拼装中遇到有疑问的区域时会直接断成两个 contig，从而可以避免错拼；若采用 Solexa 或 SOLiD 进行测序，可以使用 pair-end 技术或 mate-pair 技术，这样得到的每对序列彼此间的距离是已知的，可以提高拼装的准确性。

第三节　微生物基因组数据的分析

一、基因组注释的基本目标

微生物基因组分析，包括基因组注释和比较基因组分析两个部分。基因组注释的基本目标是完整地解读一个基因组所包含的全部信息，把 A、T、C、G 4 种碱基组成的序列转变成与生物功能相关的信息。

最好的注释方法是实验，通过实验把微生物表达的基因一个个克隆出来并鉴定其功能，可以使我们完全了解一个微生物。但一般情况下，微生物表达的基因均不少于 1000 个，而传统的实验对于 1 个基因的鉴定，至少也需要 1 年以上的时间，并且由于目前研究方法和认识水平的限制，可以由实验来鉴定的基因数目依然有限。

随着基因组测序技术的提高，微生物基因组的数据量越来越庞大，通过实验方法来鉴定基因已经无法满足科学发展的需要。那么通过强大的计算机工具，利用生物信息学的方法来解读一个微生物的基因组信息，则可以使人们迅速获得一个微生物的大部分功能信息。虽然会有部分信息被遗漏或者无法解释，但其速度和处理量的优势依然使得生物信息学的注释成为微生物基因组工作的主流。随着从事基因组学研究的实验室越来越多，微生物基因组分析的工具也越来越多。目前专业的基因组研究中心多数使用基于 Unix 系统的一些工具，不过会有越来越多的 Windows 版本和基于网页操作的分析程序可以使用。本书希望尽量给大家提供一些可以在自己实验室操作的软件，所以主要介绍 Windows 版本和网页形式的工具。

基因组注释包括基因预测、基因功能注释、代谢通路构建和特殊功能基因分析等内容。

二、基因组注释流程

（一）基因预测

原核生物没有内含子，一个完整的基因编码区通常是从ATG、GTG或TTG开始，到TAA、TAG和TGA结束，又叫作可读框（open reading frame，ORF）。只要找出基因组中所有的可读框，就覆盖了所有的编码基因，因此一般软件对基因的预测都可以达到很高的灵敏度，但假阳性也会很高，所以基因预测软件需着力于提高预测的准确性，即预测出正确的起始密码子，在提高预测软件灵敏度的同时，增强软件的准确性。

常用的微生物基因组预测软件有Glimmer、GeneMark和ZCURVE等。Glimmer是基于内插马尔可夫模型的程序，灵敏度超过99%，是目前效率最高的微生物基因组预测软件；GeneMark是基于五阶隐马尔可夫模型；ZCURVE是用三维空间曲线表示DNA序列，通过几何学方法预测基因。一般情况下，利用软件确定一个终止密码子后，在同一个可读框内，往前可以找出多个起始密码子，而要预测出正确的起始密码子，就需要对位于起始密码子之前的核糖体结合位点也进行预测，像Glimmer和GeneMark中都包含有预测核糖体结合位点的程序。

所有预测软件均需要利用已知基因做训练，以确定程序运行时的合适参数。所采用的训练集越大，那么确定的参数就越接近于真实情况。对于一个全新的基因组，Glimmer可以由预测软件自动挑选出基因组中最长的ORF来做训练集，然后根据确定的参数进行基因预测；GeneMark在线程序中可以让使用者选择已知的基因组模型来作为训练集；ZCURVE则是根据基因组G+C含量的不同，自动选择不同的训练集。当然最好是用确定的基因做训练集，如果数量不够，可以把近源物种的已知基因跟要预测的基因组做比对，从中鉴定出同源基因来作为训练集。

由于不同软件采用的算法不同，因此在预测的结果上会有差异。如果两个软件都预测出了同一个基因，那么这个预测基因的可信度就会大大提高。因此对于全新的微生物基因组，可以选用两种完全不同的算法进行预测（如Glimmer和ZCURVE），然后把预测出的相同基因确定为基因组的编码基因；而彼此预测出的差异基因则根据人工判断来决定取舍。

一般在细菌中，TGA是终止密码子；但在支原体和螺原体中，TGA是编码色氨酸的密码子。所以如果对支原体和螺原体进行基因预测，要选择第4套密码子；而对其他细菌就直接选择第11套密码子。

这3种预测软件，只有ZCURVE是基于DOS的界面，可以在Windows系统下运行，使用者只要向作者写信索要即可以得到程序；而Glimmer和GeneMark除下载后在Unix系统下使用外，还可以在网站直接提交数据进行基因预测（Glimmer：http://www.ncbi.nlm.nih.gov/genomes/MICROBES/glimmer_3.cgi；GeneMark：http://exon.gatech.edu/gmhmm2_prok.cgi）。

（二）基因功能注释

1. 蛋白质产物命名

基因预测程序的结果是一般基因的坐标，要提取出基因序列，并翻译成蛋白质，可以使用 BioEdit 等软件。

基因预测完成后，我们还需要知道基因编码的蛋白质在生物体中的功能，首先是确定蛋白质产物。这个工作是通过 BLAST 来完成，蛋白质数据库可选择 NCBI 非冗余蛋白质数据库（nr）、Swiss-Prot 蛋白质数据库或者所有已知微生物基因组的编码蛋白数据库（自己构建）。其中 Swiss-Prot 数据库中的蛋白质注释都已经过人工核实，因此是最为可信的数据库；但其相应的数据量较小，能够匹配的预测蛋白数目较少，所以使用最多的是 nr 数据库。蛋白质产物的名字根据比对的结果来确定，对于符合阈值（一般选择 E 值<$1E-5$）的比对结果，要尽量排除那些没有明确功能含义的名字，如 hypothetical protein，而选择有清楚含义的名字；此外，选择被学术界公认的名字，即比对结果中出现次数最多的名字。如果一个预测蛋白在所有数据库中均没有匹配，那么就命名为 hypothetical protein；如果一个预测蛋白的匹配结果中都是 hypothetical protein，那么命名为 conserved hypothetical protein；如果一个预测蛋白与一个有明确功能的蛋白质匹配，但匹配度不高（如 identity 只有 25%等），则可以在选用这个蛋白质的名字时，前面加上 putative。另外，很多人在进行功能注释时，会同时进行蛋白质结构域分析来帮助蛋白质产物命名；关于蛋白质结构域分析将在下面描述。

由于 nr 库数据来源广泛，命名较为混乱，因此其中存在很多不规范的蛋白质名称，不符合现在微生物基因组对于注释的要求，因此在给微生物的基因命名时需要特别注意，下面列举一些不被 GenBank 认可的名字做例子。

（1）required for the efficient incorporation of molybdate into molybdoproteins：这是在描述一个蛋白质在生物过程中的作用，而不是一个蛋白质的名字。

（2）chaperone Hsp70；DNA biosynthesis；autoregulated heat shock proteins：名字“chaperone Hsp70”就可以了，剩余的可以在提交的‘note’中作为补充描述。

（3）putative carbonic anhdrase（EC 4.2.1.1）：*EC number* 不应该作为蛋白质名字的一部分，可以作为补充描述。

（4）similar to aconitrate hydrase B：这句话可以作为补充描述，但做蛋白质名字时，‘*similar to*’不能出现。

（5）related to protein of unknown function：这句话跟没说一样，让人看不出这个蛋白质有什么功能。

（6）cytochrome b-like：*cytochrome b-like protein* 才能表示一个完整的蛋白质名字。

（7）ABC transporter related：模糊的名字，*ABC transporters* 和其亚单位有很多，应该更具体。

（8）helix-turn-helix motif：描述了一个 *motif* 或者 *domain*，但不是一个蛋白质名字。

(9) pentapeptide repeat：描述了一个 *motif* 或者 *domain*，但不是一个蛋白质名字。

(10) protein of unknown function：conserved：这是毫无意义的一句话。

(11) hypothetical 32.5kDa protein homologous to phytoene and squalene synthethases：*Hypothetical protein* 做名字就够了，剩余的可以作为补充描述。

(12) ribosomal protein L3 (*E. coli*)：物种的名字不能出现在蛋白质名字中，*ribosaomal protein L3* 做名字就可以了。

(13) saccharopine dehydrogenase or related protein："*saccharopine dehydrogenase*" 或 "*saccharopine dehydrogenase-like protein*" 作为一个名字更合适。

(14) tyrosine-protein kinase (capsular polysaccharide biosynthesis)：*tyrosine-protein kinase* 是合适的蛋白质名字，但 *capsular polysaccharide biosynthesis* 只能作为功能描述出现在补充描述中。

(15) RimM protein，required for 16S rRNA processing：*RimM* 或 *RimM protein* 作为名字就可以了，"*required for 16s rRNA processing*" 应当在补充描述中。

(16) involved in flagellar biosynthesis：这是功能描述而不是蛋白质名字。

更具体的描述请参看 NCBI 对于提交微生物基因组注释结果时的要求：http://www.ncbi.nlm.nih.gov/Genbank/genomesubmit_annotation.html。

2. 基因命名

标准的基因名字都是 4 位字母，一般前 3 位小写，最后一位大写，并且用斜体，如 *recA* 就表示一个基因的名字；而在给基因的蛋白质产物命名时，如果没有合适的名字，可以把基因名字的第一位大写并改成正体来表示基因的蛋白质产物，如 RecA 就可表示蛋白质产物的名字。而对于基因组中行使同样功能的同源蛋白，可以在基因名字后加上数字来区分。

3. 蛋白质功能分类

以往微生物基因组的功能分类通常是利用 Riley rules，依据其对 *E. coli* 进行功能分类的原则来进行。但这样一个多级的分类系统很难掌握，需要大量的人工判断工作。因此，我们目前更倾向于直接利用 COG 数据库中的功能分类（表 6-3）。

表 6-3 COG 数据库中对蛋白质功能的分类

E	Amino acid transport and metabolism
G	Carbohydrate transport and metabolism
D	Cell division and chromosome partitioning
M	Cell envelope biogenesis，outer membrane
N	Cell motility and secretion
B	Chromatin structure and dynamics
H	Coenzyme metabolism
Z	Cytoskeleton

续表

V	Defense mechanisms
L	DNA replication, recombination and repair
C	Energy production and conversion
W	Extracellular structures
S	Function unknown
R	General function prediction only
P	Inorganic ion transport and metabolism
U	Intracellular trafficking and secretion
I	Lipid metabolism
-	Not in COGs
Y	Nuclear structure
F	Nucleotide transport and metabolism
O	Posttranslational modification, protein turnover, chaperones
A	RNA processing and modification
Q	Secondary metabolites biosynthesis, transport and catabolism
T	Signal transduction mechanisms
K	Transcription
J	Translation, ribosomal structure and biogenesis

COG是clusters of orthologous groups of protein的简写，意思是直系同源蛋白簇，是通过比较所有细菌基因组中的蛋白质，确定来自不同物种的直系同源蛋白后构建而成。COG数据库包含在NCBI的保守结构域数据库（conserved domain database，CDD）中。CDD包含具有明确注释的蛋白质序列及功能域的联配（alignment）模型，其中最常用的是Pfam和COG。Pfam代表蛋白质结构域家族，是先把蛋白质进行alignment,再利用隐马尔可夫模型等来构建的数据库，这不同于nr等蛋白质数据库；因此比对时用的是rps-blast（反向位点特异性BLAST），可以更容易获得相似度低但在生物学功能上有关联的序列信息。

预测蛋白质与Pfam和COG的比对结果可以帮助我们进行功能注释，包括对被命名为hypothetical protein的蛋白质进行更有生物学意义的命名；同时可以利用COG数据库对预测蛋白质进行功能分类。

4. 蛋白质亚细胞定位

预测蛋白质在细胞中的定位对于理解其功能具有重要意义。微生物的蛋白质定位包括分泌蛋白、跨膜蛋白、脂蛋白和胞内蛋白，很多致病菌的毒力因子都是脂蛋白质或跨膜蛋白。蛋白质亚细胞定位的软件有很多，分别针对革兰氏阳性细菌和革兰氏阴性细菌，最常用的有预测分泌蛋白的SignalP，预测跨膜信号的ConPred，预测脂蛋白的LipoP和直接进行蛋白质亚细胞定位预测的PSORTb等。ConPred是整合了几种常见的预测跨膜结构的方法，除预测跨膜信号外，也可预测信号肽；LipoP则可同时预测信号肽、跨膜信号、脂蛋白；PSORTb 是通过与已知亚细胞定位的蛋白质进行比对，并结合结构域分析，来确定蛋白质在细胞中的位置，其中革兰氏阳性细菌中的蛋白质定位可以分为细胞质、细胞膜、周质空间、外膜和胞外，而革兰氏阴性细菌的蛋白质定位可分为细胞质、细胞膜、细胞壁和胞外。同时使用这几种软件进行预测时，会由于软件采用的模型不同，产生彼此矛盾的结果，这时就需要进行人工判断。这几种程序在线使用网址如下：

SignalP：http://www.cbs.dtu.dk/services/SignalP/；

ConPred：http://bioinfo.si.hirosaki-u.ac.jp/-ConPred2/；

LipoP：http://www.cbs.dtu.dk/services/LipoP/；

PSORTb：http://www.psort.org/psortb/；

（三）代谢通路构建

要了解微生物的生理生化特征，就需要对其代谢通路有全面的认识，现在应用最广的代谢通路构建方式是利用 KEGG 的代谢通路数据库。这个数据库整合了代谢途径、生化反应以及已有的基因组数据产生的基因和蛋白质数据。

KEGG 会对所有已知的基因组编码蛋白构建一个直系同源簇，产生一个 KEGG ortholog（KO）。KEGG 的网站在接受提交的基因序列或蛋白质序列后，会根据所提交序列来源于完整的基因组或部分基因组来选择不同的比对方式，把提交的基因组编码蛋白与 KO 库进行比对，给所有匹配的蛋白质一个 KO 编号；然后再把所有蛋白质按照 KO 编号放入到某个代谢通路中，并按照不同的代谢途径自动生成代谢通路图（图 6-9）。在图 6-9 中绿色标识的酶表示提交的序列包含这种蛋白质，可根据 KO 编号或网站上的链接来确定对应的提交蛋白。有了这种直观的代谢图，可以很容易地弄清一个微生物能够利用什么样的底物，可以产生何种代谢产物等信息。KEGG 网站：http://www.genome.jp/kegg/。

（四）paralog 和 ortholog 计算

直系同源基因（ortholog）是指两个物种中来源于最后一个共同祖先中的同一个基因的两个基因，一般执行同样的功能；旁系同源基因（paralog）是指同一个基因组中由于基因倍增而产生的同源基因，倍增后可能导致一个基因的退化或进化出不同的功能。了解微生物基因组中的直系同源基因和旁系同源基因对于研究基因组的进化、基因功能和进行比较基因组学研究等有重要意义。

确定 paralog 最简单的做法是把基因组编码的每一个蛋白质都与剩余的所有蛋白质进行比对，根据相似度和匹配部分占蛋白质长度的比例来确定两个蛋白质是否属于 paralog，但对于计算相似度值并没有一个统一的标准。ortholog 的计算也可以用这种比对的方法，或者是把所有属于同一个 COG 的蛋白质认为是 ortholog。由于 paralog 的存在会影响对 ortholog 的判断，所以更严格意义上的 ortholog 计算，除序列比对外，还要进行结构域比对和进化关系分析。

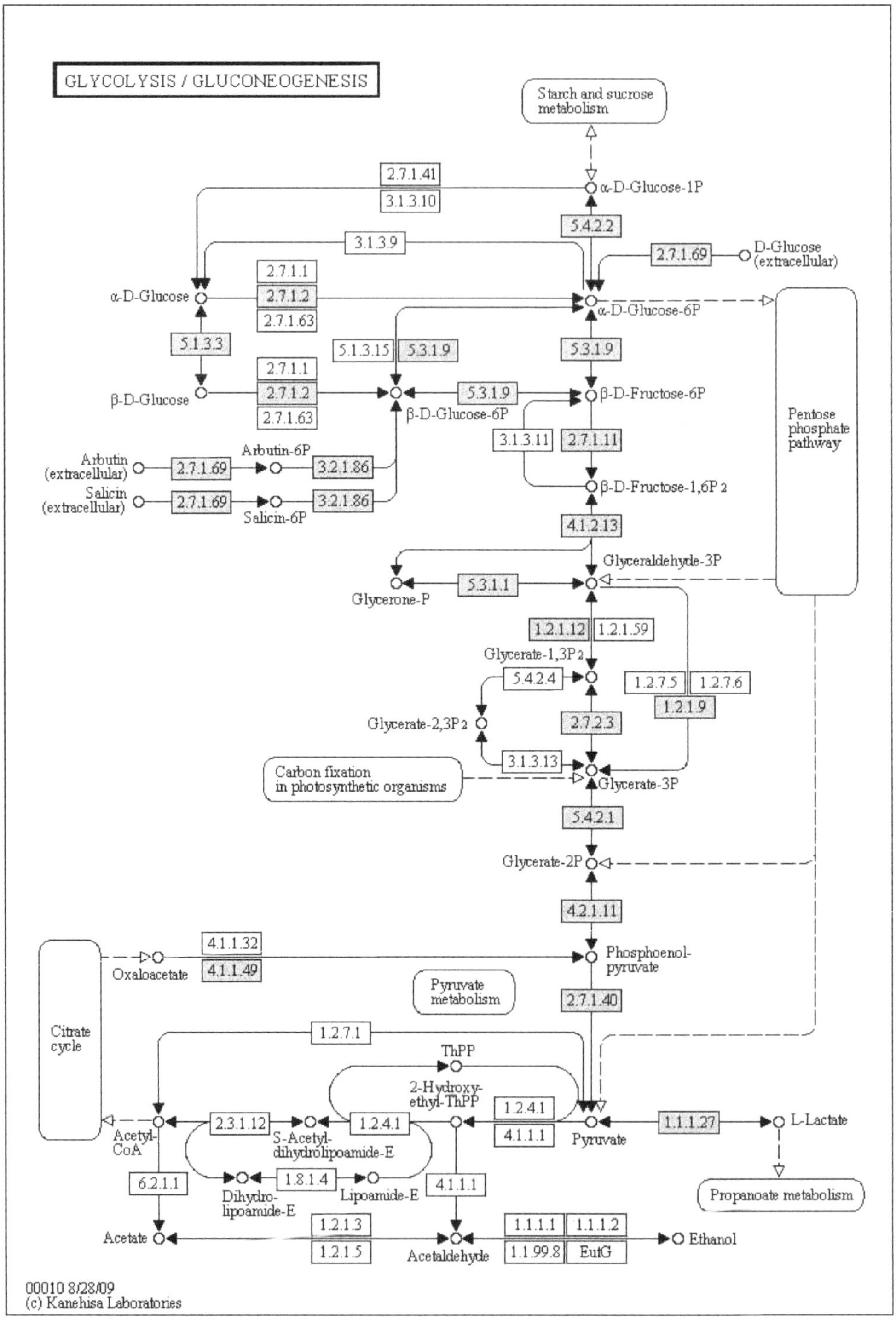

图 6-9　由 KEGG 生成的保加利亚乳酸杆菌糖酵解代谢通路图

日本的微生物基因组数据库（Microbial Genome Database，MBGD）是一个比较好的提供 ortholog 分类的网站。他们把所有已经发表的微生物基因组的蛋白质，按照几个条件（BLAST，结构域分析等）进行了 ortholog 分类。用户在其网站上任意选择几个微生物基因组，就可以获得这些基因组之间的 ortholog 列表。图 6-10 所示的 14 种支原体基因组，每个基因组中存在的 ortholog 均可以通过左图中的方框表示，右图则表示某几个基因组间存在的 ortholog 数目，点击右侧长条可以列出 ortholog 具体包含的每个基因组中的蛋白质。MBGD 网站：http://mbgd. genome. ad. jp/。

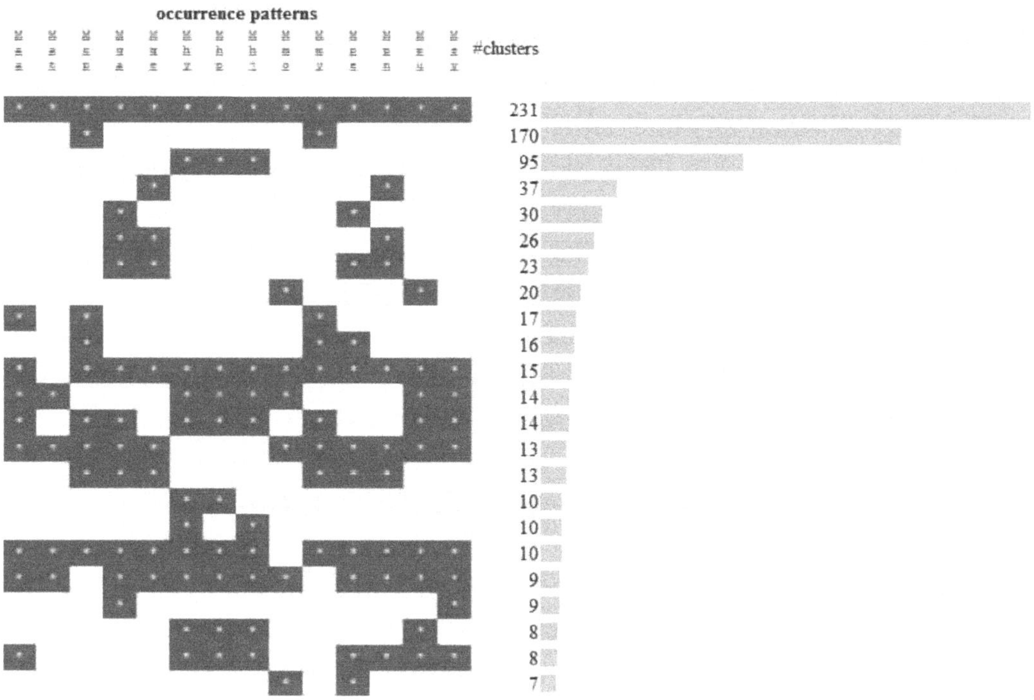

图 6-10　14 种支原体基因组创建的 ortholog 示意图

（五）rRNA 和 tRNA 基因预测

微生物基因组的核糖体 RNA 基因（rRNA）和 tRNA 数目对于蛋白质合成至关重要。rRNA 操纵元一般由 16S rRNA、23S rRNA 和 5S rRNA 组成，通过与已知的 rRNA 序列进行比对可以确定。如果是全新的物种，特别是与已知细菌基因组都不属于同一门的新种，通过 BLAST 是无法确定完整的 16S rRNA、23S rRNA 和 5S rRNA 序列的；这时就需要利用 hmmsearch，使用已知 rRNA 序列的隐马尔可夫统计模型进行搜索。在线的 rRNA 预测程序 RNAmmer 就是基于这一原理。tRNA 基因则可以通过 tRNAscan-SE 进行预测。这个软件可以设置为严谨、松散等不同的条件来进行预测；而对结果的判断则以能够预测出所有 20 种常见氨基酸的 tRNA 为标准。RNAmmer 网址：http://www. cbs. dtu. dk/services/RNAmmer/；tRNAscan 网址：http://lowelab. ucsc. edu/tRNAscan-SE/。

（六）外源插入序列和原噬菌体预测

外源插入序列（insertion sequences ，IS）和原噬菌体（prophage）均属于迁移因子。外源插入序列在微生物基因组的进化中起到重要的推动作用，对于其在基因组中的定位，一般可通过与已知 IS element 序列的比对来确定；而对于新的 IS element 的判断则需要在预测基因中根据蛋白质序列判断出 transposase，然后再向 transposase 的两侧寻找 IS element 的特征序列，如两个末端的反向重复序列等。在 IS Finder 网站中，存在收集的不同物种的已知 IS element 序列，以及提交序列与 IS element 进行比对的工具，用户可以利用网站来进行 IS element 分析。

原噬菌体的预测可以通过 Phage _ Finder 来进行，它是利用已知的 prophage 的特征，再结合 BLAST 和 hmmsearch 等程序来鉴定基因组中可能的 prophage 区域。但这个程序是用 perl 语言写的，而且同时需要运行 hmmsearch、wu-blast 等，不容易使用。我们可以通过另外一个简单的办法预测原噬菌体，即查找预测基因的注释结果中有没有与噬菌体（phage）相关的蛋白，如 phage-related tail protein、integrase 等，如果这样的基因连在一起，且旁边有 tRNA 等基因，那么这个区域就可能是 prophage，通常 prophage 区域长 18～150kb。IS Finer 网站：http://www-is. biotoul. fr/is. html。

（七）Codon usage、水平转移基因和基因组岛

不同微生物对于密码子的使用有不同的偏好；而选用常用密码子的蛋白质，其翻译效率一般要比使用罕见密码子的蛋白质翻译效率高。codon adaptation index（CAI）就是通过统计微生物基因组中高表达基因的密码子使用情况，确定此物种中最常用的密码子，然后再对所有编码蛋白的密码子使用进行比较和评分，得出 CAI 值，CAI 值越高表明这个蛋白质的表达水平就越高。由于分子伴侣、转录因子和核糖体蛋白是进行基因转录和蛋白质合成所必需的，所以 CAI 的计算都是选用这几种蛋白质的基因作为标准。

微生物基因组中经常存在一些由外源获得的序列，这种水平转移基因一般都具有一定的特殊功能才能在基因组中保存下来。因此对这些区域的判别可助于找出与代谢、毒力等相关的基因。

外源转移基因一般在 G+C 含量、密码子使用等方面与宿主基因组有差别，所以通过对基因组不同区域 G+C 含量、codon usage 等的计算可以鉴定出可能的外源基因，即基因组岛。一般对于 G+C 含量的计算需要先选定一个 window，如 5kb 范围内的 G+C含量，然后把这个 window 移动 1kb，再次计算新的 5kb 范围内的 G+C 含量，如此把整个基因组的 G+C 含量计算一遍后，可以通过图示的方法，找出 G+C 含量差别较大的区域；然后对其中的基因的 codon usage、氨基酸偏好等进行分析，最终鉴定出外源基因。目前有很多用来预测基因组岛的方法，如 IslandPath-DIMOB 和 SIGI-HMM 都是通过分析基因组序列的结构特征来确定基因组岛，而 IslandPick 则是通过基因组比较的方法来确定基因组岛。IslandViewer 这一在线预测工具，则是整合了上述 3 个程

序，并且提供了一个相对简单的界面，用户只需提交 GenBank 或者 embl 格式的基因组序列文件，就可获得基因组岛的预测结果。关于 GenBank 及 embl 格式序列的生成，将在下面的内容中介绍。IslandViewer 网站：http://www.pathogenomics.sfu.ca/islandviewer/query.php。

（八）GC skew 和基因组圈图绘制

微生物基因组一般都是环状，并且由于双向复制，复制起始点（*oriC*）与终止点在基因组上是相对的。微生物基因组有个普遍特征：在复制的前导链上，碱基 G 含量>碱基 C 含量，由此可以用来预测微生物的复制起点和终点。从一个固定的点开始，计算一个 window（如 5kb）内的（G−C）/（G+C），然后把 window 每次移动 1kb 再进行计算。最终可以得到一个折线图，线的拐点分别是复制起始点和终止点。如图 6-11 所示，复制起始点在折线开始的地方，而终止点是折线的顶点，从终止点完后折线开始下降。如果体现在基因组圈图上，就是右半边（复制起始点-复制终止点）的 GC skew 的点向外，左半边（复制终止点-复制起始点）的 GC skew 的点向内，如图 6-12 的最内圈所示，这样就可以在基因组上判断出复制的终止点和起始点。大家可以根据这一规律，利用一个简单的工具 GenSkew 对自己完成的基因组序列做一个评判。当然并不是所有的细菌都遵从这个规律，像枯草芽孢杆菌的 GC skew 就是不对称的。

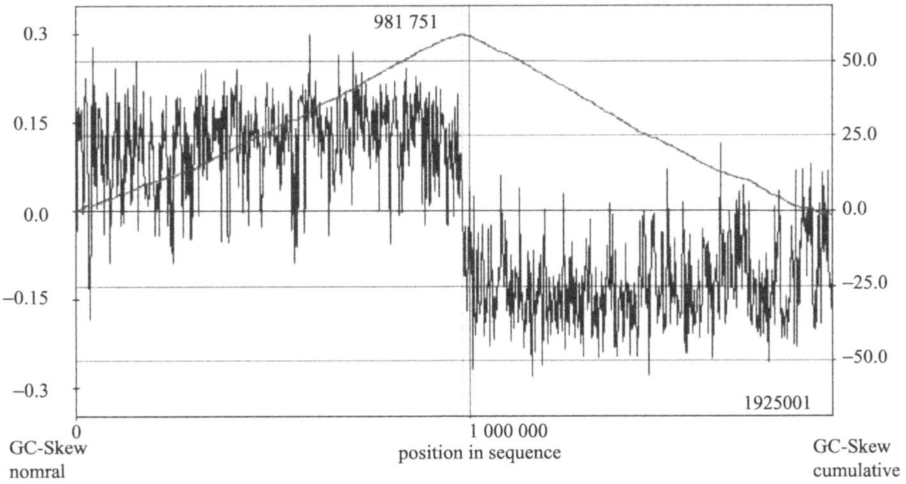

图 6-11　GC skew 的折线图；中间黄线处即基因组的复制终止点

一般复制起始点都是由 DnaA-box 开始，它有自己的序列特征，一般落在基因间区，通常是在 *rnpA* - *rmpH* - *dnaA* - *dnaN* - *recF* - *gyrB* - *rnpA* 这样一个基因簇（gene cluster）中，靠近 *dnaA*，比较容易判断。而基因组序列也习惯于以第一个 DnaA-box 为第一个碱基，或者以 *dnaA* 基因的起始密码子为第一个碱基。复制终止点没有特别保守的结构特征，一般可通过 GC skew 进行判断。

基因组圈图除了表示 GC skew，最大的作用是用图示的方法来表示基因组中的编

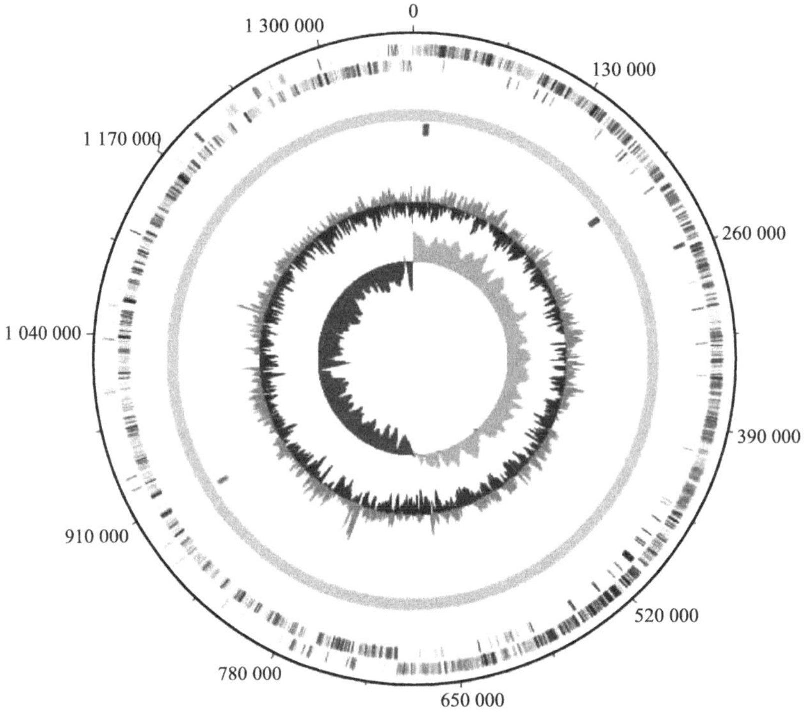

图 6-12　微生物基因组示意图（由 Artemis 的 DNAPlotter 绘制）

码蛋白基因、结构 RNA 基因、IS element 等特征。可以在 Windows 系统下使用的基因组作图工具有两个，分别是 CGView 和 Artemis。CGView 的输入文件有 3 种格式，一种是 xml 文件，比较复杂，需要先把基因组序列生成 GenBank 格式的文件，再用 CG-View 自带的 cgview _ xml _ builder 程序转换；另外两种文件比较容易生成，分别是 tab delimited 文件和 NCBI ptt 文件，都可以用包含蛋白质位置和注释信息的 Excel 表转换。但这个软件是直接生成图形，而不允许在打开的界面上进行图形的编辑。Artemis 是广泛应用的一个基因组序列查看与注释工具，由英国 Sanger 中心（Sanger Institute）开发，可以读取 embl、GenBank 或 fasta 格式的文件；最新版本的 Artemis 在打开基因组序列后，在 File 的下拉菜单中有个 Open in DNAPlotter 选项，打开这个选项，可以得到基因组的图形化文件；在界面上的各个选项可以对基因组图形进行编辑，如添加 GC skew、基因坐标和颜色等，是一个简单实用的基因组作图工具。

而在基因组中基因的颜色，一般是与基因的功能分类相对应，可以把属于一种 COG 类别的基因定义为一种颜色。图 6-12 是用 Artemis 生成的一个基因组的示意图，最外面一圈表示每个预测基因，不同的颜色表示这个基因属于不同的 COG 类别；第二圈是核糖体 RNA 基因；再向内两圈分别是 GC content 和 GC skew。

GenSkew 网站：http://mips. helmholtz-muenchen. de/services/analysis/genskew；

CGView 网站：http://wishart. biology. ualberta. ca/cgview/；

Artemis 网址：http://www. sanger. ac. uk/Software/Artemis/。

（九）基因组数据提交

一般在微生物基因组注释完成后需要向 GenBank 等数据库提交数据。基因组数据在递交前，需要先注册一个 Genome Project ID，对有关基因组的信息，包括菌株、测序方法、测序单位等做描述；在获得 Genome Project ID 后，就可以把基因组序列包括注释信息进行递交。NCBI 对于递交的基因组数据有明确的格式要求，包括注释中使用的文字，通常可以利用 Sequin 软件来生成提交所需要的文件。Sequin 可以帮助检查提交序列中的错误，并可生成 GenBank 或 embl 等格式的文件。关于这个软件的具体用法，可以参照其网页的说明：http://www. ncbi. nlm. nih. gov/Sequin/。

序列在提交后，NCBI 的工作人员会对提交的基因组注释进行人工检查，对于不合格的注释会被挑出并给出修改意见。为节省时间，最好在提交前做细致的检查。

三、比较基因组学分析

（一）比较基因组学

通过微生物基因组的注释可以得到很多信息，但对于很多生物学功能，还是很难通过单纯的注释来阐明的。但如果对两个亲缘关系相近而表型有明显差异的细菌的基因组进行比较，就很容易鉴定出导致表型差异的基因，进而明确这些基因的功能。因此，比较基因组学已经越来越成为基因组学研究的重点。通过对不同微生物基因组序列进行比对，研究染色体结构与功能的关系，包括鉴定染色体结构上的变化、基因组间的保守基因以及基因组间的差异序列，可有助于理解基因组的功能和进化。

Artemis Comparison Tool（ACT）是常见的比较基因组的工具，它是基于两个基因组 BLAST 的结果，用图形来显示包括所有预测基因在内的比对信息，可以有利于对基因组间的差异区域进行研究。基因组亲缘关系较远时，比较容易区分出共有基因和特异基因，分别代表这类菌中必需的保守基因和与各自特殊性状相关的基因。但如果两个基因组亲缘关系比较近，可能只能鉴定出某些单碱基的差异（single nucleotide variation，SNV）或小的插入缺失（indel），这时候可以研究单碱基差异对某个基因的编码区或者启动子区造成的影响，如结核分枝杆菌无毒株 H37Ra 的转录因子 *sigC*，其启动子区域相对结核分枝杆菌有毒株 H37Rv，只有一个单碱基的差异；而这个差异会造成 H37Ra 在侵染巨噬细胞时，*sigC* 转录水平的降低，进而使得受 SigC 调控的多个基因受影响；而这些基因表达的改变可能是 H37Ra 毒力减弱的原因之一。ACT 的网址：http://www. sanger. ac. uk/Software/ACT/。

（二）泛 基 因 组

Pan-Genome 的概念是 2005 年由 Duccio Medini 等提出，中文称为泛基因组。它的提出，是随着微生物基因组测序的深入，人们发现同一个菌种（species）的不同菌株在完成基因组测序后，总是可以发现新的基因，以至于单纯一个菌株的基因组信息不能完全代表这个菌种的全部遗传信息。于是，人们就用泛基因组这个概念来描述一个菌种的基因组，它包含：核心基因组（core genome）——这个菌种内所有菌株的共有基因，非必需基因组（dispensable genome）——某个菌株特有或存在于多个菌株中但不是所有菌株共有的基因。应该说泛基因组就是同一个菌种内的比较基因组，而种间基因组的比较，也一样可以套用泛基因组的概念。如图 6-13 所示，Tristan Lefébure 等对链球菌属的 26 个基因组进行比较分析，发现随着基因组数目的增加，无论是属内还是种内，基因的总数都是逐渐增加的；而所有基因组共有基因的数目则是逐渐降低的。从进化上说，核心基因组的基因，对于维持菌种的基本生存和表型至关重要，是受到比较大的选择压力，所以被保留下来；而非必需基因组的基因可能是由于某些菌株在进化过程中丢失了一部分基因造成的，也可能是由于水平基因转移，某些菌株从外界获得了新的基因导致的。

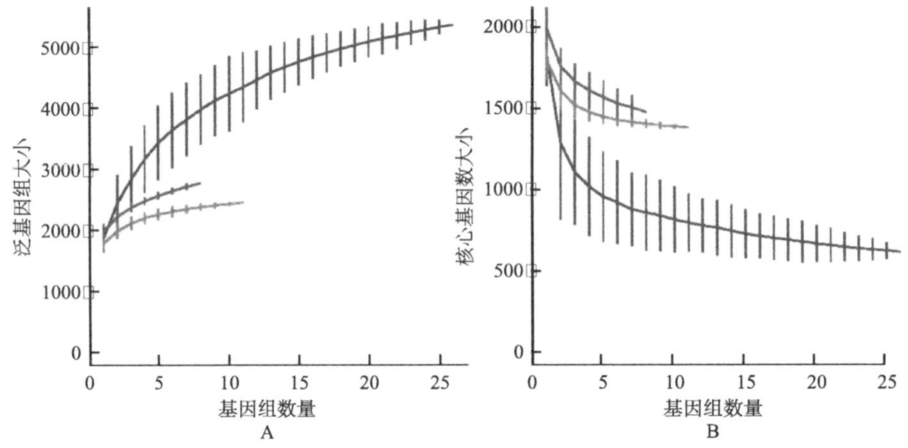

图 6-13　链球菌的基因与基因组数目的关系曲线（Lefebure and Stanhope，2007）（见图版）

A. 所有基因组包含的基因总数；B. 所有基因组共有的基因数目。蓝色曲线代表所有链球菌属的基因组；红色曲线代表 *S. agalactiae* 菌种的基因组；绿色曲线代表 *S. pyogenes* 菌种的基因组

（三）系统发育树的构建

传统上研究者都是使用 16S rRNA 基因来构建系统发育树，帮助了解菌种间的进化关系，但当菌种间进化距离比较近时，就无法用 16S rRNA 基因区分。而利用基因组数据进行系统发育分析，确定基因组水平上的变异数目，则更能反应进化演变的过程。目前有很多工具可用来对基因组数据重建系统发育树，如 ComPhy、OGtree、GO4genome、Phylogeny. fr 等。这些方法有的是利用不同数目的基因序列（gene content），有的是利用基因顺序（gene order），很难说哪个方法更合理或更准确。由于采用基因组数据进行系统发育分析时的运算量较大，笔者推荐采用 MUSCLE 进行序列间的联配（alignment），然后通过基于最大似然法（maximum likelihood）的 PhyML 软

件建树。因为这两个工具都可以基于 Windows 系统进行高速高通量的运算。PhyML 网址：http://www.atgc-montpellier.fr/phyml/；MUSCLE 网址：http://www.drive5.com/muscle/。

四、当前基因组注释平台的发展

为进行基因组注释，目前已有很多的平台被开发出来，且整合了众多的注释工具，从而使得人们的工作效率大大提高。

1995 年，美国的国家基因组资源中心（National Center for Genome Resources，NCGR）就与能源部（Department of Energy，DOE）开发了基因组序列数据库（Genome Sequence Data Base，GSDB），用于基因组数据的贮存、检索和注释。

1997 年，顺应人类基因组计划发展的需要，应用于真核生物基因注释与展示的 Genotator 被开发出来，其整合了 5 种基因预测方法（包括同源查找、启动子预测、剪接位点查找等）并可以整合不同格式的输出结果。

1997 年出现的另一个针对真核生物基因组注释的程序 AAT（analysis and annotation tool）则完全是根据比对结果注释，分别与蛋白质数据库和 cDNA 数据库进行比对来确定基因。

1998 年，GAIA（genome annotation and information analysis）系统出现，它包含一个注释数据库和一套数据管理系统，并通过一个称为 CARTA 的子系统进行自动的功能注释。

1999 年，另一个自动注释系统 GeneQuiZ 出现，它包含 4 个模块，可以利用 WEB 界面进行结果的检查工作。

1999 年出现的另一个工具 Imagene 是专门用于微生物基因组注释的工具，它拥有图形界面，可以在 SGI 服务器上运行。

2000 年，一个半自动的微生物基因组注释系统 GAMBLER 出现，这是一个基于网络运行的系统，有便于注释的界面，分为：分析拼装结果、鉴定 ORF、进行同源搜索 3 个部分。

2001 年，用 JAVA 编写的程序 FOUNTAIN 出现，主要进行基因组计划管理、数据贮存以及通过与公共数据库比对来进行基因组注释。

2005 年，基于 GO 的同源比对，Blast2GO 为非模式物种的基因组注释提供了一个平台。

2005 年，交互式的注释系统 Galaxy 整合了已有的基因组注释数据库，用户可以通过网络进行查询且保存所有的查询信息。

2006 年，利用 KEGG Ortholog 开发的注释系统 KOBAS 的网上服务器出现，可以通过 BLAST 比对，对输入的核酸或蛋白质序列给出 KO 编号和 KEGG 代谢途径。

2007 年，微生物病原体数据库（National Microbial Pathogen Data Resource，NMPDR）出现，包含了约 50 个致病菌的基因组和注释信息以及 400 多个其他的基因组，并提供了一个包含基因组分析工具和浏览器等在内的生物信息学平台。

之前很多的基因组注释系统开发都是随着某个具体的基因组计划而出现的；而要满

足众多用户的不同需求，则需要更加全面的基因组注释系统。

整合微生物基因组系统 IMG（integrated microbial genomes）包括 JGI（Joint Genome Institute）的所有已测得的微生物基因组序列以及可获得的其他基因组序列，并提供分析和浏览工具，帮助注释基因组和基因的功能以及进行比较基因组的研究。IMG 系统自 2005 年第一次释放以来不断被扩大，到 2009 年已经包含了 1826 个细菌的基因组信息（含基因组草图）。其中的分析工具可以帮助使用者对感兴趣的基因、基因组或某类功能进行研究。

NCBI 也开发了一套 Genome Annotation Pipeline，帮助已在 NCBI 中注册微生物基因组计划的用户进行基因组的注释，从而方便他们提交基因组（http://www.ncbi.nlm.nih.gov/genomes/MICROBES/microbial_taxtree.html）。

从基因组注释平台的发展来看，由于大家在进行基因组注释时的侧重点不同，不断需要有新的平台推出。而一个全面的、便于 WEB 界面操作的注释工具是最受欢迎的。目前最符合这个条件的是 RAST（rapid annotation using subsystem technology），它是一个完全自动化的对细菌基因组进行注释的网站，可以对用户提交的基因组进行蛋白质编码基因、rRNA 和 tRNA 的预测，功能注释以及代谢通路构建等。

上述仅是常规的注释和分析工作，可以最大限度地利用软件帮助完成。一般情况下，微生物基因组的分析还包括很多内容，如限制修饰系统、转录调控系统、分泌系统等；对于致病微生物还需研究其与免疫、毒力相关的基因。这些均需要扎实的生物学知识与大量的文献阅读。很多时候菌种间表型的差异不是由单个基因决定的，而是由一系列差异基因的综合作用导致。这要求我们在做比较基因组学分析时应全面细致地鉴定所有序列差异。此外，软件预测获得的结果，需要通过生物学知识来判断是否合理。因此，在计算生物学家、生物信息学工作者和基因组研究者开发注释工具、提高注释水平的同时，生物学家通过实验来验证他们的预测结果是最关键的。科学是不断发展的，软件预测与实验的紧密结合，才能保证最终结果的准确性。

中英文名词对照

中文	英文
美国基因组研究所	TIGR
流感嗜血杆菌	*Haemophilus influenzae* Rd
基因组	genome
美国国立卫生研究院	NIH
内共生细菌	*Candidatus Carsonella* ruddii PV
厌氧黏细菌	*Anaeromyxobacter dehalogenans* 2CP-C
勾端螺旋体	leptospira
布鲁氏菌	brucella
弧菌	vibrio
焦磷酸	PPi

罗氏 454 高通量测序仪	Roche 454 GS FLX
罗氏 454 小型高通量测序仪	Roche 454 GS Junior System
Illumina 高通量测序仪	Illumina Genome Analyzer（Solexa）
ABI 高通量测序仪	ABI SOLiD sequencer
基因组草图	draft
基因组完成图	finished
基因组精细图	fine
直系同源蛋白簇	clusters of orthologous groups of proteins，COG
保守结构域数据库	conserved domain database，CDD
直系同源基因	ortholog
旁系同源基因	paralog
外源插入序列	insertion sequences ，IS
原噬菌体	prophage
迁移因子	mobile element
密码子偏好指数	codon adaptation index ，CAI
泛基因组	pan-genome
核心基因组	core genome
非必需基因组	dispensable genome
最大似然法	maximum likelihood
美国国家基因组资源中心	NCGR
基因组序列数据库	GSDB

参考文献

Andrade M A，Brown N P，Leroy C，et al. 1999. Automated genome sequence analysis and annotation. Bioinformatics，15（5）：391-412

Arai M，Mitsuke H，Lkeda M，et al. 2004. ConPred II：A consensus prediction method for obtaining transmembrane topology models with high reliability. Nucleic Acids Res，32（Web Server issue）：390-393

Aziz R K，Bartels D，Best A A，et al. 2008. The RAST Server：Rapid annotations using subsystems technology. BMC Genomics，9：75

Bailey L C，Fischer S，Schug J，et al. 1998. GAIA：Framework annotation of genomic sequence. Genome Res，8（3）：234-250

Bateman A，Coin L，Durbin R，et al. 2000. The Pfam protein families database. Nucleic Acids Res，28（1）：263-266

Bentley S D，Chater K F，Cerdeno A M，et al. 2002. Complete genome sequence of the model actinomycete Streptomyces coelicolor A3（2）. Nature，417（6885）：141-147

Buerstedde J M，Prill F. 2001. Fountain：A Java open-source package to assist large sequencing projects. BMC Bioinformatics，2：6

Carver T，Berriman M，Tivey A，et al. 2008. Artemis and ACT：Viewing，annotating and comparing sequences stored in a relational database. Bioinformatics，24（23）：2672-2676

Conesa A，Gotz S，Garcia-Gomez J M，et al. 2005. Blast2GO：A universal tool for annotation，visualization and analysis in functional genomics research. Bioinformatics, 21 (18): 3674-3676

Delcher A L, Harmon D, Kasif S, et al. 1999. Improved microbial gene identification with GLIMMER. Nucleic Acids Res, 27 (23): 4636-4641

Dereeper A, Guignon V, Blanc G, et al. 2008. Phylogeny. fr: Robust phylogenetic analysis for the non-specialist. Nucleic Acids Res, 36 (web server issue): 465-469

Edgar R C. 2004. MUSCLE: Multiple sequence alignment with high accuracy and high throughput. Nucleic Acids Res, 32 (5): 1792-1797

Fouts D E. 2006. Phage _ finder: Automated identification and classification of prophage regions in complete bacterial genome sequences. Nucleic Acids Res, 34 (20): 5839-5851

Frangeul L, Nelson K E, Buchrieser C, et al. 1999. Cloning and assembly strategies in microbial genome projects. Microbiology, 145: 2625-2634

Fraser C M, Eisen J A, Nelson K E, et al. 2002. The value of complete microbial genome sequencing (you get what you pay for). J Bacteriol, 184 (23): 6403-6405

Gardy J L, Laird M R, Chen F, et al. 2005. PSORTb v. 2. 0: Expanded prediction of bacterial protein subcellular localization and insights gained from comparative proteome analysis. Bioinformatics, 21 (5): 617-623

Giardine B, Riemer C, Hardison R C, et al. 2005. Galaxy: A platform for interactive large-scale genome analysis. Genome Res, 15 (10): 1451-1455

Gordon D, Abajian C, Green P. 1998. Consed: A graphical tool for sequence finishing. Genome Res, 8 (3): 195-202

Grigoriev A. 1998. Analyzing genomes with cumulative skew diagrams. Nucleic Acids Res, 26 (10): 2286-2290

Guindon S, Gascuel O. 2003. A simple, fast, and accurate algorithm to estimate large phylogenies by maximum likelihood. Syst Biol, 52 (5): 696-704

Guo F B, Ou H Y, Zhang C T. 2003. ZCURVE: A new system for recognizing protein-coding genes in bacterial and archaeal genomes. Nucleic Acids Res, 31 (6): 1780-1789

Harris N L. 1997. Genotator: A workbench for sequence annotation. Genome Res, 7 (7): 754-762

Huang X, Adams M D, Zhou H, et al. 1997. A tool for analyzing and annotating genomic sequences. Genomics, 46 (1): 37-45

Jiang L W, Lin K L, Lu C L. 2008. OGtree: A tool for creating genome trees of prokaryotes based on overlapping genes. Nucleic Acids Res, 36 (web server issue): 475-480

Juncker A S, Willenbrock H, Von Heijne G, et al. 2003. Prediction of lipoprotein signal peptides in Gram-negative bacteria. Protein Sci, 12 (8): 1652-1662

Kanehisa M, Goto S, Kawashima S, et al. 2004. The KEGG resource for deciphering the genome. Nucleic Acids Res, 32 (database issue): 277-280

Karlin S, Mrazek J, Campbell A, et al. 2001. Characterizations of highly expressed genes of four fast-growing bacteria. J Bacteriol, 183 (17): 5025-5040

Keen G, Burton J, Crowley D, et al. 1996. The Genome Sequence DataBase (GSDB): Meeting the challenge of genomic sequencing. Nucleic Acids Res, 24 (1): 13-16

Kunst F, Ogasawara N, Moszer I, et al. 1997. The complete genome sequence of the gram-positive bacterium Bacillus subtilis. Nature, 390 (6657): 249-256

Lagesen K, Hallin P, Rodland E A, et al. 2007. RNAmmer: Consistent and rapid annotation of ribosomal RNA genes. Nucleic Acids Res, 35 (9): 3100-3108

Langille M G, Brinkman F S. 2009. IslandViewer: An integrated interface for computational identification and visualization of genomic islands. Bioinformatics, 25 (5): 664-665

Lefebure T, Stanhope M J. 2007. Evolution of the core and pan-genome of Streptococcus: Positive selection, recombination, and genome composition. Genome Biol, 8 (5): 71

Lin G, Cai Z P, Lin G H, et al. 2009. ComPhy: Prokaryotic composite distance phylogenies inferred from whole-genome gene sets. BMC Bioinformatics, 10, 1: S5

Lowe T M, Eddy S R. 1997. tRNAscan-SE: A program for improved detection of transfer RNA genes in genomic sequence. Nucleic Acids Res, 25 (5): 955-964

Lukashin A V, Borodovsky M. 1998. GeneMark. hmm: New solutions for gene finding. Nucleic Acids Res, 26 (4): 1107-1115

Mackiewicz P, Zakrzewska-Czerwinska J, Zawinlak A, et al. 2004. Where does bacterial replication start? Rules for predicting the oriC region. Nucleic Acids Res, 32 (13): 3781-3791

Marchler-Bauer A, Panchenko A R, Benjamin A, et al. 2002. CDD: A database of conserved domain alignments with links to domain three-dimensional structure. Nucleic Acids Res, 30 (1): 281-283

Margulies M, Egholm M, Altman W E, et al. 2005. Genome sequencing in microfabricated high-density picolitre reactors. Nature, 437 (7057): 376-380

Markowitz V M, Macromatis K, Icanova N N, et al. 2009. IMG ER: A system for microbial genome annotation expert review and curation. Bioinformatics, 25 (17): 2271-2278

Markowitz V M, Szeto E, Palaniappan K, et al. 2008. The integrated microbial genomes (IMG) system in 2007: data content and analysis tool extensions. Nucleic Acids Res, 36 (database issue): 528-533

McCutcheon J P, McDonald B R, Moran N A. 2009. Origin of an alternative genetic code in the extremely small and GC-rich genome of a bacterial symbiont. PLoS Genet, 5 (7): e1000565

McNeil L K, Reich C, Aziz R K, et al. 2007. The National Microbial Pathogen Database Resource (NMPDR): a genomics platform based on subsystem annotation. Nucleic Acids Res, 35 (database issue): 347-353

Medigue C, Rechenmann F, Danchin A, et al. 1999. Imagene: An integrated computer environment for sequence annotation and analysis. Bioinformatics, 15 (1): 2-15

Medini D, Donati C, Tettelin H, et al. 2005. The microbial pan-genome. Curr Opin Genet Dev, 15 (6): 589-594

Merkl R, Wiezer A. 2009. GO4genome: a prokaryotic phylogeny based on genome organization. J Mol Evol, 68 (5): 550-562

Messing J, Crea R, Seeburg P H. 1981. A system for shotgun DNA sequencing. Nucleic Acids Res, 9 (2): 309-321

Mullis K, Faloona F A, Scharf S J, et al. 1986. Specific enzymatic amplification of DNA in vitro: The polymerase chain reaction. Cold Spring Harb Symp Quant Biol, 51: 263-273

Nakabachi A, Yamashita A, Toh H, et al. 2006. The 160-kilobase genome of the bacterial endosymbiont Carsonella. Science, 314 (5797): 267

Nielsen H, Engelbrecht J, Brunak S, et al. 1997. Identification of prokaryotic and eukaryotic signal peptides and prediction of their cleavage sites. Protein Eng, 10 (1): 1-6

Riley M. 1993. Functions of the gene products of *Escherichia coli*. Microbiol Rev, 57 (4): 862-952

Riley M. 1998. Systems for categorizing functions of gene products. Curr Opin Struct Biol, 8 (3): 388-392

Rutherford K, Parkhill J, Crook J, et al. 2000. Artemis: Sequence visualization and annotation. Bioinformatics, 16 (10): 944-945

Sakiyama T, Takami H, Ogasawara N, et al. 2000. An automated system for genome analysis to support microbial whole-genome shotgun sequencing. Biosci Biotechnol Biochem, 64 (3): 670-673

Sanger F, Coulson A R, Barrell B G, et al. 1980. Cloning in single-stranded bacteriophage as an aid to rapid DNA sequencing. J Mol Biol, 143 (2): 161-178

Sanger F, Coulson A R, Hong G F, et al. 1982. Nucleotide sequence of bacteriophage lambda DNA. J Mol Biol, 162 (4): 729-773

Sanger F, Nicklen S, Coulson A R. 1977. DNA sequencing with chain-terminating inhibitors. Proc Natl Acad Sci USA, 74 (12): 5463-5467

Schmutz J, Wheeler J, Grimwood J, et al. 2004. Quality assessment of the human genome sequence. Nature, 429 (6990): 365-368

Schneiker S, Perlova O, Kaiser O, et al. 2007. Complete genome sequence of the myxobacterium Sorangium cellulosum. Nat Biotechnol, 25 (11): 1281-1289

Sharp P M, Li W H. 1987. The codon Adaptation Index-a measure of directional synonymous codon usage bias, and its potential applications. Nucleic Acids Res, 15 (3): 1281-1295

Smith L M, Sanders J Z, Kaiser R J, et al. 1986. Fluorescence detection in automated DNA sequence analysis. Nature, 321 (6071): 674-679

Tettelin H, Radune D, Khouri H, et al. 1999. Optimized multiplex PCR: Efficiently closing a whole-genome shotgun sequencing project. Genomics, 62 (3): 500-507

Turnbaugh P J, Ley R E, Hamady M, et al. 2007. The human microbiome project. Nature, 449 (7164): 804-810

Uchiyama I. 2003. MBGD: Microbial genome database for comparative analysis. Nucleic Acids Res, 31 (1): 58-62

Wu J, Mao X, Cai T, et al. 2006. KOBAS server: A web-based platform for automated annotation and pathway identification. Nucleic Acids Res, 34 (web server issue): 720-724

Zhang H, Scholl R, Browse J, et al. 1988. Double stranded DNA sequencing as a choice for DNA sequencing. Nucleic Acids Res, 16 (3): 1220

Zheng H, Lu L, Wang B, et al. 2008. Genetic basis of virulence attenuation revealed by comparative genomic analysis of Mycobacterium tuberculosis strain H37Ra versus H37Rv. PLoS One, 3 (6): e2375

第七章　DNA 条形码

第一节　DNA 条形码的起源与发展

2005 年，一项名为“生命条形码”的科研项目在英国启动，该项目由生命条形码联盟（Consortium for the Barcode of Life，CBOL）组织世界各国的科研院所、自然博物馆、相关院校和动物园等机构携手进行，目的是记录全球所有动植物的 DNA 序列。通过“生命条形码”项目的实施，用统一的标准，对动植物的 DNA 进行分类存储，建立了一个庞大的数据库；DNA 条形码数据库可以使相关科研工作变得简便与高效，极大地加快了物种鉴定、进化历史及濒危物种保护工作的研究步伐。

条形码技术（barcode technique）是随着计算机技术的发展而产生的一种自动识别技术，实现了对数据信息快速而准确的自动扫描。DNA 条形码技术（DNA barcoding），是通过对一个标准基因片段的 DNA 序列进行分析从而进行物种鉴定的技术。DNA 条形码技术已成为生物分类学研究中引人注目的新方向，是分子生物学和生物信息学相结合的产物。成熟的基因扩增与测序技术，结合发达的网络与信息技术，为我们提供了以 DNA 序列为基础的系统分类平台，DNA 条形码技术也应运而生。理论上，利用该技术可为地球上每种生物建立 DNA 条形码数据库，以达到对物种鉴定与分类的目的。

2003 年，Hebert 等研究发现通过比较来自线粒体细胞色素 c 氧化酶亚基Ⅰ（cytochrome c oxidase subunit Ⅰ，COⅠ）基因的一段长度为 648bp 的片段，能够在 DNA 水平上区分物种，并认为利用 COⅠ基因可以从分子演化的角度，提供一种快速、简便与可信的分类方法。这种方法逐步发展起来并被学者命名为 DNA 条形码技术。2003 年 3 月，20 多位分类专家、分子生物学家和生物信息学家会聚美国冷泉港，召开了题为“TAXONOMY AND DNA”的学术研讨会，提出对全球物种的某个特定基因片段进行大规模测序，以实现物种鉴定的目标，并推进对生物进化历史的研究。同年 5 月，海洋生物普查研究首次将 DNA 条形码技术用于其标本编码。同年 6 月，美国软体动物学会（American Malacological Society）在学术年会上提出“所有蜗牛行动”（all snails initiative），计划在未来 5 年时间里，利用线粒体 COⅠ和 16S rDNA 两个基因对所有现存腹足动物进行编码，以推动这一类群在生物鉴定与生物学等方面的研究。同年 7 月，生命条形码专业网站（http://www.barcodinglife.com）开通，为研究人员提供有关生命条形码的研究信息。同年 9 月，在冷泉港再次召开主题为“Taxonomy，DNA and the Barcode of Life”的研讨会，更深入地探讨了 DNA 条形码在真核生物中应用的科学性，提出国际生命条形码计划（International Barcode of Life Project）的发展蓝图。同年 12 月，英国 MICROGEN 公司代表到 Paul Hebert 所在的加拿大圭尔夫大学（University of Guelph）进行实地考察，这对 DNA 条形码计划的开展起了重要的推动作用。

2004 年，由艾尔弗雷德·斯隆（Alfred Sloan）基金会资助，在美国华盛顿特区举办了一个关于DNA条形码的国际研讨会，会议创立了“生命条形码联盟”，大部分国家的自然历史博物馆、标本馆和研究机构等都加入了该组织。DNA条形码技术的迅速发展引起了广大研究者的兴趣。同年秋季，美国国立生物技术信息中心（National Center for Biotechnology Information，NCBI）与生命条形码联盟（CBOL）签署合作协议，物种条形码的标准DNA序列及其相关数据将存档于GenBank数据库。此前，虽然有很多医药以及其他领域的团队在扩充GenBank数据，但是，除了在系统发育研究上广泛应用的DNA分子标记外，没有与传统分类学相结合的DNA序列数据。

2005年2月，伦敦举办了第一届全球DNA条形码会议，大会对DNA条形码的分类概念、实验技术的细节分析以及数据库建设等议题进行了讨论。同年6月，鱼类条形码研讨会召开，主要讨论建设鱼类条形码网站（FISH-BOL）。目前，在世界范围内，对许多类群已开展了DMA条形码研究计划，最终目的是把各个物种的DNA条形码序列汇总起来构建一个数据库，该数据库将被置于GenBank中，对公众开放，该数据库隶属于美国国立卫生研究院（National Institutes of Health，NIH）。GenBank提供的COⅠ序列数量迅速增长，目前脊索动物的分类已基本完成，大量未知的生物都集中在体型较小的生物类群里，这些类群COⅠ序列数量的迅速增长将大大促进DNA条形码工作的开展。另外，生命条形码网站已逐步完善，研究人员可以浏览到与生命条形码相关的所有内容，包括DNA条形码的原理、背景、成员组成、发表的文章、媒体的评价以及相关争议等。

截至2011年7月，DNA条形码数据库已经收录来自107 508种生物的1 305 068条序列，其中来自13 761种生物的136 338条序列符合DNA条形码标准。这些物种中，98%以上来自动物界（其中昆虫最多，达65%以上）。

第二节　DNA条形码的意义

对生物分类学者来说，主要挑战之一是如何对通过形态特征难以区分的物种进行鉴定。由于依靠形态学手段进行物种鉴定的复杂性和低效性，传统分类学家即使持续不断地工作也很难在几个世纪之内把整个地球上的生物完全鉴定出来；而且常规形态学鉴定方法尚有4个较大的缺陷：①表型可塑性（phenotypic plasticity）和遗传可变性（genetic variability）容易导致不准确的鉴定；②形态学方法无法鉴定许多群体中普遍存在的隐存种；③形态学鉴定受生物性别和不同发育阶段的限制，因此很多生物无法被鉴定；④虽然现代交互式鉴定系统是一个很大的进步，但要求的专业技术很高，一旦操作不正确则很容易导致错误的鉴定。形态学鉴定的局限性和不断缩减的分类学家队伍，使分类学的发展面临巨大的挑战，急需一种快捷方便的物种鉴定方法产生。能够充分利用分子生物学和互联网技术的DNA条形码技术似乎能够满足这种要求。DNA条形码技术有一种潜在的可能性，就是能够为地球上已被认知的1000多万种真核生物提供有效的鉴定方法，包括完成物种的区别和鉴定、发现新种和隐存种、重建物种和高级阶元的演化关系；并完成一些传统形态学鉴定手段无法完成的工作，如可以鉴定生物的卵和幼体，动植物的寄生物等。2002年，Diethard Tautz等提出以发达国家自然历史博物馆为基地的DNA Taxonomy发展计划，其中包括建立DNA测序系统和DNA保存系统，还包括组建全球DNA Taxonomy管理机构，统一的管理既有利于发展中国家的参与，增加研究队伍的力量，又有利于得到高质量的序列，避免混乱。

国际生命条形码计划倡导全球统一行动，在未来20年时间里建立起完整的DNA条形码系统。现在一个分子生物学实验室平均每年可得到1000个以上物种的基因片段序列，而且随着DNA测序技术的发展，DNA鉴定（DNA identification）的成本还会逐步降低。最终建成的COⅠ序列数据库将包含所有生物COⅠ基因的全部信息，这是分子生物学方法分类最直接的信息资源，将成为全球生物鉴定系统（global bioidentification system，GBS）的基础。若该数据库能被全球生物多样性信息机构（global biodiversity information facility）或生物物种基金（all species foundation）使用，将会解决网络信息资源长期缺乏的问题。Paul Hebert预计整个计划的实施将花费10亿美元。

生命条形码联盟阐述了DNA条形码的优势，主要体现在以下几个方面。

（1）利用生物小块组织进行鉴别。在建立条形码数据库基础上，研究人员能够从零散组织中快速的鉴别物种。

（2）能够鉴别处于生命周期不同发育阶段的物种。利用DNA条形码技术，鉴别出不同生长发育阶段的物种。

（3）准确地区分形态上近似种类。

（4）减少鉴定特征上的模糊性。DNA条形码技术利用碱基A、T、C、G组成的序列使物种鉴别数字化。量化的特征使得全球范围内的物种能够很简单准确的鉴定出来。

（5）快速鉴定。分类学者依据DNA条形码数据库来鉴定物种或者发现新种，与传统分类相比，这一过程将变得更加迅捷。

（6）鉴定过程无限制。一个标准化DNA条形码数据库的建立，可使各种物种的鉴定成为可能，如濒危物种或常见种、土著种或入侵种等，也使更多的无分类学专业知识的人能够准确的辨认出某个物种。

（7）开拓了手持条码仪的研究方向。条形码技术综合了DNA测序、电子微型化以及计算机的信息储存功能。

（8）对生命进化历史研究的新贡献。条形码数据库大量的遗传信息可以帮助构建地球上所有物种的进化树，并确定新发现的物种的分类地位。

（9）展示标本收藏的价值。通过将博物馆、标本馆、动物园、植物园以及其他机构收藏的物种的条形码资料进行汇编，将促进这些组织机构在保护生物多样性领域的研究工作。

（10）加速生命百科全书的编撰。将条形码数据库与物种标本以及相关信息联合起来，让公众更好地了解生物学知识。

第三节　DNA条形码的原理与操作

在DNA序列上，每个位点都有A、T、G、C 4种选择；理论上，15个位点就有4^{15}种编码，大约是现存动物种类的100倍。DNA条形码工作建立在一段长度为几百个碱基的基因片段序列信息的基础之上，理论上可以区分所有物种。由于自然选择的原因，某些位点上的碱基是固定的，从而导致可能的编码组合数减少。这可以通过只考虑蛋白质编码基因来解决，因为在蛋白质编码基因里，由于密码子的简并性，其第三位点上的碱基通常不受自然选择作用，是自由变化的，因此只考虑在蛋白质编码基因上的一条 45 个碱基序列就可以获得将近 10 亿种可选择的编码；由于分子生物学技术的发展，在实际研究过程中，要获得一段几百个碱基长度的序列比较容易。

核内基因变异速率通常要低于线粒体基因好几倍，太过保守，不适合解决种级分类阶元的鉴定问题。目前线粒体 12S rDNA 和 16S rDNA 基因是被广泛用于系统发育研究的分子标志，但这些核糖体基因中存在大量的插入和缺失现象（即 indel），从而使序列比对（alignment）十分复杂，而且容易造成错误的分析结果。能够用作条形码的基因，必须具备两个看似矛盾的特征：①必须具有相对的保守性，便于通用引物扩增；②要有足够的变异能够对物种进行区别。线粒体中存在的 13 个蛋白质编码基因却很少存在插入和缺失，在候选基因中，综合序列的长度和进化速率两方面因素，Paul Hebert 最终选定了 COⅠ中一段约 648 个碱基长度的片段作为动物条形码基因。这主要因为 COⅠ在能够保证足够变异的同时又很容易被通用引物扩增。目前的研究结果表明，COⅠ基因序列本身很少存在插入和缺失（即使有少数也主要分布于该基因的 3′端，对结果的分析不会造成很大的影响）现象；同时，它还拥有蛋白质编码基因所共有的特征，即密码子第三位碱基不受自然选择压力的影响，可以自由变异。常用的通用引物为 LCO1490（5′-GGTCAACAAATCATAAAGATATTGG-3′）、HCO2198（5′-TAAACTTCAGGGTGACCA AAAAATCA-3′）。

理想的 DNA 条形码应该符合以下几个标准：①在种间存在明显的遗传变异和分化，而种内变异不显著；②DNA 扩增产物为短片段，便于测序；③存在保守区域，便于设计通用引物以进行 PCR 扩增。

目前 DNA 条形码技术在植物中的应用尚处于评估阶段，但当该技术取得一致标准并完善后，将会建立相关的数据库来保存所得到的条形码序列，届时将会对所提交的信息做出一定要求。目前只有关于动物的相关数据库 Barcode of Life Database（BOLD）（http：//www. boldsystems. org）。Ratnasingham 和 Hebert 明确指出提交动物条形码序列应包含以下信息：①物种名称；②凭证标本信息（目录号和馆藏号）；③采集号（采集人、采集日期和 GPS 定位地点）；④标本鉴定人；⑤COⅠ序列长度不少于 500bp；⑥用于 PCR 扩增的引物；⑦序列峰图文件。

DNA 条形码技术在动物分类中采用线粒体基因，在植物分类中至今尚未获得广泛认同的条形码标准片段，当前工作重点依然是选择合适的基因片段并对其进行评价。

在植物分类中 DNA 条形码的研究进展相对缓慢，主要有两个方面的原因：①植物线粒体基因组进化速率较慢，遗传分化小，因此动物中的标准片段 COⅠ不适用于植物；②系统学研究中常用的片段变异较小，不适合用作条形码。由于核基因组通常具有多拷贝的特性，且物种内变异较大，引物通用性差，并且扩增时对模板 DNA 的质量要求高，不适用于 DNA 容易降解的材料，因此，从叶绿体基因组中选择 DNA 条形码的可能性较大。虽然叶绿体基因相对保守，但仍然包含许多变异区域，同时叶绿体基因组具有自身优势：单亲遗传避免了基因重组；植物个体中均有大量的叶绿体，即使 DNA 高度被降解也容易扩增。生命条形码联盟建议的植物条形码片段 *matK* 和 *rpoC1* 均为叶绿体片段。

越来越多的研究表明单靠某一个片段不太可能对所有的植物物种进行准确鉴定，研究者又相继提出了不同的片段组合方案。2005年，Kress等预测ITS+*trnH-psbA*将是被子植物中具有广泛应用价值的组合；2007年Chase等明确提出两套组合方案：*rpoC*1+*rpoB*+*matK*和*rpoC*1+*matK*+*trnH-psbA*。同年Kress和Erickson又提出使用*rbcL*+*trnH-psbA*对陆生植物进行识别和鉴定。2007年9月在台北举行的第二届国际生物条形码大会上韩国植物学家Ki-JoongKim等提出*matK*+*atpF-atpH*+*psbK-psbI*和*matK*+*atpF-atpH*+*trnH-psbA*两个组合。2011年，中国学者李德铢等在《美国国家科学院院刊》(*PNAS*)杂志上发表论文，发现ITS具有较高的物种分辨率。以上提议的植物条形码组合方案是当前广泛讨论和评价的内容。

DNA条形码的工作流程与分子系统学研究的操作相似，主要有以下步骤：①采集所需样品并提取DNA；②设计并合成通用引物；③进行PCR扩增，筛选引物，优化反应条件；④测序；⑤序列编辑、人工校正；⑥结果分析；⑦提交结果到相关数据库。

DNA条形码序列分析方法的标准化流程对于确立DNA条形码序列校对机制、DNA条形码序列提交到GenBank数据库、构建DNA条形码鉴定数据库(reference library)等具有重要价值。DNA条形码序列分析标准化流程如下所示。

一、DNA条形码序列分析

利用CLUSTAL软件进行多序列比对(multiple sequence alignment，MSA)，计算遗传距离，应用TaxonDNA软件进行barcoding gap检验，以此作为判定不同条形码优劣的标准之一，也为物种鉴定提供依据。然后计算种内和种间K2P距离，确定遗传距离的阈值(threshold)，该距离可以在SPSS软件中或在线进行Wilcoxon符合秩和检验，从而比较不同条形码序列在种内和种间变异的大小。另外，还可通过构建NJ、ML、MP等多种系统树来检验相近物种是否聚类在一起，明确类群的单系性(monophyly)、并系性(paraphyly)或多系性(polyphyly)，为物种鉴定提供依据。此外，获得的DNA条形码序列可以在在线或本地进行BLAST(basic local alignment search tool)分析，以获得与条形码序列最密切相关序列的物种信息。

二、DNA条形码序列校对机制

尽管经过测序和拼接获得了高质量的DNA条形码序列，但有时由于多种原因可能导致该序列并不准确，如采样时存在污染，特别是根部样品、样品鉴定不准确、PCR过程污染、测序过程的错误等，这些错误可以通过DNA条形码序列分析得以发现，找到错误原因后重新进行PCR扩增和测序以纠正错误，或找多位专家对凭证标本进行重新鉴定。因此DNA条形码序列分析也建立了三大校对防错机制，即BLAST分析防错、系统树分析防错和barcoding gap检验防错，最终保证DNA条形码序列和物种之间正确的对应关系。

三、DNA 条形码序列的鉴定效率评价

为了评价 DNA 条形码的物种鉴定能力，一般采用三种方法：一是基于 BLAST 搜索，称为 BLAST 法，二是基于序列之间遗传距离的比较，称为距离法，三是基于系统进化关系的重建，称为系统树法。此外，还有学者提出了新的方法，如 PCI（probability of correct identification）。

（一）BLAST 法

BLAST 法是一种基于 BLAST 搜索算法的鉴定效率评价方法。首先通过实验建立物种的序列数据库，并确定一个阈值。当建立的数据库包含 query 序列时，根据设定的阈值，如果可以在数据库中 BLAST 到仅包含 query 序列及其同物种的序列，则认为可以将该 query 序列准确鉴定到种；如果 BLAST 到的序列包含同物种序列及其他物种的序列，则认为不能将该 query 序列准确鉴定到种；如果 BLAST 到的序列不包含 query 序列及其同物种的序列，则认为对该 query 序列的鉴定为错误鉴定。当建立的数据库不包含 query 序列时，情况会复杂得多。

（二）距 离 法

距离法是运用各种遗传距离，如 p-distance、K2P distance 等及其他算法直接计算不同物种 DNA 条形码序列的种内和种间差异，通过种内、种间差异的比较确定种内与种间变异的阈值，即 barcoding gap，进而评估其物种鉴定效果。目前大多数学者采用系统树法，对物种进行鉴定，其争议主要是采用两两比对还是多序列比对方法，以及对插入和缺失的处理。

（三）系 统 树 法

系统树法是通过物种系统进化关系重建来达到物种鉴定的目的，当同一个物种的不同样本聚在一支时认为该物种可以正确鉴定，当不同的物种聚在一支时认为不能够正确鉴定。Hebert 运用该方法来检验 COⅠ基因在北美洲鸟类物种中的鉴定能力，结果表明 260 个鸟类都可以被鉴定到种，同时发现了 4 个隐存种。然而，一方面由于 barcoding 序列一般较短（400～800bp），有限的遗传信息有时并不能真实反映物种的系统进化关系，而且对于生物多样性极其丰富的自然界，有学者认为其并不是单一起源；另一方面，对于长度变异大的 barcoding 序列（如非编码的 psbA-trnH），重建包含数百个物种的系统进化关系本身就是一件十分困难的工作，有些学者对此提出了一些解决途径，但都不理想。现在，通常用系统树法和 NMS（nonmetricmultidimensional scaling）检验物种的单系性以及与传统的分类系统进行比较。用于 DNA 条形码数据分析的大多数软件都是为重建物种的系统演化关系而设计的，所应用的各种算法并不适合 DNA

条形码物种鉴定的要求，一般需要较长的运算时间，不符合 DNA 条形码快速鉴定的初衷。因此不同的学者尝试设计专用于 DNA 鉴定的分析软件，如 TaxI 和 TAXONDNA。TaxI 使用 T-Coffee 算法进行两两比对，进而评估序列之间的差异性。TAXONDNA 通过对种内、种间变异的考察，推断种内变异和种间变异的界限，进而利用设计的“Best match”、“Best close match”和“All species barcodes”算法评价序列的鉴定效率。

四、物种鉴定和新种的发现

物种的鉴定和新种的发现是 DNA 条形码研究的主要目的，其方法一般是首先确定种内和种间的界限，用未知物种的 DNA 条形码序列和已有的数据库比较，当和一个已知物种的距离小于这个界限时就认为是该物种；当和所有的物种距离都大于这个界限时就认为是一个新的物种，称为阈值法。这就要求首先寻找一个种内、种间变异适合的条形码序列，进而建立一个完备的 DNA 条形码数据库，数据库不但要包含目前已鉴定的所有物种，而且要考虑所有种类的地理种群和居群内个体之间的差异。然而不同科属的阈值存在差异，应视具体情况来研究阈值。

通过标准化流程获得未知样品相关 DNA 条形码序列，样品鉴定的标准化流程可采用 BLAST 分析、距离法、建树法、两两序列比对法等方法确保未知样品鉴定的准确性，为发现新种和隐存种提供可靠证据。

（一）BLAST 分析

BLAST 分析未知样品的 DNA 序列（query sequence）与条形码数据库（reference library）进行比对，如果与 DNA 条形码数据库的参考序列（reference sequence）完全匹配，那么未知样品就是该参考序列代表的物种；反之未知样品在数据库中不存在。在这种情况下，需要重点关注与未知样品 DNA 条形码序列最相近 10 个序列代表物种，或者比对中出现频率最高的物种，可以将未知样品确定为某一科属。同时该方法也可直接与 GenBank 数据库进行比对，以保证利用最全面的 DNA 数据指导鉴定。

（二）距　离　法

计算未知样品 DNA 条形码序列与数据库中每一个序列的遗传距离，未知样品应为具有最小平均遗传距离（mean distance）的物种或者具有最小遗传距离（nearest distance）的物种。理论上对同一个物种，取样涵盖了其全部的地理分布（不同居群）和同一居群中的足够个体，该阈值可以准确反映该物种的遗传变异大小，也有利于更好地确定未知样品的物种，但考虑到研究成本，一般认为同一物种取样最好包括 5 个居群，每个居群 2 个个体。

（三）建　树　法

应用 CLUSTAL 软件进行多序列比对，选用合适的遗传距离模型（一般用 K2P 距离模型）计算种内和种间的遗传距离，应用 MEGA 或 PAUP 等软件构建 NJ、ML、MP 等系统发育树，检验未知样品的 DNA 条形码序列与数据库中序列聚类在一起的物种，根据聚类情况进一步确定物种。

（四）序列两两比对法

序列两两比对法是通过以上方法仍不能将未知样品鉴定到种时，可以将未知样品与密切相关的 10 个物种的参考序列进行成对比对，通过分析碱基变异位点来鉴定物种，或判断为新种，或判断为 reference library 中尚未收录的物种。

第四节　DNA 条形码的应用

自 Hebert 对 DNA 条形码技术开展研究以来，越来越多的研究成果都支持 DNA 条形码技术能够准确地对物种进行鉴定。为了探讨 COⅠ基因在整个动物界中对物种的鉴定效率，Hebert 等对动物界中共 11 门 13 320 个物种的 COⅠ基因序列进行分析，发现序列间的差异能够很好地区分所研究的物种，认为在动物界中 COⅠ基因片段是合适 DNA 条形码。

Hebert 的研究小组对北美洲 260 种鸟类进行了 DNA 条形码的序列分析，研究结果表明，种间变异是种内变异的 19～24 倍，同时发现其中的 4 种鸟在 COⅠ基因序列具有两个不同的单倍型，在研究的北美洲鸟类中发现了 4 个新种。另外，Hebert 通过研究发现，被认为同属一个种类的 2500 多只哥斯达黎加普通蝴蝶（*Astraptes fulgerator*）的 DNA 序列很清晰地分为 10 个不同的支系，证实这些蝴蝶属于 10 个不同的种类。而这些蝴蝶单靠成虫形态特征无法进行区分，最后结合其颜色和食物偏好的不同，将这些蝴蝶分成 10 个不同的类群。Vences 等探讨了 DNA 条形码对两栖爬行类物种的鉴定能力，结果表明选用 COⅠ基因能够准确的鉴定物种。Janzen 等在对北美洲哥斯达黎加地区 1000 多种鳞翅目昆虫生物多样性的调查中，利用 DNA 条形码的 COⅠ基因序列建立分类学平台，能够鉴定 97%的物种并能发现这一区域存在的隐存种等，因此其研究结果认为 DNA 条形码能够很好地协助开展某一地区生物多样性调查工作。

在国内，许多学者也开展了相关的研究工作。董云伟等对轮虫 COⅠ部分基因扩增并测序，发现 COⅠ序列包含丰富的遗传信息，利用 Kimura 双参数法计算遗传距离，在属和种水平上存在不同程度的遗传分化；分析结果与传统分类结果基本一致。褚栋等利用 COⅠ基因片段对国内外 12 个地理种群烟粉虱的生物型进行了鉴定，并对其来源进行了分析，结果发现采自国内主要省市的烟粉虱与来自国外的 B 型烟粉虱具有 99.8%～100%的同源性，且查出并首次报道了国内存在 Q 型烟粉虱。孔晓瑜等曾对在分类学上不易区分的中华绒螯蟹和日本绒螯蟹的 COⅠ基因片段进行序列比较分析，认为绒螯蟹COⅠ序列变异性明显大于12S rDNA，更适于绒螯蟹的种间区分和系统学研究。李铁华等比较了美洲钩虫及十二指肠钩虫COⅠ基因序列的差异，并应用PCR技术对我国5省的美洲钩虫COⅠ基因进行测序和分子进化分析，研究基因序列的多态性，结果表明COⅠ基因可作为鉴别2种人体钩虫虫种的理想标记性基因，同时也可用于鉴别线虫种间演化的亲缘关系。

第五节 植物条形码基因

自Hebert提出线粒体COⅠ基因片段作为条形码对动物进行鉴定后，在筛选适合作为植物鉴定的标准DNA条形码研究中，学者提出不同的序列组合作为DNA条形码候选序列：ITS＋*trnH-psbA*，*rpoC1*＋*rpoB*＋*matK* 和 *rpoC1*＋*matK*＋*trnH-psbA*，*rbcL*＋*trnH-psbA*，*matK*＋*atpF-atpH*＋*psbK-psbI*，*matK*＋*atpF-atpH*＋*trnH-psbA*。但对植物DNA条形码序列尚未达成一致意见。宁淑萍等和Hollingsworth等对近年来提出的不同DNA条形码序列及组合进行了较为详细的综述。为了筛选适合植物鉴定的条形码序列，需要比较不同DNA条形码序列的鉴定效果，除比较不同DNA条形码序列的长度、比对难易程度、扩增效率和测序成功率，还可通过“Wilcoxon符合秩和检验”比较其在种内和种间变异的情况来筛选适合的条形码序列，也有学者用Kolmogorov-Smirnov来进行检验。评价不同序列的barcoding gap是判定不同条形码优劣的标准之一，此外，还可通过构建系统进化树进行物种单系性分析来筛选DNA条形码序列。

matK 片段进化速率快，但不同分支类群间很难进行扩增和测序，因此其作为条形码最主要的缺点是引物通用性差，不同类群往往需要采用不同的引物。使用生物条形码联盟植物工作组提出的 *matK* 引物，未能得到理想的扩增效果。

trnH-psbA 片段是进化速率最快的叶绿体间隔区之一，片段两端存在保守序列，便于设计通用引物。该片段引物通用性较好，扩增成功率较高，并且平均长度较短（大多数在450bp左右），有利于对易降解材料进行扩增。但该片段中普遍存在插入/缺失事件，甚至在近缘种间也存在，导致了不同植物间片段长度变异较大。

区分近缘或近期分化的物种是DNA条形码技术面临的一个挑战。肉豆蔻科是被子植物中一个相对古老的类群，但又包含了一些近期分化的物种。Newmaster等对该科内毛楠属研究发现，只有 *trnH-psbA* 片段对每个种是特异的，并能成功识别70%的种。Lahaye等使用该片段对兰科植物进行鉴定，识别率达90%以上。这些结果说明 *trnH-psbA* 对近缘种也有较好的识别。不过在某些类群中，如伞形科独活属（*Heracleum*）和禾本科甜茅属（*Glyceria*），*trnH-psbA* 却不能提供足够的变异位点以识别物种。

由于在GenBank中存有大量的 *rbcL* 序列数据，并且其具有通用、易扩增、易比对的特点，*rbcL* 被提议作为条形码片段。但是 *rbcL* 的变异主要存在于高级阶元，物种水平上通常变异不够大。通过使用距离法对GenBank中大约10 300条长度大于1000bp的 *rbcL* 序列进行比较分析，Newmaster等发现尽管 *rbcL* 不能区分全部物种，但可以区分不少同属植物；并建议将 *rbcL* 与另外一个或多个片段组合使用。此外，*rbcL* 的全序列较长（不少于1300bp），需要使用4条引物并进行双向测序才能完成整个基因的测序，但理想的条形码要求片段长度较短，因此有些研究仅选取其中一段进行扩增，如

rbcL-a。虽然该片段的引物通用性相对较好，但并不适用于所有植物类群。

核基因组的ITS片段广泛分布于可进行光合作用的真核生物（除蕨类植物外）和真菌中，是系统学研究中最常用的片段之一，且在GenBank中积累了大量数据。Kress等最早将其视为植物条形码候选片段。组成该片段的不同部分（ITS1、ITS2和5.8S）序列变异差别较大，5.8S最为保守，ITS1的识别效果比ITS2好。Kress和Erickson的研究发现，ITS1在成功扩增的材料中可以达到81.5%的正确识别率，但该片段的扩增成功率仅为60.4%，分析所有研究材料时正确识别率则下降为45.8%。因此扩增成功率是ITS作为条形码应用的一个限制因素。另外，仍有下列原因导致ITS在一些类群中不适合做植物条形码：①其长度变异大，多数物种扩增片段长度超过1100bp，需要使用中间引物才能测序获得完整基因序列；②存在较长的polyG、polyC和polyA，导致测序和序列分析困难；③核基因存在多拷贝的特性，在种内序列变异较大，进一步降低了该片段作为条形码的应用性。

除ITS外，研究者曾考虑过系统学研究中表现较好的一些低拷贝核基因以及内含子，但由于缺乏通用引物最终被排除作为条形码片段的可能性。

综上所述，植物条形码需要采用多个片段组合。片段组合一定程度上可以降低种内变异带来的影响，同时减少种内和种间变异的重叠。多片段组合应该由进化速率快慢不同的片段组成，蛋白质编码基因和非编码区组合是较好的选择。当前多数研究者倾向于*matK*和*trnH-psbA*两个片段组合，而第三个片段将可能是Kim等提出的*atpF-atpH*或*psbK-psbI*片段。片段组合后分析应该分步进行，编码基因受选择压力大，变异通常较小但通用性好，应该先用编码基因锚定到科或属，再用变异更大的片段（编码或非编码的）鉴定到种。但是目前多数研究是将不同片段的序列直接拼接进行分析，序列演化速率的差异可能会影响到物种的正确识别率。因此，片段组合的分析方法有待进一步探讨。

第六节　有关DNA条形码的争议

目前所有数据似乎证明COⅠ能够完成生物编码，前提是所有的数据均来自于各属有代表性的种，并且很明确鉴定的种类，若要深入应用到较难鉴定的物种，将会遇到较多的问题。随着DNA序列数据的增多，阶元划分的标准将成为不得不考虑的问题，即序列差异到何种程度是种内差异，到何种程度又分别是种间、属间和科间差异。

加州大学伯克利分校的脊椎动物学家Moritz和Cicero对Hebert研究小组的北美鸟类DNA条形码研究工作能否可靠地区分出近缘种提出了质疑。他们认为DNA条形码虽然能够应用到物种分类实践中，并有助于区分个体间的差异和提高新物种发现的概率，但对该技术何时何地可以应用持有怀疑观点，并指出真正的难点在于热带生物分类。而Lambert等则就能否对古生物进行DNA条形码这一问题提出质疑。CBOL成员Schindel提出，该组织接受对条形码的任何评议，但是相信DNA条形码技术的局限性不应该成为分类学家将其作为分类工具的阻碍，重要的问题是DNA条形码的确有助于物种分类。

线粒体COⅠ基因用作DNA条形码尚存在某些不足。目前COⅠ序列主要适用于动物界，对于植物界和其他生命界，尚需选择其他基因序列作为标记；线粒体基因中可能会存在杂交或者基因渗透现象，不能解决某些复杂生物的关系问题，因此需要联合几个核内基因来增加标记数，以求解决问题；此外，线粒体基因或许不能解决年轻物种（young species）的问题，假定基因序列变化的速率是每百万年 2%，相对于 600bp 长度的 COⅠ来说，对那些 100 万年前分化的物种将有 12 个以上可供分析的变化位点，但是随着物种生殖隔离时间的缩短，可供分析的变化位点就会变少，这些物种的关系问题就很难解决，好在化石记录表明大部分物种的进化时间都超过了 100 万年。

另外，目前系统发育学家、分类学家、遗传学家对于物种的定义均不相同，至今关于物种的概念有十余种之多。也许经过试验，发现两个标本有 N 个碱基的差异，那么是不是可以区分成两个不同的种呢？而且差异会因为不同的生物而不同。

要进行 DNA 条形码鉴定物种必须获取到 DNA 样品，破坏模式标本提取 DNA 在一定程度上是不可取的；用新模标本代替原有的模式标本（主要是已丢失的或无法进行 DNA 提取的模式标本）虽然是一种解决问题的办法，但对这些新模标本的采集和鉴定有时存在较大的问题。

因此，这种新方法依旧无法取代传统的物种鉴定方法，毕竟一个物种的描述不是写出它的条形码就可以，对于地球上庞杂的生态多样性，除了 DNA 条形码，对于动物的形态描述、地理分布和生物学都是非常重要的信息。即便超市给商品贴条形码，首先也要基于实物比较，即 DNA 分类学应依靠形态分类，尤其对非分子生物专业研究人员和初学者，不可能通过一条 DNA 序列去诠释一个物种。DNA 是一种可靠的数据，但仅依靠 DNA 数据而不考虑其他因素，得到的将是一种单调乏味的序列相似性模式，而不是进化模式。在对物种进行编码的过程中，我们必须在传统分类基础上，测定COⅠ基因序列，以此作为该物种的 DNA 条形码，供其他学者参考。所以，DNA 条形码技术不能完全抛弃形态学手段。其次，还必须突破单分子标记的局限性，有学者认为对于脊椎动物尤其是亲缘关系远的物种，最好将 16S rDNA 和 COⅠ一起作为 DNA 条形码的标记基因。此外，要尝试多个分子标记的结合使用，而且在选取除 COⅠ之外的基因时，也不能仅仅局限于在通用的分子标记，应大胆尝试一些新的有潜力解决问题的基因。

DNA 条形码倡导者期望所有的 DNA 提取物、所有的序列数据在全球范围内统一管理并实现全球共享。通过互联网，序列数据可以实现统一管理并全球共享，作为生物多样性评估和物种鉴定的基础。此外，期望将所有的 DNA 提取物集中保存，需要时取出一部分用作科研或者商业用途，这看似是个很好的规划，但是由于 DNA 序列本身易被降解，其保存期限是必须考虑的问题；而且很多标本由于用于提取 DNA 而被毁坏，这对于传统分类学模式标本的保存来说是不可弥补的损失。

有学者称，恐怕大多数植物种类不能用 DNA 条形码来进行鉴别，因为植物中 COⅠ基因的进化速率比动物的慢得多。而对于动物中的水母和海参，也有可能因为 DNA 的演化较慢而无法用 DNA 条形码鉴定。

由于各片段（尤其是多片段的组合）在不同类群中的应用效果不同，目前尚未获得一致的植物条形码基因片段，因此，当前的研究热点仍然是选择和评价可能的条形码片段，进行更大规模的分析和整体评价。另外，植物 DNA 条形码的分析方法尚不够成熟，需要生物信息学进一步发展以便提出适合多片段和针对某些特殊片段（如 *trnH-psbA*）的分析方法。正如林奈双名法为物种建立了一个形态特征的小型标签，短的特定 DNA 序列构成了一个物种基因组的小型标签。尽管还存在争议，但 DNA 条形码已经在动物中得到广泛应用，在植物中的研究也正在快速开展，这将有助于非分类学专业研究人员对有关材料进行快速、准确的鉴定。DNA 条形码不能取代传统的分类学，但作为数字信息 DNA 序列的准确性、丰富性以及可重复性将使该技术成为分类学家有用的工具。随着生物技术的不断发展，测序反应将会更快速、更便宜，有利于构建更完整的公共序列数据库，最终将使 DNA 条形码这一快捷、高效的技术越来越实用。

第七节　DNA 条形码展望

随着 DNA 条形码技术的推进，各类物种信息和 DNA 条形码数据在网络数据库上相继发布。很多国际组织自行建立的 DNA 条形码数据库构成整个 DNA 条形码项目的重要组成部分，规模和影响较大的组织包括 All Leps、FISH-BOL、Canadian Fauna 和 Birds 等。All Leps 组织主要负责对澳大利亚、加拿大、哥斯达黎加和美国 4 个国家的鳞翅目共 215 万个物种进行 DNA 条形码数据库的构建，已经取得 7512 个物种的完整 DNA 条形码数据。FISH-BOL 组织旨在建立所有鱼类将近 3 万个种的 DNA 条形码数据库，重点对 115 万种海鱼的 DNA 条形码数据进行收集，目前已经获得 2538 种鱼类的 DNA 条形码数据。Canadian Fauna 组织的最终目标是建成加拿大的所有生物的 DNA 条形码数据库，已经获得 2133 个物种的 DNA 条形码数据。Birds 组织计划在 5 年内完成所有鸟类约 1 万种的 DNA 条形码数据库的构建，1233 种鸟类的 DNA 条形码数据已经得到。

国际生物条形码计划倡导全球统一行动，在未来 20 年时间里建立起完整的 DNA 条形码系统。现在一个分子生物学实验室平均每年可得到 1000 个以上物种的目的片段序列，而且随着 DNA 测序技术的革新，DNA 鉴定（DNA identification）的成本还会大大降低。最终建成的 COⅠ序列数据库将包含所有生物 COⅠ基因的全部信息，是分类学最直接的信息资源，将成为全球生物鉴定系统（global bioidentification system，GBS）的基础。这个计划的发展，要求一系列更快、更好、更廉价技术的产生，这势必会推动相关的分子生物学技术的进步，从而使其他相关的生物科学受益。再者，一旦解决了物种鉴定的问题，必将给构建系统发育树提供足够可靠的“树叶”，从而推进生物进化历史的研究。

Paul Hebert 首先倡导将条形码编码技术应用到生物物种鉴定中，因此他被称为 DNA 条形码之父。他认为假如目前的技术研制成功的话，将未知生物的一部分放进一种便携式 DNA 扫描仪中进行分析，就可以快速鉴定出该生物物种，并配以图片说明，了解其是否具有危险性。利用该技术，快速分析一段 DNA 序列，可以准确鉴定物种，这与商场中扫描仪检测条形码的方式几乎完全一样。任何人都能简单地用这种技术来检测其所遇到的任何生物体，而且只需要一小块组织，如一块皮、一根头发或一片叶子，一旦输进便携式 DNA 扫描仪，通过这些组织片段即可以检测出任何生物体。若 DNA 扫描仪研制成功，应用将较为广泛，如航空公司检测撞击飞行器的鸟类；生物学家准确了解青蛙最后摄入的食物；卫生检疫人员检测食品中不合格的植物和动物材料；人们旅游时了解动植物种类；医生可以快速准确地确定病原体的类型，从源头上杜绝用药错误；出入境检疫人员可以当场确定货物中夹藏的外来物种的种类，确保国家的生物安全。

中英文名词对照

中文	英文
本地同源性比对检索工具	basic local alignment search tool，BLAST
并系性	paraphyly
表型可塑性	phenotypic plasticity
单系性	monophyly
多系性	polyphyly
美国软体动物学会	American Malacological Society
全球生物鉴定系统	Global Bioidentification System，GBS
生命条形码联盟	Consortium for the Barcode of Life，CBOL
条形码技术	barcode techniques
细胞色素 c 氧化酶亚基Ⅰ	COⅠ
遗传可变性	genetic variability

参考文献

陈念，付晓燕，赵树进，等. 2008. DNA 条形码：物种分类和鉴定技术. 生物技术通讯，19（4）：629-631

陈士林，宋经元，姚辉，等. 2009. 药用植物 DNA 条形码鉴定策略及关键技术分析. 中国天然药物，7（5）：322-327

陈士林，姚辉，宋经元，等. 2007. 基于 DNA barcoding（条形码）技术的中药材鉴定. 世界科学技术-中医药现代化，9（3）：7-12

宁淑萍，颜海飞，郝刚，等. 2008. 植物 DNA 条形码研究进展. 生物多样性，16（5）：417-442

王鑫，黄兵. 2006. DNA 条形编码技术在动物分类中的研究进展. 生物技术通报，4：67-72

肖金花，肖晖，黄大卫. 2004. 生物分类学的新动向-DNA 条形编码. 动物学报，50（5）：852

Blaxter M. 2003. Molecular systematics：counting angels with DNA. Nature，421：122-124

Chase M W，Cowan R S，Hollingsworth P M，et al. 2007. A proposal for a standardised protocol to barcode all land plants. Taxon，56（2）：295-299

Driskell A，Ané C，Burleigh J，et al. 2004. Prospects for building the tree of life from large sequence databases. Science，306（5699）：1172-1174

Edwards D，Horn A，Taylor D，et al. 2008. DNA barcoding of a large genus，Aspalathus L.（Fabaceae）. Taxon，57（4）：1317-1327

Erickson D L，Spouge J，Resch A，et al. 2008. DNA barcoding in land plants：Developing standards to quantify and maximize success . Taxon，57（4）：1304-1316

Funk D. Omland K. 2003. Species-level paraphyly and polyphyly：Frequency，causes，and consequences，with insights from animal mitochondrial DNA. Annu Rev Ecol Evol Syst，34（1）：397-423

Gregory T R. 2005. DNA barcoding does not compete with taxonomy. Nature，434（7037）：1067

Hebert P D N, Cywinska A, Ball S L, et al. 2003. Biological identifications through DNA barcodes. Proc R Soc Lond B, 270 (1512): 313-321

Hebert P D N, Penton E H, Burns J M, et al. 2004. Ten species in one: DNA barcoding reveals cryptic species in the neotropical skipper butterfly Astraptes fulgerator. Proc Natl Acad Sci USA, 101 (41): 14812-14817

Hebert P D N, Ratnasingham S, de Waard J R. 2003. Barcoding animal life: Cytochrome c oxidase subunit 1 divergences among closely related species. Proc R Soc Lond B (Suppl), 270: S96-S99

Hebert P D, Stoeckle M, Zemlak T, et al. 2004. Identification of birds through DNA barcodes. PLoS Biol, 2: 1657-1663

Hollingsworth M L, Andra C A, Forrest L L, et al. 2009. Selecting barcoding loci for plants: evaluation of seven candidate loci with species-level sampling in three divergent groups of land plants. Mol Ecol Resour, 9 (2): 439-457

Kane N C, Cronk Q. 2008. Botany without borders: Barcoding in focus. Mol Ecol, 17 (24): 5175-5176

Kress W J, Erickson D L. 2007. A two-locus global DNA barcode for land plants: The coding rbcL gene complements the non-coding trnH-psbA spacer region. PLoS One, 2 (6): e508

Kress W J, Wurdack K J, Zimmer E A, et al. 2005. Use of DNA barcodes to identify flowering plants. Proc Natl Acad Sci USA, 102 (23): 8369-8374

Lahaye R, Van der Bank M, Bogarin D, et al. 2008. DNA barcoding the floras of biodiversity hotspots. Proc Natl Acad Sci USA, 105 (8): 2923-2928

Lipscomb D, Platnick N, Wheeler Q. 2003. The intellectual content of taxonomy: A comment on DNA taxonomy. Trends in Ecology & Evolution, 18 (2): 65-66

Mallet J, Willmott K. 2003. Taxonomy: Renaissance or Tower of Babel. Trends in Ecology & Evolution, 18 (2): 57-59

Meier R, Shiyang K, Vaidya G, et al. 2006. DNA barcoding and taxonomy in diptera: A tale of high intraspecific variability and low identification success. Syst Biol, 55 (5): 715-728

Miller S E. 2007. DNA barcoding and the renaissance of taxonomy. Proc Natl Acad Sci USA, 104 (12): 4775-4776

Newmaster S G, Fazekas A J, Ragupathy S. 2006. DNA barcoding in land plants: Evaluation of rbcL in a multigene tiered approach. Can J Bot, 84 (3): 335-341

Newmaster S G, Fazekas A J, Steeves R A D, et al. 2008. Testing candidate plant barcode regions in the Myristicaceae. Mol Ecol Resour, 8 (3): 480-490

Pennisi E. 2003. Modernizing the tree of life. Science, 300 (5626): 1692-1697

Pennisi E. 2007. Wanted: A barcode for plants. Science, 318 (5848): 190-191

Ratnasingham S, Hebert P D. 2007. BOLD: The barcode of life data system. Mol Ecol Resour, 7 (3): 355-364

Ross H A, Murugan S, Li W L. 2008. Testing the reliability of genetic methods of species identification via simulation. Syst Biol, 57 (2): 216-230

Seberg O, Humphries C J, Knapp S, et al. 2003. Shortcuts in systematics? A commentary on DNA based taxonomy. Trends in Ecology & Evo lution, 18 (2): 64-65

Steinke D, Vences M, Salzburger W, et al. 2005. TaxI: A software tool for DNA barcoding using distance methods. Philos Trans Roy Soc B, 360 (1462): 1975-1980

Stoeckle M. 2003. Taxonomy, DNA, and the bar code of life. Bio-Science, 53 (9): 2-3

Tautz D, Arctander P, Minelli A, et al. 2002. DNA points the way ahead in taxonomy. Nature, 418: 479

Tautz D, Arctander P, Minelli A, et al. 2003. A plea for DNA taxonomy. Trends in Ecology & Evolution, 18 (2): 70-74

Will K, Rubinoff D. 2004. Myth of the molecule: DNA barcodes for species cannot replace morphology for identification and classification. Cladistics, 20 (1): 47-55

第八章　DNA 指纹图谱技术

第一节　DNA 指纹图谱技术起源与发展

微生物是自然界中最古老的生物群体之一，经过长期的进化，不同微生物间从形态到遗传物质都具有较大的差异，这给微生物的分类鉴定带来了挑战。合理、简便、广谱的分类鉴定方法具有重要意义，尤其是对于植原体的分类鉴定。植原体不能培养，细胞体积小，呈多态性，从形态角度很难将其分类。此外，生物个体间的差异本质上是 DNA 水平的差异，因此从分子水平进行多样性分析可以为微生物的分类提供重要依据。

20 世纪 70 年代末，分子生物学技术飞速发展，出现了限制性内切核酸酶与重组体 DNA 技术。1985 年英国莱斯特大学的遗传学家 Jeffreys 及其同事首次从人体中分离到小卫星 DNA 并用作基因探针，然后与人类基因组 DNA 的酶切后电泳图谱进行 Southern 杂交，在并不十分严谨的条件下产生了由多条带组成的杂交图谱，不同个体间图谱的带形具有明显差别，像人的指纹一样，具有高度的特异性，因此 Jeffreys 等称之为 DNA 指纹图谱（DNA fingerprint），又称为遗传指纹图谱（genetic fingerprint）。产生 DNA 指纹图谱的过程就叫做 DNA 指纹分析（DNA fingerprinting）。

1980 年 Bostein 与 White 首次提出了限制性酶切片段长度多态性（restriction fragment length polymorphism，RFLP）的概念。1987 年，Donis-Keller 等发表了第一张人类的 RFLP 连锁图，其饱和度远远超过了经典的图谱。之后许多生物（包括植物）的 RFLP 图谱相继问世。随着新的 DNA 标记技术的发展，生物遗传图谱名单上的新成员不断增加，图谱上标记的密度也越来越高。在植物上，分子连锁图构建工作的发展速度超过了动物的同类研究，这主要是因为在植物上可以方便地建立和维持较大的分离群体。现在，已建图的植物已多达几十种，其中包括了所有重要的农作物，如玉米、番茄、水稻、小麦、大麦、燕麦、大豆、高粱、油菜、莴苣、马铃薯等。尤其值得一提的是，之前被公认为难以开展遗传作图的木本植物，如今也涌现出了许多密度可观的分子标记连锁图，如苹果和松树等。

1984 年，Schwartz 等首次提出了脉冲场凝胶电泳（pulse field gel electrophoresis，PFGE）技术，并用于酿酒酵母染色体 DNA 的电泳。目前，PFGE 仍是基因组 DNA 研究的重要方法，被誉为细菌分子生物学分型技术的“金标准”。

1990 年，美国杜邦公司的 Williams 与加利福尼亚州的 Welsh 两个研究小组几乎同时提出了随机扩增多态性 DNA（randomly amplified polymorphism DNA，RAPD）技术，成为 DNA 多态性分析的一项新技术。RAPD 技术最大的特点是灵敏度高，因此可以用于极其相似的两个基因组的比较。目前，该方法已广泛用于物种资源鉴定与分类、遗传多样性分析等。

1992 年，荷兰 Keygen 公司的 Zabeau 等提出了扩增片段长度多态性（amplified fragment length polymorphism，AFLP）技术，并于 1993 年获得欧洲专利局专利，

AFLP是将RFLP与PCR技术相结合并兼具两者的优点，这是DNA指纹图谱分析技术的一次重大突破。

1984年，Tautz发现在真核生物中普遍存在微卫星序列，1989年Litt和Luty扩增到了人类基因组微卫星序列，并正式定义为微卫星（microsatellite），同年Tautz提出了简单重复序列（simple sequence repeat，SSR）指纹图谱技术。此外，1993年Paran等提出了序列特征扩增区（sequence characterized amplified regious，SCAR）技术；1994年Zietkiewicz等创建了ISSR（inter-simple sequnence repeat）技术；SNP（single nucleotide polymorphisms）技术是继SSR之后的一种新的分子标记技术。

2007年，Wei等提出了虚拟RFLP技术（virtual RFLP），并用于原核生物植原体候选属内组以及亚组的划分。

第二节　DNA指纹图谱技术原理与应用

DNA指纹图谱分析技术可以分析微生物点突变，基因重排、缺失和水平转移所致的遗传多态性。DNA水平差异的分析不受个体的组织、器官以及各发育时期的影响。DNA指纹图谱分析技术大致可以分为三类：一是电泳技术与杂交技术相结合的RFLP技术；二是PCR技术与电泳技术相结合的PCR-RFLP、RAPD、AFLP、SSR等技术；三是DNA测序技术与计算机软件相结合的虚拟RFLP技术。

一、RFLP技术

DNA限制性内切核酸酶可以识别特异的DNA序列并且可以催化核酸的切割，产生一定长度的片段。经琼脂糖凝胶电泳后可以将这些片段按照分子质量的大小分开，不同个体可能在片段的长度与数量上均有差别：一个或几个碱基的变异就会失去或形成酶切位点；DNA片段的插入或缺失也会改变酶切片段的大小。这些变化均可表现在琼脂糖凝胶电泳结果上。每个酶切片段都包含有一段“特殊”的序列，可以通过Southern杂交的方法被特异的DNA探针识别。DNA片段经琼脂糖凝胶电泳后转移到硝酸纤维素膜上，并与放射性探针杂交（图8-1）。RFLP技术可以用于遗传连锁图谱的绘制、目标基因的标记以及物种类群研究，尤其是对于属间、种间甚至品种间的亲缘关系与系统进化研究。在植物学方面，多用叶绿体DNA进行RFLP分析，因为叶绿体基因的大小、排列相对保守，具有独立的进化方式。

二、PCR-RFLP技术

PCR RFLP技术的出现可以从一定程度上弥补RFLP技术的局限性。PCR-RFLP技术是指针对染色体某一区段进行的RFLP，通过扩增目的DNA迅速增大目的序列的数量，并将扩增产物进行一个或多个限制性内切核酸酶酶切，酶切后不同长度的酶切片段进行琼脂糖凝胶电泳形成DNA指纹图谱。由于此方法对于DNA的提取质量要求不高，因此越来越受人们的青睐。对于原核生物，通常是对其16S rDNA、23S rDNA等

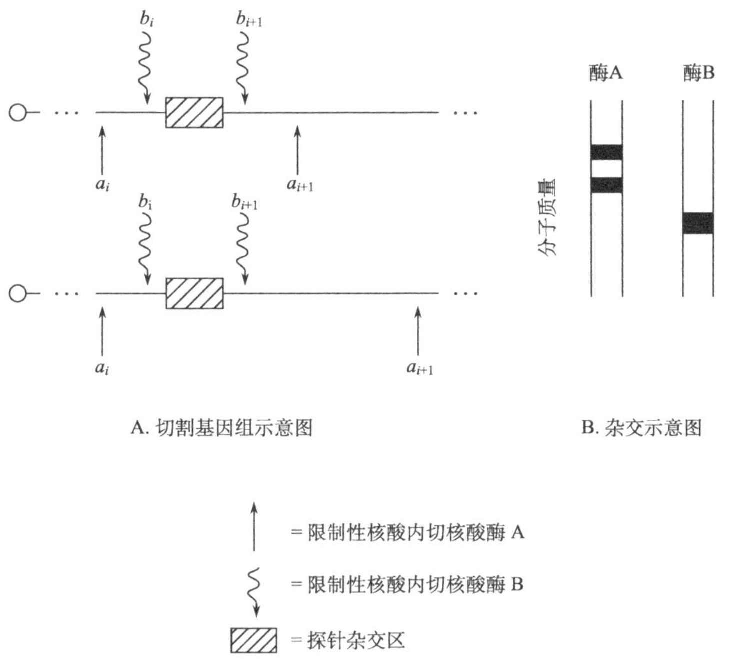

图 8-1　Southern 杂交

A. 限制性核酸内切核酸酶 A 与 B 切割基因组示意图；

B. 酶切后杂交示意图（Bostein et al.，1980）

基因及其间隔区进行 PCR-RFLP 分析，近年来也有对 *rp*（ribosomal protein）等基因进行 PCR-RFLP 的分析。Roth 等针对分枝杆菌属设计了通用引物，可以扩增所有分枝杆菌的 16S～23S rDNA 的间区，PCR 扩增产物经酶切后电泳可以产生不同的 DNA 指纹图谱。2006 年，李碧侠等通过扩增猪 *PGC1* 基因并通过 *Alu*I 酶切 PCR 产物，分析了猪的三种基因型。2005 年，莫仁浩等通过设计 2 组引物对 2 种实蝇线粒体 DNA（mtDNA）的 PCR 扩增，用限制性内切核酸酶 *Mse*I和 *Dra*I 对 PCR 扩增产物进行酶切，得到的 DNA 指纹图谱可将 9 种实蝇区分开来，此检测鉴定方法不受实蝇地理来源、虫态（卵、幼虫、蛹）和不同性别的成虫的影响，可用于进出口岸截获实蝇的快速检疫鉴定。

PCR-RFLP 技术可以用于不同物种的类群分析、亲缘关系以及不同阶元的物种分类。以原核生物中的植原体为例，可以利用通用引物扩增植原体的 16S rDNA，然后选择 17 种限制性内切核酸酶进行酶切，酶切后进行琼脂糖凝胶电泳，形成 DNA 指纹图谱，通过比较植原体 DNA 指纹图谱可以将其分为 28 个组，100 个亚组。

三、RAPD 技术

RAPD 技术的主要原理是以基因组 DNA 为模板，以一个较短（通常为 10 个核苷酸）的随机寡聚核苷酸序列为引物进行 PCR 扩增，获得一组不连续的 DNA 片段，以此揭示 DNA 序列的多态性。RAPD 可以用一系列不同的寡核苷酸序列作为引物，但对于任一特定的引物在基因组 DNA 中都有特定的结合位点。由于结合位点数目和间隔的长短不同，以不同基因组DNA为模板扩增的PCR产物中DNA片段在大小、数量以及有无方面都有差别，因此可以用于分析不同个体间的多样性。

1992年，Ranjiv等用20种随机引物构建了8个双孢蘑菇品种DNA指纹图谱，证明了该技术可以用于双孢蘑菇各种菌株间的区分。1994年，McDonald等对玉米、大豆、花生、棉花、小麦进行了RAPD分析，结果证实该技术是鉴定品种纯度的有效方法。

四、AFLP技术

经限制性内切核酸酶双酶切后的基因组DNA片段与人工设计合成的接头（adaptor）连接，利用针对接头设计的引物进行PCR扩增，经聚丙烯酰胺凝胶电泳形成DNA指纹图谱。AFLP技术是将RFLP技术与PCR技术结合而产生的灵敏度高的DNA指纹图谱分析技术。酶切位点的变化或酶切位点间DNA序列长度的变化则会引起DNA指纹图谱的变化。基因组酶切过程中一般采用两种限制性内切核酸酶，一个为酶切位点丰富的内切酶（识别位点一般为4个碱基），可以产生较小DNA片段；另一个为酶切位点稀有的内切酶（识别位点一般为6个或8个碱基），可以产生较大DNA片段。接头是人工合成的长度16～20bp的寡核苷酸，由核心序列（core sequence）和限制性内切核酸酶位点特异区（enzyme specific sequence）组成，具有黏性末端。PCR扩增所用的引物除了包括接头部分外，引物的3′端还延伸出1～10bp组成的选择性核苷序列，通过选用不同的选择性核苷序列可以调节DNA指纹图谱中条带的特异性和数量。PCR扩增反应一般采用巢式PCR，第一次PCR为预扩增，引物的选择性核苷酸序列部分为一个碱基或无选择性核苷酸序列，扩增产物稀释20倍后作为模板进行第二次选择性扩增，第二次PCR扩增中引物的选择性核苷序列一般为3个碱基。采用巢式PCR扩增可以有效地减少“smear”现象出现，扩增的结果更加清晰、稳定。

AFLP技术于1995年公开发表以来广泛应用于农作物的遗传变异分析，包括大麦、拟南芥、水稻、大豆、豌豆、鹰嘴豆、油菜、番茄、辣椒、西瓜、杨树等。在微生物方面的应用包括细菌的鉴定、分型和分类、基因组多样性和流行病学的调查以及种群多态性的研究等。1998年，Wang等利用AFLP技术分析了10个花生品种，获得了78个DNA指纹图谱，证明了AFLP是一种有效分析物种DNA指纹图谱的新技术。

五、SSR技术

串联重复序列（SSR），即微卫星DNA，是指由1～6bp组成的串联重复序列，可以长达几十个核苷酸。同一类微卫星DNA可以分布于基因组的不同位置，不同位置的微卫星DNA中核苷酸重复的数目和序列都有可能不同，因此形成了多态性。微卫星DNA几乎存在于所有真核生物基因组中，其含量丰富、随机分布。微卫星DNA两端序列多为保守序列，因此根据两端的序列设计引物，经PCR扩增可以获得长度不同的微卫星DNA序列。1997年，Smith利用131个SSR引物和80个RFLP探针对58个玉米自交系和4个杂交种进行了鉴定，结果显示SSR比RFLP能更有效地鉴定玉米种质。

六、虚拟 RFLP 技术

虚拟 RFLP 技术是指借助计算机软件模拟，针对某一特定基因，选择一个或多个限制性内切核酸酶进行酶切，并用 pDRAW32 软件生成计算机电泳图谱，即 DNA 指纹图谱，根据形成的这些 DNA 指纹图谱可以进行物种的鉴定、分类、遗传多样性分析。以植原体为例，目前用于植原体属内不同组以及不同亚组间的分类主要是根据植原体 16S rDNA（R16F2n/R16R2 引物扩增部分）的 RFLP 分析，将植原体分为 28 个组，100 个亚组。近年来，世界范围内很多不同的植原体大量涌现，使得植原体组以及亚组的数量迅速增多。如果利用传统的 DNA 指纹图谱的分类方法，则需要通过实验扩增每个植原体的 16S rDNA，进行相应的限制性内切核酸酶酶切，电泳后比较不同植原体间的图谱差异。但由于受客观条件的限制，一个人难以拥有全部的植原体，因此无法将所有的植原体进行组以及亚组的划分。而且目前 DNA 的测序相对快捷、成本低，因此根据已经公布的所有植原体 16S rDNA 序列则可以利用计算机进行虚拟 RFLP 分析，然后比较其差异性或相似度，这样可以方便而且科学的对所有植原体进行分类；在病原检测鉴定中，通过对测定新的植原体 16S rDNA 序列并进行虚拟 RFLP 分析，得到的 DNA 指纹图谱与植原体 DNA 指纹图谱数据库进行相似度比较，则可以达到快速准确的鉴定。

七、主要操作程序（以植原体为例）

（一）植原体 16S rDNA 指纹图谱数据库的建立

植原体原名类菌原体，是一类重要的植物病原理，归属于细菌，无细胞壁，专性寄生于植物韧皮部。世界范围内植原体已引起千余种植物病害，主要表现为丛枝、黄化、节间缩短、花变叶、绿变等。下文将详细阐述植原体 16S rDNA 指纹图谱数据库的建立方法。

（1）从 GenBank 核酸数据库中输入“phytoplasma 16S”关键词查找到 16S rDNA 序列 1600 条（于 2008 年 12 月 15 日），保存于文本文档。

（2）利用 Clastal X 软件分析 1600 条植原体 16S rDNA 序列，并将序列调整到 1.25kb 左右（R16F2n/R16R2 引物扩增产物），过短的序列弃掉，过长的序列取其 R16F2n/R16R2 引物扩增序列部分，最后获得 696 条植原体 16S rDNA 序列。

（3）利用 pDRAW32 软件对植原体的 16Sr DNA 序列进行 RFLP 分析，选定 17 种酶：*Alu*I、*Bam*HI、*Bfa*I、*Bst*UI、*Dra*I、*Eco*RI、*Hae*III、*Hha*I、*Hin*fI、*Hpa*I、*Hpa*II、*Kpn*I、*Mbo*I、*Mse*I、*Rsa*I、*Ssp*I、*Taq*I，DNA 分子质量标准为 Invitrogen 25bp DNA Ladder，琼脂糖凝胶浓度为 3%，最小片段选为 10bp，共生成图片 696 张，最后用 Photoshop 7.0 进行图片颜色的修改（图 8-2）。特点：①操作简单、快速，以计算机软件模拟方法代替繁琐的 DNA 提取、纯化、限制性内切核酸酶酶切等步骤，每个 DNA 图谱可以在 5min 内得到；②重复性及稳定性好，pDRAW32 软件中的琼脂糖凝胶浓度，最小片段的大小等参数选定后，同一种的重复结果均一致；③DNA 带型清晰，生成的 DNA 指纹图谱可以通过选择不同的 DNA Marker、琼脂糖凝胶浓度以及最小片段的大小得到分布均匀、清晰的带型；④需要已知 DNA 序列，在分析 NCBI 等网站下载已公布的序列或是自己测序获得的 DNA 序列时，不同个体间选择的 DNA 大小可能不一致，这时必须将序列调整为同一对引物扩增得到的部分。该方法在真菌分离鉴定中也有应用。引起松树落针病的散斑菌属（*Lophodermium*）含有多种病原真菌，但仅 *Lophodermium seditiosum* 是新西兰进境检疫性有害生物，新西兰的 Johnston 等通过分析其虚拟 ITS 区的 RFLP 带型的多样性可以区分侵染松树的散斑菌的种（http://www.landcareresearch.co.nz/research/biosystematics/fungi/loph/），而且虚拟 DNA 指纹图谱的带型与实验获得的 PCR-RFLP 分析结果一致。其他可以进行虚拟限制性内切核酸酶的工具有 DistinctiZnz（http://www.bioinformatics.org/～docreza/cgi-bin/restriction/DistinctiEnz.pl），南非比勒陀利亚大学开发的用于真菌蜜环菌属内种的鉴定工具（RFLP Identification tool for Armillaria species）（http://www.fabinet.up.ac.za/armillaria_rflp）。

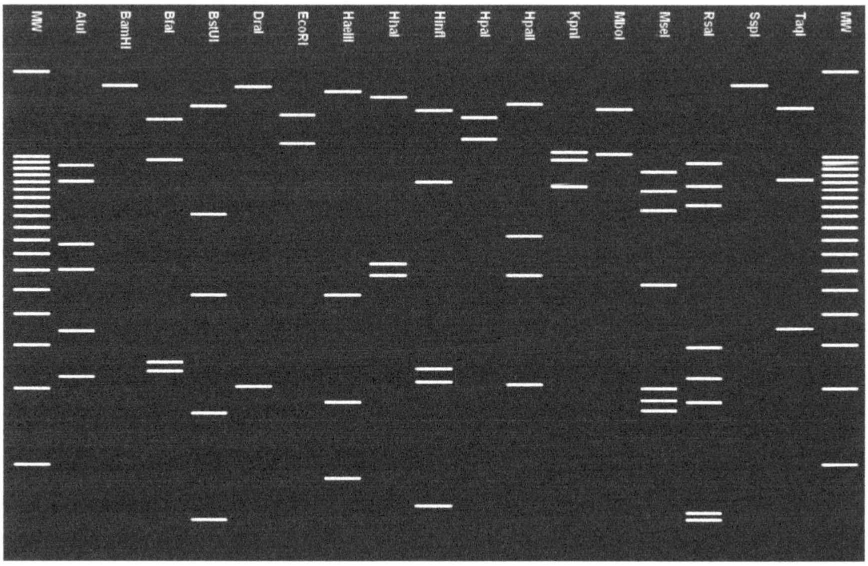

图 8-2　泡桐丛枝植原体 16S rDNA（R16F2n/R16R2 引物扩增产物）虚拟 RFLP 图谱

（二）不同 DNA 指纹图谱间相似度的分析

不同物种的 DNA 指纹图谱不同，因此需要比较图谱的差异程度或是相似度来判定不同物种间的亲缘关系。若仅凭借肉眼观察不同物种的 DNA 指纹图谱差异，难以准确判定图谱中每一条带的准确大小，易导致结果判定误差。因此借用计算机软件进行两种或多种 DNA 指纹图谱的相似度识别是一种快捷、准确、误差小的方法。计算相似度公式为 $F=2N_{xy}/(N_x+N_y)$，N_x 与 N_y 分别为 x 与 y 两物种 DNA 指纹图谱中条带总数，N_{xy} 为 x 与 y 两物种 DNA 指纹图谱中条带相同的数目。分别计算每个限制性内切核酸酶酶切后的条带数、条带的大小以及两物种间每个限制性内切核酸酶酶切后相同的条带数，如图 8-3 与表 8-1 所示，分别计算每个物种中从内切酶 *Alu*I 到 *Taq*I，最后计算所有酶切后的总条带数以及总的相同条带数，利用公式 $F=2N_{xy}/(N_x+N_y)$ 得出相似度结果。

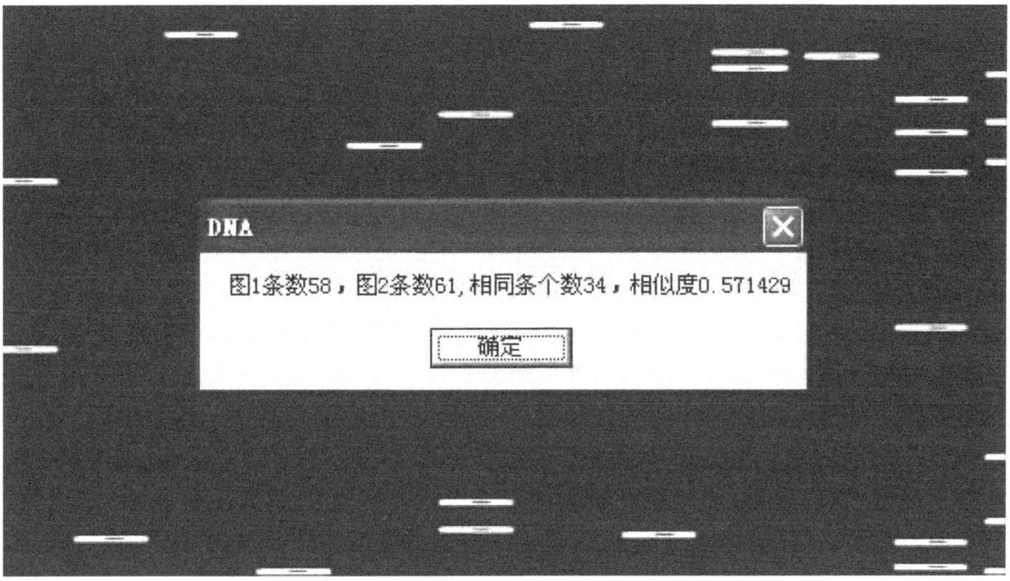

图 8-3 两植原体 16S rDNA（R16F2n/R16R2 引物扩增产物）虚拟 RFLP 相似度比较

表 8-1 两植原体 16S rDNA（R16F2n/R16R2 引物扩增产物）虚拟 RFLP 相似度比较

	*Alu*I	*Bam*HI	*Baf*I	*Bast*UI	*Dra*I	*Eco*RI	*Hae*III	*Hha*I	*Hinf*I	*Hpa*I	*Hpa*II	*Kpn*I	*Mbo*I	*Mse*I	*Rsa*I	*Ssp*I	*Taq*I	总计	F
N_x	6	1	4	5	2	2	4	3	5	2	4	3	2	7	8	1	3	62	0.82
N_y	6	1	4	5	2	2	3	2	5	2	4	3	2	10	8	1	3	63	
N_{xy}	3	1	4	5	2	2	2	1	5	2	4	3	2	4	7	1	3	51	

DNA 指纹图谱相似度的比较方法主要有两种：一为实验所得图片形式比较，适合于未知序列信息的指纹图谱比较，如上述所述中的利用 RFLP、PCR-RFLP、RALP、AFLP、SSR 等技术所得到的电泳图谱，可以通过计算机软件 DNA-FP Cluster1.0 进行相似度比较。主要原理是以每个电泳图片中 DNA Marker 为标准物质，反推出在电泳中 DNA 片段大小与凝胶中所在位置关系的公式，根据公式得出每个 DNA 条带的片段大小，计算条带数、大小以及不同个体间相同条带数并计算相似度。值得注意的是精度不同，不同软件用此方法计算出的相似度具体数值不同，但是多个物种间比较时，相似度从高到低的顺序是不变的。二为虚拟 RFLP 指纹图谱比较，即以序列形式比较相似度。在目的基因序列已知的前提下，利用计算机软件 DNA-FP Cluster1.0 比较两个物种或多个物种的虚拟 RFLP 间的相似度。此方法不需要得到图片形式的 DNA 指纹图谱，而是直接比较限制性内切核酸酶酶切后 DNA 片段的大小。主要原理是在 DNA-FP Cluster1.0 软件中选择一个或多个限制性内切核酸酶，输入待分析的 DNA 序列后，DNA-FP Cluster1.0 将对序列进行酶切位点的扫描识别，分别记录每个限制性内切核酸酶酶切后条带数、条带大小以及相同酶切位点不同个体间相同条带数，最后利用公式 $F=2N_{xy}/(N_x+N_y)$ 计算相似度。

第三节 DNA指纹图谱技术的优势与劣势

RFLP技术的主要优点是：①标记数量多，通过选择不同的探针和限制性内切核酸酶能够产生足够量的RFLP标记；②结果稳定可靠，RFLP分析结果不受外界条件、取材部位、个体发育时期的影响；③等位基因的共显性，电泳后可以直接分析杂交的带形。用于分析基因组DNA的RFLP技术也有一定的局限性：①要求较高纯度与较大量的DNA，这对于较难提纯基因组DNA的物种来说不可行，如一些侵染植物而不能人工培养的细菌；②步骤繁琐，时间长，由于基因组中标记的特异DNA位点拷贝数低，需要进行杂交后进行放射性自显影或加入酶的底物进行显性反应才能显示出带谱；③操作的危险性，如果采用放射性的同位素标记探针，则对实验者有一定的危险性。

PCR-RFLP技术的主要优点是：①可以迅速扩大样本DNA，对于基因组DNA的提取质量要求不高；②简便、快速，省却了RFLP技术中繁琐的杂交操作过程；③灵敏度高，DNA指纹图谱中呈现的是PCR扩增后的结果，对于拷贝数低的基因仍能观察到DNA条带，因此更能准确有效地对不同物种进行分型或遗传多样性的分析。PCR-RFLP技术也存在一定的局限性：①需要已知目的基因的DNA序列，设计不同个体间的通用引物，引物的设计对于是否能够获得目的基因非常重要；②PCR扩增条件的优化，PCR扩增效果，即扩增结果的特异性、扩增量的多少，直接影响到DNA指纹图谱的质量。

RAPD特点：①选择随机引物长度一般为9～10bp，引物无需专门设计，因此在未知基因组序列时，可以任选一种随机引物进行PCR扩增；②灵敏度高，可以用于鉴定高度相似的基因组间的差异；③重复性和稳定性差，选定同一引物后，不同实验者甚至同一实验者在两次试验的结果不一致；④多态性不高，若用于亲缘关系相对较远的物种基因组的比较时，常得不到满意的DNA指纹图谱。

AFLP特点：①稳定性和重复性好，因此易于标准化、自动化；②分辨率高，PCR过程中所需DNA模板量少，但对DNA纯度要求高；③操作简单，PCR可以迅速放大DNA样本量，省却了繁琐的杂交步骤；④适应于种内研究，亲缘关系远的物种之间AFLP将会得到很少相同的DNA片段；⑤多态性高，在聚丙烯酰胺凝胶中一次可以呈现50～100条带，能够在一次PCR扩增中检测出DNA水平上的微小差别，因此此技术适合品种鉴定和纯度分析。

虚拟RFLP技术的优点：①简单、快速，相对于其他的DNA指纹图谱技术，此技术可以省却繁琐的PCR扩增、DNA纯化、限制性内切核酸酶酶切等步骤。尤其是在分析大量样本时，可以节省实验者大量时间；②稳定性、重复性好，传统的实验操作过程中每次重复试验结果的获得都会受到很多因素的影响，包括仪器、试剂、条件甚至是实验者不同也会出现不同结果。而如果参数设定一致，计算机模拟结果是可以完全稳定的；③准确性高，选定限制性内切核酸酶后计算机软件将从目的序列的5′→3′端扫描识别，可以准确记录每一个酶切位点，因此可以准确记录酶切后条带的数量和大小。而在实验中，DNA片段大小相差较小时，即使在高浓度的凝胶中电泳仍很难区分开来，因此容易造成误差。此外，琼脂糖凝胶电泳中，无法识别较小的DNA片段（低于50bp），而计算机软件模拟过程中，可以根据操作者的需要调整最小识别的片段大小；④样本分析与结果输出一步完成，传统的DNA指纹图谱技术通常是先制作清晰的DNA指纹图谱，然后通过肉眼或是计算机软件系统分析不同个体间图谱的相似情况。而虚拟RFLP技术将这两步合二为一，不需要制备出图片形式的DNA指纹图谱，而是直接获得结果。当然，如果实验者需要得到虚拟RFLP，也可以借助软件制作需要的图谱，如pDRAW32。虚拟RFLP技术的主要局限性是需要待分析的序列，而新的物种在目的基因没有测序的前提下不能用此方法分析，必须利用通用引物扩增得到目的基因后进行DNA序列测序，然后进行虚拟RFLP图谱分析。

中英文名词对照

中文	英文
限制性酶切片段长度多态性	restriction fragment length polymorphism，RFLP
聚合酶链反应-限制性酶切片段长度多态性	PCR-RFLP
随机扩增多态性DNA	randomly amplified polymorphism DNA，RAPD
扩增片段长度多态性	amplified fragment length polymorphism，AFLP
简单重复序列	simple sequence repeats，SSR
虚拟RFLP	virtual RFLP

参考文献

孔祥彬，张春庆，许子锋．2005．DNA指纹图谱技术在作物品种（系）鉴定与纯度分析中的应用．生物技术，15（4）：74-77

莫仁浩，吴佳教，胡学难，等．2005．检疫性实蝇PCR-RFLP快速鉴定技术研究．见：洪绂曾．2005年全国学术年会农业分会场论文专集．北京：中国农学通报期刊社：120-123

王省芬．2003．中国棉花抗枯、黄萎病品种的抗性与DNA指纹图谱研究．河北农业大学博士学位论文

张宝俊，李志岗，郭明霞，等．2005．枯萎病菌的PCR-RFLP分子检测和早期诊断．西北农林科技大学学报（自然科学版），33：88-90

Bostein D R，White R L，Skolnick M，et al．1980．Construction of a Geneticlinkage Map in Man Using Restriction Fragment Length polymorphism．Am J Hum Genet，32：314-331

Jeffreys A J，Wilson V，Thein S L．1985．Hypervariable ‘minisatellite’ regions in human DNA．Nature，314：67

Jeffreys A J，Wilson V，Thein S L．1985．Individual specific ‘fingerprints’ of human DNA．Nature，316：76

Wei W，Davis R E，Lee I M，et al．2007．Computer-simulated RFLP analysis of 16S rRNA genes：Identification of ten new phytoplasma groups．International Journal of Systematic and Evolutionary Microbiology，57：1855-1867

Wei W，Lee I M，Davis R E，et al．2008．Automated RFLP pattern comparison and similarity coefficient calculation for rapid delineation of new and distinct phytoplasma 16Sr subgroup lineages．International Journal of Systematic and Evolutionary Microbiology，58：2368-2377

Zabeau M．2005．Selective restriction fragment amplification：A general method for DNA fingerprinting．European Patent Application，European Patent：EP0534858，04，27

第九章　纳米技术与病原菌检测

美国物理学家、两次诺贝尔奖得主费恩曼教授（Feynman）早在20世纪50年代末就指出，人类若能控制物体微小规模上的排序，将可获得许多具有特殊性能的物质，这是对纳米技术最早的构想。他的一次演讲《底部还有很大空间》被认为是纳米技术思想的来源，他当时问道："为什么我们不可以从另一个角度出发，从单分子甚至单个原子开始组装，以达到我们的要求呢？至少以我看来，物理学规律不排除'一个原子一个原子'的制造物质的可能性"。

纳米技术一词始见于1974年，出自科学家谷口纪南（Norio Taniguchi）对精密机械加工的描述。20世纪80年代发明的扫描隧道显微镜（scanning tunneling microscope，STM）和原子力显微镜（atomic force microscope，AFM）等技术可观测及操纵原子和分子，极大地促进了纳米技术的发展。与此同时，纳米尺度上多学科交叉展现了巨大的生命力，迅速形成了一个有广泛学科内容和潜在应用前景的研究领域。

第一节　纳米材料的特性

纳米材料广义上讲是指微观结构至少在一维方向上受纳米尺度（1～100nm）调制的固体超细材料，包括零维的原子簇（几十个原子的聚集体）和纳米微粒；一维的纳米多层膜，二维的纳米微粒膜（涂层）以及三维的纳米相材料。目前国际上将处于1～100nm尺寸范围的超微颗粒及其致密的聚集体，以及由纳米微晶所构成的材料，统称为纳米材料，包括金属、非金属、有机无机和生物等多种粉末材料。

纳米材料具有以下效应。

（1）表面效应：又称作界面效应，是指纳米粒子的表面原子数与总原子数之比随粒径变小而急剧增大后所引起的性质变化。纳米粒子尺寸小，表面能高，位于表面的原子占相当大的比例，随着粒径的减小，表面原子百分数迅速增加。当粒径小于10nm时，表面原子数为完整晶粒原子总数的20%；当粒径降至1nm时，表面原子数比例达到90%以上，原子几乎全部集中到纳米粒子表面。这样高的比表面使处于表面的原子数越来越多，同时表面能迅速增加，这是许多小尺寸金属纳米簇具有高催化活性和不稳定性的重要原因。表面原子配位数不足和高的表面能，使这些原子很容易与其他原子结合形成稳定结构。

（2）小尺寸效应：由于纳米粒子体积极小及所含原子数少，故质量极小，性质就不同于通常有无限个原子的块状物质，这种特殊现象通常称之为体积效应。由于尺寸小所引起的宏观物理性质的变化称为小尺寸效应。纳米粒子在熔点、磁性、热阻、电学性能、光学性能、化学活性及催化性能等方面都与较大尺寸物质发生了变化，产生了一系列特殊性质。

（3）量子尺寸效应：在高温或宏观尺寸情况下金属费米能级附近电子能级一般是连

续的，当粒子尺寸下降到某一数值时，电子能级由准连续变为离散，以及纳米半导体微粒存在不连续的被占据的最高分子轨道能级和未被占据的最低分子轨道能级，能隙变宽的现象，称为量子尺寸效应。当能级间距离大于热能、磁能、静磁能、光子能量或超导状态的凝聚能时，这时必须要考虑量子尺寸效应。量子尺寸效应使得纳米粒子表现为具有与宏观特性显著不同的声、光、电、磁、热力学等特性。

(4) 宏观量子隧道效应：是微观体系中一个独特的现象，是指微观粒子具有穿越势垒的能力。近年来人们发现一些宏观物理量，如微颗粒的磁化强度、量子相干器件中的磁通量等亦显示出隧道效应，称之为宏观量子隧道效应。它们可以穿越宏观体系的势垒而发生变化。量子尺寸效应、宏观量子隧道效应将会是未来微电子、光电子器件的基础，它确立了现存微电子器件进一步微型化的极限，当微电子器件进一步微型化时必须要考虑上述的量子效应。例如，在制造半导体集成电路中，当电路的尺寸接近电子波长时，电子就通过隧道效应而溢出器件，使器件无法正常工作。目前研制的量子共振隧穿晶体管就是利用量子效应制成的新一代器件。

第二节　纳米粒子的制备

纳米粒子的制备方法主要有物理法和化学法。物理法主要采用“从上而下”的方法，即将较大较粗的物质磨碎，常用的方法有以下几个。

(1) 真空冷凝法，即用真空蒸发、加热及高频感应等方法使原料气化或形成等离子体，然后骤冷。其特点为纯度高、结晶组织好、粒度可控，但对技术设备要求高。

(2) 物理粉碎法，通过机械粉碎、电火花爆炸等方法得到纳米粒子，其特点为操作简单、成本低，但产品纯度低，颗粒分布不均匀。

(3) 机械球磨法，采用球磨方法，控制适当条件得到纯元素、合金或复合材料的纳米粒子，其特点为操作简单、成本低，但产品纯度低，颗粒分布不均匀。

化学法一般采用“自下而上”的方法，即通过适当的化学反应从原子、分子的角度出发制备纳米粒子，主要有以下几种方法。

(1) 气相沉积法，利用金属化合物蒸气化学合成纳米粒子。其特点是产品纯度高，粒度分布窄。

(2) 沉淀法，把沉淀剂加至盐溶液中反应，然后将沉淀热处理得到纳米粒子。其特点是简单易行，但纯度低，颗粒半径大，适合制备氧化物。

(3) 水热合成法，高温高压下在水溶液或蒸汽等流体中合成，再经分离和热处理得纳米粒子。其特点纯度高，分散性好、粒度易控制。

(4) 溶胶凝胶法，金属化合物经溶液、溶胶、凝胶而固化，再经低温热处理得纳米粒子。其特点是反应物种类多，产物颗粒均一，过程易控制，适于氧化物和Ⅱ～Ⅵ族化合物的制备。

(5) 微乳液法，两种互不相溶的溶剂在表面活性剂作用下形成乳液，在微泡中经成核、聚结、团聚、热处理后得纳米粒子。其特点是粒子的单分散和界面性好，Ⅱ～Ⅵ族半导体纳米粒子多用此法制备。

第三节　生物学常用纳米粒子及表征

生物学研究常用纳米粒子主要有4种：①核壳荧光纳米粒子，如荧光团杂化纳米SiO_2粒子，它是在纳米粒子外面包裹一层SiO_2外壳，使其表面易于生物衍生化，亦有利于保护荧光团物质的荧光稳定性。②量子点（quantum dot，QD），是半导体纳米粒子（semiconductor nanoparticle）的简称，是纳米尺度原子和分子的集合体，一般粒径范围在1～20nm，受光激发后会发射强荧光的一类纳米材料，Ⅱ～Ⅵ族半导体（如CdSe、CdS、ZnS等）和Ⅲ～Ⅴ族（如InP、InAs等）的纳米粒子是常见的量子点。③磁性纳米粒子，可分为有机和无机磁性纳米粒子两种，由于无机磁性粒子具有有机磁性高分子材料无法比拟的磁学性质，故在生物学领域应用更为广泛，包括铁、钴、锰及其合金、氧化物等。④金属纳米粒子，如纳米金，纳米银等，最常见的为纳米金，亦称为胶体金，是研究较早的一种纳米材料，粒径一般为1～100nm，其溶液随粒径的变化呈现不同颜色，而且稳定性好，在生物学领域广泛应用。

纳米粒子常用表征方法有以下几个：

扫描电镜（scanning electronic microscope，SEM）适合测量单个粒子的表面形貌等细节特征，不适合测量粒子的整体统计特征；通常需真空操作，可用于导电性及非导电性样品表征，应用范围广泛。

透射电镜（transmission electron microscope，TEM）是观察粒子形貌及内部结构最常用的表征技术，也可用于表征纳米粒子尺寸及分布。由于TEM图像中明暗衬度有差别，经四氧化锇或磷钨酸染色处理过的粒子可清晰的观察到粒子的形态及内部结构，但粒子形态和粒径会有一定程度改变。

原子力显微镜（atomic force microscope，AFM）可用于研究粒子的三维图像，保持亚纳米级的分辨率，定量确定粒子表面的粗糙程度，并可获得许多热力学数据。AFM不仅可表征绝缘材料，亦可在液体或气体中进行原位测量，避免了粒子因干燥而产生的变形，这是SEM所不能比拟的。

X射线光电子能谱（X-ray photoelectron spectroscopy，XPS）用于粒子表面元素组成、价态及含量分析。由于XPS可确定粒子表面有机物或高分子的组成，与粒子本体比较就可确定粒子是否具有核壳结构，但其定量分析的准确程度尚有待提高。

有报道证明光子相关光谱法、原子力显微镜和扫描电镜三种方法测定纳米粒子粒径结果相互吻合，可见三种方法均可用于纳米粒子粒径测定。但三种测定方法各有特色，光子相关光谱法的测定结果具有统计意义，可更准确、全面的反应粒子的粒径、分散性等特征。AFM和SEM测定微粒粒径的同时也可观察到微粒的形状特征，但是所测得数据仅代表所观察部分，存在样品代表性问题。

第四节　核壳荧光纳米粒子

核壳荧光纳米粒子是一种尺寸为1～100nm，由功能性荧光内核、可生物修饰外壳构成的具有明显核壳结构的纳米材料（图9-1）。

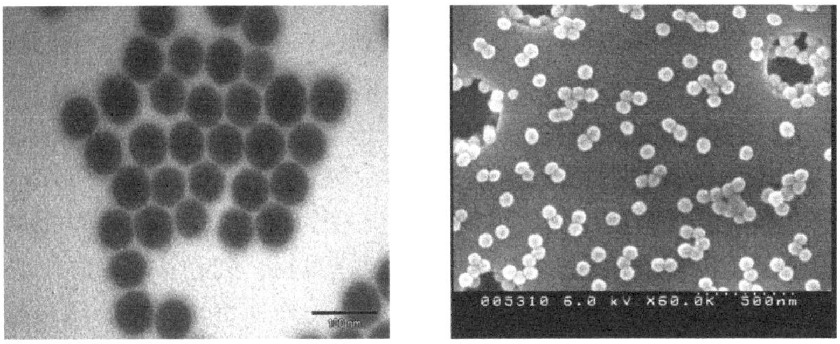

透射电镜下纳米粒子形态　　扫描电镜下纳米粒子形态

图 9-1　纳米粒子电镜图

以荧光染料为核制备的核壳荧光纳米粒子，可用于生物分子的荧光标记、细胞活性染色。根据不同需要，在纳米粒子外壳通过物理作用或化学反应偶联特定的生物分子，如抗体、配体、核酸酶等，制备出多种具有生物选择性和生物识别性的多功能核壳型生物纳米粒子。

一、荧光纳米粒子的制备

合成和制备具有生物活性的荧光纳米粒子是其在生物学应用的重要前提。由于合成体系的复杂性，既要保证所制备的纳米粒子控制为 1～100nm，又要具有较窄的粒径分布范围，并且使修饰的纳米粒子具有生物活性，故在制备中既要考虑核及壳材料的选择与相容性，又要控制颗粒形成过程中的成核和成长。目前制备方法主要有两种：Stöber 方法及微乳液和反相微乳液法。

（一）Stöber 方法

1968 年 Stöber 及 Fink 系统地研究了酯-醇-水-碱体系中各组分浓度对 SiO_2 微球合成速度、颗粒大小及分布的影响，成功的制备了粒径为 0.05～2μm SiO_2 微球。其主要反应过程为：

第一步：硅醇盐水解：

$$Si(OR)_4 + 4H_2O \longrightarrow Si(OH)_4 + 4ROH\text{（R 代表烷基）}$$

第二步：硅酸缩聚：

$$\equiv Si\text{-}OH + HO\text{-}Si\equiv \longrightarrow \equiv Si\text{-}O\text{-}Si\equiv + H_2O$$

反应最初阶段生成肉眼看不见的硅酸，1～5min 后过饱和的硅酸聚合，溶液即出现乳白色混浊，15min 后颗粒即可达最终尺寸。实验证实，醇和酯的种类均影响反应速度，采用甲醇及硅酸甲酯时反应最快，生成 SiO_2 微球颗粒较小；增大水和氨浓度均有利于获得大颗粒 SiO_2 微球。此外，氨不仅是正硅酸乙酯（TEOS）水解反应的催化剂，还是 SiO_2 颗粒的形貌调控剂，在无氨时不能生成 SiO_2 微球。上述研究为制备单分散

SiO_2 微球奠定了实验基础，至今仍被广泛采用，被称之为 Stöber 方法。此后研究表明在酸性体系中也可利用硅醇盐水解制备 SiO_2 微球。Kawaguchic 和 Karmakarc 等分别利用 TEOS-硝酸-水和 TEOS-乙酸-水体系制得密度非常接近于石英玻璃的致密 SiO_2 微球。Karmakarc 等对各种含有机或无机酸-水-TEOS 的体系进行了比较，结果表明，在 pH 为 1.35～2.25 的条件下只需调整和控制水/TEOS 的比例，就可制得致密 SiO_2 微球。比较发现，在许多含醇的碱性体系中比在无醇的酸性条件下获得的 SiO_2 微球粒径要小。这是由于在 TEOS-醇-水-碱体系中添加的醇提高了反应体系最初的均匀性，促进了大量微核的生成，而无醇的酸性条件下最初的反应速度则较慢，微核数量较少，硅酸的聚合生长速度则较快。1992 年 Blaaderen 及其合作者首次利用该方法合成了含有荧光染料的几百纳米大小的 SiO_2 粒子。

该方法由于成核过程十分迅速且对反应条件非常敏感，使得最终颗粒粒径难以精确控制，对于大于 100nm 的 SiO_2 粒子，用 Stöber 方法较好。在粒径小于 100nn 时，可采用反相微乳液法制备，尤其是非离子表面活性剂体系，效果更好。但随着对 Stöber 方法的不断改进，目前该方法也可合成小尺寸纳米粒子。

（二）微乳液和反相微乳液法

微乳液或反相微乳液法是热力学稳定、透明的油包水（W/O）或水包油（O/W）形成的单分散体系，是表面活性剂分子在油/水界面形成的有序组合体，其微结构粒径为 5～70nm，分为 O/W 型和 W/O 型两种。微乳液通常由表面活性剂、助表面活性剂、溶剂和水（或水溶液）组成。在此体系中，两种互不相溶的连续介质被表面活性剂双亲分子分割成微小空间形成微型反应器，其大小可控制在纳米级范围，反应物在体系中反应生成固相粒子。由于其液滴小、粒径分布窄及其微异相本质，故可被用于在分子水平上控制合成粒子的性质，能达到合成粒度均一性好的纳米粒子的目的，目前已成功用于合成诸如金属、金属卤化物、碳酸盐、氧化物及有机聚合物纳米粒子。1982 年 Boutnonet 等首先在 W/O 型微乳液的水核中制备出 Pt、Pd、Rh 等金属团簇微粒，发明了一种新的纳米材料制备方法，许多研究者对该方法进行了优化改进。

在微乳液和反相微乳液法方法中，表面活性剂可促进纳米粒子的聚集和进一步生长，实现对纳米尺寸的有效控制，也提高粒子可溶解性或可分散性。表面活性剂的结构及其极性基团的大小对粒子的形状有重要影响，为制备各种形貌的纳米粒子提供了可能。由于微乳液能对纳米材料的粒径和稳定性进行精确控制，限制了纳米粒子的成核、生长、聚结、团聚等过程，从而使形成的纳米粒子包裹有一层表面活性剂，并有一定的凝聚态结构。在非离子型表面活性剂/环己烷/氨水形成的 W/O 型微乳液系统中，通过选择适当的水与表面活性剂分子数之比 m 和水与 TEOS 分子数之比 n，则可实现由 TEOS 受控水解合成纳米级单分散纳米 SiO_2 粒子，反应后处理较简便，粒径大小则可由改变 m 和 n 来控制。用该法制备纳米粒子的实验装置简单，能耗低，操作容易，具有以下明显特点。①粒径分布较窄，粒径可控；②选择不同的表面活性剂进行表面修饰，获得特殊性质的纳米粒子；③粒子表面包覆一层或几层表面活性剂，粒子间不易聚结，稳定性好，且改善了纳米材料的界面性质及光学、催化及电流等性质。

通过反相微乳液技术制备核壳荧光纳米粒子，在氨水催化下 TEOS 逐渐水解并发生缩聚反应，形成三维的网状结构（图 9-2）。这种结构可能会导致有机染料泄漏，段菁华等研究表明通过增加 SiO_2 外壳的层数并不能有效防止荧光染料的泄漏，网状结构的外壳可能不是荧光染料泄漏的主要影响因素。

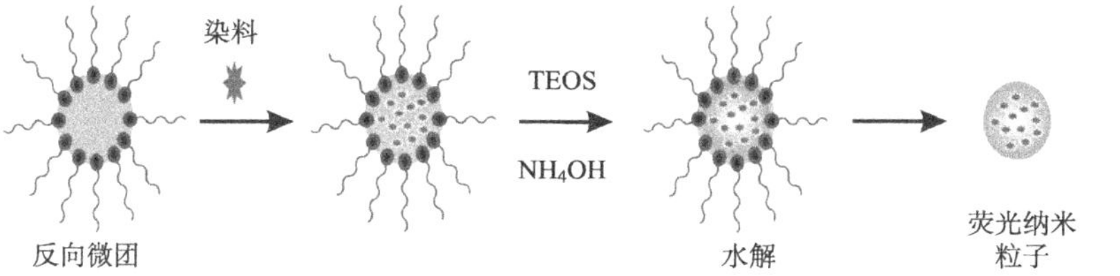

图 9-2　反相微乳液法合成荧光纳米粒子示意图

制备粒径小且荧光性能强的纳米粒子是许多纳米粒子合成者所追求的，Arriagada 用两种不同的微乳液体系制备出 SiO_2 纳米粒子，一种是 AOT/葵烷/氨水体系；另一种是 NP_5/环己烷/氨水体系，采用的是将 TEOS 直接加入微乳液体系启动水解，得到约 50nm 的 SiO_2 纳米粒子。Hooisweng 等以 TRITC 染料为核，SiO_2 为壳制备了粒径为 20～30nm 的核壳荧光纳米粒子，其亮度相当于 20 个荧光分子。当粒径变小时，纳米粒子形状及均一性变差，所含有效荧光分子数急剧变少，当粒径为 13nm 时，仅含有约 5 个荧光分子。

二、纳米粒子的修饰与功能化

在生物分子的检测及示踪中，纳米粒子通过与抗体、多肽、细胞识别因子及寡核苷酸等特异性结合而发挥作用。纳米粒子必须进行表面修饰才能够实现生物功能化，常用方法有两种：一种是将纳米粒子表面进行改性修饰引入易于连接生物分子的官能团，如氨基、羧基、羟基等，通过这些基团与生物分子所含氨基反应实现共价结合（图 9-3），这种结合比较牢固。有些商业化的功能纳米粒子常在表面直接连接链亲和素，可直接与标记有生物素的生物功能分子结合，该方法快速且通用。另一种为通过物理吸附将目标分子结合在纳米粒子上，该方法操作方便简单，但结合体不牢固。

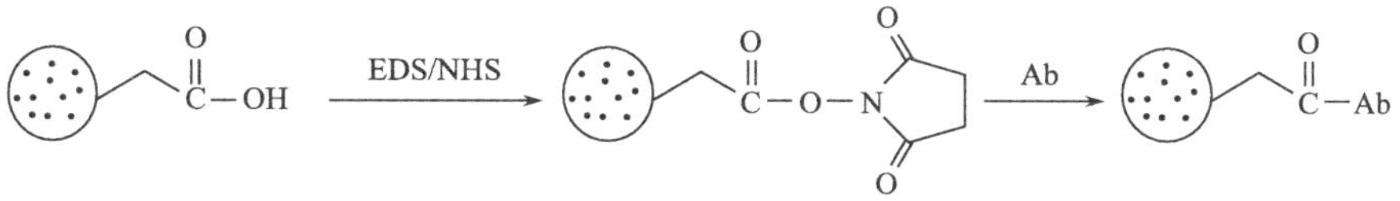

图 9-3　纳米粒子与抗体共价结合示意图

在纳米粒子与抗体的结合实验中，需要计算纳米粒子表面结合抗体的饱和量。Bangs Laboratories 公司的技术资料中提供了一个球表面结合抗体数量估算公式：

$$S=\frac{6}{\rho_s \cdot d}\cdot C$$

式中，S 为球表面结合抗体的饱和量；ρ_s 为球的密度；d 为球的直径；C 为蛋白质在球表面的结合能力，约为 2.5mg/m^2。根据公式计算得出 1mg 直径 50nm 的 SiO_2 纳米粒子结合抗体的饱和量约为 150μg。

纳米粒子抗体偶联体与目标分子结合的特异性直接影响到检测结果的可靠性。非特异性结合容易引起检测结果的假阳性。通过将结合有一抗的纳米粒子与表面结合有二抗的微球反应，然后将结合有荧光纳米粒子的微球置于 SEM 下观察纳米粒子在微球上的分布，以未结合抗体的微球与结合有抗体的纳米粒子反应作对照，以观察非特异性吸附程度。如图 9-4 所示，有大量纳米粒子均匀的结合在微球的表面，在非特异性实验中只有极个别的纳米粒子结合到未标记二抗的微球表面，在共聚焦显微镜下观察不到对照微球的荧光信号，显示出该纳米粒子抗体偶联体具有较好的特异性。

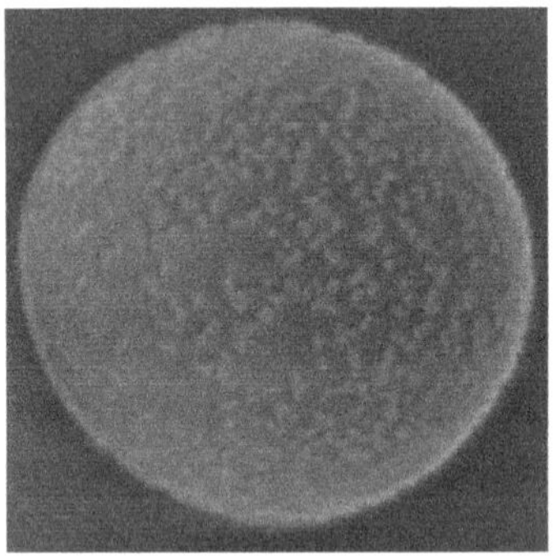

纳米粒子与微球的特异性反应

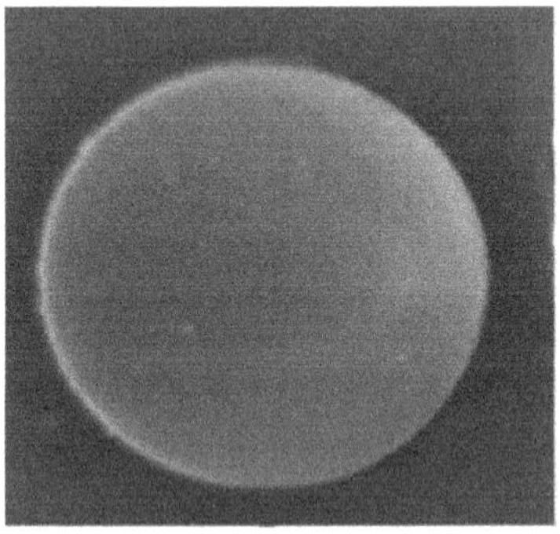

纳米粒子与微球的非特异性反应

图 9-4　纳米粒子与微球结合扫描电镜图

三、荧光纳米粒子的性能

由于核壳型纳米粒子的核壳结构，使其物理化学特征比一般的纳米材料更优越，主要表现在：提高了纳米粒子的生物亲和性并降低了纳米粒子对生物机体的毒性。许多纳米材料不能应用到医学领域的重要原因就是纳米材料的生物亲和性和毒性。而核壳纳米材料具有亲和性的外壳，隔绝了功能化材料与目标对象的直接作用，同时并不影响功能性核材料的物理化学性质，并且在外壳修饰的生物分子可降低对生物体的毒性，实现纳米粒子在生物医学的广泛应用。例如，常用的荧光染色试剂对细胞都有一定的毒性，因此难以实现细胞的活体染色，而将荧光染料包被在纳米粒子内部制备的核壳纳米粒子中，隔绝了荧光染料与细胞的直接接触，可应用于活体细胞的染色或细胞内分子运动的跟踪研究。

四、荧光纳米粒子与荧光分子标记

利用荧光物质直接标记核酸或蛋白质是荧光标记中应用最多、也是最简单的方式。标记上的荧光分子可通过激光激发直接检测荧光信号，方便快捷。但 DNA 或抗体等只能标记一个或有限几个分子，荧光分子就像茫茫黑夜中的萤火虫，信号转换效率低。而且直接标记上的荧光分子裸露在外，光稳定性差，长时间保存易出现荧光脱落。在应用中样品的某些成分可导致荧光分子降解及荧光漂白，易造成检测结果的假阴性或假阳性。这阻碍了荧光物质在分子检测中的直接应用。将纳米粒子标记抗体或DNA探针后，由于纳米粒子内含有成千上万个荧光分子，荧光强度是单个荧光分子的几千倍。而且核内荧光分子受外壳保护，光稳定性好，能经受住激光长时间激发。荧光纳米粒子的上述特点促进了其在生物医学中的应用，也为病原菌的检测提供了更好的标记方法。

五、荧光纳米粒子在生物检测中应用

（一）荧光纳米粒子在芯片上的应用

芯片（基因芯片和蛋白质芯片）是进行大通量核酸或蛋白质分析的重要工具。基于荧光标记的检测体系近年来在DNA芯片中的应用已获得认同，并且在基因差异表达、基因突变、基因多态性分析中及基因诊断领域得到广泛应用。常规芯片检测中报告基团标记物为荧光分子，如Cy3、Cy5及FITC等荧光分子，存在荧光信号低，容易猝灭等缺陷，Zhao及Zhou等以荧光纳米粒子代替荧光分子应用到基因芯片上，将探针共价连接到荧光纳米粒子上，该连接物与目标核酸杂交，利用扫描仪检测荧光信号，提高检测的灵敏度，最高灵敏度可达到0.8mol/L（图9-5）。

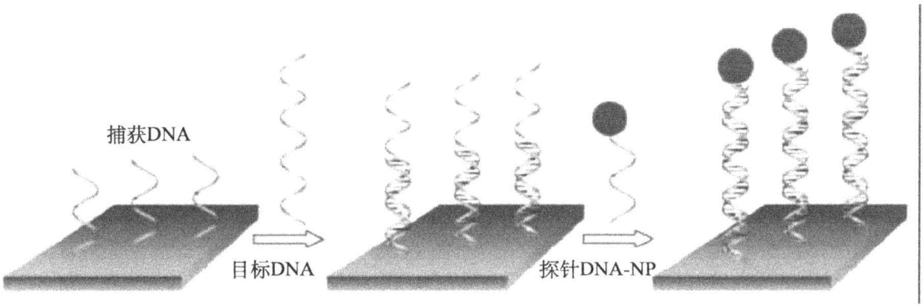

图9-5　荧光纳米粒子在基因芯片上应用示意图

Wei Lian将荧光纳米粒子应用到蛋白质芯片中，将纳米粒子共价结合到抗体上对目标抗原进行检测，并比较了FITC荧光分子标记与以FITC纳米粒子标记的检测灵敏度，结果表明，纳米粒子为报告基团的检测灵敏度是传统荧光染料的80倍。

（二）纳米粒子在细菌检测中的应用

纳米粒子用于细菌检测是纳米粒子在病原菌检测领域应用的典型，应用方式有多种，但基本原理大致相同。首先将纳米粒子与细菌识别物连接，再通过该复合体对细菌菌体的特异性识别及纳米粒子的荧光信号放大实现细菌的检测，也可同时应用磁性纳米粒子，将细菌先分离后检测。

2004年美国佛罗里达大学TAN小组利用荧光纳米粒子特异性识别大肠杆菌的研究揭开了纳米粒子检测致病菌的序幕。该研究将荧光纳米粒子表面羧基修饰后连接单抗，通过抗原抗体之间的特异性反应将纳米粒子结合到大肠杆菌O157：H7上，利用激光共聚焦显微镜及流式细胞仪进行检测，检测灵敏度可达到一个细菌，而且能够进行较好的定量检测。图9-6A为菌体表面结合了大量荧光纳米粒子大肠杆菌O157：H7；图9-6B为作为阴性对照的大肠杆菌DH5α，表面未结合纳米粒子；图9-6C为结合荧光纳米粒子的细菌在共聚焦显微镜下的照片，通过激光激发，细菌表面的纳米粒子能够发出很强的荧光。

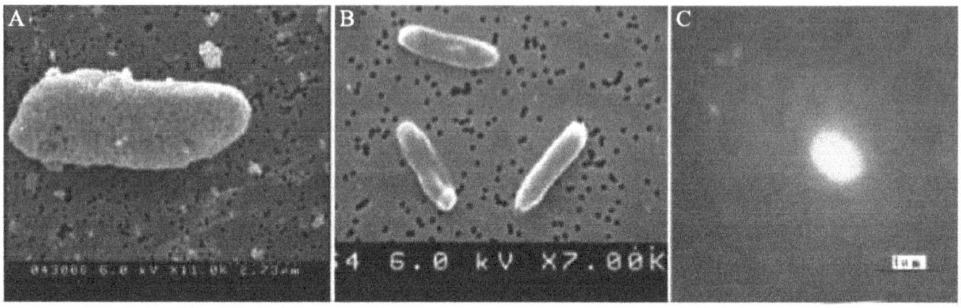

图9 6　荧光纳米粒子标记的大肠杆菌扫描电子显微镜照片（A、B）及荧光照片（C）（见图版）

以几种具有共振能量转移的荧光染料按比例混合制备的多重荧光纳米粒子可同时进行多种细菌的检测。图9-7A为不同颜色的纳米粒子溶液，图9-7B为结合纳米粒子的沙门氏菌在扫描电镜下照片，图9-7C为结合不同荧光纳米粒子的三种细菌在荧光显微镜下显示不同颜色荧光。

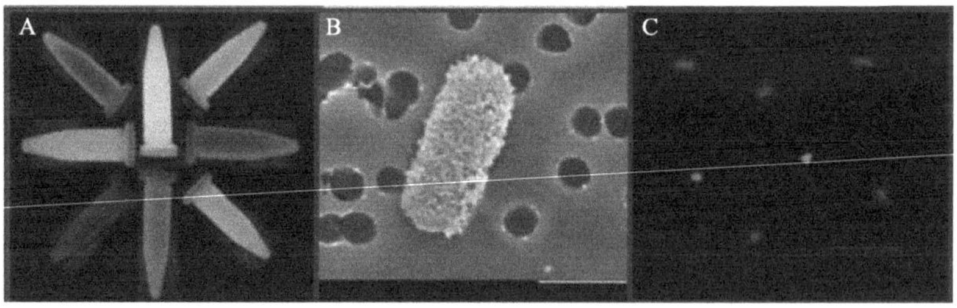

图9-7　利用纳米粒子进行多种细菌同时检测（见图版）

与常规的荧光标记检测方法比较，纳米粒子应用于细菌检测，提高了检测灵敏度，检测极限通常能达到几十个细菌，而且耗时短，分析检测时间普遍在几小时内，并且有些方法能够进行定量检测。随着研究的不断深入，纳米粒子在多种类型有害因子的快速诊断中应用会逐渐趋于成熟。国内王柯敏等较早开展了核壳荧光纳米粒子制备及应用研究，证明了无机硅壳类纳米粒子具有良好的生物相容性，对细胞生长和代谢没有毒性，可用于生物医学中细胞识别和DNA检测。

第五节　量　子　点

一、量子点的基本特征

目前量子点研究较多的为CdSe、CdS、CdTe、ZnS等，由于其粒径很小，电子和空穴被量子限制，连续能带变成具有分子特性的分立能级结构，因此其光学行为与一些大分子（如多环的芳香烃）十分相似，并且可以发射荧光。量子点的体积大小严格控制着它的光吸收和发射特征，晶体颗粒越小，比表面积越大，分布于表面的原子就越多，而表面光激发的正电子或负电子受钝化表面的束缚作用就越大，其表面束缚能就越高，吸收的光能就越高，即存在量子尺寸效应，从而使其吸收带蓝移，荧光发射峰位也相应蓝移。单独的量子点颗粒容易受到杂质和晶格缺陷的影响，荧光量子产率很低，但形成核壳结构后，就可将量子产率提高约50%，甚至更高，并在消光系数上有数倍增加，因而能发射很强的荧光。

与有机荧光分子比较，量子点具有许多特别的光学特性：

(1) 具有宽的激发波长范围，即可以使用小于其发射波长10nm的任意波长激发光进行激发，可利用同一激发光同时激发多种量子点，发射出不同波长的荧光，因此不同大小的量子点可以由同一波长的光激发，这给生物学研究带来很大方便，而对于不同的有机荧光分子，往往需用不同波长的光激发。

(2) 量子点具有较大的斯托克位移和狭窄对称的荧光谱峰，因而在同时使用具有不同光谱特征的量子点时，它们的发射光谱不会或很少出现交叠，从而克服了有机荧光染料固有缺陷，使标记生物分子的荧光谱的区分及识别变得很容易。

(3) 量子点的发射波长可通过控制它的大小和组成来调谐，可以任意合成所需波长的量子点，大小均匀的量子点谱峰为对称高斯分布。

(4) 荧光分子的周期通常是几分钟，连续的激发可使荧光分子发生光化学分解。量子点比有机荧光染料稳定得多，在多次激发下不易发生荧光猝灭及荧光漂白，使其成为一种研究细胞内生物分子长期相互作用的有力工具。

二、量子点的制备

目前量子点的制备方法有多种，通常在具有配位性质的有机溶剂中以金属有机化合物为原料合成。该类方法制备量子点具有工艺简单、种类繁多、易于表面修饰和控制粒径分布的特点，还便于后续纳米粒子性能改进。

一种较成熟的（CdSe）ZnS量子点制备方法是采用三辛基氧膦（TOPO）为有机配位溶剂，二甲基镉和TOPSe做前体。将前体迅速注射到剧烈搅拌的TOPO高温溶液（350℃）后，短时间内即有大量的CdSe纳米颗粒晶核形成，然后迅速降温至240℃，以阻止CdSe纳米粒子继续成核，随后将溶液升温至260～280℃并维持一定时间。使CdSe纳米粒子缓慢生长。通过对反应液吸收光谱的定期测定可测晶体的生长，当晶体生长到所需要尺寸时将反应液冷却至60℃，并加入丁醇防止TOPO凝固。随后加入过量的甲醇使 CdSe 纳米颗粒沉淀并离心得到 CdSe 量子点。为获得尺寸均匀的 CdSe 纳米粒子，可采用尺寸选择沉淀法，通过控制 CdSe 纳米粒子溶液中丁醇和甲醇的量，使不同粒径的晶粒分批沉淀，从而得到单分散的 CdSe 纳米粒子。

三、量子点的应用

从 20 世纪 70 年代起，量子点开始应用于电子与光学领域，80 年代起生物学家开始对量子点产生了浓厚的兴趣，但由于当时量子点制备困难且荧光量子产率低，很多工作仍集中在研究量子点的基本特性方面，无法将其应用到具体的生命科学研究。1997 年以来，随着量子点制备技术的不断提高，量子点已越来越可能应用于生物学研究。1998 年 Alivisatos 和 Nie 两个研究组将量子点作为荧光探针应用于活细胞体系，初步解决了量子点的水溶性及表面活性基团与生物大分子偶联问题。随后人们陆续开始了利用各种生物兼容性量子点对细胞进行识别鉴定、细胞表面或内部生物大分子定位及信号传导等方面研究。2001 年量子点在生物学中的第一个真正应用才得以实现。Nie 等将不同数量和不同荧光特性的量子点组合后移植进高分子小球，形成具有光谱编码功能的微粒。研究发现只需将几种不同颜色及发光强度的量子点组合，得到的量子点微粒就可形成 1 万～4 万个可识别的编码信号，并成功用于 DNA 片段识别的模型实验中。到目前为止，量子点在生物学上已经成功地应用于单分子检测、单细胞追踪以及动物活体成像等领域。

Su 等用量子点作荧光标记物，结合免疫磁分离技术进行大肠杆菌 O157：H7 的检测。若大肠杆菌存在，则可被结合单抗的磁微球捕获，再与生物素标记的特异抗体发生免疫反应，形成“三明治”双抗体夹心式复合物，经磁分离后，再与亲和素标记的量子点结合形成免疫复合物，然后用便携式光普仪测定荧光强度。实验表明在 10^3～10^7 cfu/mL 范围内，荧光强度与待测大肠杆菌浓度成比例，从而实现细菌的定量测定。

Simon 报道利用量子点标记活细胞并首次证明量子点可用于活细胞超长时间标记示踪。量子点标记后的细胞在生长和传代过程中其生长和发育未受影响。同时，细胞内的量子点仍可保持其荧光稳定性，证实了量子点可用于细胞生长和发育等过程的长时间示踪研究。Akerman 首次报道了巯基化靶向多肽修饰量子点用于小鼠活体组织癌症检测。将肺癌靶向多肽和血管淋巴癌靶向多肽固定到不同颜色的量子点表面，然后将这种量子点靶向多肽复合体通过静脉注射至病变的小鼠体内后，对癌变组织器官做切片荧光成像观察，结果发现在相应的癌变组织内富集有大量量子点。将连有特异性识别癌细胞表面生物靶标抗体的量子点，用静脉滴注的方法注入裸鼠的体内。可通过活体动物微成像系统灵敏、清晰地观察到裸鼠皮下癌细胞所在位置发射的荧光。初步证实了量子点用于活体动物体内肿瘤靶向示踪及成像的可能性。Kim 等用量子点荧光探针研究乳腺癌的前哨淋巴结，用磷酸氢包裹发射波长为 840～860nm 的量子点，然后将量子点分别通过小鼠模型的足垫皮内和猪模型的股部皮内注射，通过活体成像在体外可分别清楚显示距皮肤 1cm 下的腹股沟和腋下前哨淋巴结以及周围的淋巴管道，并经手术切除后组织学证实该方法的特异性，达到了体外对前哨淋巴结光学活检的目的；张春阳等对量子点标记的天花粉蛋白（QDs-TCS）进行研究，首次将量子点应用于中药研究领域。Dubertret 等利用磷脂嵌段共聚物囊泡包裹量子点制备得到量子点囊泡材料。将该材料注入非洲爪蟾的单个早期胚胎内，观察胚胎的发育过程。当荧光量子点注入双细胞胚胎中的一个细胞时，在子代胚胎发育形成分裂球的发展过程中，量子点自动被限制在注入细胞的子代中，从而可以跟踪观察细胞的分离过程和分辨胚胎发育过程中的世代关系。

Rotem 等利用量子点和基因工程改造的专化性噬菌体对细菌进行检测。噬菌体是一种具有强专化性能侵染细菌的病毒，对其改造使其表面带有生物素。将连接有链亲和素的量子点结合到噬菌体表面，形成量子点-噬菌体复合体。通过该复合体与细菌的特异性结合，然后利用流式细胞仪和激光共聚焦显微镜进行荧光检测。该方法可在 1h 内完成，检测极限达到 10cfu/mL。该方法对难培养菌或强致病菌具有较大优势。但该方法需要筛选并改造专化性噬菌体，由于噬菌体获得及基因改造的困难导致该方法难以推广应用。

四、量子点的毒性

2004 年起人们开始围绕量子点结构与其毒性的关系展开讨论。量子点在细胞标记成像中的毒性和潜在干扰，是其应用于活细胞体系和动物体内所必须面临的基本问题。这一问题随着量子点合成、修饰及生物功能化等所采取方案的不同而更复杂。

迄今为止研究结果表明，影响量子点毒性的因素很多，包括颗粒自身的理化性质（如粒径大小、稳定性、分散性、表面电荷、表面修饰基团、氧化态）、量子点浓度、受体细胞（活体）的种类以及培养（暴露）时间等。因此，在评价量子点毒性时不能简单地定义其是否具有毒性，而应该综合分析量子点的内在性质及其与外界环境的相互作用等因素。

Shiohara 等探讨了量子点 CdSe/ZnS 的粒径大小对细胞活性的影响，三种不同尺度（荧光发射波长分别为 520nm、570nm 及 640nm）的量子点与羊血清蛋白结合后，即使在低剂量（0.1mg/mL）暴露浓度下，细胞活性也会显著性降低，另外，QD520 和 QD570 对细胞活性的影响比 QD640 大，而且细胞存活率具有明显的剂量效应和时间效应，即随着暴露浓度和暴露时间的增长，细胞存活率也显著降低。Lovric 等对不同粒径和表面电荷的量子点 CdTe 在 PC12 和 N9 细胞亚细胞器中的分布及其毒性效应进行了研究，发现 CdTe 在亚细胞器中的分布主要由粒径大小决定，小粒径量子点具有更大的潜在毒性。Hoshino 等研究了量子点 ZnS/CdSe 经不同基团修饰后对 WTK1 细胞遗传毒性的影响。在量子点 ZnS/CdSe 原有核/壳结构的基础上，包被巯基十一酸（MUA）、半胱氨盐、硫代甘油以及等比例的上述混合物质，分别得到 QD-COOH、QD-NH_2、QD-OH、QD-OH/COOH 和 QD-NH_2/OH 5 种亲水性量子点，实验发现，在 2μmol/L 的暴露浓度下对 WTK1 作用 2h，只有 QD-COOH 呈现高毒性，而其他官能团修饰的量子点在同等条件下均呈现低毒或无毒，从而也证实了量子点表面修饰基团是决定其毒性的重要因素。Tsay 综合前人工作，从自由基小分子的角度，提出量子点的核/壳结构在生物体内发生一系列降解、氧化反应是导致细胞毒性的原因。量子点壳层结构由于生物体或外界环境的氧化作用而受到破坏，壳层氧化脱落，进而引起中心核的氧化以及

Cd^{2+}的释放；另外，氧化过程中产生的活性氧物质（ROS）在生物体内又会引起一系列自由基链反应，诱发脂质过氧化过程，最终导致细胞凋亡。

综上所述，量子点要作为生物学领域强有力的工具，不仅要具有水溶性好、稳定性强和荧光产率高等特性，更要满足其毒性尽可能低的要求，这就需要进行大量的毒理学研究。正如纳米技术是一个长久的、持续的研究开发过程一样，量子点毒性效应研究也必将是个长久、持续的探索过程。

第六节　纳米金及其应用

纳米金粒子在水中形成的分散系俗称胶体金，是最常见的金属纳米粒子。纳米金可与氨基发生非共价静电吸附而牢固结合，也可与巯基之间形成很强的 Au—S 共价键，这使得胶体金容易与生物活性分子结合，用于生物体系的检测。以胶体金为标记物的免疫金和免疫金银染色法，可以单标记或多重标记，进行大分子的定性、定量及定位研究，目前纳米金已被广泛应用于医学和生物学等领域。

在 DNA 传感器及 DNA 芯片制作方面：以烷巯基寡核苷酸修饰的纳米金作为报告基团，纳米金颗粒用末端带有巯基丙烷（或巯基己烷）的两种不相互补的寡核苷酸探针修饰，这种修饰使得微粒之间不相互聚集。探针与靶序列杂交时，靶序列与纳米金颗粒上的两种寡核苷酸探针互补，纳米金间通过多个短的双螺旋片段相互联结形成延伸的聚合网络结构。杂交信号由体系的颜色变化给出，纳米粒子间的距离远大于其直径时，体系呈红色，间距小于平均粒子直径时呈蓝色。美国西北大学的 Mirkin 小组用纳米金粒子结合单链 DNA 探针，对 DNA 片段进行杂交识别。实验结果无需任何检测仪器就很容易通过肉眼进行观察，而且这种颜色变化可以随着 DNA 的变复性过程可逆进行。

此外，纳米金还广泛应用到 TEM、SEM 表征和检测试纸条的显色方面。早在 1962 年，Feblorr 等首次介绍了纳米金可作为一种电镜示踪的标志。Faulk 等在 1971 年第一次将纳米金颗粒作为一种特异的标记物用于电镜研究。由于纳米金标记技术本身的优点，在免疫细胞化学方面受到了重视和广泛应用，并逐步向微生物学、医学、病毒学等领域渗透。目前利用固定在硝酸纤维素膜上的抗体标记的纳米金，可以制备快速方便的胶体金试纸条，目前该类产品已广泛应用到病原菌的快速检测中。

Ho 等探索利用纳米金和磁性纳米离子检测细菌。利用静电吸引或共价结合将抗体结合到纳米金和磁性纳米粒子表面，通过抗体与目标细菌的特异性结合，利用基质辅助激光解析电离质谱进行检测，对于金黄色葡萄球菌的检测灵敏度为 3×10^7 cfu/mL，但该方法所需仪器昂贵，检测灵敏度低。

此外，纳米金还可增强表面拉曼散射信号，从而实现目标物的光谱学检测。Mirkin 小组采用修饰有拉曼标记物的寡核苷酸包被的纳米金，结合表面增强拉曼技术进行寡核苷酸的多元检测。

第七节　磁性高分子微球

磁性高分子微球是指将高分子材料与无机磁性纳米粒子结合形成具有一定磁性及特

殊结构的微米级载体。该微球因含有纳米磁性粒子而具有超顺磁性，可在外加磁场下分离，又因其具有高分子微球的特征，可在其表面修饰多种功能基团，故可作为分离材料和载体用于细胞分离、固定化酶、免疫诊断及靶向药物治疗等方面。磁性高分子微球按照结构可分为三类：由磁性材料为核，聚合物为壳的核壳型；以聚合物为核，磁性材料为壳的壳核型；内外层为聚合物，中间是磁性材料的多层微球。

磁性高分子微球的磁性材料大多为铁、铁氧化物、铁钴合金等，由于纯金属镍、钴为磁性材料的纳米粒子具有致癌作用很少使用。磁粒子的粒径大都小于 100nm，通常为 10～20nm，这样有利于和高分子材料结合以及安全排出生物体外。当磁性材料直径小于 30nm 时具有超顺磁性，即在较弱磁场中也可产生较强磁性，而外磁场消失后，磁性很快消失，不会被永久磁化。

磁性纳米粒子具有小尺寸效应、良好的磁导向性及生物相容性等特点。因而在靶向药物、酶固定化、免疫诊断、细胞分离与纯化等领域具有广泛应用。

物质的分离：目前磁性微球在生物学上的应用以免疫磁性微球为代表，主要用于蛋白质、抗原、抗体、细胞及核酸的分离及定量分析，目前已有很多产品上市。磁性微球表面连接具有生物活性的专一性抗体，将免疫微球与含有靶物质的复杂成分混合，免疫微球可通过抗原抗体反应选择性的与靶物质结合，在外在磁场的作用下实现靶物质的快速分离，具有特异性高、分离快、重现性好等特点。Chatter 等用外源凝结素分别修饰聚苯乙烯磁性微球和白蛋白磁性微球，通过实验发现两者均有分离红细胞的能力，白蛋白磁性微球效率比聚苯乙烯磁性微球的效率高得多，但是成本高。Wedemeyer 等将高分子磁性微球结合不同的 DNA 快速分离各种不同的细胞。用于细胞分离的免疫磁珠必须具备以下条件：化学性能稳定，不易凝聚，与修饰物结合牢固，不与其他物质发生非特异性结合；磁性纳米材料含量均一，磁响应性好；微球大小均匀，不易被细胞吞噬。

靶向给药：靶向给药是以磁性纳米粒子为载体，将药物包裹在其中，吸附或偶联在表面，通过口服或注射至体内，利用外在磁场引导药物微球到病患处集中并缓慢释放，定向作用于靶组织。靶向给药可使靶区药物浓度高于正常组织，减少药物剂量和药物毒副作用，提高药效。理想的磁性微球应具有良好的磁响应性，在外在磁场作用下，经过靶部位的载体能全部停留，而且能自由通过最小内径的毛细血管，不会发生异位栓塞和滞留，不被巨噬细胞吞噬。Widder 等首先提出了磁靶向药物传递系统的概念，并开展了载药磁性微粒的研究。研究表明载药磁性微粒具有高效、低毒、高滞留性的优点。但 1～3μm 的微粒，可引起血栓样血管栓塞，甚至导致实验动物死亡，纳米级的磁性微球可以解决这个问题。目前应用磁性药物治疗的肿瘤多位于体表或离体表较近，若治疗深部器官或组织的肿瘤，需要提高磁性微球的磁化强度，优化纳米微球的粒径分布。

固定化酶：生物高分子，如酶等都具有很多官能团，可通过物理吸附、交联、共价耦合等方式固定在磁性纳米粒子表面。作为酶的固定化载体，磁性纳米粒子可方便地将酶从反应体系中分离和回收，还可利用外部磁场控制固定化酶的运动和方向，从而代替传统的机械搅拌，提高固定化酶的催化效率。磁性纳米粒子作为酶的固定化载体有以下优点：固定化酶可重复使用，降低成本；可提高酶的稳定性，改善酶的生物相容性、免疫活性及亲疏水性；分离及回收酶操作简单，适合大规模连续化操作。

参考文献

常兰，李玲．2004. 核壳型磁性高分子微球的制备及应用进展（综述）．暨南大学学报（自然科学版），25（6）：375-380

段菁华，王柯敏，何晓晓，等．2003. 基于核壳荧光纳米颗粒的一种新型纳米 pH 传感器．湖南大学学报（自然科学版），30（2）：1-5

李鸿程，周群芳，刘伟．2008. 量子点毒性效应的研究进展．中国科学 B 辑：化学，3（5）：396-403

李鸿梅，彦学迅，陈娟娟，等．2004. 量子点荧光标记应用于生物学的研究进展．国外医学：生物医学工程分册，27：281-286

刘世权，王立民，刘福田，等．2004. SiO_2 微球的制备与应用．功能材料，35（1）：11-13

张春阳，马辉，丁尧，等．2001. 量子点标记天花粉蛋白的研究．高等学校化学学报，22（1）：34-37

张万忠，乔学亮，陈建国．2005. 微乳液法合成纳米材料的进展．石油化工，34（1）：84-88

赵薇，张志凌，庞代文．2008. 量子点荧光标记技术在生物医学领域的应用．化学传感器，28（1）：8-14

朱以华，王强斌，古宏晨，等．2002. 表面功能化磁性微球的制备及在核酸分离与固定化酶中的应用．中国医学科学院学报，24：211

邹明强，杨蕊，李锦丰，等．2005. 量子点的光学特征及其在生命科学中的应用．分析测试学报，6（24）：133-137

Bagwe R P，Hilliard L R，Tan W H. 2006. Surface modification of silica nanoparticles to reduce aggregation and non-specific binding. Langmuir，22：4357-4362

Bruchez M，Moronne M，Gin P，et al. 1998. Semiconductor nanocrystals as fluorescent biological labels. Science，281（5385）：2013-2016

Cao Y W C，Jin R，Mirkin C A，et al. 2002. Nanoparticles with Raman spectroscopic fingerprints for DNA and RNA detection. Science，297（5586）：1536-1540

Chan W C W，Nie S M. 1998. Quantum dot bioconjugates for ultrasensitive nonisotopic detection. Science，281（5385）：2016-2018

Chatterj E E J，Haik Y，Chen C. 2001. Modification and characterization of polystyrene-based magnetic microspheres and comparison with albumin-based magnetic microspheres. Journal of Magnetism and Magnetic Materials，225：21-29

Edgar R，McKinstry M，Hwang J，et al. 2006. High sensitivity bacterial detection using biotin-tagged phage and quantum-dot nanocomplexes. Proc Natl Acad Sci，103（13）：4841-4845

Elghanian R，Storhoff J J，Mucic R C，et al. 1997. Selective colorimetric detection of polynucleotides based on the distance-dependent optical properties of gold nanoparticles. Science，277（5329）：1078-1081

Faulk W P，Taylor G M. 1971. An immunocolloid method for the electron microscope. Immunochemistry，8：1081-1083

Han M Y，Gao X H，Su J Z，et al. 2001. Quantum-dot-tagged microbeads for multiplexed optical coding of biomolecules. Nat Biotechnol，19（7）：631-635

Hanaki K，Momo A，Oku T，et al. 2003. Semiconductor quantum dot albumin complex is a long life and highly photostable endosome marker. Biochem Biophys Res Commun，302：496-501

Ho K C，Tsai P J，Lin Y S，et al. 2004. Using biofunctionalized nanoparticles to probe pathogenic bacteria anal. Chem，76：7162-7168

Hoshino A，Fujioka K，Oku T，et al. 2004. Physicochemical properties and cellular toxicity of nanocrystal quantum dots depend on their surface modification. Nano Lett，4（11）：2163-2169

Kaittanis C，Naser S A，Perez J M. 2007. One-Step Nanoparticle-mediated bacterial detection with magnetic relaxation. Nano Letters，（7）：2380-2383

Karmakar B，De G，Ganguli D. 1991. Dense silica microspheres from organic and inorganic acid hydrolysis of TEOS. Journal of Non-Crystalline Solids，272：119-126

Karmakar B, De G, Kundu D, et al. 1991. Silica microspheres from the system tetraethyl orthosilicate-acetic acid-water. J Non-Cryst Solids, 135 (1): 29-36

Kawaguchi T, Ono K. 1990. Spherical silica gels precipitated from acid catalyzed TEOS solutions. J Non-Cryst Solids, 121 (1-3): 383-388

Lazarides A A, George C S. 2000. DNA-linked metal nanosphere materials: Structural basis for the optical properties. J Phys Chem. B, 104 (3): 460-467

Lian W, Litherlandb S A, Badrane H, et al. 2004. Ultrasensitive detection of biomolecules with fluorescent dye-doped nanoparticles. Analytical Biochemistry, 334: 135-144

Mirkin C A, Letsinger R L, Mucic R A. 1996. DNA-based method for rationally assembling nanoparticles into macroscopic materials. Nature, 382: 607-609

Ow H, Larson D R, Srivastava M. 2005. Bright and stable core-shell fluorescent silica nanoparticles. Nano Letters, 5 (1): 113-117

Pileni M P. 2003. The role of soft colloidal templates in the controlling of size and shape of inorganic nanocrystals. Nature Materials, 2: 145-150

Rittich B, Spanova A, Ohlashenny Y, et al. 2002. Characterization of deoxyribonuclease I immobilized on magnetic hydrophilic polymer particles. Journal of Chromatography B, 774 (1): 25-31

Schmidt J, Guesdon C, Schomäcker R. 1999. Engineering aspects of preparation of nanocrystalline particles in microemulsions. Journal of Nanoparticle Research, 1 (2): 267-276

Shiohara A, Hoshino A, Hanaki K, et al. 2004. On the cyto-toxicity caused by quantum dots. Microbiol Immunol, 48 (9): 669-675

Storhoff J J, Lazarides A A, Robert C M. 2000. What controls the optical properties of DNA-linked gold nanoparticle assemblies. J Am Chem Soc, 122 (19): 4640-4650

Stöber W, Fink A, Bohn E. 1968. Controlled growth of monodisperse silica spheres in the micron size range. J Colloid Interface Sci, 26: 62-69

Su X L, Li Y. 2004. Quantum dot biolabeling coupled with immunomagnetic separation for detection of Escherichia coli O157: H7. Anal Chem, 76: 4806-4810

Tsay J M, Michalet X. 2005. New light on quantum dot cytotoxicity. Chem Biol, 12 (11): 1159-1161

Van Blaaderen A, Vrij A. 1992. Synthesis and characterization of colloidal dispersions of fluorescent. Monodisperse Silica Spheres Langmuir, 8: 2921-2931

Wang L, Zhao W J, Tan W H. 2008. Bioconjugated silica nanoparticles: development and applications. Nano Res, 1: 99-115

Wedemeyer N, Potter T. 2001. Flow cytometry: An "old" tool for novel applications in medical genetics. Clinical Genetics, 60 (1): 1-8

Widder K J. 1983. Magnetic micorspheres: a vehicle for selective targeting of drugs. Phannacol Ther, 20: 33-37

Zhang K, Chew C H, Kawi S, et al. 2000. Synthefis and evaluation of Ru-themum-copper oxide/silica catalysts derived from microemulsion processing. Catal Len, 64: 179-184

Zhao X J, Hilliard L R, Mechery S J, et al. 2004. A rapid bioassay for single bacterial cell quantitation using bioconjugated nanoparticles. PNAS, (19): 15027-15032

Zhao X, Tapec-Dytioco R, Tan W. 2003. Ultrasensitive DNA detection using highly fluorescent bioconjugated nanoparticles. J Am Chem Soc, 38: 11474-11475

Zhou X, Zhou J. 2004. Improving the signal Sensitivity and Photostability of DNA hybridizations on microarrays by using dye-doped core-shell silica nanoparticles. Anal Chem, 18: 5302-5312

第十章　流式荧光技术及应用

第一节　发展史概述

当今的流式细胞术（flow cytometry，FCM）已经被认为是一种自动而迅速的进行细胞及免疫分析的标准方法，它借鉴了荧光显微镜和血球计数原理，是集激光技术、光电测量技术、计算机技术、流体力学以及细胞生物学及免疫学为一体的新型细胞分析技术。它的研究开发受到了全世界的重视，从而也取得了很大的发展，各种先进技术的应用使得新型的流式细胞仪体积更小，功能更全，价格更低，使用更方便。

流式荧光技术，是基于激光激发荧光的发光类技术之一，又称悬浮阵列、液态芯片，是一个高通量、高速度以及多功能生物技术平台，是利用微球体作为载体，流式细胞仪作为检测平台，是20世纪90年代兴起的，它有机地整合了编码微球（encoded bead）、流式细胞技术、激光技术、应用流体学、最新的高速数字信号处理器和计算机运算法则，造就了其无与伦比的检测特异性和灵敏度，可广泛应用于免疫分析、核酸研究、酶学分析、受体和配体识别分析等研究，得到各权威机构和医学界高度认可，是临床诊断领域以及生命科学研究中的一大热点。

第二节　流式荧光技术的发展简史

流式细胞术是一种可以对细胞或亚细胞结构进行快速测量的新型分析技术和分选技术。其特点是：测量速度快，最快可在1s内计测数万个细胞；可进行多参数测量，可以对同一个细胞做有关物理、化学特性的多参数测量，并具有明显的统计学意义；是一门综合性的高科技方法，它综合了激光技术、计算机技术、流体力学、细胞化学、图像技术等多领域的知识和成果；既是细胞分析技术，又是精确的分选技术。

概要说来，流式细胞术主要包括了样品的液流技术、细胞的分选和计数技术，以及数据的采集和分析技术等。流式细胞术在细胞化学中应用的先驱者是Van Dilla和美国的Los Alamos小组。近20年来，国内外在流式细胞术上都做了不少的研究和应用工作，也取得了不少成果。

从传统意义上讲，流式细胞技术是利用流式细胞仪对细胞或亚细胞结构进行快速测量的分析和分选技术。所能获得的参数主要限于细胞、细菌或微粒的大小、形状及其比率，难以做生物医学上有重要意义的复杂样品中多组分的同时检测，更难以对基因和蛋白质做全基因组分析。然而，如果将液体中的可溶性成分结合在一种类似于细胞大小的颗粒（如乳胶颗粒）上，流式细胞仪便可以对其进行分析，这就是近年来发展起来的流式微球分析（cytometric bead assay，CBA）技术。

流式微球分析技术，是利用微球体作为载体，流式细胞仪作为检测平台的新型生物分子检测技术。高分子微球是一种性能良好的蛋白质载体，因可吸附抗体而特异性地检测相应抗原而常用于免疫分析中的诊断试剂或试剂盒组件。传统的流式细胞术是利用流式细胞仪对细胞或亚细胞结构进行快速测量的分析和分选技术，所能获得的参数主要限于细胞、细菌或微粒的大小、形状及其比率，难以做生物医学上有重要意义的复杂样品中多组分的同时检测，更难以对基因和蛋白质做全基因组分析，而这是进行未知基因功能分析以鉴定疾病相关基因、药物筛选、临床诊断及食品安全中多种农兽药残留检测及其他领域高通量检测所必需的。

实际上，流式微球分析技术的雏形最早可追溯到 1977 年，Horan 等利用两种大小不同的微球，在流式细胞仪上同时进行两种抗体的免疫分析。McHugh、Scillian 等随后又用 4 种不同大小的微球进行 HIV 抗体的免疫检测。研究者们后来又将抗原、抗体、受体或经过氨基修饰的核苷酸等不同的生物大分子在 EDC 等偶联剂存在下，连接在经羧基包被处理的微球表面上，从而进行不同的生物反应，极大地拓展了该技术的应用领域。

流式微球分析技术发展到 20 世纪 90 年代，演变成为流式荧光技术，又称悬浮芯片技术、液相芯片技术，是利用微球体作为载体，流式细胞仪作为检测平台，集流式细胞技术、激光技术、数字信号处理技术及传统化学技术为一体的新型生物分子检测技术。它的最大特点是通量大、灵活性好。Luminex 是对核酸、蛋白质等生物分子进行大规模测定的一种技术。随着流式细胞仪的发展，其相关的分析方法也取得了很大的进展。高分子荧光微球得到了越来越广泛的应用。与传统的流式细胞术相比较，以微球为载体的检测得到的数据是通过分析微球上所携带的信号而完成的。

液相芯片技术是随着人类基因组计划在 20 世纪 90 年代完成后发展起来的新一代生物芯片技术。它具有通量大、灵活性好、灵敏度高、动力学范围广等优点，它的发明对分子生物检测领域具有里程碑意义。液相芯片技术被誉为后基因组时代的芯片技术，也被称为 xMAP 技术，全名为“多功能多指标同步分析体系”（flexible multiple analyte profiling，xMAP），也称为 multi-analyte suspension array（MASA）。它是集流式细胞技术、激光技术、数字信号处理技术及传统化学技术为一体的新型生物分子检测技术。

Luminex xMAP 技术，又称流式荧光技术，又称悬浮阵列、液态芯片，该技术的核心是把直径为 5.6μm 的聚苯乙烯小球用荧光染色的方法进行编码，通过调节两种荧光染料的不同配比获得最多可达 100 种具有不同特征荧光谱的微球，然后将每种编码微球共价交联上针对特定检测物的抗原、抗体或核酸探针等捕获分子。应用时，先把针对不同检测物的编码微球混合，再加入微量待检样本，在悬液中靶分子与微球表面交联的捕获分子发生特异性结合，在一个反应孔内可以同时完成多达 100 种不同的检测反应。最后用 Luminex™100 进行分析，仪器通过两束激光分别识别微球的编码和检测微球上报告分子的荧光强度。而 Flexmap 3D 技术通过加入 3 种不同的荧光素，根据荧光素的比例不同可将微球分为 500 种。微球基质上 3 种不同分类的荧光可由红色激光来激发，分别由 3 个光明二极管来采集。比较三者发射光的比率，就能区分 500 种不同的荧光微球。

Luminex xMAP 技术（液态芯片）有机地整合了荧光编码微球技术、激光分析技术、流式细胞技术、高速数字信号处理技术、计算机运算法则等多项最新科技成果，具有自由组合、高通量、高速度、低成本、准确性高、重复性好、灵敏度高、线性范围广、无需洗涤、操作简便、既能检测蛋白质又能检测核酸等优点，代表着生命科学基础研究和医学诊断技术的发展方向。在临床诊断中引进流式荧光技术和产品，将极大地提高检测效率和降低检测成本。

早在1997年，《临床化学》杂志就刊登专文介绍 Luminex xMAP 技术（液态芯片），并将其誉为“真正的临床应用型生物芯片”。随后，运用 Luminex xMAP 技术（液态芯片）进行临床诊断和基础研究成为生命科学研究领域的一大热点，相关的研究论文频频刊登在《临床化学》、《临床与诊断免疫学》、《临床微生物》、《基因组研究》、《蛋白质组研究》、《癌症》等国际权威学术杂志上。2001年7月27日，INOVA 公司的 ENA 系列产品率先通过美国 FDA 的严格认证，标志着 Luminex xMAP 技术（液态芯片）得到了美国官方的高度认可，并由此成为首个，也是目前唯一得到美国 FDA 许可用于临床诊断的多指标并行检测技术。2005年6月9日，基于 Luminex xMAP 技术（液态芯片）的学术论文刊登在当日出版的《自然》杂志上，这是学术界认可一项技术所能给予的最高荣誉。2005年11月，为了表彰其对临床诊断技术进步做出的革命性贡献，全球科技产业和行业研究的权威机构——Frost & Sullivan 授予 Luminex xMAP 技术（液态芯片）“2005年度国际临床诊断技术革新大奖”，标志着 Luminex xMAP 技术（液态芯片）在国际临床诊断技术领域的领军地位得到了最具权威的认可。

第三节　流式荧光技术的原理

一、技术原理

流式荧光技术的原理是将包被某种抗原或抗体的不同大小的微球与待测液体中的相应成分反应形成抗原与抗体的复合物，再加入荧光素标记的第二抗体，微球上结合的待测抗原或抗体分子数量与其荧光强度呈线性关系，由此可对待测液体中与微球上包被抗原或抗体分子相对应的成分进行定性或定量分析。流式荧光技术原理如图10-1所示。

（一）编码微球

高分子荧光微球是指直径在0.02～10μm 范围内，负载有荧光物质，在激发光的作用下能发射出荧光的固体颗粒。早期的微球主要是聚苯乙烯微球，后来出现了多种材料的高分子微球，如二氧化硅、聚丙烯酸酯、聚乙烯基吡啶、聚丙烯酰胺等，但聚苯乙烯微球仍是至今应用较为广泛的。高分子微球作为固相化载体，具有易于分离和提纯的优点。此外，微球颗粒大小均一，单分散性好，制备简单且表面易于连接功能化基团。微球为正圆球形，它的比表面积大，球形的表面可以以最大的程度结合包被物，而且弧度较大的表面有利于将抗原决定簇或抗体的结合位点暴露出来使之处于最佳的反应状态，从而提高检测的灵敏度。

（二）交联探针、抗体或抗原

蛋白质与微球最初是通过非特异性吸附作用而结合的，这种非特异性的结合不够牢

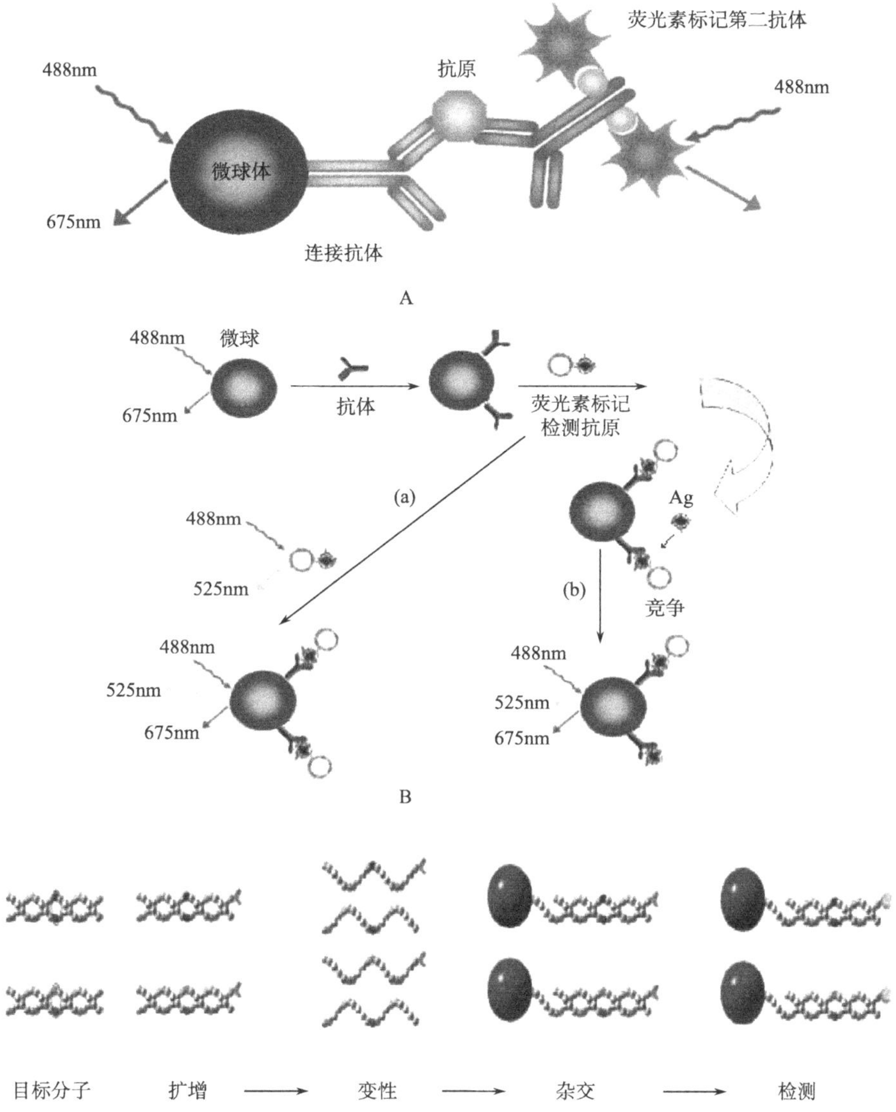

图 10-1　流式荧光技术原理图

A. “三明治夹心”免疫测定法；B. 竞争性免疫分析模型；C. 核酸杂交法

固，吸附的蛋白质会随着时间的推移而缓慢脱落，并且当吸附有蛋白质的微球和溶液中的蛋白质发生交换现象，从而失去生物活性。因此，人们对微球进行表面化学修饰，使微球表面带有—NH_2、—$NHCH_3$、—N（CH_3）$_2$、—SO_3H、—COOH 等官能团，即通过化学键结合方式，以增强微球与生物活性物质结合的牢固性。Luminex 液相芯片技术是基于多种标记有不同荧光染料的聚苯乙烯微球，微球直径一般为 5.6μm。微球主要有 4 种：Micro Plex 微球、SeroMap 微球、xTAG 微球和 MagPlex 微球。4 种微球的原理基本相同，且后 3 种都是在 Micro Plex 微球的基础上发展而来的。其中 SeroMap 微球是专门为血清学检测所设计的，它可以减少血清中不同抗体与微球的非特异结合。

xTAG 微球是在 Micro Plex 微球的基础上连接了带有 tag 的核酸探针，可用于核酸检测。MagPlex 微球，又称为磁珠（magnetic bead），是 Luminex 公司于 2007 年推出的新一代微球，它的最大特点是微球带有磁性，因此避免了人工使用滤过板，使得整个检测过程可以自动完成，大大提高了检测速度。

（三）检 测 反 应

先把针对不同检测物的、用不同荧光色编码的微球混合，再加入被检测物。悬液中的微球与被检测物特异性结合，结合物被标记上荧光物质。

（四）激 光 分 析

微球成单列通过两束激光，一束判定微球的荧光编码；另一束测定微球上的报告分子的荧光强度。当三种波长同时被检出时，便可确定一种相应的被分析物质的存在。它具有灵敏度高，特异性强，分析速度快，可用微量样品进行多组分同时分析等优点。其功能明显优于 ELISA、ELISPOT、定量 PCR、RPA、微嵌片阵列等多种目前常用的生物分析方法。

二、定量分析原理

细胞的多种成分，如某些抗原或受体表达的流式细胞分析，以前多以平均荧光强度（MFI）或相对荧光强度（RFI）表达其含量。由于流式细胞仪每次的仪器状况可出现差异，每个实验室所用仪器的类型也不尽相同，以 MFI 或 RFI 表示某些细胞的抗原或受体的表达量缺乏可比性，虽然流式细胞仪有极高的荧光灵敏度，但却无法准确应用这些信息。近年来，为了通过 FCM 精确定量分析细胞的某些成分，定量流式细胞术（quantitative flow cytometry，QFCM）逐渐得到发展，其定量分析原理主要有以下两种。

（一）定量抗体微球法

在特制的微球上包被已知分子数的羊抗鼠 IgG 分子，再将包被不同分子数的微球混合，形成含不同羊抗鼠 IgG 分子数的混合微球，此微球与待测标本在相同条件下与荧光素标记的单克隆抗体（McAb）反应后在流式细胞仪上测定其荧光强度，根据微球上所包被的羊抗鼠 IgG 分子数和与之对应的对数荧光强度计算回归方程，再将待测样本中阳性细胞的对数荧光强度代入方程即可求得其每个细胞上的平均抗原分子数（抗原结合位点数）。

（二）定量荧光素分子微球法

在特制的微球上直接包被荧光素分子，再将包被不同分子数的微球混合，形成含不同数量荧光素分子的混合微球。在流式细胞仪仪器设置相同的条件下测定此微球及待测细胞的荧光强度，根据微球上所包被的荧光素分子数和与之对应的对数荧光强度计算回归方程，再将待测样本阳性细胞的对数荧光强度代入方程，可求得每个细胞上的平均荧光素分子数，根据所用于样本测定的单克隆抗体（McAb）与荧光素结合的分子比例，计算每个细胞上的平均抗原分子数。单细胞的抗原或受体定量是流式细胞分析的重要进展，为研究细胞的生物学、生物化学及免疫学等性质提供了更精确的方法。

第四节　检测仪器的工作原理

微球编码技术不同，信号的检测方式也各不相同。流式细胞术是目前应用最广、技术最成熟的一种信号识别和检测技术。微球单个逐一通过检测通道时受到双色激光（如红色和绿色）同时照射，第一束激光激发微球的分类荧光，根据荧光编码确定微球的类别，即微球内部的两种荧光物质受激发后可发射两种不同波长的荧光，不同类别微球内这两种荧光物质比例不同，则荧光强度比率也不同，从而将不同的特异性反应区分开来（定性、分类）；第二束激光激发报告分子上的荧光素，根据荧光强度确定微球上结合的报告分子的数量，从而确定目标分子数量（定量）。系统只记录与红色荧光同时出现的绿色荧光信号，不记录未结合的报告分子荧光信号，因此检测前无需洗脱未结合的报告分子。此外，利用流式细胞术中 90°角散射光可有效地消除微球聚集对结果造成的影响。各种信号经分析软件进行数字化处理，可获得检测物的种类和数量。流式细胞仪和 Luminex 液相芯片的工作原理如图 10-2 和图 10-3 所示。

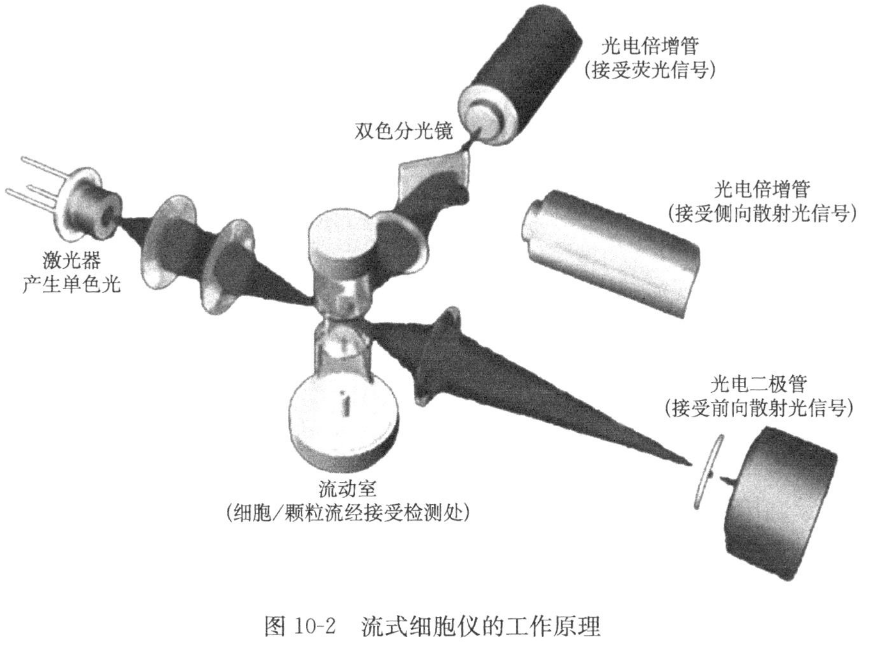

图 10-2　流式细胞仪的工作原理

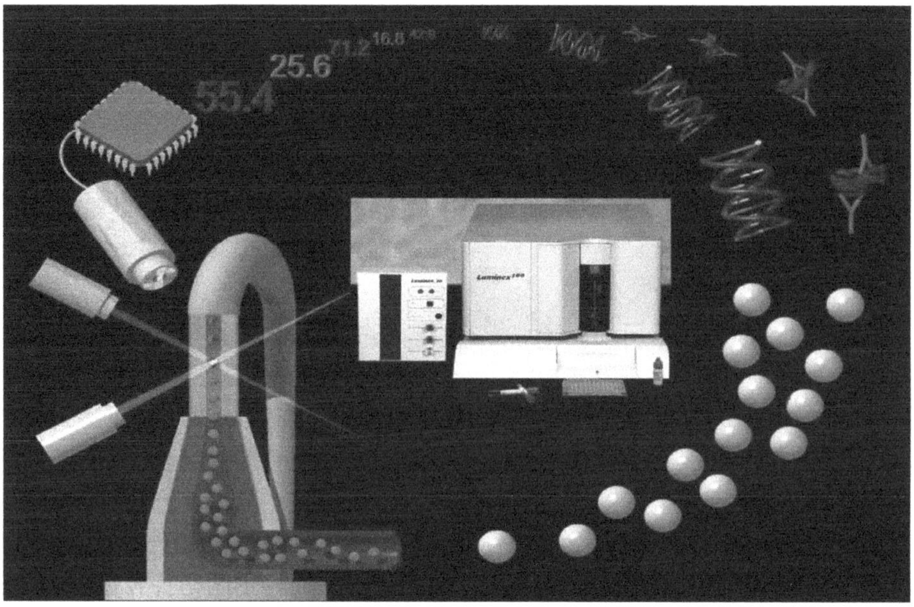

图 10-3　Luminex 液相芯片的工作原理

第五节　流式荧光技术的特点

Dasso 等（2002）做了 ELISA 方法和编码微球流式分析方法的比较，结果都表明编码微球分析方法重复性更好、有更广泛的动力学测定范围、敏感性更高，所需时间和样品量更少。Yan 等（2005）使用两种不同的类似的荧光编码微球方法，实现了 A 型和 B 型流感病毒的同时检测，重复性好、敏感性高、试剂耗量小、实验成本低。Carson 和 Vignali（1999）在 100μL 体系中定量检测 15 种细胞因子，获得了满意效果，而 100μL 体系仅够 ELISA 方法检测一种细胞因子。目前 Luminex-100 流式荧光微球检测系统可识别 100 组荧光微球，每种颜色的微球可以携带一种生物探针，因此一个反应孔内可以同时完成 100 种不同的生物学反应，从而具有分析多种待测物的特点及高度的灵敏度和特异性。

流式荧光技术在各种应用中的检测结果与传统的 ELISA 基本一致，但有着 ELISA 无法比拟的优越性。

（1）通量大：一次可同时分析多种不同的因子，而 ELISA 每次只能对 1 种因子进行单一分析。取微量（10μL）标本，可以 1 次检测 100 个指标。

（2）标本利用率高：如患者的 1 小份标本（血或其他体液、组织）可以被用来同时检测上百个生理病理指标。液芯联检试剂用量少，降低检测成本。

（3）特异性强：两束激光分别分析杂交信号（敏感性）和乳胶颗粒上荧光颜色（特异性），而且激光只分析颗粒一定半径内的信息，所以检测特异性强，背景低，明显高于 ELISA。

(4) 敏感度高，动力学范围宽。灵敏度高：检测低限可达 0.01pg/mL；线性范围广：动态范围可达 4～6 个数量级。

(5) 液相反应：反应过程中微球能在液相的条件下悬浮几个小时，增加了反应面积，而且液相的环境可保持构象不变，有利于抗原与抗体结合、核酸与核酸杂交、配体与受体结合等。

(6) 节约人力资源：操作简便，快捷，耗时短。最快可达 10 000 次测试/h。

(7) 重复性好：Bio-Rad 的 Bio-Plex 悬浮芯片系统应用荧光微球检测细胞因子时复性可以达到 90%以上。每个指标有 1000～5000 个反应单元，分析 100 次取平均值，CV 值<5%。

第六节 流式荧光技术的应用

一、免疫学或基于免疫学原理进行的分析

（一）人类传染病快速检测以及疾病诊断传染性疾病的检测

Wong 等（2004）利用炎症因子试剂盒（cytometric bead assay human inflammation kit）和 Th1/Th2 试剂盒对严重急性呼吸系统综合征（severe acute respiratory syndrome，SARS）进行研究，研究发现 SARS 病毒引起过度免疫反应可能是导致 SARS 患者死亡的决定性因素，并且将一系列研究成功发表在 Clin Exp Immunol 和 Pediatrics 等刊物上，为成功战胜急性呼吸系统综合征病毒作出了突出贡献。

液相蛋白质芯片技术还可应用于动物疾病的检测诊断，如禽流感、口蹄疫等。Peiris 等（2004）应用 CBA（流式细胞微球芯片）试剂盒检测禽流感患者血清中细胞因子和趋化因子的浓度后，发现禽流感 A H5N1 亚型感染的患者血清中细胞因子，如 IP-10 和干扰素-γ 诱生单核因子（MIG）的浓度非常高，这一研究证实了细胞因子功能紊乱是 H5N1 感染后疾病发生发展的重要病因。

（二）多农兽药残留的检测

刘楠等（2010）建立了一种同时可检测多农兽药残留的高通量悬浮芯片技术。以常用的 4 种兽药（氯霉素、克伦特罗、雌二醇和泰乐菌素）和 3 种农药（阿特拉津、吡虫啉和甲萘威）共为靶标物，基于间接竞争法的免疫学检测原理，通过优化条件，使抗原抗体基本完全反应，操作简便快捷，最多可同时检出 7 种农兽药残留靶标物；实验结果表明，高通量悬浮芯片检测标准回归曲线方程和相应的决定系数 R^2 表现良好；在对含有多种农兽药残留的不同盲样的检测中，检测浓度值与实际浓度的相对偏差较小。高通量悬浮芯片技术为多农兽药残留的快速检测提供了新方法，此系统可用于多农兽药残留实际样品的初步检测，整个检测过程仅耗时 1～2h，基本上满足了多农兽药残留检测的灵敏、特异、快速和高效的需求，具有广阔的应用和发展前景。

（三）肿瘤标志物检测

Vrzalova等（2009）用此技术检测人血液中催乳素、骨桥蛋白、胰岛素样生长因子Ⅱ等标记物来早期诊断卵巢癌。Arellano等（2008）用此技术检测人唾液中IL28、IL21b等细胞因子来诊断口腔癌。Nolen等（2008）应用液相芯片技术监测人血液中细胞因子、激素、黏附分子等55种生物标记来监测进展期乳腺癌对新辅助化疗的治疗反应。从理论上讲，任何可溶的化学因子都可以用该法进行定性和定量分析，因此运用Flexmap 3D技术几乎可以一次检测出目前所知的所有肿瘤标记物，可以预见Flexmap 3D在未来还有着更广泛的应用前景。

（四）细胞因子检测

对细胞因子水平进行全面监测与评价比监测单个细胞因子更具有临床意义，但目前的检测方法每次只能单一检测一种细胞因子，且存在相互干扰、灵敏度不高、测定结果变异大、操作繁琐、费时等问题，流式细胞微球芯片较好地克服了上述不足。de-Jager等（2003）检测了外周血单个核细胞分泌的15种细胞因子，结果与ELISA法相关性良好（$r=0.75\sim0.99$），室内及室间CV为10%～22%。Morgan等（2004）以NIBSC标准为对照，检测结果显示准确度高，室内、室间变异小于12%。他们对来自血浆、泪液、痰等不同标本中的14种细胞因子进行测定，并与ELISA法进行比较，表明两者间相关性好，动力学线性范围比ELISA宽，灵敏度更高。Martins等（2004a）对细胞因子检测过程中较难处理的异嗜性抗体的干扰因素水平进行分析，有针对性地设计特异性阻断剂，较好地解决了其对10种细胞因子检测的干扰问题。

（五）自身免疫病检测

补体系统是天然免疫系统主要成员，主要对抗原-抗体形式的自身免疫系统疾病作出应答，在类风湿性关节炎、全身性红斑狼疮、急性肾小球肾炎等疾病中补体系统都起到了重要作用。补体系统被激活时会产生许多溶蛋白性裂解物和一些特征性复合物。例如，过敏毒素（包括C3a、C4a、C5a、Bb、sC5b-9等），它们在调解各种细胞免疫应答和相应的前炎症因子水平中起到了重要的作用。溶蛋白性裂解物同时也是体内、外激活补体活性的重要指示器，可以作为监视不同免疫性疾病临床状态的重要指标。自从BD公司推出用于检测C3a-des Arg、C4a-des Arg和C5a-des Arg补体试剂盒后，成功地实现补体的高效、多重、高灵敏度的检测，为补体的研究成为可能、为此类自身免疫系统疾病的临床诊断打下基础。

ENA抗体种类多，广泛存在于各种胶原血管病中，在不同病种的患者血清中均有不同程度体现，对其进行综合检测分析，在确诊及预后方面评估具有重要意义。Martins等（2004b）应用流式荧光技术同时检测了249份血清样品（包括来自确诊系统性红斑狼疮患者的血样）中的最有诊断价值的5种ENA自身抗体（SSA、SSB、Sm、

RNP、Scl270)，并与ELISA法进行比较，SSA、SSB、Sm、RNP两者一致性不低于97%，但Scl270抗体检测结果差别较大，用其他分析方法进行确证检验后认为系ELISA出现假阳性所致。Yiannaki等（2004）检测了组织活检确诊的乳糜泻患者3种自身抗体，分别用正常献血者及慢性肝炎患者作阴性对照，方法室内CV为2%～12%，室间CV为3%～21%。对数据进行综合分析后认为与ELISA相关性极好，慢性肝炎患者的流式荧光技术检测优于ELISA法。

（六）临床医学疾病诊断和治疗

用于检查新生儿是否患有甲状腺功能减退。传统的方法需依次检测甲状腺素（T4）浓度、促甲状腺素（TSH）浓度等指标。2000年，Bellisario等（2000）报道了用流式微球分析技术在一个样本里同时检测新生儿干细胞中甲状腺素和促甲状腺素，以提高诊断的正确率。将分别连接有T4-BSA（牛血清白蛋白）和抗TSH的捕获抗体的两种微球混合，再加入干细胞提取物和抗T4的检测抗体进行温育，最后加入荧光标记物作为分子探针，通过流式细胞仪检测荧光信号，每个样本仅需15s就能获得检测结果，检出限分别达到8μg/L和0.7mIU/L。这种方法灵敏、准确、快速，也可代替质谱用于同时检测多种低浓度的内分泌物以诊断婴儿先天性肾上腺增生性肥大。

监测白三烯B4（LTB4）的水平对于预防和诊断疾病尤为重要。在慢性阻塞性肺疾病、支气管哮喘、囊性纤维化等多种慢性气道炎症性患者中，常出现局部或全身LTB4表达水平异常的情况，有关研究发现关节炎和动脉硬化症的形成也与白三烯B4表达水平有关。2005年，Miller和Segert（2005）用流式微球技术建立了白三烯B4的检测方法，该方法是一种标准的间接免疫法，将LTB4单抗连接在带有羊抗小鼠IgG的微球上，待检样本中游离的LTB4和荧光染料标记的白三烯B4标准品共同竞争单抗，所检测到的荧光信号强度与待检样本中的LTB4负相关，IC50达到55ng/L。这种方法特异性强，与LTC4、LTD4、LTE4等结构相似物的交叉反应低，且成本比ELISA低。

（七）过敏原筛查

Drouvalakis等（1999）对6个狼疮抗凝物（lupus anticogulant）阳性样品进行悬浮芯片技术分析，得到了正确的结果。Buranda等（2001）利用悬浮芯片技术对标记有特定抗原决定簇的蛋白质进行检测。Fulton等（1997）将16种植物过敏原通过化学键连接在微球体上作为探针，检测血浆中特异的抗体。Swartzman等（1999）将抗IL-6、IL-8的单抗连接在微球体上，以检测人脐静脉内皮索细胞分泌的IL-6、IL-8。

（八）心血管疾病标志物检测

急性心肌梗死（acute myocardial infarction，AMI）为突发的心血管病之一，在我国的发病率和病死率都呈现急速上升的趋势。近年来，心肌肌钙蛋白（cardiac troponin，cTn）在临床上的应用越来越广泛，它在AMI方面诊断的敏感性和特异性日益受到临床工作者的重视，是AMI诊断的"金标准"，具有灵敏度高，在血中出现时间早，诊断窗口时间长等优点。目前，检测人心肌钙蛋白T（cTnT）的方法较多，较为理想的为化学发光和电化学发光法。黄山等（2010）利用cTnT单克隆抗体包被聚苯乙烯微球，建立流式微球分析技术（cytometric bead assay，CBA），检测人体外周血中cTnT，具有敏感性高、特异性强、操作简便等特点，与电化学发光法比较，具有较好的线性关系。

二、DNA杂交分析

（一）感染性疾病病原微生物的检测

1. 悬浮芯片技术与多重PCR结合检测病原体

为充分发挥悬浮芯片技术高通量、高灵敏度等特点，很多学者将其与多重PCR结合，同时检测多种病原菌。多重PCR的引物一般将其设计在病原体的特异性基因上，如毒力基因、O抗原基因簇中的特异性基因片段、16S rDNA中的特异性区域，可实现在种水平甚至株水平上的鉴定。此两项技术的结合显示出双重的特异性，特异性其一是特异性的引物与目的片段的结合，特异性其二是特异性的探针与PCR目的产物的结合，基本上消除了引物非特异性扩增而产生的假阳性结果。采用传统的凝聚成像方法建立的多重PCR技术，由于受到PCR产物片段大小的限制，很难超过6重，而与悬浮芯片技术结合，不受PCR产物片段大小限制，多重能力可能达到几十重。

Straub等（2005）建立6重PCR与11重悬浮芯片检测三种病原菌，对样品检测灵敏度均在100cfu以下。Wilson等（2005）建立了10重PCR检测4种生物恐怖因子，由于每一种生物恐怖因子具有2～3个靶分子，从而降低了对环境样本漏检的概率。利用它们建立的多重体系通过对环境样本检测，其检测的灵敏度在10fg到10pg，即不同的靶分子检测灵敏度存在一定差距。Letant等（2007）建立了16重PCR检测8种病原体，利用所建立的检测体系对临床样品的检测证实具较好的特异性和灵敏度。Han等（2006）建立的Templex PCR体系，多重能力达到25重，实现对25种乳头瘤病毒型进行鉴定与检测。

多重PCR反应体系已经被众多研究者报道，多重反应能力也在不断提高，早在1996年就有32重PCR反应体系的报道；Han等（2006）也建立了25重PCR反应体系；甚至有90重PCR反应体系的报道。但相对于悬浮芯片100重鉴定PCR产物的能力而言，目前的多重PCR反应体系还是一个弱点，不能满足悬浮芯片高通量检测的需要。很多研究者在PCR——悬浮芯片技术体系中，建立的多重PCR很难超过20重，不能充分发挥悬浮芯片高通量的作用。

同时，随着PCR多重能力的提高，也出现一个新的问题——多重与灵敏度之间的矛盾，即随着多重能力的提高，其灵敏度在降低。Wilson等（2005）所建立的多重体系，灵敏度比单重降低了10～100倍。尽管巢式PCR、靶序列富集多重（target enriched multiplex，Templex）PCR策略被采用，来增加多重PCR灵敏度，但是由于增加了对PCR产物的操作，从而增加了PCR产物交叉污染的概率。由于PCR技术具较高的灵敏度与高扩增能力，任何增加PCR产物的操作都增加了交叉污染产生假阳性结果的概率，都是不可取的，无法满足临床与实际应用条件。

2. 悬浮芯片技术与通用引物结合检测病原菌

16S/23S rDNA 在属水平上具特异性，通过对 16S/23S rDNA 鉴定可实现在属水平上对病原微生物的检测。不同属的细菌 16S/23S rDNA 既具同源区又有变异区，可在同源区设计通用引物，扩增所有细菌或大部分细菌 16S/23S rDNA 片段；在变异区设计不同属细菌的特异性探针，将 PCR 产物与偶联探针的悬浮芯片杂交，悬浮芯片可将不同的 PCR 产物鉴定出，从而达到检测不同微生物的目点。

Spiro 和 Lowe（2002）建立了以 16S rDNA 为靶分子设计通用引物检测多病原菌的方法，并对 PCR 产物进行定量，能成功定量总产物 0.3%的靶分子。Dunbar 和 Jacobson（2007）以 23S rDNA 为靶分子设计通用引物检测大肠杆菌、沙门菌、李斯特菌等，其灵敏度大肠杆菌为 2.5cfu/mL，李斯特菌为 500cfu/mL，沙门菌为 39cfu/mL。Diaz 和 Fell（2004）在毛孢子菌属 23S rDNA 设计通用引物，再设计 48 个种特异性探针，进行种的鉴定，成功鉴定了 48 个毛孢子菌种。

通用引物的使用避免了多重 PCR 中所遇到的问题，但也具一定局限性。首先 16S/23S rDNA 具属特异性，很难在种的水平上进行检测。其次，某些重要的菌属同源关系较近，所设计探针的特异性较差，往往只具有几个碱基差异，存在严重的交叉反应。同时，由于没有了引物不再具特异性，导致检测体系特异性大大降低。最后，由于通用引物对大部分细菌都能扩增，在实际样本检测时，由于菌群多样性，导致扩增片段多样性，在一定程度上降低了目的病原菌扩增效率，在我们实验中，当目的病原菌数量少于总菌群数量 10%时，检测结果变异系数增大，甚至出现检测不到结果的现象。

3. 悬浮芯片直接检测环境样本

悬浮芯片与 PCR 结合，尽管在特异性、灵敏度上表现出众，但也存在一定问题。首先，不能确定检测样本是否仍然具有传染性，因为 PCR 能扩增一切存在的靶分子，既使存在死的病原菌或是病原菌死后释放的 DNA，仍能检测出阳性结果。其次，对环境样本富集提取核酸时，面对环境样本物质多样性，PCR 聚合酶抑制因子也一同伴随 DNA 提取出，可能会抑制 PCR 反应，产生假阴性结果。同时，很多情况下，如食品生产、环境评估，我们需对检测样本中存在的病原菌进行定量研究，悬浮芯片虽然具有定量的能力，但我们获得的结果是 PCR 产物的量，而非我们所关注的病原菌的量。最后，悬浮芯片与 PCR 结合一个主要的缺陷是需对 PCR 产物进行处理，任何对 PCR 产物的操作都增加了 PCR 产物交叉污染概率，易产生假阳性。为了克服 PCR 扩增产生的问题，Chandler 和 Jarrell（2004）未使用 PCR 扩增，而直接对模拟环境样品进行处理，提取 16S rRNA，与悬浮芯片杂交，进行检测，检测灵敏度能达到 1ng 16S rRNA（相当于 10^4cfu）。同样的方法也在基因芯片中得到验证，检测灵敏度为 10ng 16S rRNA 水平。采用这种策略，就其灵敏度而言，还难以满足实际样本检测的要求。因此在样本处理、16S rRNA 提取方法等方面仍需改进。

4. 在病毒检测中的应用

悬浮芯片技术亦用于病毒检测。HPV DNA 分型悬浮芯片基于悬浮芯片技术对

HPV进行分型检测，多种基因型一次呈现。研究表明，该技术用于HPV检测和分型，不仅灵敏、准确、快速、成本低，而且通量高、易于自动化，优于传统的固相芯片，可作为HPV感染流行病学调查、癌症大规模筛查、介入治疗监测以及疫苗效果的评价等有效的工具。

Mahony等（2007）应用悬浮芯片系统发展了能够同时检测20种人类呼吸道病毒型/亚型的系统，应用该系统和免疫荧光（DFA）分别对183份已经确认的阳性样本进行检测，180份阳性，灵敏度达98.5%，然而DFA仅仅检出126份阳性。目前已有基于此技术的商品化呼吸道病毒检测试剂盒推出。另外，悬浮芯片技术还用于畜类病毒的检测，Deregt等（2006）使用悬浮芯片直接杂交模式，同时检测猪霍乱病毒（CSFV）、牛病毒性腹泻病毒1型和2型（BVDV1、BVDV2）和绵羊瘟病毒，检测灵敏度达0.2～10$TCID_{50}$/mL。

（二）单核苷酸多态性（SNP）检测

单核苷酸多态性（SNP）主要是指在基因组水平上由单个核苷酸的变异所引起的DNA序列多态性。它是人类可遗传的变异中最常见的一种。SNP数量巨大，分布广泛，可作为鉴别某些疾病相关基因位点的标签，还可用于药物敏感性分析等。Iannone等（2000）利用此技术对*ApoE*基因位点附近的9个SNP同时进行分型，结果表明多重反应时的荧光信号并不比单次反应的弱，而且还具有高通量的优势，并仍能保持检测反应的快速、准确。

（三）基因表达分析

Yang等（2001）将生物素酰化的cRNA和微球上的检测探针杂交，从而对Arabidopsis中的特定基因的表达进行定量，结果表明它的敏感性可达到每个细胞10～30个拷贝。认为花费昂贵的传统基因芯片技术适用于少量样本的全基因组筛检，TaqMan法适用于多个样本、少量基因的筛检，而悬浮芯片技术则可很好地应用于多个样本、超过100个基因的筛检。

（四）遗传性疾病筛检

由于基因发生缺失、移码、替换等突变，会导致一些编码信息的改变，从而导致某些疾病的发生。只要将基因突变位点设计在检测探针的中间（8～14bp处），即可利用悬浮基因芯片技术对遗传性疾病进行筛检。Johnson等（2004）利用此技术对625份标本进行了囊性纤维病跨膜调节基因（*CFTR*）的27个突变和4个多态性的检测，得到了较好的结果。Wallace等（2003）则将多重PCR技术和悬浮芯片技术结合在一起，在一个反应中对急性淋巴细胞性白血病（ALL）患者染色体易位产生的7个融合转录本进行了检测，实验的敏感性和特异性均达到了100%。

β地中海贫血所涉及的基因突变位点复杂，临床上检测比较困难。孙大光等（2004）设计了两对覆盖8个基因突变位点的引物，采用液相芯片技术对中国大陆人群常见的8种β地中海贫血突变种类进行了筛查。正常人标本和已知突变的标本检测结果与临床上最为常用的PCR反向点杂交法结果的符合率为100%。

三、受体-配体分析

在肾移植方面，Lachmann等（2009）运用此技术检测抗人白细胞抗原（HLA）抗体和供者特异性抗体（DSA）来监测同种异体肾移植后的慢性排斥反应；Brian等（2009）最新报道了用Luminex液相芯片技术检测肾移植以及其他器官移植前受体中人白细胞抗原（HLA）抗体的水平。与基于补体介导的细胞毒性（CDC）检测法相比，Luminex液相芯片技术更加灵敏，并且它可以检测到其他方法不能发现的潜在移植受体的预致敏状态。

四、激素水平的测定

相比较于常规的放射免疫测定法，此技术不但操作更简便，而且没有放射性污染的危险，更加适合在临床诊断实验室推广应用。Bellisario等（2000）利用悬浮芯片技术同时测定了新生儿血清促甲状腺素（TSH）和甲状腺素（T4）水平以早期诊断先天性甲状腺疾病，取得了良好的效果。目前，国外实验室还正研究开发可以同时检测17羟孕酮（17-OHP）、苯丙氨酸羟化酶（PAH）、葡萄-6-磷酸脱氢酶等多种内分泌代谢产物或关键酶的试剂盒，以达到一次抽血即可完成对先天性肾上腺皮质增生、苯丙酮尿症等多种先天性疾病诊断的目的。

五、生物毒素的检测

随着生物恐怖威胁的逐渐增大，各国的疾病防控部门都加大了对潜在生物恐怖病原的研究，尤其是相应检测方法的研究，当前采用的主要方法有经典的ELISA、高效液相色谱法、反向被动血凝试验（RPHA）、免疫印迹法和PCR法等，但是均不能同时满足高通量、准确、迅速的检测要求。目前，已有越来越多的科学家将悬浮芯片技术应用于生物毒素的检测，并取得了较好的效果。Biagini等（2004）利用此技术检测人血清中针对炭疽杆菌保护性抗原（PA）的IgG抗体，并于ELISA法进行了对比，再一次证明了悬浮芯片技术不但比ELISA有更宽的检测线性范围，而且有更高的检测灵敏度。

六、T细胞活性检测

虽然许多受体本身具有酪氨酸激酶活性，但是T淋巴细胞等细胞受体不具有酶活性，却可以通过ITAM等区域连接胞质中酪氨酸激酶后具有酶的活性。T细胞上连接受体可以激活Lck和ZAP-70酪氨酸激酶活性，其中ZAP-70激酶可以磷酸化LAT、SLP-76调节蛋白（管理细胞信号转导中心），使其具有活性。目前，激酶活性可以通过激酶免疫复合物法或蛋白质印记法进行定量检测，但是免疫复合物法将会使用大量^{32}P

有可能导致激酶自身的磷酸化，蛋白质印记法也只能做到半定量检测，灵敏度较差。流式细胞微球芯片捕获技术却能解决这些不足，并且通过使用 T 细胞活性试剂盒能够同时定量检测磷酸化磷脂酶 C、Itk、Pyk2、ZAP-70、SLP-76、T 细胞 Z 链含量。

七、细胞凋亡蛋白检测

细胞凋亡对于组织体内平衡自身调节系统是必需的，但是如果机体受到干扰引起凋亡系统紊乱将导致多种疾病。细胞凋亡时，半胱天冬酶前体被蛋白质酶水解，而后重新连接形成活性异四倍体酶，这个过程有可能是细胞凋亡最关键的过程，所以活性半胱天冬酶-3 的形成便成为凋亡细胞最显著的特点，半胱天冬酶-3 分解产物和活性的半胱天冬酶-3 都将预示着细胞可能进入凋亡阶段。虽然半胱天冬酶（一种蛋白质酶）是凋亡过程的最终表现，但是它们的活性被调控分子（包括：控制前凋亡分子 Bad、Bax，抗细胞凋亡分子 Bcl-2、Bcl-x）所调控。因此，不同细胞的 Bcl-2、Caspase-3、RARP 三者之间关系的量化可以帮助研究者开发更有针对性的抗肿瘤治疗方案和药物。

Morgan 等（2004）通过检测喜树碱诱导 U937 细胞后的溶胞产物中 Caspase-3、Bcl-2、RARP 蛋白质含量研究细胞凋亡过程，并比较流式细胞微球芯片捕获技术和传统蛋白质印记法的差异性。试验结果证明：Bcl-2 在凋亡过程中没有变化，证明喜树碱诱导 U937 细胞凋亡不是依赖于 Bcl-2 通路；而且与传统的蛋白质印记相比，流式细胞微球芯片捕获技术的凋亡检测试剂盒不但成功地量化了三者的关系，也为后期的研究、药物开发、数学模型的构建提供了可能。

第七节　展　　望

流式荧光技术在各种应用中的检测结果与传统的 ELISA 基本一致，但有着 ELISA 无法比拟的优越性，具有特异性强、灵敏度高、操作简便、重复性好、液相反应等优点，已广泛应用到医学领域中。本实验组首次提出流式微球一步法检测 PVA，免去了实验中的多次温育、洗涤步骤，操作简单且大大节约了实验时间。微球表面捕获抗体后可以 4℃避光保存数周不脱落，供多次实验使用。该技术优势突显，相信通过微球选择、微球与抗体结合等条件优选，可以进一步降低免疫试剂用量，节约试验成本，提高检测灵敏度。

另外，流式微球技术的显著优势在于高通量检测，标本利用率高。利用微球的不同颜色或同一颜色的不同荧光亮度进行光学编码，进行多种病毒的同时检测。将不同颜色（或亮度）的微球作为载体，不同的微球对不同种捕获抗体进行光学编码，将微球混合在同一体系中则可同时进行多标靶分析，特异性强，可实现快速检测。在多标靶分析中，多种病毒和多种抗体存在同一个体系中，是否存在交叉反应是影响该方法准确性的关键因素，通过筛选试剂及其他手段，如果能克服这一问题，实现高通量检测，流式微球技术在植物病毒检测中将呈现出更大的优势，相关实验正在进行中。

值得提出的是流式细胞仪价格昂贵，限制了该方法的应用，本实验小组已着手于小型仪器的研发，利用流式细胞仪的原理开发编码微球微流控芯片分析仪。通过鞘液约束使编码微球在微芯片通道中呈单排、逐个流经检测区，采用激光诱导荧光进行检测，检测器为PMT。整个装置具有体积小、功能全、使用方便等特点，检测过程仅需几分钟，能够满足现场快速检测的需求。目前样机已进入调试阶段，配套的检测软件也在进一步的完善过程中。编码微球微流控芯片分析仪的研制成功，将大大降低检测仪器的成本，使流式微球技术的应用更确实、可行。

参考文献

陈国珍，黄贤志，刘文远，等. 1983. 紫外-可见光分光光度法，上册. 北京：原子能出版社

程伟，黄卫华，程介克，等. 2003. 纳米电极时空分辨监测单个PC12细胞多巴胺量子释放. 高等学校化学学报，9：1585-1587

丛辉，王惠民，王跃国. 2005. 微流控芯片技术及应用展. 现代检验医学杂志，20：88-89

丛玉隆，孙芾，陈宝梁. 1997. 当代血型分析技术与临床. 北京：人民卫生出版社：166-171

杜文斌，方群，方肇伦. 2004. 基于液芯波导原理的微流控芯片长光程光度检测系统. 高等学校化学学报，25：610-613

高海霞，邹明强，李锦丰，等. 2008a. 流式微球技术在小分子化合物免疫检测中的应用. 分析测试学报，27（2）：222-226

高海霞，邹明强，王岭，等. 2008b. 克伦特罗流式微球竞争性免疫检测技术及试剂. 化学试剂，30（7）：509-511

高海霞，邹明强，王岭等. 2008c. 流式微球一步法快速检测马铃薯A病毒. 微生物学报，48（3）：380-384

高健，殷学锋，方肇伦. 2003. 微流控芯片单细胞进样和溶膜. 高等学校化学学报，9：1582-1584

黄山，许健，令狐颖，等. 2010. 流式微球分析技术检测急性心肌梗死患者血清肌钙蛋白T的临床意义. 实用医技杂志，17（11）：1005-1006

金钦汉，陈焕文，曹彦波，等. 1999. 高灵敏度小型光度计，中国专利，专利号：ZL 99 2 54233. 2

金钦汉，任玉林，孙长青. 1989. 仪器分析. 长春：吉林大学出版社

金钦汉. 2001. 从2001年PITTCON看微全分析系统的发展. 现代科学仪器，（4）：7-9

金亚，罗国安. 2003. 微流控芯片与电喷雾质谱联用接口的制作与应用. 分析仪器，2：4-10

金亚，罗国安. 2004. 微流控芯片中超微电极的制作及其在芯片-电化学检测中的应用. 高等学校化学学报，7：1180-1184

林炳承. 2003. 微流控芯片实验室及其功能化. 中国药科大学学报，34：1-6

刘继锋，曹卫东，汪尔康. 2001. 电化学检测微全分析系统. 现代科学仪器，2：16-20

刘楠，苏璞，朱茂祥，等. 2010. 高通量悬浮芯片技术检测多农兽药残留. 分析化学，38（5）：673-676.

牟颖，金钦汉. 2003. 荧光编码微球——流式细胞和生化分析技术及其最新发展. 生命科学仪器，1：31-36

宁永成. 2003. 有机化合物结构鉴定与有机波谱学. 第二版. 北京：科学出版社

秦建华，冯应升，林炳承. 2003. 微流控芯片实验室在基因分析研究中的应用. 色谱，9：464-468

孙大光，韩健，金孝华，等. 2004. 悬浮点阵技术用于分析β地中海贫血基因突变类型. 中华血液学杂志，25（4）：239-241

王春林，于炎湖，齐德生. 2001. 亚硝酸盐测定方法探讨. 中国饲料，10：44

王楠，邹明强，李锦丰，等. 2008. 乙肝表面抗原流式微球免疫检测新方法. 化学试剂，30（增刊）：39-42

王彤主. 2000. 仪器分析与实验. 青岛：青岛出版社

杨丽丽，王振国，王明泰，等. 2008. 新城疫病毒流式微球免疫检测新方法. 分析化学，36（1）：29-33

杨蕊，牟颖，邹明强，等. 2004. 微流控芯片用于流式细胞术的基础研究. 高等学校化学学报，10：1816-1819

张寒琦，孙书菊，金钦汉. 1995. 光谱分析. 长春：吉林大学出版社

周小棉，戴忠鹏，林炳承，等. 2004. 通用型激光诱导荧光微流控芯片分析仪的研制与性能考察. 高等学校化学学报，25：436-440

邹明强，杨蕊，陈焕文，等. 2003. 几种现场用环境监测仪及其应用研究. 分析仪器，4：5-8

邹明强，杨蕊，赵丽丽，等. 2003. 用手持式农药速测仪酶法现场测定蔬菜中有机磷及氨基甲酸酯农药残毒. 高等学校化学学报，24（6）：1016-1018

Abreu I，Laroche P，Bastos A，et al. 2005. Multiplexed immunoassay for detection of rheumatoid factors by FIDISTM technology. Ann N Y Acad Sci，1050：357-363

Abu-Absi N R，Zamamiri A，Kacmar J，et al. 2003. Automated flow cytometry for acquisition of time-dependent population data. Cytometry Part A，51A：87-96

Alexandra A，Alex F，Kees O，et al. 1998. A photon counting device compatible with conventional flow cytometric data acquisition electronics. Cytometry，32：255-259

Allkins JR. 1975. Synthetic analogs of the active sites of iron-sulfur proteins. XI. Synthesis and properties of complexes containing the iron sulfide（Fe2S2）core and the structures of bis［o-xylyl-. alpha. ,. alpha. '-dithiolato-. mu. -sulfido-ferrate（III）］and bis［p-tolylthiolato-. mu. -sulfido-ferrate（III）］dianions. Anal，Chem，47：752A

Arellano G，Hu S，Wang J，et al. 2008. Multiplexed immunobead-based assay for detection of oral cancer protein biomarkers in saliva. Oral Dis，14（8）：705-712

Armstrong B，Stewart M，Mazumder A. 2000. Suspension arrays for high throughput，multiplexed single nucleotide polymorphism genotyping. Cytometry，40：102-108

Bauman R P. 1962. Absorption Spectroscopy. New York：John Wiley

Beer A. 1852. Bestimmung der Absorption des rothen Lichts in farbigen Flüssigkeiten. Ann Physik Chemie，26，（3）：133

Bellisario R，Colinas R J，Pass K A，et al. 2000. Simultaneous measurement of thyroxine and thyrotropin from newborn dried blood-spot specimens using a multiplexed fluorescent microsphere immunoassay. Clin Chem，46（9）：1422-1424

Bellisario R，Colinas R J，Pass K A，et al. 2000. Simultaneous measurement of thyroxine and thyrotropin from newborn dried blood-spot specimens using a multiplexed fluorescent microsphere immunoassay. Clin Chem，46（9）：1422-1424

Berry R J，Harris J E，Williams R R. 1997. Light-emitting diodes as sensors for colorimetric analyses. Appl Spectros，51（10）：1521-1524

Biagini R E，Sammons D L，Smith J P，et al. 2004. Comparison of a multiplexed fluorescent covalentmicrosphere immunoassay and an enzyme-linked immunosorbent assay for measurement of human immunoglobulin G antibodies to anthrax toxins. Clin Diagn Lab Immunol，11（1）：50-55

Brian D T，Fiona H，Lind C，et al. 2009. Luminex technology for HLA antibody detection in organ transplantation. Nephrology，14：247-254

Brussaard C P D，Marie D，Bratbak G. 2000. Flow cytometric detection of viruses. Journal of Virological Methods，85：175-182

Buranda T，Lopez G P，Simons P，et al. 2001. Detection of epitope-tagged proteins in flow cytometry：Fluorescence resonance energy transfer-based assays on beads with femtomole resolution. Analytical Biochemistry，298：151-162

Carlo D D，Jeong K H，Lee L P. 2003. Reagentless mechanical cell lysis by nanoscale barbs in microchannels for sample preparation. Lab Chip，3：287-291

Carson R T，Vignali D A. 1999. Simultaneous quantitation of 15 cytokines using a multiplexed flow cytometric assay. Journal of ImmunologicalMethods，227：41-52

Chandler D P，Jarrell A E，2004. Automated purification and suspension array detection of 16S rRNA from soil and sediment extracts by using tunable surface microparticles. Appl Environ Microbiol，70（5）：2621-2631

Chapman G V. 2000. Instrumentation for flow cytometry. Journal of Immunological Methods，243：3-12

Chien C M，Cheng J L，Chang W T. 2003. Cell phenotype analysis using a cell fluid-based microchip with high sensitivity and accurate quantitation. Journal of Chromatography B，795：1-8

Cordelli E, Eleuteri P, Leter G, et al. 2005. Flow cytometry applications in the evaluation of sperm quality: Semen analysis, sperm function and DNA integrity. Contraception, 72: 273-279

Darzynkiewicz Z, Bedner E, Li X, et al. 1999. Laser-scanning cytometry: A new instrumentation with many applications. Experimental Cell Research, 249: 1-12

Dasso J, Lee J, Bach H, et al. 2002. A comparison of ELISA and flow microsphere-based assays for quantification of immunoglobulins. J Immunol Methods, 263: 23-33

Deregt D, Gilbert S A, Sandor D, et al. 2006. A multiplex DNA suspension microarray for simultaneous detection and differentiation of classical swine fever virus and other pestiviruses. Journal of Virological Methods, 136: 17-23

Dertinger S D, Torous D K, Tometsko K R. 1996. Simple and reliable enumeration of micronucleated reticulocytes with a single-laser flow cytometer. Mutation Research, 371: 283-292

De-Jager W, Te-Velthuis H, Prakken B J, et al. 2003. Simultaneous detection of 15 human cytokines in a single sample of stimulated peripheral blood mononuclear cells. Clin Diagn Lab Immunol , 10 (1): 133-139

Diaz M R, Fell J W. 2004. High-throughput detection of pathogenic yeasts of the genus trichosporon. J Clin Microbiol, 42 (8): 3696-3706

Drouvalakis K A, Neeson P J, Buchanan R R. 1999. Detection of anti-phosphatidylethanolamine antibodies using flow cytometry. Cytometry, 36: 46-51

Dubelaar G B J, Gerritzen P L, Beeker A E R, et al. 1999. Design and first results of CytoBuoy: A wireless flow cytometer for *in situ* analysis of marine and fresh waters. Cytometry, 37: 247-254

Dudley H, Williams Ian Fleming. 2001. 唐恢同审校. 有机化学中的光谱方法. 王剑波，施峰译. 北京：北京大学出版社

Dunbar S A, Jacobson J W. 2007. Quantitative, multiplexed detection of Salmonella and other pathogens by Luminex xMAP suspension array. Methods Mol Biol, 394: 1-19

Dy′az-France′s E, Sprott D A. 2001. Statistical analysis of nuclear genome size of plants with flow cytometer data. Cytometry, 45: 244-249

Fulton R J, McDade R L, Smith P L, et al. 1997. Advanced multiplexed analysis with the FlowMetrix system. Clinical Chemistry, 43: 1749-1756

Gaiao E N, Honorato R S, Santos S R B, et al. 1999. An automated flow-injection titrator for spectrophotometric determinations of total acidity in wines, using a single standard solution and gradient calibration. Analyst, 124 (11): 1727-1730

Gauci M R, Vesey G, Narai J, et al. 1996. Observation of Single-Cell Fluorescence Spectra in laser flow cytometry. Cytometry, 25 (4): 388-393

Gawad S, Schild L, Renaud P. 2001. Micromachined impedance spectroscopy flow cytometer for cell analysis and particle sizing. Lab on A Chip, 1: 76-82

Grate J W, Bruckner-Lea C J, Jarrell A E, et al. 2003. Method for suspension arrays using renewable surface separations with multiplexed flow cytometry fluorescence detection. Analytica Chimica Acta, 478: 85-98

Graves S W, Habbersett R C, Nolan J P. 2001. A dynamic inline sample thermoregulation unit for flow cytometry. Cytometry, 43: 23-30

Grimaldi D, Palumbo A, Rapuano S. 2004. Hardware and software improvements in flow-cytometry measurements. Measurement, 36: 111-119

Grogan W M. 1990. Guide to Flow Cytometry Methods. New York: Marcel Dekker Inc: 1-20

Grover W H, Skelley A M, Liu C N. 2003. Monolithic membrane valves and diaphragm pumps for practical large-scale integration into glass microfluidic devices. Sensors and Actuator B, 89: 315-323

Gutensohn K, Magens M, Kruger W, et al. 2006. Comparison of flow cytometry vs. a haematology cell analyser-based method to guide the optimal time-point for peripheral blood stem cell apheresis. Vox Sanguinis, 90: 53-58

Han J, Swan D C, Smith S J, et al. 2006. Simultaneous amplification and identification of 25 human papillomavirus types with templex technology. J Clin Microbiol，44 (11)：4157-4162

Hartshorne H，Backhouse C J，Lee W E. 2004. Ferrofluid-based microchip pump and valve. Sensors and Actuators B，99：592-600

Hisamoto H，Nakashima Y，Kitamura C. 2004. Capillary-assembled microchip for universal integration of various chemical functions onto a single microfluidic device. Anal Chem，76：3222-3228

Horejsh D，Martini F，Poccia F，et al. 2005. A molecular beacon，bead-based assay for the detection of nucleic acids by flow cytometry. Nucl Acids Res，33 (2)：e13

Iannone M A，Taylor J D，Chen J，et al. 2000. Multip lexed single nucleotide polymorphism genotyp ing by oligonucleotide ligation and flow cytometry. Cytometry，39：131-140

Jackson D J，Naber J F，Roussel T J，et al. 2003. Portable high-voltage power supply and electrochemical detection circuits for microchip capillary electrophoresis. Anal. Chem，75：3643-3649

Janossy G，Jani I V，Kahan M，et al. 2002. Precise CD4 T-cell counting using red diode laser excitation ：For richer，for poorer. Cytometry (Clinical Cytometry)，50：78-85

Joachim W，Nikolaus P，Alexander B，et al. 1999. A new multiparameter flow cytometer：optical and electrical cell analysis in combination with video microscopy in flow. Cytometry，35：291-301

Johnson S C，Marshall D J，Harms G，et al. 2004. Multiplexed genetic analysis using an extended genetic alphabet. Clin Chem，50：2019-2027

Kellar K L，Iannone M A. 2002. Multiplexed microsphere-based flow cytometric assays. Iannone Experimental Hematology，30：1227-1237

Lachmann N，Terasaki P I，Budde K，et al. 2009. Anti-human leukocyte antigen and donor-Specific antibodies detected by luminex posttransplant serve as biomarkers for chronic rejection of renal allografts. Transplantation，87 (10)：1505-1513

Larson E J，Hakovirta J R，Cai H，et al. 2000. Rapid DNA fingerprinting of pathogens by flow cytometry. Cytometry，41：203-208

Lee G，Lin C，Chang G. 2003. Micro flow cytometers with buried SU-8/SOG optical waveguides. Sensors and Actuators A，103：165-170

Letant S E，Ortiz J I，Bentley Tammero L F，et al. 2007. Multiplexed reverse transcriptase PCR assay for identification of viral respiratory pathogens at the point of care. J Clin Microbiol，45 (11)：3498-3505

Lizard G，Monier S，Prunet C，et al. 2004. Microspheres，nanospheres and flow cytometry：From cellular to molecular analysis. Annales De Biologie Clinique，62：47-52

Lua Q，Collins G E. 2001. Microchip separations of transition metal ions via LED absorbance detection of their PAR complexes. Analyst，126：429-432

Machado A L O，Nomikos P，Kiesewetter F，et al. 2005. Buchfelder M. DNA-flow cytometry of 207 pituitary adenomas：ploidy，proliferation，and prognosis. Journal Of Endocrinological Investigation，28：795-801

Mahony J，Chong S，Merante F，et al. 2007. Development of a respiratory virus panel test for detection of twenty human respiratory viruses by use of multiplex PCR and a fluid microbead-based assay. J Clin Microbiol，45 (9)：2965-2970

Mariella R P，Huang Z，Langlois R G. 1999. Characterization of the sensitivity of side scatter in a flow-stream waveguide flow cytometer. Cytometry，37：160-163

Martins T B，Burlingame R，von-Muhlen C A，et al. 2004b. Evaluation of multiplexed fluorescent microsphere immunoassay for detection of autoantibodies to nuclear antigens. Clin Diagn Lab Immunol，11 (6)：1054-1059

Martins T B，Pasi B M，Litwin C M，et al. 2004a. Heterophile antibody interference in a multiplexed fluorescent microsphere immunoassay for quantitation of cytokines in human serum. Clin Diagn Lab Immunol，11 (2)：325-329

Mattoussi H，Mauro J M，Goldman E R，et al. 2000. Self-assembly of CdSe-ZnS quantum dot bioconjugates using an engineered recombinant protein. J Am Chem Soc，122：12142-12150

McClain M A, Culbertson C T, Jacobson S C, et al. 2001. Flow cytometry of Escherichia coli on microfluidic devices. Anal Chem, 73: 5334-5338

Metz S, Holzer R, Renaud P. 2001. Polyimide-based microfluidic devices. Lab on A Chip, 129-134

Miller D K, Segert I L. 2005. Mecamylamine attenuates ephedrine-induced hyperactivity in rats. Pharmacology, Biochemistry and Behavior, 81 (1): 165-169

Mitchell M C, Spikmans V, Manz A, et al. 2001. Microchip-based synthesis and total analysis systems (μSYNTAS). Perkin Trans, 1: 514-518

Miwa Y, Tanaka J, Fujimura H, et al. 2005. Multi color flow cytometry using fluorescent proteins. Seikagaku, 77: 1204-1208

Morgan E, Varro R, Sepulveda H, et al. 2004. Cytometric bead array: A multiplexed assay platform wit h applications in various areas of biology. Clin Immunol, 110 (3): 252-266

Munyan J W, Fuentes H V, Draper M. 2003. Electrically actuated, pressure-driven microfluidic pumps. Lab Chip, 3: 217-220

Nieuwenhuis J H, Bastemeijer J, Sarro P M, et al. 2003. Integrated flow-cells for novel adjustable sheath flows. Lab Chip, 3: 56-61

Nolen B M, Marks J R, Tasan S, et al. 2008. Serum biomarker profiles and response to neoadjuvant chemotherapy for locally advanced breast cancer. B Reast Cancer Res, 10 (3): 45-54

Olsen E D. 1975. Modern Optical Methods of Analysis. New-York: McGraw-Hill

Olson R J, Shalapyonok A, Sosik H M. 2003. An automated submersible flow cytometer for analyzing pico-and nanophytoplankton: flow cytobot. Deep-Sea Research I, 50: 301-315

Peiris J S, Yu W C, Leung C W, et al. 2004. Re-enmetgence of fatal human influenza A subtype H5N1 disease. The Lancet, 363: 617-619

Perfetto S P, Ambrozak D R, Koup R A, et al. 2003. Measuring containment of viable infectious cell sorting in high velocity cell sorters. Cytometry, 52: 122-130

Pumera M, Wang J, Opekar F. 2002. Contactless conductivity detector for microchip capillary electrophoresis. Anal Chem, 74: 1968-1971

Sato K, Tokeshi M, Odake T. 2000. Integration of an Immuunosorbant assay system: Analysis of secretory human immunoglobulin A on polystyrene beads in a microchip. Anal Chem, 72: 1144-1147

Schrum D P, Culbertson C T, Jacobson S C, et al. 1999. Microchip flow cytometry using electrokinetic focusing Anal Chem, 71: 4173-4177

Seamer L C, Kuckuck F, Sklar L A. 1999. Sheath control to permit stable flow in rapid mix flow cytometry. Cytometry, 35: 75-79

Shapiro H M, Perlmutter N G, Philip G. 1998. A flow cytometer designed for fluorescence calibration. Cytometry, 33: 280-287

Shapiro H M, Perlmutter N G. 2001. Violet laser diodes as light sources for cytometry. Cytometry, 44 (2): 133-136

Siiman O, Gordon K, Burshteyn A, et al. 2000. Immunophenotyping using gold or silver nanoparticle-polystyrene bead conjugates with multiple light scatter. Cytometry, 41 (4): 298-300

Soini J T, Chernyshev A V, Hanninen P E, et al. 1998. Two-photon excitation microfluorometer for multiplexed single-step bioaffinity assays. Cytometry, 31: 78-84

Spiro A, Lowe M. 2002. Quantitation of DNA sequences in environmental PCR products by a multiplexed, bead-based method. Appl Environ Microbiol, 68 (2): 1010-1013

Steen H B. 2002. Flow cytometer for measurement of the light scattering of viral and other submicroscopic particles. Cytometry, 49: 70-72

Stopa P J, Mastromanolis S A. 2001. The use of blue-excitable nucleic-acid dyes for the detection of bacteria in well water using a simple field fluorometer and a flow cytometer. Journal of Microbiological Methods, 45: 143-153

Straub T M, Dockendorff B P, Quinonez-Diaz M D, et al. 2005. Automated methods for multiplexed pathogen detection. Journal of Microbiological Methods, 62 (3): 303-316

Summerbell R C, Levesque C A, Seifert K A, et al. 2005. Microcoding: The second step in DNA barcoding. Philosophical transactions of the royal society of London. Series B, Biological Sciences, 360 (1462): 1897-1903

Swartzman E E, Miraglia S J, Mellentin-Mitchelotti J, et al. 1999. A homogeneous multiplexed immunoassay for high-throughput screening using fluorometric microvolume assay technology. Analytical Biochemistry, 271: 143-151.

Szmacinski H, Chang Q. 2000. Micro-and sub-nanosecond lifetime measurements using a UV light-emitting diode. Appl Spectros, 54 (1): 106-109

Tachibana Y, Otsuka K, Terabe S. 2004. Robust and simple interface for microchip electrophoresis-mass spectrometry. Journal of Chromatography A, 1025: 287-296

Vaahtovuo J, Korkeamaki M, Munukka E, et al. 2005. Quantification of bacteria in human feces using 16S rRNA-hybridization, DNA-staining and flow cytometry. Journal of Microbiological Methods, 63: 276-286

Veal D A, Deere D, Ferrari B, et al. 2000. Fluorescence staining and flow cytometry for monitoring microbial cells. Journal of Immunological Methods, 243: 191-210

Vignali D A A. 2000. Multiplexed particle-based flow cytometric assays. Journal of Immunological Methods, 243: 243-255

Vrzalova J, Prazakova M, Novotnv Z, et al. 2009. Test of ovarian cancer multiplex xMAP technology panel. A Nticancer Res, 29 (2): 573-576

Wallace J, Zhou Y, Usmani N, et al. 2003, Barcode-all: Accelerated and cost effective genetic risk-stratification in acute leukemia using spectrally addressable liquid bead microarrays. Leukemia, 17: 1404-1410

Wang F, Kubota F. 2002. A novel apoptosis research method with imaging-combined flow cytometer and HITC or IR-125 staining. Cytometry (Clinical Cytometry), 50: 267-274

Wang J. 2004. Electrochemical detection of trace insulin at carbon-nanotube-modified electrodes. Analytica Chimica Acta, 507: 3-10

Wilson W J, Erler A M, Nasarabadi S L, et al. 2005. A multiplexed PCR-coupled liquid bead array for the simultaneous detection of four biothreat agents. Mol Cell Probes, 19 (2): 137-144

Wolff A, Perch-Nielsen I R, Larsen U D, et al. 2003. Integrating advanced functionality in a microfabricated high-throughput fluorescent-activated cell sorter. Lab Chip, 3: 22-27

Wong C K, Lam C W K, Wu A K L, et al. 2004. Plasma inflammatory cytokines and chemokines in SARS. Clin Exp Immunol, 136: 95-103

Yan X M, Zhong W W, Tang AJ, et al. 2005. Multiplexed flow cytometric immunoassay for influenza virus detection and differentiation. Anal Chem, 77: 7673-7678

Yang L, Tran D K, Wang X, 2001. Badge, beads array for the detection of gene expression, a high throughput diagnostic bioassay. Genome Res, 11 (11): 1888-1898

Yiannaki E E, Zintzaras E, Analatos A, et al. 2004. Evaluation of a microsphere-based flow cytometric assay for diagnosis of celiac disease. J Immunoassay Immunochem , 25 (4): 345-357

Zou M Q, Gao H X, Li J F, et al. 2008. Rapid determination of hazardous compounds in food based on a competitive fluorescence microsphere immunoassay. Analytical Biochemistry, 374: 318-324

第十一章　生物计量与基标准

第一节　生物计量概述与起源

测量是人类认识自然和改造自然的一种基本手段，是科学技术研究与发展的前提和基础技术，并广泛存在于现代社会的各种活动中，具有基础性和支持性功能。绝大多数测量采用相对法，即利用一定的测量方法将待测对象与相应的测量参考标准比较而获得测量结果。测量参考标准是人们已经了解的对象，通常作为标准测量单位，它在整个测量中具有不可替代的作用。此外，进行测量通常要借助能复现测量单位的工具。要使测量结果具有社会应用价值，必须使测量单位得到社会认可，并保证复现测量单位的工具准确可靠。人类社会通常使用权力和法制手段来明确全社会统一采用的测量单位及复现这些测量单位的工具，它们被称为计量单位和计量基标准。

测量结果要得到认同，还必须具有一致性和可比性。一致性是计量的本质特性，即必须实现单位统一和量值统一。一致性反映在测量结果上，要求测量结果具有可比性。不具有可比性的测量结果，无法在科研、生产、商业、服务等领域发挥作用，其“准确性”便失去意义。在经济全球化的背景下，测量工作需要具有国际一致性，即不同国家的测量数据应该能够通过量值的比对达到一致。

测量结果的一致性与可比性需要以严格的量值传递和溯源为保障。量值传递是指通过对计量器具的检定与校准，将计量基准所复现的单位量值通过各等级计量标准传递到工作计量器具，以保证测量结果的准确和一致。溯源是传递的逆过程，它是指通过一条具有规定不确定度的不间断的比较链，使测量结果或计量标准的数值能够与规定的计量标准联系起来。量值传递与溯源将所有测量活动链接起来，使它们具有内在的一致性。由此，在不同地点、不同时间、根据不同测量目的所进行的一切分析测量活动，都因为有了量值传递与溯源的链接具有一致性和可比性。这种通过统一计量单位和复现计量单位的计量标准来保证测量结果准确可靠的复杂活动就是计量。在相当长的时间里，计量的对象主要是物理量，随着科技进步和社会发展，逐渐扩展到工程量、化学量、生物量。

生物计量学是现代计量科学的重要分支，是研究生物量测量技术的一门科学。计量是实现单位统一和量值准确可靠的活动。贸易的迅速发展和国际化，特别是物理学等实验科学的飞速发展，促使显微镜技术、流式细胞计数技术、电泳技术、色谱技术、质谱技术、PCR 技术、核酸测序技术、蛋白质测序技术等生物量相关测量技术及装备的相继发明和应用，为创建新的计量单位和计量标准提供了物质和技术基础。

生物测量技术和测量装备的发明和发展，促进了生物计量技术的发展，测量结果的有效、可比、可溯源是测量技术提高的原动力，也是生物计量技术的研究根本。现代生物计量技术是近 10 年发展起来的一门计量技术，主要针对生物计量相关的成分量、活性量、结构量等进行定性定量测量研究。

生物计量基标准是国家计量基标准体系的重要组成部分，是实现生物分析测量准确的基本保证。生物技术的不断进步推动生物产业的发展，随着更多的生物制品走向市场，市场面临着质量和监督问题，有关如何有效管理的讨论日益激烈，关于如何定位生物技术中相互可接受的测量方法的争论也成为生物计量技术发展的推动力。

生物计量基标准也是生命科学研究的技术保障，生物测量方法的确认将同样会面对和化学计量相类似的问题，包括结果的溯源性、可比性及不确定度评估。相关术语和词汇也需要标准化。需要建立相关标准以评价方法的精密度、准确度、变异和偏差，以适应标准物质的需求。

生物测量有助于促进生物技术从基础科学向生物技术产业转化，为国家生物技术产业和科学研究开发出普遍适用的标准方法和标准物质，为国家生物技术测量相关规章制度的确立及提升国家生物科学测量在国际上的地位提供技术支持。长期以来，我国的计量基标准缺乏持续稳定的研究建设，导致整体技术水平低，与发达国家的差距明显拉大，相当部分已不能满足经济和社会发展需要，成为制约我国自主创新、高新技术产业化和国民经济持续发展的瓶颈。因此，为适应经济全球化的发展趋势，满足科学技术迅猛发展及高新技术产业化的战略需求，必须加快我国计量基标准体系的建设完善，持续提高我国计量基标准水平，构建与国际一致的计量量值溯源体系。

第二节　生物计量特点

生物计量包括生物测量过程、测量标准和量值传递方式，相对物理计量、化学计量而言，生物计量具有自己鲜明的特点。

一、测量过程

（1）生物测量多为破坏性测量，需由样本推断总体，抽取的样本必须有代表性。

（2）样品往往需要培养、粉碎、溶解、消化、分离、富集等处理过程，易发生沾污、损失及引入明显的系统误差。

（3）多数情况是相对、间接测量，通过测定电学、光学、频率和温度等物理量而间接确定生物量，易引入基体效应产生的系统误差。

（4）测量仪器多为通用大型仪器，可做多参数同时测量，结构复杂，安装后不能轻易搬动。

二、测量标准

（1）多样性。随物质的形态、结构、成分、含量、存在条件而异，目前已经有上千种生物测量标准。

（2）消耗性和易复现性。大多数生物标准在使用过程中发生生物、化学和物理变化，不能重复使用，因而要求批量制备且易复制。

（3）使用性强。便于在实际工作条件下应用，保证测量结果的一致性和溯源性，可给出实际测量条件下的不确定度。

（4）适用性广。任何一种标准均可用于仪器校准（检定）、测量方法的准确度评价、测量过程的质量保证、实验室计量认证、计量仲裁及用作实验室工作标准等。

三、量值传递

（1）生物测量标准原则上可分为一级、二级，这两级标准均可直接交给用户自行使用。

（2）国家准确一致的测量系统原则上适用于所有生物计量标准的量值传递。

（3）标准物质、标准方法和测量的质量保证三者相辅相成，以保证国家测量系统的一致性。

第三节　生物计量的任务

生物计量和化学计量、物理计量一样，是计量学的一个重要分支，它的基本任务是：发展生物测量的理论、标准与技术，实现生物成分量、生物活性量和生物结构量标准在国家和国际范围内的准确一致；保证技术法规的正确贯彻，为生产、贸易、社会生活和科学技术的发展提供生物测量的技术基础。

根据计量法和生物计量基本任务，生物计量工作的主要内容包括研究工作，法定技术工作和技术服务。

一、研究工作

生物计量的研究工作主要包括以下 5 个方面。

（1）复现基本单位，物质的量的单位——摩尔。

（2）研究建立基标准装置、权威方法和高准确度的分析测量技术。

（3）研究标准物质及其相关理论与技术。

（4）研究标准方法与标准数据。

（5）发展生物测量的质量保证技术。

二、法定技术工作

生物计量的法定技术工作主要包括以下 5 个方面。

（1）制定检定规程与传递系统表，对生物计量仪器进行计量检定。

（2）制定标准物质的技术规范，进行技术鉴定与统一管理。

（3）生物计量器具新产品定型鉴定和出口计量器具的计量性能评价。

（4）对出具公正数据的分析检验机构进行计量认证。

（5）对量值争议进行计量仲裁。

三、技术服务工作

生物计量的技术服务工作主要包括以下 3 个方面。

(1) 开发测试技术，开展测试服务。
(2) 承担重要产品的质量监督检验任务。
(3) 开展技术咨询与技术培训。

第四节　生物计量基标准

一、计量基标准概论

(一) 基本定义

按照“国际通用计量学基本术语”和“国际标准化组织指南30”，标准物质有如下定义。

1. 标准物质（reference material，RM）

适用于校准对其他物质赋值或标称特性检查具有一种或多种足够均匀和稳定特性的物质（引自：ISO/IEC Guide 99：2007）。

2. 有证标准物质（certified reference material，CRM）

附有由权威机构发布的证书，并使用有效程序提供一个或多个指定的特性值及其测量不确定度和溯源性的标准物质。

3. 基准物质（primary reference material，PRM）

具有最高计量学特性，用基准方法确定特性量值的标准物质。一般由国家计量实验室研制，量值可以溯源到SI单位，并经国际计量组织国际比对验证，取得了等效度。

(二) 标准物质的分类与分级

1. 标准物质的分类

ISO按学科或应用领域对标准物质进行了分类。分类情况见表11-1。

表11-1　按学科或应用领域分类的标准物质

类号	分类名称	品种举例
1	地质学	岩石、矿石、矿物、土壤
2	物理化学	黏度、密度、电化学、热化学、热物理
3	核科学、放射学	同位素成分、射线能量
4	环境科学	环境气体、水质、粉尘
5	有色金属	铜、铝、锡、锌
6	钢铁	生铁、钢

续表

类号	分类名称	品种举例
7	聚合物	聚合物、橡胶
8	玻璃、陶瓷、耐火材料	水泥、玻璃、耐火材料
9	生物学和植物学	抗生素、果树叶
10	生物医学和药学	药品、血清
11	临床化学	胆甾醇、尿酸
12	纸张	纸的反射颜色
13	石油	异辛烷、残余燃油
14	无机化工产品	无机试剂、化肥、纯气体
15	有机化工产品	纯有机化合物、农药、致癌物
16	技术工程	粒度、硬度
17	物理学	热导、磁矩、温度固定点

我国根据物质的类别和应用领域将标准物质分为13类，分类情况参见表11-2。

表11-2　按类别和应用领域分类的标准物质

序号	类别	一级标准物质数	二级标准物质数	序号	类别	一级标准物质数	二级标准物质数
01	钢铁	300	213	08	环境	216	1522
02	有色金属	165	39	09	临床化学与药品	54	64
03	建材	42	2	10	食品	30	119
04	核材料	143	18	11	煤炭、石油	44	46
05	高分子材料	2	9	12	工程	16	53
06	化工产品	48	964	13	物理	76	259
07	地质	255	81		合计	1391	3389

2. 标准物质的分级

我国将标准物质分为一级与二级，它们都符合有证标准物质的定义。

一级标准物质符合如下条件。

(1) 用绝对测量法或两种以上不同原理准确可靠的方法定值。在只有一种定值方法的情况下，用多个实验室以同种准确可靠的方法定值。

(2) 准确度具有国内最高水平，均匀性在准确度范围之内。

(3) 稳定性在一年以上，或达到国际上同类标准物质的先进水平。

(4) 包装形式符合标准物质技术规范的要求。

二级标准物质符合如下条件。

(1) 用与一级标准物质进行比较测量的方法或一级标准物质的定值方法定值。

(2) 准确度和均匀性未达到一级标准物质的水平，但能满足一般测量的需要。

(3) 稳定性在半年以上，或能满足实际测量的需要。

(4) 包装形式符合标准物质技术规范的要求。

3. 标准物质的编号

一级标准物质的编号是以标准物质代号“GBW”冠于编号前部，编号的前两位数是标准物质的大类号，第三位数是标准物质的小类号，最后两位是顺序号，生产批号用英文小写字母表示，排于标准物质编号的最后一位。

二级标准物质的编号是以二级标准物质代号“GBW（E）”冠于编号前部，编号的前两位数是标准物质的大类号，后四位数为顺序号，生产批号用英文小写字母表示，排于编号的最后一位。

（三）标准物质的特点

(1) 标准物质的量值只与物质的性质有关，与物质的数量和形状无关。

(2) 标准物质种类多，仅化学成分标准物质就数以千计，其数量范围跨越 12 个数量级。

(3) 标准物质实用性强，可在实际工作条件下应用，即可用于校准检定测量仪器，评价测量方法的准确度，也可用于测量过程的质量评价以及实验室的计量认证与测量仲裁等。

(4) 标准物质具有良好的复现性，可以批量制备并且在用完后再行复制。

（四）标准物质的基本要求

标准物质是以特性量值的稳定性、均匀性和准确性为其主要特征。这三个特征也是标准物质的基本要求。

1. 稳定性

稳定性是指标准物质在规定的时间和环境条件下，其特性量值保持在规定范围内的能力。影响稳定性的因素有：光、温度、湿度等物理因素；溶解、分解、化合等化学因素和细菌作用等生物因素。稳定性表现在：固体物质不分化、不分解、不氧化；液体物质不产生沉淀、发霉；气体物质和液体物质对容器内壁不腐蚀、不吸附；具有活性的物质活性不降低等。

2. 均匀性

均匀性是物质的一种或几种特性具有相同组分、相同结构或相同活性的状态。从理论上讲，如果物质各组分之间的特性量值没有差异的话，那么该物质就这一给定的特性而言是完全均匀的。然而，物质各部分之间特性量值是否存在差异，必须用实验方法才能确定。因此，所谓均匀性指的是物质各部分之间特性量值的差异不能用实验方法检测出来。这样，均匀性的实际概念就包括物质本身的特性和所用的计量方法的某些参数，如计量方法的精密度（标准偏差）和试样的大小（实验室取样量）等。在许多情况下，测量方法可能达到的精密度与取样量有关，因此标准物质的均匀性是相对于给定的取样量而言。通常标准物质证书中都给出均匀性检验的最小取样量。影响均匀性的因素有物质的物理性质（密度、粒度等）和物质成分的化学形态及结构状况。密度不同可能引起重力偏析（化学成分的不均匀现象称为偏析）。一般来说，固体颗粒越细越容易出现重力偏析。此外，颗粒过细时，表面积增大，吸湿和污染的概率也会增加。

3. 准确性

准确性是指标准物质具有准确计量的或严格定义的标准值（也称保证值或鉴定值）。当用测量方法确定标准值时，标准值是被鉴定特性量之真值的最佳估计，标准值与真值的偏离不超过测量不确定度。在某些情况下，标准值不能用测量的方法求得，而用商定一致的规定来指定。这种指定的标准值是一个约定真值。通常在标准物质证书中都同时给出标准值及其测量不确定度。当标准值是约定真值时，则还给出使用该标准物质作为“校准物”时的测量方法规范。

（五）标准物质的溯源性

《国际通用计量学基本术语》（VIM）将溯源性定义为：“通过一条具有规定不确定度的不简短的比较链，使测量结果或测量标准的值能够与规定的参考标准，通常是国家测量标准或国际测量标准联系起来的特性。”根据上述定义，可以推衍出以下几点认识。

（1）溯源性是人为赋予测量结果的一种特性，即测量值的特性。

（2）每个可溯源的测量结果应附有合理评定的不确定度。没有不确定度的测量结果是不完整的。

（3）要实现量值的溯源，必须具备可以与测量结果相联系的系列参考标准，通常是国家标准（标准物质）或国际标准，这些标准构成了国家的测量基标准体系。

（4）要使测量结果能够与参考标准联系起来，应具有适当的比较方式作为基本比较链节构成的比较链（溯源链）。

（5）比较链是不间断的，没有溯源到国家测量标准的测量不应是可溯源的。

溯源是一种自下而上开展的技术活动，可通过校准、比对、能力验证等形式实现。当一个测量结果的溯源性得到确认时，它就是准确可靠的。

二、生物标准物质

生物标准物质是指以生物基质材料研制，用于生物样品含量、活性、效价测定或其特性鉴别的标准物质。包括生物成分量标准物质、生物活性量标准物质、生物结构量标准物质三类。

（一）生物成分量标准物质

生物成分量标准物质是指生物基质材料中确定了各种成分组成和含量特性量值的标

准物质，包括无机离子组成和含量、生物小分子组成和含量、生物大分子组成和含量、细胞组成和含量、微生物组成和含量等。

生物成分量标准物质特性量值确定方法多采用化学分析、物理分析的方法进行定值。生物成分量标准物质是生物标准物质中现在研制最多、应用最广泛的生物类标准物质。

（二）生物活性量标准物质

生物活性量标准物质是指确定了生物基质材料及其组成成分活性特性量值的标准物质，包括细菌、病毒、细胞、酶、抗体等具有繁殖能力或催化能力的生物活性量标准物质。生物活性量标准物质的特性量值确定方法多采用生物学分析方法。

（三）生物结构量标准物质

生物结构量标准物质是指确定了生物基质材料及其组成成分结构特性量值的标准物质，包括细菌、病毒、细胞、蛋白质、核酸等具有结构特异性的生物结构量标准物质。生物结构量标准物质的结构特性量值确定多采用物理、化学分析方法进行确认。

三、生物标准物质研究现状和发展趋势

（一）生物标准物质研究现状

1. 生物成分分析标准物质研究现状

生物标准物质作为生物测试量值比对和溯源的基础得到了国内外的广泛重视。生物计量概念的提出虽然不足10年，但生物标准物质的研制可追溯到20世纪60年代(1964年)，美国首先制备成功环境样品和生物样品分析用的标准物质——甘蓝粉。我国生物标准物质的研制始于80年代。1982年由中国科学院环境化学研究所研制的桃叶标准物质是我国最早的一级生物标准物质。国土资源部物化探研究所研制的人发、灌木枝叶、杨树叶、茶叶等标准物质（GBW07601—07605）有定值元素多的特点，但品种的选择上主要为生物地球化学找矿服务，与农畜产品成分差异较大。目前，我国共有30余家单位研制的与食品分析相关的有证标准物质391种，其中生物标准物质主要为大米、番茄叶、玉米等基体有证标准品56种，水稻粉、小麦粉等营养及功能成分分析用纯品及溶液有证标准品12种，酒类分析用溶液有证标准品8种，生物毒素分析用溶液标准品1种。国家标准物质网上公布的临床和卫生领域的成分分析标准及相关纯品105种，主要为血和血细胞、人发、人尿等。

经过20余年的努力，我国国内生物成分分析标准已经具有一定的数量，覆盖了较多的领域，但还是存在以下问题：一是种类少，覆盖面不够宽，尤其是微生物、昆虫、畜禽等相关的成分标准物质为空白；二是重复研制现象多，如目前国家标准物质网上提供的血和血细胞有证标准物质总量虽然有74种，但仅能提供26种特性量；三是所提供的特征量值数量不够多（最多能提供60余种），准确度不够高，而美国国家标准与技术

研究院（NIST）单品种食品分析用基体标准物质最多可提供105种标准值及有不确定度信息的参考值。

2. 生物活性量标准物质研究现状

目前，全世界最主要的国际标准物质和参考物质生产者和分发者NIBSC目录中列有600余种生物制品标准物质，大部分为血清、疫苗、抗体等，极少量为病毒核酸标准物质，微生物核酸标准品仅有结核杆菌核酸标准物质1种。目前，我国国家标准物质网上公布了血清、疫苗、蛋白质、抗体等国家一级标准物质1种、二级标准物质19种，主要为血红蛋白、氰化高铁血红蛋白、乙型肝炎表面抗原血清、丙型肝炎病毒抗体血清和人类免疫缺陷病毒Ⅰ型抗体。目前我国在核酸标准物质研制方面刚处于起步阶段。2005年卫生部临床检验中心研制的乙肝病毒脱氧核糖核酸（HBVDNA）血清、丙肝病毒核糖核酸（HCVRNA）血清被国家质检总局批准为国家二级标准物质，其量值可溯源到第一代HBVDNA和HCVRNA国际一级标准物质。这是我国在核酸检测领域首次引入国际标准，将对我国肝炎病毒核酸定量检测系统的标准化、检验结果的准确性和可比性起到极大的推动作用。

标准菌株和标准菌种是生物标准物质中较特殊的一类标准物质，它通常以物种特性和纯度要求作为指标。因此，这类标准物质往往以标准保藏方法作为要求。我国近代微生物菌种收集保藏始于20世纪20年代。1979年国家微生物菌种收集保藏管理委员会成立。目前，我国已经成立了普通微生物、农业微生物、工业微生物、兽医微生物、林业微生物、医学微生物、抗生素（后改为药用微生物）、典型培养物及海洋微生物9个菌种保藏管理中心。

由于生长环境和条件对于微生物的生长和特性保持具有重要的作用。因此，为更好地符合微生物检测实际状况，对于微生物相关的标准物质的研制已经开始从单纯的标准菌株或菌种的收集保藏、微生物活性物质的成分标准物质等向含基质的微生物标准物质方向发展。近年来，国外一些权威能力验证组织机构（如英国CSL组织）的食品微生物能力测试（Fepas）样品已经采用含食品基质的微生物测试样品（如鸡肉中的沙门菌、牛肉中的单核细胞增生李斯特菌等）。2006年，辽宁出入境检验检疫局研制的食品微生物菌落总数标准物质被批准为国家二级标准物质。该标准物质包含两种制备方法：一种是以模拟食品实物，添加芽孢杆菌、肠杆菌、沙门菌等菌株经冷冻干燥制成；另一种是以鱼粉为基质与细菌混合经冷冻干燥制成。这标志着我国在研制含食品基质的微生物菌落总数标准物质方面迈出了可喜的一步。目前，我国在含食品基质的食源性致病菌标准物质领域仍是空白。

（二）生物标准物质的发展趋势

1. 生物标准物质的研制重点

经过30多年的努力和发展，生物制品及标准物质形成了品种数量增长明显、分析范围扩大、技术支持强、制备程序精密、产量不断增加等特点。但近10年来，由于生物技术及信息技术的迅速发展，新制品不断涌现，新技术不断推广和应用，如DNA重组产品代替部分传统制品、基因扩增技术代替传统技术作为病毒制品及血液制品的安全性检测的辅助或补充、分子生物学技术逐步代替动物试验评价产品安全性和质量问题等，这些趋势反映了生物标准化已进入了一个新的历史阶段，而原有的以生物成分分析为主的生物标准物质研制重点已难以满足新技术、新产业和新制品所带来的对标准物质的需求。在继续进行生物成分标准物质研制的同时，生物活性量和结构量标准物质的研究将可能在近几年内成为生物标准物质研制的重点。

2. 生物标准物质的计量单位

目前，国际单位制共有 7 个基本单位（米、千克、秒、安培、开尔文、坎德拉和摩尔）和两个辅助单位（弧度和球面度）。计量基准也从传统的实物基准阶段发展到量子基准阶段。尽管如此，生物标准物质的研制正面临一个十分尴尬和无奈的局面。目前，生物计量领域主要以摩尔、千克等国际计量单位为量值基础开展相关工作，但摩尔是一个物质的量的单位，千克是质量单位，均仅能解决部分生物标准物质（如食品营养成分分析标准物质）的量值溯源和传递工作。对于生物标准物质尤其是生物活性量和结构量标准物质中核酸、蛋白质、活性成分、微生物机体等的相关量值，如碱基长度、蛋白质活性、活性物质的活性、生物种性等，这些国际计量单位均难以度量。因此，迫切需要建立由生物样品特性决定的相关溯源体系。研究确定适合生物标准物质特点的国际计量单位及相关导出单位。

四、生物标准物质的研制方法

（一）候选物质的选择

（1）由于标准物质可用于校准仪器、评价测量方法和给物质赋值，因此候选物的选择应满足适用性、代表性及容易复制的原则。候选物的选择取决于该物质的预期用途。大部分的标准物质，特别是用于生物、化学分析的消耗性的标准物质，要保证在一定范围内使用，起到在不同时间、不同空间统一量值的作用，标准物质必须有足够的批量，而且用完后能较容易再复制，所以候选物比较容易取得很重要。

（2）候选物的基体应和使用的要求相一致或尽可能接近，这样可以消除方法基体效应引入的系统误差。对痕量与超痕量分析，基体效应往往是主要的系统误差来源之一。

（3）候选物的均匀性、稳定性以及待定特性量的量值范围影响该标准物质的用途。只有物质是稳定均匀的才能保证在不同时间及空间测量的一致性和可比性。

（4）系列化标准物质特性量的量值分布梯度应能满足使用要求，以较少品种覆盖预期的范围。

（5）候选物应有足够的数量，以满足在有效期间使用的需要。

（二）标准物质的制备

（1）根据标准物质的性质，选择合理的制备程序、工艺，并防止外来污染、易挥发成分的损失以及待定特性量的量值变化。

（2）对待定特性量不易均匀的候选物，在制备过程中除采取必要的均匀措施外，还应进行均匀性初检。

（3）候选物的待定特性量有不易稳定趋向时，在加工过程中应注意研究影响稳定性的因素，采取必要的措施改善其稳定性，如辐照灭菌、添加稳定剂等，选择合适的储存环境是保持稳定性的重要措施。

（4）包装样品的物料应选择材质纯、水溶性小、器壁吸附性和渗透性小、密封性好的容器。容器器壁要有足够的厚度。

（5）当候选物制备量大时，为便于保存和发现产生的问题，可采取分级分装法。最小包装单元应以适当方式编号并注明制备或分装日期。最小包装单元中标准物质的实际质量或体积与标称的质量或体积应符合规定的允差要求。

（三）标准物质均匀性检验

标准物质均匀性是标准物质最基本的属性，它是用来描述标准物质特性空间分布特征的。均匀性的定义是：物质的一种或几种特性具有相同组分或相同结构的状态。通过检验具有规定大小的样品，若被测量的特性值均在规定的不确定度范围内，则该标准物质对这一特性来说是均匀的。从这一定义可以看出，不论制备过程中是否经过均匀性初检，凡成批制备并分装成最小包装单元的标准物质必须进行均匀性检验。对于分级分装的标准物质，凡由大包装分装成最小包装单元时，都需要进行均匀性检验。

1. 最小取样量的确定

物质的均匀性是相对概念。当取样量很少时，物质的特性量可能不均匀，当取样量足够多时，物质的均匀程度能够达到预期要求，就可以认为是均匀的。所以当进行均匀性检验时，应该确定最小取样量，且最小取样量是由用来检验均匀性所采用的方法决定，一旦最小取样量确定，该标准物质定值和使用时都应保证用量不少于该最小取样量。一般来说取样量很少物质也能均匀，就表明该物质性能优良。当一种标准物质有多个特性量值时，以不易均匀待定特性量的最小取样量表示标准物质的最小取样量或分别给出最小取样量。

2. 取样方式的选择

在均匀性检验的取样时，应从待定量值可能出现差异的部位抽取，取样点的分布对于总体样品应有足够的代表性。当引起待定特性量值的差异原因未知或认为不存在差异时，这时均匀性初检则采用随机取样，可使用随机数表决定抽取样品的号码。

3. 取样数目的决定

抽取单元数目的样品总体要有足够的代表性。抽取单元数取决于总体样品的单元数和对样品的均匀程度的了解。当总体样品的单元数较多时，抽取单元也相应增多，当已知总体样品均匀性良好时，抽取单元数可适当减少。抽取单元数以及每个样品的重复测量次数还应适合所采用的统计检验模式的要求。以下取样数目可供参考。

当总体单元少于500时，抽取单元数不少于15个；当总体单元数大于500时，抽取单元数不少于25个。对于均匀性良好的样品，当总体单元数少于500时，抽取单元数不少于10个；当总体单元数大于500时，抽取单元数大于15个。

4. 均匀性检验项目的选择

一般来说，对将要定值的所有特性量都应进行均匀性检验。对具有多种待定特性量的标准物质，应选择有代表性的和不容易均匀的特性量进行检验。

5. 测试方法的选择

选择合适方法对待定特性量均匀性分析时，除了要考虑最小取样量大小外，还要求该分析方法不低于所有定值方法的精密度和具有足够的灵敏度。由于均匀性检验取样数目比较多，为防止测量误差对样品均匀性误差的干扰，应注意在重复的实验条件下做均匀性检验。

推荐以随机次序进行测定，以防止系统的时间变差干扰均匀性评价。如果待定特性量的定值不是和均匀性检验结合进行的话，作为均匀性检验的分析方法，并不要求准确计量物质的特性量值，只是检查该特性量值的分布差异，所以均匀性检验的数据可以是测量读数，不一定要换算成特性量的量值。

6. 检验结果的评价

选择合适的统计模式进行均匀性检验结果的统计检验。检验结果应能给出以下信息。

（1）检验单元内的变差与测量方法的变差，并进行比较，确认在统计学上是否显著。

（2）检验单元间的变差与单元内的变差，并进行比较，确认在统计学上是否显著。

（3）判断单元内变差以及单元间变差，统计显著性是否适合于该标准物质的用途。

一般来说有以下三种情况。

（1）相对于所用测量方法的测量随机误差或相对于该特性量值不确定度的预期误差而言，待定特性量的不确定度误差可忽略不计，此时认为该标准物质均匀性良好。

（2）待定特性量值的不均匀性误差明显大于测量方法的随机误差，并且是该特性量和预期不确定度的主要来源，此时认为该物质不均匀。在这种情况下，这批标准物质应该弃去或者重新加工，或对每个成品进行单独定值。

（3）待定特性量的不均匀性误差与方法的随机误差大小相近，且与不确定度的预期目标相比较又不可忽略，此时应将不均匀性误差记入定值的总的不确定度内。

（四）标准物质的稳定性考察

标准物质的稳定性是指在规定的时间间隔和环境条件下，标准物质的特性量值保持在规定范围内的性质。可见标准物质的稳定性是用来描述标准物质的特性量值随时间变化的。规定的时间间隔越长，表明该标准物质的稳定性越好。这个时间间隔称为标准物质的有效期。在颁布和发售标准物质时，应明确给出标准物质的有效期。我国《标准物质管理办法》明确规定一级标准物质的稳定性应在一年以上，二级标准物质的稳定性应在半年以上，使用者在规定的有效期内，按规定的条件保存和使用标准物质，才能保证所校准的测量仪器、评价的测量方法或确定的其他材料的特性量值准确。

1. 影响标准物质稳定性的因素

标准物质的稳定性是有条件的，相对的。影响标准物质稳定性的因素有以下几个方面。

1）标准物质本身的性质

不同标准物质的稳定性是不同的。一般来说，生物标准物质的稳定性通常较短。例如，冻干人尿标准物质，当其复原成人尿后，其稳定性通常只有几周。

2）标准物质加工制备过程的影响

在加工、研磨、粉碎等过程中，由于样品温度升高、吸收水分、氧化等因素会引起标准物质稳定性能的改变。故选择合适的制备工艺、限定制备状态是十分必要的。

3）标准物质储存容器的影响

标准物质储存容器的性质、密封性能对标准物质的稳定性也产生影响。

4）外部条件的变化影响

标准物质的稳定性受物理、化学、生物等因素制约，光、热、温度、吸附、蒸发等物理因素，化合、分解等化学因素，生化反应、发霉等生物因素都影响标准物质的稳定性，而且这些不同的影响因素之间会相互影响。

2. 保证标准物质稳定性的措施

1）标准物质候选物的选择

为保证标准物质具有良好的稳定性，在标准物质研制的初始阶段，应选择具有长时间稳定性能的材料作为标准物质的候选物，正确选择标准物质的候选物是研制标准物质成功最根本的保证之一。

2）标准物质制备工艺研究

在标准物质的加工过程中，应注意控制温度、湿度及污染等因素对标准物质稳定性的影响。在制备生物标准物质过程中，在无菌环境下，用真空冷冻干燥方法制备人血清、人尿等临床分析用标准物质。在制备某些标准物质过程中还应采取杀菌和使用化学稳定剂等措施。

3）标准物质储存容器和保存条件的选择

应选择合适的储存容器储存标准物质，材质纯、水溶性小、器壁吸附性和渗透性小、密封性好的容器适合储存标准物质。应通过条件实验选择切实可行的保存条件，如低温、低湿环境是保存生物标准物质的最佳条件。一般来说，标准物质应在干燥、阴凉、通风、干净的环境中保存。某些标准物质应避光保存或使用深色器皿甚至封入铝膜塑料袋中保存。

3. 标准物质的稳定性监测

标准物质的稳定性监测是一个长期的过程，监测的目的是为了给出该标准物质确切的有效期。随着监测积累数据的增多，有效期可能会发生变化。

1）标准物质稳定性监测中应注意的问题

（1）应在规定的储存和使用条件下，定期地对标准物质进行待定特性量值的稳定性试验。

（2）标准物质稳定性监测的时间间隔可以按照先密后疏的原则安排，在有效期内，应有多个时间间隔的监测数据。

（3）当标准物质有多个待定特性量值时，应选择那些易变的和有代表性的待定特性量值进行稳定性监测。

（4）选择不低于定值方法精密度和具有足够灵敏度的测量方法对标准物质进行稳定性监测，并注意每次实验时操作与实验条件的一致。

（5）监测标准物质稳定性所用样品应从分装成最小包装单元的样品中抽取，抽取的样品数目对于总体样品应有足够的代表性。

2）标准物质稳定性监测方式

按照选定的测量方法，以一定的时间间隔对抽取的样品进行测量。在进行每一次测量时，要使测量结果之间的差异着重反映出由于标准物质的变化所引起的那一部分误差。

可以绘制监测结果随时间变化的曲线，横坐标为时间，如天或月，纵坐标为测量结果。把无明显上升或下降趋势测量结果在测量方法不确定度范围内波动的时间间隔定为标准物质的有效期。可以用时间和测量结果的成对数据拟合一条直线，求出该直线的斜率和截距，则斜率的标准偏差乘以有效期即为稳定性所产生的标准不确定度。标准物质特性量值的变化率 R 按以下公式计算：

$$R=(C_i-C_0)/C_0\times 100\%$$

式中，R 为标准物质特性量值的变化率；C_i 为标准物质稳定性检测的各次测量值；C_0 为标准物质的标准值。

根据使用要求，确定一个适当的变化率，将 R 值不超出规定变化率指标的时间间隔定为标准物质的有效期。

3）标准物质的稳定性评价

对稳定性的监测数据进行统计检验，当按时间顺序进行的测量结果在测量方法的随机不确定度的范围内波动，则该特性量值在实验的时间间隔内是稳定的。该实验间隔可作为标准物质的有效期。在标准物质发放和使用期间要不断积累稳定性检测数据，以延长有效期。当按时间顺序进行的监测结果出现逐渐下降或逐渐升高并超出不确定度规定的范围时，该标准物质应停止使用。

（五）标准物质定值

标准物质定值是对标准物质特性量赋值的全过程，标准物质作为计量器具的一种，它能复现、保存和传递量值。保证不同时间与空间量值的可比性与一致性。要做到这一点就必须保证标准物质的量值具有溯源性，即标准物质的量值能通过连续的比较链，以给定的不确定度与国家的或国际的基准联系起来。

1. 标准物质的量值溯源性

通过具有规定的不确定度的连续比较链，使测量结果或标准的量值能够与规定的参比基准联系起来，通常是国家基准或国际基准联系起来的特性，这就是溯源性的定义。在这个定义中首先应该明确参比基准是什么，它可以是 SI 的基本单位或其导出单位，也可以是某一常用标度，也可以是用国家或规定标准中描述的方法得到的值为基础而建立的。在生物化学中，很多特性仅有方法、检验过程或特定装置来确定，如酶活性的测定。这些测定取决于特定方法或特定装置，由于文字标准中的方法过程描述不一定包含全部必要的细节，而且操作者也无法证实他的理解和应用的方式是正确的，故需要此类型的标准物质。这种标准物质是能溯源到由有关文字标准所建立的测量标度。

2. 定值方式的选择

以下 4 种方式可供标准物质的定值时选择。

（1）用高准确度的绝对或权威测量方法定值。绝对（或权威）测量方法的系统误差是可估计的，相对随机误差的水平可忽略不计。测量时，要求有两个或两个以上分析者独立地进行操作，并尽可能使用不同的实验装置，有条件的要进行量值比对。

（2）用两种以上原理的已知准确度的可靠方法定值。研究不同原理的测量方法的精密度，对方法系统误差进行估计，采取必要的手段对方法的准确度进行验证。

（3）多个实验室合作定值。参加合作的实验室应具有标准物质定值的必备条件，并有一定的技术权威性。每个实验室采用统一的测量方法，也可以选该实验室确认最好的方法。合作实验室的数目或独立定值组数应符合统计学的要求。定值负责单位必须对参加实验室进行质量控制和制定明确的指导原则。

（4）当已知有一种一级标准物质，欲研制类似的二级标准物质时，可使用一种高精密度方法将欲研制的二级标准物质与已知的一级标准物质直接比较的方式而得到欲研制的标准物质的量值。此时该标准物质的不确定度应包括一级标准物质给定的不确定度以及用某种方法对一级标准物质和该标准进行测定时的重复性。

3. 对特性量值测量时的影响参数和影响函数的研究

对标准物质定值时必须确定操作调价对特性量值及其不确定度的影响大小，即确定影响因素的数值，可以用数值表示或数值因子表示。

4. 定值数据的统计处理

（1）当用绝对或权威测量方法定值时，测量数据可按如下程序处理。

① 对每个操作者的一组独立测量结果，在技术上说明可疑值的产生并予以剔除，可用格拉布斯法或狄克逊法从统计上再次剔除可疑值。当数据比较分散或可疑值比较多时，应认真检查测量方法、测量条件及操作过程。列出每个操作者的测量结果，如原始数据、平均值、标准偏差、测量次数。

② 对两个（或两个以上）操作者测定数据的平均值和标准偏差分别检验是否有显著差异。

③ 若检验结果认为没有显著性差异，应检测测量方法、测量条件及操作过程，并重新进行测定。

（2）当用两种不同原理的方法进行定值，测量数据可按如下程序处理。

① 两种方法（或多种）测量结果分别按（1）中的①进行处理。

② 两个（或多个）平均值和标准偏差按（1）中的②进行处理。

③ 检验结果认为没有显著性差异，可将两个（或多个）平均值求出总平均值，将两个（或多个）标准偏差的平方和除以方法个数，然后开方求出标准偏差。若检验结果有显著性差异，应检测测量方法、测量条件及操作过程或考虑用不等精度加权方式处理。

（3）当用多个实验室合作定值时，测量数据可按如下方式处理。

① 多个实验室的测量结果分别按（1）中的①步骤处理。

② 汇总全部原始数据，考察全部测量数据分布的正态性。

③ 数据服从正态分布或近似正态分布时，将每个实验室的所测数据的平均值视为单次测量值，构成一组新的测量值。用格拉布斯法或狄克逊法从统计数据中剔除可疑值。当数据比较分散或可疑值比较多时，应认真检查每个实验室的测量方法、测量条件及操作过程。

④ 用科克伦准则检查各组数据之间是否等精度，当数据等精度时，计算出总平均值和标准偏差。当数据不等精度时，可考虑用不等精度加权方式处理。

⑤ 全部原始数据服从正态分布或近似正态分布时，也可视其全部为一组新的测量数据，按格拉布斯法或狄克逊法从统计学上剔除可疑值，再计算全部数据的总平均值和标准偏差。

⑥ 数据不服从正态分布时，应检查测量方法并找出各实验室可能存在的系统误差，对定值结果的处理持慎重态度。

5. 总不确定度的评估

特性量的测量总平均值即为该特性量的标准值。标准值的总不确定度由单个部分组成：第一部分是通过测量数据的标准偏差、测量次数及所要求的置信水平按统计方法计算出；第二部分是通过对测量影响参数和影响函数的分析，估计出其大小；第三部分是物质不均匀性和物质在有效期内的变动性所引起的不确定度。

6. 定值结果的表示

定值结果一般表示为：标准值±总不确定度。

要明确指出总不确定度的含义并指明所选择置信水平。总不确定度可以用标准不确定度表示，也可用扩展不确定度表示。总不确定度一般保留一位有效数字，最多保留两位有效数字。标准值的最后一位与总不确定度相应的位数对齐来决定标准值的有效数字位数。

（六）生物标准物质的研制举例

1. 血细胞计数国家标准物质的研制

1）研制的意义

血液中各参数，如红细胞数量（RBC）、白细胞数量（WBC）、血小板数量（PLT）

等的变化直接反映人体各组织的疾病情况，因此在临床疾病诊治中，对血液参数的分析判断成为获取疾病信息的主要手段。

血细胞分析仪是血常规检查及医疗科研单位进行血液学研究的必备科学仪器。细胞分析仪出厂需要进行标定，使用过程中需要校准，使用期间需要计量检定，测量结果的量值都需要准确溯源。所有这些工作的完成都需要用到血细胞计数标准物质，因此血细胞计数标准物质是血细胞分析溯源体系的基础。

目前在国外，只有白细胞、红细胞、血小板测量的参考方法，但还没有相应的血细胞计数标准物质，由于缺乏相应的血细胞标准物质对仪器进行校准，使得上述方法的溯源性和测量准确性并不能完全得到保证，无法进行有效量值传递。在我国，由于血细胞计数标准物质的缺乏，使得血细胞常规检测实验室只能通过使用厂家提供的配套校准物进行校准，测量的溯源性难以得到保证，各个医疗单位对血液分析测量的结果无法统一。血细胞分析标准物质的匮乏，也使得我国血细胞分析仪国家计量检定规程（JJG714—1990）根本无法推广实施。

2）标准物质的制备

a. 标准物质原料的选择

标准物质对人血液成分进行针对性模拟，其成分为：模拟白细胞、模拟红细胞、模拟血小板和模拟血浆。为了保证标准物质的适用性要求，我们采用专用的生物模拟人血粒子进行合成，配以特殊的保存试剂保存，这种高浓度、非固定的细胞保存技术是本标物的关键核心技术之一。其原料均取自人类和哺乳类生物的细胞组织，具有良好的生物活性，且生物安全性检验结果均正常。

b. 血细胞计数标准物质合成

根据血细胞计数标准物质的浓度需求，将模拟红细胞、模拟白细胞、模拟血小板按比例混合，然后继续加入适量模拟血浆得到所需要的血细胞计数标准物质。具体步骤见图 11-1。

c. 血细胞计数标准物质分装

本标准物质的包装容器为玻璃瓶结合硅胶垫片，这也是国际上普遍采用的包装容器。其渗透性低、耐热、抗酸、抗碱、抗水、便于清洗，对标准物质没有吸附和释放。另外，它便于封装，可以有效地防止分装过程中的蒸发。

按照以上方法我们共制备分装出 350 瓶，每瓶包装单元为 2.5mL 的血细胞标准物质候选物。

3）血细胞计数标准物质值的定值

a. 血细胞计数标准物质定值方法选择

国际上测量红细胞计数、白细胞计数有两种主要方法：显微镜测量法和电感应区法；测量血小板计数有显微镜测量法和流式细胞仪法。选择显微镜测量法作为血细胞计数的定值方法。

显微镜测量法又称直接计数法，是粒度学中公认的颗粒计数绝对测量方法。也是 20 世纪 90 年代前血细胞计数传统的参考方法，即使用相差显微镜在血细胞计数板计数池内对稀释血液进行红细胞、白细胞和血小板直接计数。

其基本原理是，将血液中的红细胞、白细胞和血小板分别充入血细胞计数板定体积

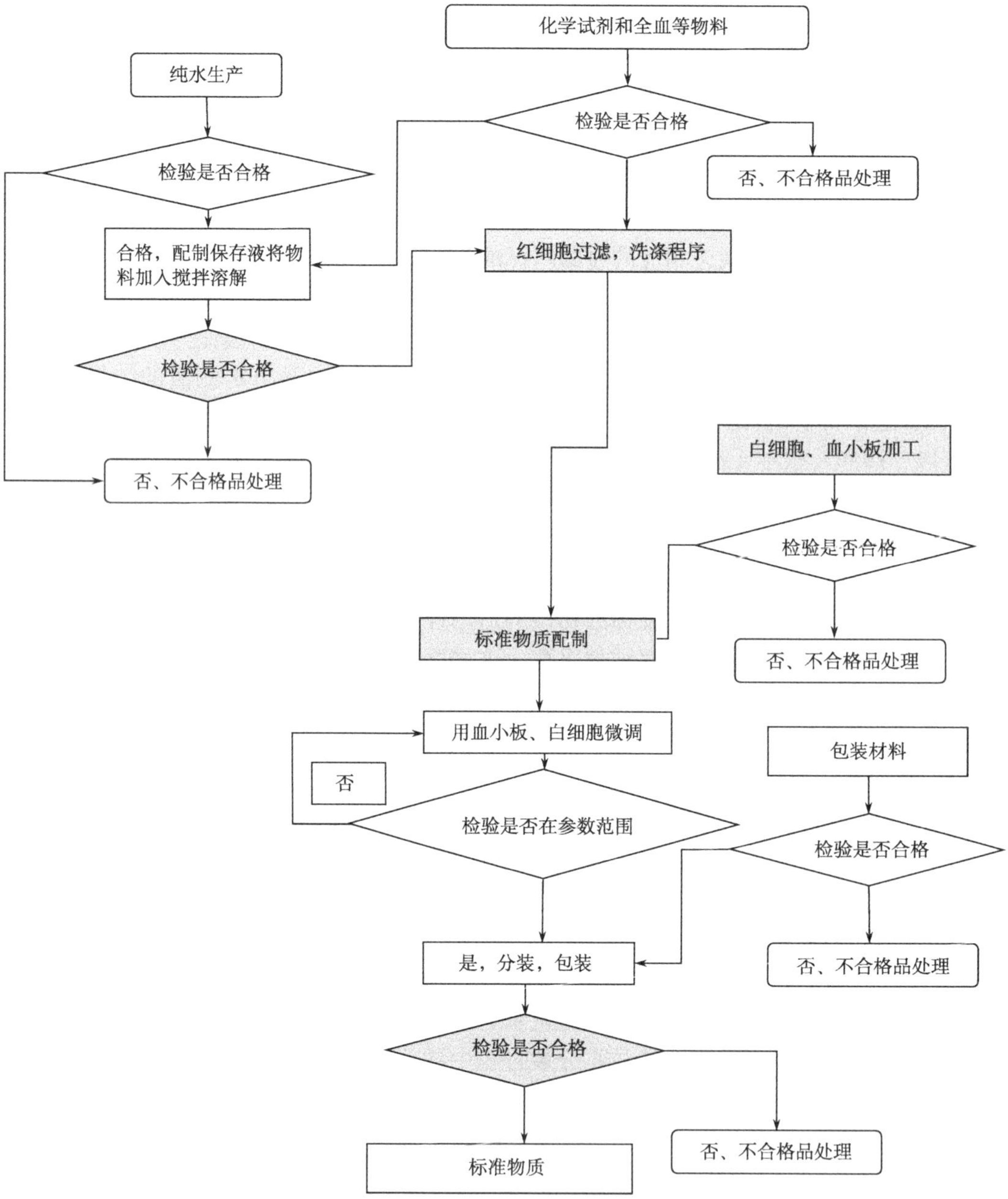

图 11-1　血细胞计数标准物质生产流程图

测量池中，于相差显微镜下观察。由于血液中的红细胞、白细胞和血小板分别具有特定的粒度分布和容易分辨的形貌特征，故可以准确计数，从而可以准确、直观地得到它们的浓度。

使用血细胞计数板进行细胞计数是医学中最常用的基本功之一，该方法经典、方便、准确实用，一直应用于临床检验和科学实践中。因此采用显微镜测量法作为血细胞计数标准物质的红细胞、白细胞和血小板计数定值方法，该方法测量直观，溯源性好，但其测量过程比较复杂，对实验人员技术要求高。

b. 样品的抽取数量及最小取样量

共制备350瓶标准物质候选物。按照JJF1006—1994一级标准物质技术规范的规定，当制备量为200～500瓶时，随机抽取量为15瓶。因此，将样品单元编号后按照随机抽取的原则抽取15瓶作为测量样品，从每瓶标准物质中每次随机抽取三个样本，共计45个样本进行测量。

标准物质的最小取样量是指：在规定的分析测量条件下，保证标准物质均匀的最少的样品数量。研制本标准物质的目的是用于检定校准血细胞分析仪的测量准确性。根据调查，目前国内外血细胞分析仪测量时的取样量＞10μL，故将样品的最小取样量定为10μL，进行标准物质的均匀性、稳定性考察和定值研究。

c. 影响直接计数法测量准确性的因素及解决方法

影响血细胞计数的准确性的因素分别来源于技术操作过程的影响和测量装置系统固有的影响。其中由于操作人员取样不顺利，器材处理、使用不当，稀释不准确，细胞识别错误等因素所造成的误差属技术操作过程的影响；测量装置系统固有的影响是由于仪器（计数板、盖片、吸管等）不够准确与精密产生的；由于细胞分布不均匀等因素带来的细胞计数误差属于分布误差或计数域误差（filed error）。仪器误差和分布误差为固有误差或系统误差。技术误差和仪器误差可通过规范操作、提高熟练程度和校正仪器而避免或纠正，但细胞分布误差却难于彻底消除。因此，搞好细胞计数的质量控制需采用以下措施。

（1）避免技术误差，纠正仪器误差。严格操作，从清洗、采集、稀释、充池到计数都应规范，尤其应注意的是血样稀释及充池时既要做到充分混匀，又要防止剧烈振荡破坏红细胞。

（2）缩小计数域误差或分布误差。由于血细胞在充入计数室后呈随机分布或称泊松分布，而所能计数的细胞分布范围是有限的，由此造成的计数误差即为计数域误差。缩小这种误差的有效方法就是在保证血细胞不聚集的前提下，先进行误差估计，然后决定所需计数的数目和计数范围，将误差控制在允许范围。

（3）方法准确性保证。为保证测量方法的准确可靠，对标准物质定值所使用的仪器、设备、试剂、人员和操作程序均进行了严格的控制。试验过程中使用的计量器具均经过计量部门检定校准，由熟练的人员严格按照程序进行测定。

d. 标准物质的定值

用显微镜和血细胞计数板分别测定15瓶标准物质红细胞、白细胞和血小板的浓度。每次测量取10μL样本进行稀释后测定。从每瓶中随机位置分别抽取三个样本进行测定，共15×3＝45个样本数据，以这45个样本的测量平均值作为标准物质的标准值。

基本步骤：清洁所用各种容器，将检测样品摇匀，用合适的吸管吸取定量的样品。对于红细胞、白细胞、血小板微粒标准物质，按规定稀释后，点入血细胞计数板体积经准确标定的计数池中制成样片。根据微粒粒径的大小选择合适的物镜及目镜放大倍数。在显微镜上按格计数血细胞计数板上的红细胞、白细胞、血小板微粒，分别统计计算出标准物质浓度的标准值，定值结果见表 11-3。

表 11-3 红细胞、白细胞、血小板定值结果

特性量值	测量平均值/(个/L)	单次测量标准偏差/(个/L)
白细胞（WBC）计数	9.01×10^{9}	0.13×10^{9}
红细胞（RBC）计数	4.36×10^{12}	0.06×10^{12}
血小板（PLT）计数	265.3×10^{9}	5.8×10^{9}

e. 标准物质均匀性检验

对于成批制备、抽样定值的标准物质首先要进行均匀性检验。采用方差分析法（F 检验法），此法是通过组间方差和组内方差的比较来判断各组测量值之间有无系统偏差，即所谓方差分析的方法。如果两者的比小于统计检验的临界值则认为样品是均匀的。为了保证检验结果能够充分代表总体特征、能够检出可能存在的不均匀性，选择较多的取样数目，按照《一级标准物质技术规范》JJF1006—1994 的要求，取 15 瓶样品进行测量，做均匀性检验，均匀性检验结果见表 11-4。检验证明所制备的标准物质中，红细胞、白细胞、血小板计数浓度特性量值都是均匀的。

表 11-4 均匀性检验结果

计数	抽取数量	F 计算值	F 临界值	均匀性检验结果判断
白细胞	15	1.88	2.64	F 计算值＜F 临界值
红细胞	15	0.537		
血小板	15	1.24		

f. 标准物质稳定性检验

为了考察候选标准物质在储存条件下的稳定性，将候选标准物质置于 2～8℃（冷藏）、避光保存，按预定的时间间隔分别抽取一瓶标准物质进行测定，统计了 9 个月内的实验数据。采用 t 检验法评价血细胞标准物质计数特性的长期稳定性，用公式表述为

$$|\overline{X}_i-\overline{X}|\leqslant t_\alpha(n-1)\cdot\frac{s}{\sqrt{n}} \qquad (1)$$

式中，$\overline{X}_i$ 为任一次标准物质稳定性检验的测量平均值；$\overline{X}$ 为标准物质特性量值的认定值（标准值）；t_α（$n-1$）为 t 检验临界值；s 为测量方法的标准偏差；n 为测量次数。若 $\frac{|\overline{X}_i-\overline{X}|}{s/\sqrt{n}}$ 与 t 检验临界值 t_α（$n-1$）之间的关系为：$\frac{|\overline{X}_i-\overline{X}|}{s/\sqrt{n}}\leqslant t_\alpha$（$n-1$），则认为该标准物质的测量值与认定值（标准值）一致，该标准物质的特性量值没有发生显著性变化，否则认为该标准物质的特性量值发生了显著性变化，长期稳定性实验数据见表 11-5。

表 11-5 长期稳定性实验数据

计数	t 检验值	t 临界值
白细胞	2.86	2.92
红细胞	2.81	
血小板	2.63	

从以上稳定性考察数据看出，各瓶标准物质红细胞、白细胞和血小板量值均在其定值不确定度范围内变化，而且统计量$\frac{|\overline{X}_i-\overline{X}|}{s/\sqrt{n}}$均$\leqslant t_{0.95}$（3－1）＝2.92，所以该标准物质的测量值与认定值（标准值）一致，其特性量值没有发生显著性变化。标准物质红细胞、白细胞和血小板的特性量值在考察期内是稳定的。

g. 血细胞计数标准物质定值不确定度分析

用显微镜法测定血细胞计数标准物质浓度的计算公式为

$$c=\frac{n}{V}\cdot f \tag{2}$$

式中，c 为 PLT 浓度（单位：个/L）；n 为 PLT 计数（单位：个）；V 为计数池体积（单位：L）；f 为稀释倍数。

计数池体积可以通过公式（3）计算：

$$V=l\cdot d\cdot h \tag{3}$$

式中，l 为计数池长度（单位：dm）；d 为计数池宽度（单位：dm）；h 为计数池高度（单位：dm）。

不确定度分量及计算结果见表 11-6。

表 11-6 血细胞计数标准物质定值不确定度分量及计算结果

计数	重复性引入不确定度分量	计数池引入不确定度分量	稀释过程引入不确定度分量	合成标准不确定度 u/(个/L)	相对扩展不确定度 u/%（k=2）
红细胞	$u(s)$	$u(v)$	$u(f)$	4.275×10^{10}	1.96%，4.275×10^{10}
白细胞				1.039×10^{8}	2.4%，k=2
血小板				2.406×10^{9}	1.83%，k=2

h. 红细胞、白细胞、血小板定值结果的验证和比对

由于本标准物质的定值方法是粒度测量的绝对方法，但并不是国际卫生组织推荐的参考方法，将本标准物质的定值结果与使用国际参考方法测量的结果进行比对。

（1）用国际参考方法——电阻抗法对本标准物质的红细胞和白细胞计数进行测量。

所用仪器为经中国计量科学研究院校准的 COULTER 公司生产的 Z2 型电感应区法粒度分析仪。共测量了 6 瓶样品，以其结果与标准物质候选物的标准值进行比对。数据见表 11-7。

表 11-7　参考方法测定标准物质红细胞计数和白细胞计数的结果

样品号	测量次数	RBC 测量结果/(个/L)	WBC 测量结果/(个/L)
1	1	4.38×10^{12}	8.84×10^{9}
	2	4.41×10^{12}	9.00×10^{9}
	3	4.39×10^{12}	—
2	1	4.42×10^{12}	8.96×10^{9}
	2	4.45×10^{12}	9.02×10^{9}
	3	4.41×10^{12}	—
3	1	4.31×10^{12}	9.03×10^{9}
	2	4.31×10^{12}	9.19×10^{9}
	3	4.33×10^{12}	—
4	1	4.32×10^{12}	9.03×10^{9}
	2	4.35×10^{12}	9.03×10^{6}
	3	4.33×10^{12}	—
5	1	4.38×10^{12}	9.04×10^{9}
	2	4.38×10^{12}	9.04×10^{9}
	3	4.38×10^{12}	—
6	1	4.38×10^{12}	9.06×10^{9}
	2	4.39×10^{12}	9.10×10^{9}
	3	4.43×10^{12}	—
平均值	4.375×10^{12}		9.02×10^{9}

(2) 用血小板测量的国际参考方法——流式细胞仪法测量血小板。

流式细胞仪测量法是血小板测量的国际参考方法。相差显微镜计数法目前是世界医疗界使用最广泛的血小板测量方法，也是国际公认的颗粒计数绝对测量方法。因此我们使用相差显微镜计数方法与参考方法流式细胞仪法同时对人新鲜血液进行测定。

在一周内不同时间，分别使用相差显微镜计数方法和流式细胞仪法测量两组鲜血样品。测量结果表明：分别使用流式法与显微镜法对本血细胞计数标准物质测量时，误差范围为（$-2.58\sim1.45$）$\times10^{9}$ 个/L。

(3) 数据分析及结论。

用国际参考方法——电阻抗法对标准物质的 RBC 和 WBC 进行测量时，如表 11-7 所示，参考方法测量本标准物质红细胞的平均值与标准物质标准值的相对误差为 0.39%，且所有测量值均在标准物质标准值范围内；参考方法测量标准物质白细胞的平均值与本标准物质标准值的相对误差为 0.14%，且所有测量值均在标准物质标准值范围内。从式（2）可计算出：显微镜计数方法和流式细胞仪法测定血小板的测量结果相对误差均在±3%内，符合国际参考方法的要求。

通过以上分析充分证明：研制的血细胞计数标准物质的定值方法与定值结果均是准确可靠的。

i）标准物质纯度值与不确定度（表 11-8）

表 11-8　血细胞标准物质特性量值及其不确定度

特性量值	标准值/（个/L）	不确定度
白细胞（WBC）计数	9.01×10^{9}	2.4%，$k=2$
红细胞（RBC）计数	4.36×10^{12}	2.0%，$k=2$
血小板（PLT）计数	265.3×10^{9}	1.9%，$k=2$

2. 核苷酸纯度标准物质研制

1）研制的意义和必要性

核苷酸计量检测技术和标准物质是核苷酸计量检测体系的核心，有效的核苷酸检测技术方法和相对应的标准物质是核苷酸计量检测体系的基础。核苷酸定量分析方法大部分是相对测量方法，测量时必须参照一定的标准才能进行定量测量。由于核苷酸标准物质的缺乏，现在核苷酸定量测量时使用的参照物一般从仪器厂家或从生产厂家、试剂公司购得，加上核苷酸自身的性质特点，在实际测试应用中，相同或类似样品的分析结果之间存在着明显差异，量值很难做到统一，很难保证不同实验室的检测结果可比。因此，急需研制准确、有效及可溯源的核苷酸检测技术方法和标准物质，来保证分析数据的准确性和重复性，从而保证产品质量检验、科研需要及国际贸易的公平。

2）核苷酸理化性质确定

腺苷-5′-磷酸（adenosine-5′-phosphoric acid），分子式为 $C_{10}H_{14}N_5O_7P$，相对分子质量为 347.23，化学名称腺苷-5′-磷酸，白色结晶，易潮解，易溶于热水，微溶于醇，不溶于醚。熔点 196～200℃（分解），旋光度［α］$D_{20}=-47.5°$（0.2%于 2%氢氧化钠中）。

3）核苷酸的定性测定

a. 光谱鉴别

取腺苷-5′-磷酸与溴化钾混合均匀，压片，在 400～4000cm^{-1} 内扫描，所得谱图与标准谱图比较，结果均与标准谱图一致。

b. 质谱测定

取 100μg/g 核苷酸的水-甲醇溶液（$V/V=1:1$，含有 1%甲酸），进行流动注射电喷雾质谱分析。流速设定为 5μL/min，质谱鞘气流速 20Arb，辅助气流速 10Arb，毛细管高压 4.5kV，加热温度 250℃。首先采集核苷酸的一级质谱信号，判断谱峰是否与相应核苷酸的 $[M+H]^+$ 峰相符。如果相符则选择相应的 $[M+H]^+$ 做二级质谱分析，判断子离子的质量数是否与相应结构碎片相符。测试结果证明，核苷酸的一级质谱信号与相应核苷酸的 $[M+H]^+$ 峰相符，二级质谱中的子离子符合相应核苷酸碎裂后的产物，与其结构信息相符，证明候选物均为所要研制的相应核苷酸。

4）含水量的检验

选用质量法进行了核苷酸标准物质的水分测定，具体实验条件如下：称取 0.5～1.0g 样品进行测试，烘干温度（80±1）℃；烘干时间 3h、6h、15h、20h；天平最小分度 0.05mg，测试结果见表 11-9。

表 11-9　核苷酸水分与时间变化表

项目	样品号	0h	3h	6h	15h	20h
AMP/g	1	0.5143	0.4893	0.4881	0.4882	0.4879

通过对以上数据的分析，可以看到，经过 3h 的烘干，样品两次称量差值已经在 2mg 以下，表明核苷酸质量已达到恒重。而 6h、15h 或 20h 的核苷酸因为水分所带来的影响在万分位上变动。因此样品测试前需进行 80℃烘干 3h 后进行测试。

5）无机离子含量测试

用 ICP-MS 对样品中的无机离子进行半定量测试，测试结果见表 11-10。

表 11-10　核苷酸样品中无机离子 ICP-MS 半定量测试结果

项目	Mg	Si	P	K	Ca	Zn	Sn	Al	Ti	Fe	总计
AMP/%	0.0004	0.0003	—	0.0001	—	—	—	0.0002	0.0079	—	0.0089

分析表 11-10 中数据可以看出 AMP 标准物质的无机离子含量均不大于 1‰，因此标准物质的无机离子含量忽略不记。

6）均匀性检验

a. 均匀性检验方法

采用方差分析法进行标准物质均匀性统计检验。通过组间方差和组内方差的比较来判断各组测量值之间有无系统误差。抽取核苷酸标准物质 m 瓶，采用高效液相色谱法每瓶重复测量三次，得到 m 组等精度测量数据。计算公式如下：

$$组间平方和\ Q_1=\sum_{i=1}^{m}n_i(\overline{x}_i-\overline{x})^2;$$

$$组内平方和\ Q_2=\sum_{i=1}^{m}\sum_{j=1}^{n_i}(x_{ij}-\overline{x}_i)^2;$$

$$统计量\ F=\frac{Q_1/\gamma_1}{Q_2/\gamma_2};\gamma_1=m-1;\gamma_2=N-m;N=\sum_{i=1}^{m}n_i;$$

根据自由度（γ_1，γ_2）及给定的显著性水平 α，查表得临界的 F_α 值，再与公式算得的 F 值进行比较。若 $F<F_\alpha$ 则认为组内与组间无明显差异，样品是均匀的。

两组数据进行比较，可先求得各自的平均值，若瓶间平均值为$\overline{x_1}$，标准偏差 S_1；瓶内平均值为$\overline{x_2}$，标准偏差 S_2，可通过平均值的一致性检验得出瓶间与瓶内是否有差异。

x_{11}，x_{12}，…，x_1n_1，平均值$\overline{x_1}$，标准偏差 S_1；x_{21}，x_{22}，…，x_2n_2，平均值$\overline{x_2}$，标准偏差 S_2。设 μ 为真值，因为$|\overline{x_1}-\overline{x_2}|=|(\overline{x_1}-\mu)-(\overline{x_2}-\mu)|\leqslant|\overline{x_1}-\mu|+|\overline{x_2}-\mu|\leqslant\left[\frac{s_1}{\sqrt{n_1}}+\frac{s_2}{\sqrt{n_2}}\right]$故若 $|\overline{x_1}-\overline{x_2}|\leqslant\left[\frac{s_1}{\sqrt{n_1}}+\frac{s_2}{\sqrt{n_2}}\right]$，则认为两组数据是一致的，即瓶间与瓶内是均匀的。

b. 均匀性检验结果

用高效液相色谱法，依照均匀性检验的程序分别进行了均匀性检验，即随机各抽取 15 瓶，每瓶取一次样做瓶间均匀性检查。任意取一瓶，瓶内取 7 次样做瓶内均匀性检查。瓶间均匀性检验对所取每瓶样品重复三次分析，瓶内均匀性检验对所取每次样品重复三次分析。均匀性检验每瓶核苷酸的取样量均约为 1mg。以流动相为溶剂，配置样品溶液浓度为 1mg/mL。核苷酸标准物质候选物均匀性检测数据见表 11-11和表 11-12。

表 11-11　瓶间均匀性检验结果

名称	$\bar{x}$	RSD	Q_1	Q_2	F 计算	$F_{0.05}$（查表）	结论
AMP	99.67	0.001	0.125 664	0.144 27	1.84	2.04	均匀

表 11-12　瓶内均匀性检验结果

名称	$\bar{x}$	RSD	Q_1	Q_2	F 计算	$F_{0.05}$（查表）	结论
AMP	99.67	0.001	0.012 662	0.151 747	0.18	2.04	均匀

根据表 11-11 和表 11-12 的检测数据，依据上文所述检验方法进行均匀性检验计算。对核苷酸标准物质的均匀性检验结果进行统计分析的结果表明：核苷酸标准物质均通过均匀性检验。经 F 检验后显示，在 95%置信概率下标准物质瓶间和瓶内是均匀的，同时这种标准物质瓶内和瓶间均匀性数据依照平均值的一致性检验方法进行检验后，结果显示标准物质瓶内与瓶间也是均匀的。因而可以认为标准物质是均匀的，符合标准物质均匀性要求。

7）稳定性检验

标准物质的稳定性是指在规定的时间间隔和环境条件下，标准物质的特性量值保持在规定范围内的性质，本报告所列稳定性实验数据起止时间为 2006 年 2 月至 2007 年 2 月。

稳定性检验采用高效液相色谱法进行测定，取样瓶数均为 7 瓶，最小取样量均为 1mg，以流动相溶解，配置浓度约为 1mg/mL。重复进样三次，取平均值。

a. 稳定性评价

为了评定标准物质的稳定性，在储存期间定期抽样测定。在测量误差中，除了标准物质可能发生的变化带来误差外，测量方法、测量仪器、实验条件变化也会带来误差，因而在做稳定性检验时，应尽可能地控制各种条件，使其保持一致，使测量结果的差异仅仅体现由标准物质变化所引起的误差。

当标准物质特性量值的标准值已知时，可用 t 检验法评价标准物质的稳定性，用公式表述为

$$|\overline{X}_i - \overline{X}| \leqslant t_a(n-1) \cdot \frac{s}{\sqrt{n}}$$

式中，$\overline{X}_i$ 为任一次标准物质稳定性监测的测量平均值；$\overline{X}$ 为标准物质特性量值的标准值；t_a（$n-1$）为 t 检验临界值；s 为测量方法的标准偏差；n 为测量次数。

若$\frac{\overline{X}_i-\overline{X}}{s/\sqrt{n}}$与$t$检验临界值$t_a$（$n-1$）之间的关系为$\frac{|\overline{X}_i-\overline{X}|}{s/\sqrt{n}}\leqslant t_a$（$n-1$），认为该标准物质的测量值与标准值一致。

从公式中可以看出，若当$|\overline{X}_i-\overline{X}|$有最大值，且$\frac{|\overline{X}_i-\overline{X}|}{s/\sqrt{n}}\leqslant t_a$（$n-1$）时，可认为该标准物质的测量值与标准值一致，该标准物质在稳定性监测期内是稳定的。

b. 标准物质稳定性检验结果

标准物质稳定性检验结果见表 11-13。

表 11-13　AMP 稳定性检验结果

年月 / 瓶号	2006.2	2006.4	2006.6	2006.10	2007.2
$\overline{X}_i$	99.70	99.60	99.63	99.52	99.59
SD	0.01	0.01	0.28	0.03	0.06
$\overline{X}$	99.60				
t_a（$n-1$）	2.45				
$\frac{\overline{X}_i-\overline{X}}{s/\sqrt{n}}$	0.24	0.026	0.0019	0.079	0.44
结论	稳定	稳定	稳定	稳定	稳定

注：每瓶进样 3 次，取平均值。

c. 稳定性检验结论

采用t检验法评价标准物质的稳定性，检验结果表明标准物质候选物在 12 月内纯度值无显著性变化，符合标准物质的稳定性要求，检验结果为稳定。

8）定值

a. 分析方法的选择

标准物质的定值是对标准物质特性量赋值的全过程。必须保证其量值具有溯源性。目前，分析核苷酸的方法主要有液相色谱法、高效毛细管电泳法、ICP-OES 方法、定磷法等。由于核苷酸均具有紫外吸收特性，因此液相色谱法是核苷酸相关产品分析最常选用的分析方法。根据 JJG1006—1994 一级标准物质技术规范的要求，并结合目前核苷酸分析技术的发展状况，对核苷酸标准物质纯度的定值选用液相色谱法方法进行定值。

b. 高效液相色谱法定值条件确定

根据各种核苷酸的极性等化学性质，选定高效液相色谱法的定值条件。由于核苷酸在水相较多的条件下主成分和杂质的分离效果较好，因此我们选用 ZORBAX SB-Aq C_{18}水相柱进行标准物质定值测试，流动相中加入部分甲醇增加分离效果。二极管阵列检测器的检测波长为 260nm。标准物质的具体测试条件和测试色谱见附件 3。

c. 核苷酸多家实验室定值结果

核苷酸多家实验室定值结果见表 11-14。

表 11-14　标准物质多家实验室定值结果

AMP	含量/%
1	99.67
2	99.63
3	99.59
4	99.55
5	99.52
6	99.64
平均值	99.60
RSD	0.06

9）不确定度评定

液相色谱法测定核苷酸的不确定度有两部分组成，A 类标准不确定度和 B 类标准不确定度。

a. A 类标准不确定度

不确定度数据处理步骤如下。

（1）各组的平均值作为一组新的测量结果，计算平均值及相应的标准偏差。

（2）将上述的平均值作为标准值。

（3）标准值的不确定度由三个部分组成：第一部分是定值测量数据的标准偏差；第二部分是定值测量数据的组内不均匀方差；第三部分是定值测量数据的组间不均匀方差。

（4）将三种方差合成为标准值的不确定度。

具体的相关计算公式如下：

组内平方和：

$$S_a = \frac{1}{m}\sum_{i=1}^{n} K_i^2 - \frac{1}{nm}\left(\sum_{i=1}^{n} K_i\right)^2$$

组间平方和：

$$S_b = \frac{1}{n}\sum_{j=1}^{m} K_j^2 - \frac{1}{nm}\left(\sum_{j=1}^{m} K_j\right)^2$$

试验误差平方：

$$S_e = \sum_{i=1}^{n}\sum_{j=1}^{m} x_{ij}^2 - \frac{1}{m}\sum_{i=1}^{n} K_i^2 - \frac{1}{n}\sum_{j=1}^{m} K_j^2 + \frac{1}{nm}\left(\sum_{i=1}^{n} K_i\right)^2$$

组间不均匀方差：

$$K_i = \sum_{j=1}^{m} x_{ij}, K_j = \sum_{i=1}^{n} x_{ij}$$

$$S_L^2 = \frac{1}{n}\left(\frac{S_b}{m-1} - \frac{S_e}{(m-1)(n-1)}\right)$$

组内不均匀方差：

$$S_M^2=\frac{1}{m}\left(\frac{S_a}{n-1}-\frac{S_e}{(m-1)(n-1)}\right)$$

AMP 测定含量平均值为 99.60%。已知 A 类不确定度 u_A 由三个分量组成，分别是标准偏差 u_{A1}，组间不均匀方差 u_{A2}，组内不均匀方差 u_{A3}，所以 A 类不确定度 $u_A=\sqrt{u_{A1}^2+u_{A2}^2+u_{A3}^2}$。

由上述公式计算所得标准偏差 $S_{总}=0.06\%$；组间不均匀方差 $S_L^2=0.021\%$；组内不均匀方差 $S_M^2=7.8\times10^{-7}\%$，因此 $u_A=\sqrt{u_{A1}^2+u_{A2}^2+u_{A3}^2}=0.064\%$。

b. B 类标准不确定度

B 类标准不确定度主要有两部分组成，一是由紫外检测主成分与杂质响应因子不同带来的差异，二是由样品中无机离子带来的测量不确定度。

(1) 由紫外检测主成分与杂质响应因子不同带来的差异按如下方式评估。

通过光谱扫描图谱我们发现 AMP 杂质和 AMP 的紫外吸收光谱非常接近，因此 AMP 紫外检测主成分与杂质响应因子不同带来的不确定度为零。

由于采用面积归一法进行定值，因而样品称量，溶液配制，重复进样带来的误差可互相抵消，不确定度为零。

(2) 无机离子带来的不确定度评估。

无机离子给测量结果带来的不确定度用无机离子的百分含量来表示，则 $u_{B(AMP)}=0.0089\%$

合成 B 类不确定度计算公式如下：

$$u_B=\sqrt{u_{B(AMP)}^2}$$

按上式计算得 $u_{B(AMP)}=0.0089\%$

c. 合成标准不确定度

7 种核苷酸标准物质的合成不确定度计算公式如下：

$$u_C=\sqrt{u_A^2+u_B^2}$$

按上式计算得 $u_{C(AMP)}=0.065\%$

d. 标准物质不确定度评定结果

AMP 标准物质不确定度评定结果见表 11-15。

表 11-15 标准物质不确定度评定结果

物质名称	定值结果/%	A 类标准不确定度/%	B 类标准不确定度/%	合成标准不确定度/%	包含因子 k	扩展不确定度/%
AMP	99.61	0.064	0.0089	0.065	2	0.13

10) 标准物质纯度值与不确定度

AMP 标准物质纯度值与不确定度见表 11-16。

表 11-16 标准物质纯度值与不确定度 (单位:%)

项目	定值纯度	扩展不确定度
AMP	99.61	0.13

第五节　生物计量和基标准应用实例

血细胞分析仪（以下简称分析仪）是医用计量仪器。它可以测量血液中红细胞数（RBC）、白细胞数（WBC）和血红蛋白的浓度（Hb）。分析仪主要应用于医院血液临床检验，也广泛应用于医药、化工和科研部门的血液检验和颗粒计数。

在分析仪中血细胞的计数一般采用电阻法。它利用宝石小孔做传感器，当传感器吸取定量的血细胞样品液后，便将血细胞数转换成对应的电脉冲数。电脉冲经放大、电压甄别和整形后，通过测定电脉冲数就确定了血细胞数。

血红蛋白的测定一般采用比色原理。它利用光电元件做传感器，由传感器将血红蛋白浓度的变化转换成对应电压信号的变化。电压信号经放大运算后，通过测定电压变化的大小确定血红蛋白的浓度。下面依据血细胞分析仪检定规程（JJG714—1990）介绍对血细胞分析仪进行计量检定。

（一）技术要求

1. 外观

（1）分析仪应附有产品说明书、产品合格证书以及配套附件。

（2）分析仪不应有影响工作性能的机械损伤；各旋钮、开关应定位准确，功能良好；样品台应平稳整洁。

（3）分析仪上必须标明型号、出厂日期、编号及厂名。

2. 空白

（1）红细胞空白计数不大于 0.02×10^{12} 个/L。

（2）白细胞空白计数不大于 0.2×10^{9} 个/L。

（3）血红蛋白空白测定值不大于 2g/L。

3. 交叉污染率

（1）红细胞交叉污染率不大于 2%。

（2）白细胞交叉污染率不大于 2%。

（3）血红蛋白交叉污染率不大于 2%。

4. 准确度

（1）红细胞计数准确度优于±6%。

（2）白细胞计数准确度优于±10%。

（3）血红蛋白测定准确度优于±（3+3%×C）g/L。其中 C 为血红蛋白浓度值，单位为 g/L。

5. 变异系数

(1) 红细胞计数的变异系数不大于2.5%。

(2) 白细胞计数的变异系数不大于3.5%。

(3) 血红蛋白测定的变异系数不大于1.5%。

(二) 检 定 条 件

1. 检定条件

(1) 检定室内的温度为(20±5)℃。对于特殊仪器，其检定室温度可根据说明书的要求确定。

(2) 检定室内的相对湿度不大于80%。

(3) 电源电压需经过电子交流稳压器的稳压。

(4) 检定室内有较好的防尘措施。

(5) 远离强电磁场的干扰源。

2. 检定设备

(1) 标准物质*（*表示经国家计量行政部门批准、颁布并具有相应标准物质《制造计量器具许可证》的单位提供的标准物质)。

① 红细胞粒子标准物质的技术要求应符合表11-17的规定。

② 白细胞粒子标准物质的技术要求应符合表11-17的规定。

③ 血红蛋白标准物质的技术要求应符合表11-18的规定。

(2) 空白稀释液：需经4#漏斗抽滤。

(3) 移液管：50mL，A级。

(4) 容量瓶：100mL，A级。

(5) 量杯：25mL。

(6) 分度吸管：0.25mL，A级。

表11-17　红细胞粒子和白细胞粒子标准物质的技术要求

红细胞粒子标准物质		白细胞粒子标准物质	
标准值/(g/L)	准确度/%	标准值/(g/L)	准确度/%
2.5×10^{12}	±2	2×10^{9}	±3
3.5×10^{12}	±2	5×10^{9}	±3
4.5×10^{12}	±2	8×10^{9}	±3
5.5×10^{12}	±2	11×10^{9}	±3
6.5×10^{12}	±2	14×10^{9}	±3

注：红细胞粒子标准物质相对于全血的稀释倍数为50 000倍；白细胞粒子标准物质相对于全血的稀释倍数为500倍。

表 11-18　血红蛋白标准物质的技术要求　（单位：g/L）

标准值	50	100	150	200
准确度	±（1+1.5%×C）	±（1+1.5%×C）	±（1+1.5%×C）	±（1+1.5%×C）

注：血红蛋白标准物质相对于全血的稀释倍数为 251 倍。

（7）混匀器。

（8）电子交流稳压器：AC 220V，1kW。

（三）检定项目和检定方法

1. 外观检查

用目测检查分析仪的涂漆、镀层和玻璃器件；用手拨动各旋钮、开关和样品台，以及检查紧固件的紧固情况；检查分析仪有关的技术文件是否一应具齐，其铭牌字迹是否清晰。

2. 检定前准备

（1）分析仪、粒子标准物质、血红蛋白标准物质以及稀释液在检定室内的温度平衡时间应不小于 2h。

（2）接通电源预热 15min。将分析仪各个开关和旋钮按分析仪的说明书进行预调。

3. 空白检定

1）空白的检定

取 25mL 空白稀释液置于 25mL 清洁量杯中，按常规测试方法连续测量两次，不计结果。另取 20mL 空白稀释液连续测量 5 次，舍去第一个测量值，其余填入附录的表 1 中。

2）红细胞空白的检定

取 45mL 红细胞空白稀释液，按“1）空白的检定”，其 4 次的平均值应符合红细胞空白计数不大于 0.02×10^{12} 个/L。

3）白细胞空白的检定

取 45mL 白细胞空白稀释液，按“1）空白的检定”，其 4 次的平均值应符合白细胞空白计数不大于 0.2×10^{9} 个/L。

4）血红蛋白空白的检定

取适量血红蛋白稀释液，按“1）空白的检定”，其 4 次的平均值应符合血红蛋白空白测定值不大于 2g/L。

4. 交叉污染率的检定

1）交叉污染率的检定

（1）取低值样品 20mL 摇匀后，置于清洁量杯中，按常规测试方法连续测量 4 次，舍去第一个测量值，其余填入附录的表 2 中。

（2）取高值样品 20mL 摇匀后，置于清洁量杯中，按常规测试方法连续测量 4 次，舍去第一个测量值，其余填入附录的表 2 中。

（3）取上述同一低值样品 20mL 摇匀后，置于清洁量杯中，按常规测试方法连续测量 4 次，舍去第一个测量值，其余填入附录的表 2 中。

（4）交叉污染率（CO）的计算

$$CO=\frac{\bar{J}_2-\bar{J}_1}{\bar{I}-\bar{J}_1}\times 100\%$$

式中，$\bar{I}$ 为高值样品的平均值；$\bar{J}_1$ 为前一次低值样品的平均值；$\bar{J}_2$ 为后一次低值样品的平均值。

2）红细胞交叉污染的检定

取高值为 6.5×10^{12} 个/L 的红细胞粒子标准物质 20mL，低值为 2.5×10^{12} 个/L 的红细胞粒子标准物质 40mL，按“1）交叉污染率的检定”，其结果应符合红细胞交叉污染率不大于 2%。

3）白细胞交叉污染率的检定

取高值为 14×10^{9} 个/L 白细胞粒子标准物质 20mL，低值为 2×10^{9} 个/L 白细胞粒子标准物质 40mL，按“1）交叉污染率的检定”，其结果应符合白细胞交叉污染率不大于 2%。

4）血红蛋白交叉污染率的检定

取高值为 200g/L 的血红蛋白标准物质 20mL，低值为 50g/L 血红蛋白标准物质 40mL，按“1）交叉污染率的检定”，其结果应符合血红蛋白交叉污染率不大于 2%。

5. 准确度的检定

1）红细胞计数准确度的检定

（1）红细胞粒子标准物质的选择。红细胞粒子标准物质可采用生物粒子标准物质或非生物粒子标准物质。但在一次检定过程中要采用同一类型的粒子标准物质；粒子标准物质的稀释倍数应与分析仪规定的稀释倍数一致，而且粒子标准物质的稀释液也应与分析仪规定的稀释液一致。

（2）取标准值为 4.5×10^{12} 个/L 的红细胞粒子标准物质 20mL，置于 25mL 量杯中。

（3）将粒子标准物质放于混匀器中，混匀 30s。

（4）按常规测试方法测量红细胞粒子标准物质，连续测量 6 次，舍去第一个测量值，其余填入附录的表 3 中。

注：①对于在面板上可校准测量值的分析仪，测量标准值为 4.5×10^{12} 个/L 的红细胞粒子标准物质时，可调整测量值，使测量值与粒子标准物质标准值一致。一旦调整后，应保持到红细胞计数准确度检定的全过程结束。②若因小孔阻塞、泄漏、校准等原因，致使测量最后一个数据时，被测粒子标准物质液量少于 10mL 时，则需要补充原粒子标准物质，然后按（3）与（4）步骤重新操作。

（5）取空白稀释液 25mL，置于量杯中，按常规测试方法测量一次，不计结果。

（6）取标准值为 6.5×10^{12} 个/L 的红细胞粒子标准物质 20mL，置于量杯中，按（3）、（4）和（5）步骤操作。

（7）取标准值为 5.5×10^{12} 个/L 的红细胞粒子标准物质 20mL，置于量杯中，按（3）、（4）和（5）步骤操作。

（8）取标准值为 3.5×10^{12} 个/L 的红细胞粒子标准物质 20mL，置于量杯中，按（3）、（4）和（5）步骤操作。

（9）取标准值为 2.5×10^{12} 个/L 的红细胞粒子标准物质 20mL，置于量杯中，按（3）、（4）和（5）步骤操作。

2）白细胞计数准确度的检定

（1）白细胞粒子标准物质的选择。根据被检分析仪所采用的溶血剂应适当选择白细胞粒子标准物质。当溶血剂对白细胞的外形大小无影响时，应采用常用的白细胞粒子标准物质；若溶血剂对白细胞的外形大小有影响，此时应选择与之相对应的白细胞粒子标准物质。

白细胞粒子标准物质可用生物粒子标准物质或非生物粒子标准物质，但在一次检定过程中要采用同一类型的粒子标准物质，粒子标准物质的稀释倍数应与分析仪的稀释倍数一致，而且粒子标准物质的稀释液也应与分析仪的稀释液一致。

（2）取标准值为 8×10^9 个/L 的白细胞粒子标准物质 20mL，置于 25mL 量杯中。

（3）将粒子标准物质放在混匀器中，混匀 30s。

（4）按常规测试方法测量白细胞粒子标准物质，连续测量 6 次，舍去第一个测量值，其余填入附录的表 3 中。

注：①对于面板上可校准测量值的分析仪，在测量标准值为 8×10^9 个/L 的白细胞粒子标准物质时，可调整测量值，使测量值与粒子标准物质的标准值一致。一旦调整后，应保持到白细胞计数准确度检定的全过程结束。②若因小孔阻塞、泄漏、校准等原因，待测量最后一个数据时，被测粒子标准物质的液量少于 10mL 时，则需要补充原粒子标准物质，然后按（3）和（4）步骤重新操作。

（5）取空白稀释液 20mL，按常规测试方法测量一次，不计结果。

（6）取标准值为 14×10^9 个/L 的白细胞粒子标准物质 20mL，置于量杯中，按（3）、（4）和（5）步骤操作。

（7）取标准值为 11×10^9 个/L 的白细胞粒子标准物质 20mL，置于量杯中，按（3）、（4）和（5）步骤操作。

（8）取标准值为 5×10^9 个/L 的白细胞粒子标准物质 20mL，置于量杯中，按（3）、（4）和（5）步骤操作。

（9）取标准值为 2×10^9 个/L 的白细胞粒子标准物质 20mL，置于量杯中，按（3）、（4）和（5）步骤操作。

3）血红蛋白准确度的检定

（1）血红蛋白标准物质的选择。根据被测分析仪所采用的测量方法，应选择与之相对应的血红蛋白标准物质。当采用 Hi CN 方法时，应采用氰化高铁血红蛋白标准物质。在一次检定过程中要采用同一类型的血红蛋白标准物质，而且血红蛋白标准物质的稀释倍数应与分析仪的稀释倍数一致，同时血红蛋白标准物质的稀释液也应与分析仪的稀释液一致。

（2）取标准值为 100g/L 血红蛋白标准物质 20mL，置于 25mL 量杯中。

(3) 按常规测试方法测量血红蛋白标准物质，连续测量 4 次，舍去第一个测量值，其余填入附录的表 3 中。

注：①对于在面板上可校准测量值的分析仪，在检定前可用校准溶液调整或在测量标准值为 100g/L 血红蛋白标准物质时，调整测量值，使测量值与血红蛋白标准物质的标准值一致。而且，一旦调整后应保持到血红蛋白准确度检定的全过程结束。②若因泄漏、校准等原因，待测量最后一个数据时，被测血红蛋白标准物质的液量少于 5mL 时，则需要补充原标准物质后重新操作一次。

(4) 取空白稀释液 25mL，按常规测试方法测量一次，不计结果。

(5) 取标准值为 200g/L 的血红蛋白标准物质 20mL，置于量杯中，按 (3) 和 (4) 步骤操作。

(6) 取标准值为 150g/L 的血红蛋白标准物质 20mL，置于量杯中，按 (3) 和 (4) 步骤操作。

(7) 取标准值为 50g/L 的血红蛋白标准物质 20mL，置于量杯中，按 (3) 和 (4) 步骤操作。

4) 准确度的计算

根据格拉布斯准则剔除可疑值后，按下式分别计算红细胞计数、白细胞计数和血红蛋白检定的准确度，即

$$A = \frac{\overline{X} - X_0}{X_0} \times 100\%$$

式中，$\overline{X}$ 为分析仪测量值的平均值；X_0 为标准物质的标准值。

其准确度应分别符合红细胞计数准确度优于±6%；白细胞计数准确度优于±10%；血红蛋白测定准确度优于±(3+3%×C)g/L。

6. 变异系数的检定

1) 变异系数的检定

(1) 取中值的标准物质 20mL，混匀后，置于 25mL 清洁量杯中，按常规测试方法连续测量 6 次，舍去第一个测量值。

(2) 另取 20mL 上述同一标准物质与上次测量余下的标准物质混匀后，继续连续测量 6 次，舍去第一个测量值。

2) 红细胞计数的变异系数检定

取标准值为 4.5×10^{12} 个/L 的红细胞粒子标准物质 40mL，按"1) 变异系数的检定"来检定。

3) 白细胞计数的变异系数检定

取标准值为 8×10^{9} 个/L 的白细胞粒子标准物质 40mL，按"1) 变异系数的检定"来检定。

4) 血红蛋白的变异系数检定

取标准值为 100g/L 的血红蛋白标准物质 40mL，按"1) 变异系数的检定"来检定。

注：根据具体情况可适当选取血红蛋白标准物质的液量。

5）变异系数的计算

根据格拉布斯准则剔除可疑值后，按下式计算红细胞计数、白细胞计数和血红蛋白检定的变异系数，即

$$\mathrm{CV}=\frac{1}{\bar{X}}\sqrt{\frac{\sum_{i=1}^{n}(X_i-\bar{X})^2}{n-1}}$$

式中，n 为测量次数；X_i 为第 i 次的测量值；$\bar{X}$ 为 n 次测量的平均值。

它们的变异系数（CV）应分别符合红细胞计数的变异系数不大于 2.5%；白细胞计数的变异系数不大于 3.5%；血红蛋白测定的变异系数不大于 1.5%。

（四）检定结果处理和检定周期

（1）经检定合格的血细胞分析仪发给检定证书；不合格的发给检定结果通知书。

（2）检定周期不得超过一年。

中英文名词对照

中文	英文
标准物质	reference material，RM
有证标准物质	certified reference material，CRM
基准物质	primary reference material，PRM

参 考 文 献

丁丽霞，周海钧．2007．生物标准物质的研究和技术要求．中国药师，10（3）：231-236

韩永志，余逵，刘清贤，等．1994．一级标准物质技术规范（JJF1006-1994）

《计量测试技术手册》编辑委员会．1997．计量测试技术手册（第 13 卷：化学）．北京：中国计量出版社：728

鄢明才，史长义，顾铁新，等．2006．生物成分系列标准物质的研制．岩矿测试，25（2）：159-172

叶子弘，赵煦泓，邹克琴，等．2009．生物标准物质研究简析．中国计量，（04）：67-69

于亚东．2008．标准物质应用指南．北京：中国计量出版社：576

张文革，刘俊杰．2009．血细胞计数分析用国家标准物质的研制．中国粉尘技术，15（6）：59-66

第十二章　实验室生物安全

在高新技术瞬息万变的21世纪，生物工程技术以它特有的魅力迅猛地冲击着生物学的各个领域。以基因工程技术为代表的现代生物技术在解决人类社会所面临的食品及医药短缺、环境污染等重大问题上发挥了巨大的作用，并逐渐发展成为强大的现代生物技术产业。例如，使用现代生物技术改良的棉花、大豆等植株具有抗病力强，且产量高的优势，近年来种植面积越来越大。据农业生物技术应用国际服务组织（ISAAA）发布的《全球转基因作物概况报告》显示，自1996年开始产业化至2008年的12年间，全球约有60个国家，针对70余种转基因植物及产品，进行了数万次田间试验和安全性评估，积累了大量科学数据。已有23个国家种植了包括转基因大豆、棉花、玉米、水稻等在内的主要品种，种植面积连续12年稳定增长，总面积已达1.143亿hm^2，相当于1996年面积的67倍。大豆、玉米、棉花、油菜、水稻、苜蓿、番茄、马铃薯、西葫芦、辣椒和番木瓜11种作物、100多种转基因抗虫、抗病、抗除草剂植物品种已在进行商品化生产。人们在享受生物技术带来的巨大利益的同时，也感受到了生物技术的潜在风险。生物技术的发展一直伴随着来自各界的批评和质疑，人工授精、试管婴儿、干细胞克隆和转基因动物、植物等敏感问题激起了各国政府和人民的热切关注和讨论，引发了许多法律和伦理道德方面的争议以及宗教问题。转基因生物安全性问题逐渐成为全球社会普遍关注的热点。

近年来，国际组织及欧美部分国家陆续制定和发布了关于生物安全方面的法规、条例。1976年，美国国立卫生研究院（NIH）发布的《重组DNA分子研究准则》成为第一个有关生物安全的法规。国际经济合作和发展组织（OECD）于1986年和1992年连续发布了有关重组DNA安全问题和生物技术安全问题的文件。从1994年开始，联合国环境规划署（UNEP）和生物多样性公约（CBD）秘书处共组织了10多轮工作会议及政府间谈判，最终达成《〈生物多样性公约〉卡塔赫纳生物安全议定书》（以下简称《议定书》），并于2000年5月起开始开放签署，并于2003年9月11日起生效。截至2005年底，《议定书》已有缔约方121个。我国国务院于2005年4月27日正式核准加入《议定书》。《议定书》于2005年9月6日对我国生效。

我国的生物技术研究与开发起步较晚，但作为解决粮食问题的主要途径，由于政府的密切关注和资金扶持，近年来发展较快。目前，我国正在研究的转基因作物品种已达50种以上，转基因农作物的田间试验及商品化面积位居世界第6位，其中转基因抗虫棉已经进入商品化生产阶段。转基因生物新品种培育和载人航天、第三代移动通信等项目一样，是《国家中长期科学和技术发展规划纲要2006～2020年》确定的未来15年力争取得突破的15个重大科技专项之一，也是新中国成立以来国家单项投资最高的项目。这对于增强我国农业科技自主创新能力，提升我国生物育种水平，促进农业增效和农民增收，提高我国农业国家竞争力，具有重大战略意义。但是目前，由于人力及研究经费的不足，生物安全评价方面的研究相对落后，对生物技术应用产生的风险缺乏客观有效的评价及应对措施，加之目前我国大部分消费者对生物技术和转基因食品等方面的知识匮乏，因而担忧其对环境保护、人类健康及社会经济具有潜在的威胁。为此，在稳步推进科研开发的同时，急需提高研究者以及公众的生物安全意识，提高我国的生物安全管理水平，以有效地保护我国的生物多样性，促进我国生物技术的健康快速发展。

实验室生物安全是整个生物安全链的第一部分，除了生物技术带来的潜在生物安全威胁，实验室感染事件、病原泄露事件的风险也不可忽视。实验室感染事件不仅损害实验室工作人员的健康，给实验室所在单位、部门带来不利影响；甚至可能造成疾病的流行，对环境安全（如危害物的泄露、排放等）和社会安全（如危险品的逸出、丢失等）造成威胁，危及更广大群众的健康和生命安全，乃至妨碍社会经济发展以及和谐社会的建设。1976 年以前，全世界共发生实验室获得性感染事件 3000 多例，近年来此类事件更是时有发生。特别是 2003 年以来，新加坡、中国台湾以及北京相继发生了实验室人员感染 SARS 病毒事件，使得实验室生物安全引起了各国政府、业内专家甚至普通百姓的广泛关注。实验室病毒泄漏对环境带来的后果更为严重。据统计，世界上 44%的口蹄疫疫情是因实验室和疫苗生产企业发生病毒逃逸引起的。2001 年，英国波布特莱尔实验室东北方向 50km 的布伦特伍德地区首先发生了口蹄疫。据分析，口蹄疫病毒很可能就是从波布特莱尔实验室里泄漏出来，经过空气传播到布特伍德地区，从而造成了大规模的口蹄疫爆发。

增强研究者的生物安全意识，加强实验室的建设和管理，切实防护实验室人员、周围环境和实验物品（病原体、产品、试剂等），确保重大病原微生物疫病控制和扑灭计划的实施，客观评价并努力提高生物技术产品的安全性，是实验室生物安全的目的和意义所在。

第一节　生物安全的概念

生物安全的概念有狭义和广义之分。

狭义生物安全是指防范由现代生物技术特别是基因工程技术的开发和应用所产生的负面影响，即对生物多样性、生态环境及人体健康可能构成的危险或潜在风险。有害生物因子主要包括那些能够对人、环境和社会造成危害作用的生物因子，如病原微生物、转基因产品、来自动植物、微生物的毒素和过敏原等。

广义生物安全不只是针对现代生物技术的开发和应用，而是指在一个特定的时空范围内，由于自然或人类活动引起的外来物种迁入，对当地其他物种和生态系统造成改变和危害；人为造成环境的剧烈变化而对生物多样性产生影响和威胁；在科学研究、开发、生产和应用中造成对人类健康、生存环境和社会生活有害的影响。因此广义生物安全涉及多个学科和领域，如预防医学、环境保护、植物保护、野生动物保护、生态、农药、林业等。

实验室生物安全（laboratory bio-safety）是指在实验室进行感染性致病因子、生物技术研究与开发的过程中，为避免生物因子造成实验室人员感染、向实验室外扩散、对生物多样性、生态环境及人体健康可能构成的危险或潜在风险而采取的综合性预防措施。目的是保证实验室的生物安全条件和状态不低于允许水平，避免实验室员工、临时工作人员、合同方人员、访问者、环境和社区受到不可接受的损害。

当前，提高实验室相关人员的生物安全意识，加强实验室生物安全势在必行。

第二节　加强实验室生物安全的重要性

一、生物安全和环境保护的需要

在病原体研究方面，工作人员发生实验室感染的概率较普通人群高 5～7 倍。19 世纪末已有实验室相关性霍乱、破伤风和伤寒感染等的报道。1941 年美国密歇根州立大学实验室工作人员因处理微生物标本时吸入含有布氏杆菌的灰尘而引发了实验室 45 人感染布氏菌，其中 1 人死亡。1967 年德国马尔堡小镇一个实验室的工作人员突然发生高热、腹泻、呕吐、休克和循环系统衰竭的症状，共有 37 人染病，其中 1/4 的人死亡。原因是该实验室曾经使用来自乌干达的猴子做脊髓灰质炎疫苗等研究，祸首为猴类传染给人类的“马尔堡病毒”。2003 年 12 月，中国台湾一名 SARS 研究人员在台湾“国防预防医学研究所”实验室感染了 SARS 病毒；2004 年 4 月，我国安徽、北京先后发现了新的 SARS 感染病例，经证实为中国疾病预防控制中心（CDC）病毒病预防控制所实验室感染。此外，病原体逃逸造成他人和动物感染的事例也时有发生。据统计，44％的口蹄疫疫情是因实验室和疫苗生产企业发生病毒逃逸引起的。1975 年暴发于康涅狄格州莱姆小镇的第一例莱姆关节炎以及 1999 年让美国人闻之色变的西尼罗河热暴发，分析原因均为普拉姆岛上的“动物疾病研究中心”实验室病毒泄漏引起。2007 年 8 月 2 日，英国英格兰南部的萨里郡吉尔福德附近一农场暴发口蹄疫，调查发现病原是从附近几英里外的动物卫生研究所（Pirbright）实验室泄漏出去的。

二、生物技术发展的需要

生物技术是一把双刃剑，在造福人类的同时，也可能引发病原体的基因变异而导致病原体的致病性增强，使疾病难以防治，加上人们一般缺少特异性免疫，容易造成疾病的流行。自 1981 年第一种单抗诊断试剂和 1982 年首个基因工程药物在美国获准生产销售以来，各种生物技术产品的广泛应用促进了全球生物技术产业的飞速发展。目前，使用常规方法难以获得的主要用于治疗心脑血管疾病、癌症、遗传病、艾滋病等各种重大疾病的药物往往都是医学生物制品，而这些生物制品的研发都离不开生物安全实验室。与此同时，一些科学家认为转基因生物有可能对人类健康和环境构成极大的影响。1984 年，世界上第一例转基因烟草问世。1994 年，美国 Calgene 公司研制的延长成熟期的转基因番茄得到政府的批准，作为第一个商业化生产的转基因作物大规模推广种植。但是，1998 年 8 月英国阿伯丁罗威特研究所普兹泰教授发现老鼠食用转基因土豆导致其免疫系统受到破坏，至此之后转基因生物的安全性评价成为人们日益关注的焦点。

遗传改造生物又称 GMO（genetically modified organism），有三个安全性问题。一是导入的外源性基因及其产物对受体生物是否具有不利的影响。二是 GMO 释放或使用带来生态学上的安全性问题。举例来说，GMO 植物本身可能转变为杂草，那是因为转入的外源性基因可能漂流转移至近缘或远缘物种，使其演变为杂草。更为严重的是，转入的外源性基因在水平方向上转移漂流至其他物种将带来该物种的消失或生态学上的问题；转基因以其他不明的方式使作物和其他野生近缘物种之间的生态关系紊乱；基于上述原因导致了生物多样性的丧失以及生态系统的退化。三是有关毒理学方面的安全性问题，这将直接影响到人类的健康和安全。

由于生命科学和生物技术的特殊性，其实验或生产过程中使用和诱发的各类基因片段、蛋白质、细菌、病毒、抗生素、催化剂以及其他化学药剂，一旦进入环境，就会对人体健康和生态安全造成巨大威胁。例如，各类转基因活生物体释放到环境中，可能对生物多样性构成潜在的风险与威胁；生命科学实验和生物技术产品生产过程形成的废水成分复杂，含有难降解物质和抑菌性抗生素，威胁生态环境安全；生物实验室中的细菌、病毒可能直接引起人的免疫系统失调，直接威胁人的身体健康。我国尚未对生物实验室产生的废水和废物建立起收集输运系统，大多与该机构生活污水、生活垃圾合并收集至城市污水处理厂、垃圾填埋场，其主要危害有以下几个。①环境污染：有毒物品、实验废弃物、动物尸体、生物活性材料及其代谢物都会造成严重的甚至灾难性的环境污染；②影响生物安全：生物实验室中的细菌、病毒可能直接引起人的免疫系统失调，使人丧失对机体的调控能力，直接威胁人的身体健康，如中国台湾发生实验室 SARS 病毒泄漏，造成人员感染事件。

同时，实验室废弃的重组基因片段可能造成的生态环境污染。根据我国 1993 年公布的基因工程安全管理办法，废弃的重组基因片段必须灭活后排放。专业生物实验室的废弃物在排放前都有一定的预处理要求，而且裸露的 DNA 片段在自然环境中比较容易被降解，但是认为废弃的重组基因片段由实验室向自然生态系统中扩散的可能性较低是没有事实依据的。针对常规方法处理后的变性重组基因片段排入自然生态系统后是否被快速、完全地降解，如果降解半衰期较长，尚未被及时降解的变性重组基因片段是否有发生复性的可能等问题，目前均没有一个明确的、权威的检测技术和标准。目前常用的重组基因的处理方法为沸水煮 3～5min 后排入下水道，但热变性 DNA 片段在某种严格的实验室条件下具有复性的可能，因此不能排除其在自然环境（自然气象）条件下发生复性和转移的可能性。由于 DNA 结构的特殊性，100℃甚至 120℃加热使其变性失活后，在一定条件下尚存在着恢复其二级结构，从而恢复生物活性的可能。一旦复性，由于游离的基因片段没有转出屏障，因而较转基因生物体内的重组基因更容易转移到其他生物体内，造成基因污染的可能性也更大。

三、国家安全的需要

实验室生物安全问题也直接涉及国家安全。2001 年，美国在经历“9·11”事件后又遭受炭疽恐怖事件。自 2001 年 9 月 18 日，佛罗里达州、纽约州、新泽西州陆续出现了由邮递白色粉末引发的 13 例炭疽病例和感染者，至今已发现 45 例感染者，其中 5 人死亡。恐怖主义分子基于某种政治目的，利用致病性微生物或毒素等作为恐怖袭击的武器，通过一定的途径散播致病性细菌、病毒等，造成烈性传染病的暴发、流行，导致人群发病和死亡，以达到引起人心恐慌、社会动乱的目的。

第三节　我国的生物安全规范

世界卫生组织一直非常重视实验室生物安全问题。早在 1983 年就出版了《实验室生物安全手册》，2004 年第三版（修订版）以电子版形式在 WHO 网页上发布。美国在实验室的生物安全管理方面更是走在了世界的前面，NIH/CDC 联合出版的《微生物学及生物医学实验室生物安全准则》现已推出了第四版。很多国家在制定本国的生物安全准则时，主要参考上述两个标准。

近年来，我国陆续出台了一些有关实验室生物安全的规范与标准，实验室的生物安全越来越受到人们的重视。

一、病原微生物实验室生物安全管理制度

2002 年 12 月 3 日，我国卫生部发布了卫生行业标准《微生物和生物医学实验室生物安全通用准则〈WS233-2002〉》，该准则于 2003 年 8 月 1 日开始实施。另外，为加强兽医实验室生物安全工作，防止动物病原微生物扩散，确保动物疫病的控制和扑灭工作以及畜牧业生物安全，农业部根据《中华人民共和国动物防疫法》和《动物防疫条件审核管理办法》的有关规定，参照国际有关对实验室生物安全的要求，制定了《兽医实验室生物安全管理规范》，并于 2003 年 10 月 15 日颁布施行。

2004 年 11 月 12 日，国务院总理温家宝签署国务院令（第 424 号），公布《病原微生物实验室生物安全管理条例》。条例分为七章，包括总则、病原微生物的分类和管理、实验室的设立与管理、实验室感染控制、监督管理、法律责任、附则，共 72 条。

为规范病原微生物实验室生物安全环境管理工作，国家环境保护总局于 2006 年 3 月 29 日发布《病原微生物实验室生物安全环境管理办法》（局令第 32 号），并于 2006 年 5 月 1 日起施行。对生物安全实验室的规划、选址、运行及废弃物处置等环境影响行为进行规范和管理。

2008 年 12 月 25 日，为了进一步加强动物病原微生物实验室生物安全管理，农业部发布了《关于进一步规范高致病性动物病原微生物实验活动审批工作的通知》（农医发［2008］27 号），并制定了《动物病原微生物实验活动生物安全要求细则》，就农业部“一、二、三类动物疫病病种名录”（第 1125 号公告）涉及的一类、二类动物疫病病种的实验活动（包括分离培养、检测及相关科研）所需实验室生物安全级别进行了严格规定，从而利于实验室管理人员及操作者选择合适级别的实验室进行相关病原的科研等实验活动。

二、国家标准《实验室生物安全通用要求》

国家标准《实验室生物安全通用要求》（GB19489）于 2004 年 5 月 28 日颁布施行并于 2008 年进行了修订。该标准由科技部和国家认证认可监督管理委员会提出，军事医学科学院主编，主要参考了 ISO15190：2003（E）《医学实验室安全要求》和 WHO《实验室生物安全手册》［第三版（修订版），2004］。本标准不仅适用于医学实验室，而

且适用于进行各个级别的生物因子操作的各类实验室。为实验室生物安全的最低要求。

三、转基因实验室要求

1993年，原国家科委颁布了《基因工程安全管理办法》，为我国转基因生物安全管理提供了基本框架。根据这一基本框架，农业部于1996年颁布了《农业生物基因工程安全管理实施办法》(以下简称《办法》)，1997年又发布了《关于贯彻执行〈农业生物基因工程安全管理的实施办法〉的通知》，并于同年成立了“农业生物基因工程安全委员会”和“农业生物基因工程安全管理办公室”，使我国转基因作物的研发和产业化进入了法制化管理的轨道。《办法》的起草过程历时6年，先后有120多位科学家参加了讨论或发表了意见，较充分地吸收了当时各国管理条例中的优点，较好地体现了以风险为基础的科学管理原则。《办法》实施几年的实践表明，该《办法》较好地适应了我国现行行政管理体制，对我国转基因作物的研发和产业化的健康发展起到了促进作用。作为我国应对加入“世界贸易组织”的策略，国务院于2001年颁布了《农业转基因生物安全管理条例》，2002年农业部又相继颁布了与该条例相配套的《农业转基因生物标识管理办法》等三个办法。

国家标准《转基因产品检测实验室技术要求》(GB/T 19495.2—2004)规定了转基因产品检测实验室总体技术要求和检验质量控制的基本要求。对转基因检测实验室的分区、实验室质量控制和质量保证、清洁、有毒有害及废弃物质的处理及人员防护做了系列规定。适用于以核酸扩增技术和免疫学方法检测转基因产品的实验室，也适用于基因工程等其他相关领域的实验室。

第四节　病原微生物危险度评估

病原微生物种类很多，全世界已证实的人畜共患传染病和寄生虫病有250多种，其中较为重要的有80多种，全世界已知并在许多国家存在、流行的有30多种。目前我国已知200多种动物传染病和150多种寄生虫病中，人畜共患病就占大约90种。在开展上述病原物的科研工作中，我们如果过于注意生物安全就等于自缚手脚，无益于工作的开展；然而过于“大胆”，操作不设防，则无异于制造危险。必须针对不同的病原微生物，采取不同级别的生物安全措施，这就需要对涉及的病原微生物进行危险度评估。进行微生物危险度评估最有用的工具之一就是列出微生物的危险度等级。

根据国务院424号文第七条之规定，根据病原微生物的传染性、感染后对个体或者群体的危害程度，将病原微生物分为如下4类。

第一类病原微生物，是指能够引起人类或者动物非常严重疾病的微生物，以及我国尚未发现或者已经宣布消灭的微生物。

第二类病原微生物，是指能够引起人类或者动物严重疾病，比较容易直接或者间接在人与人、动物与人、动物与动物间传播的微生物。

第三类病原微生物，是指能够引起人类或者动物疾病，但一般情况下对人、动物或者环境不构成严重危害，传播风险有限，实验室感染后很少引起严重疾病，并且具备有效治疗和预防措施的微生物。

第四类病原微生物，是指在通常情况下不会引起人类或者动物疾病的微生物。

其中，第一类、第二类病原微生物统称为高致病性病原微生物。

根据国务院424号文精神，结合我国及周边地区动物疫情及危险程度评估，2008年12月11日，农业部重新修订并发布了“一、二、三类动物疫病病种名录”（1125号公告），将病原从128种扩充至157种，其中一类动物疫病17种，二类动物疫病77种，三类动物疫病63种。

对于一个特定的微生物来讲，在进行危险度评估时仅仅参考其危险度等级是远远不够的，适当时还应考虑其他一些因素，包括：①微生物的致病性和感染数量；②暴露的潜在后果；③自然感染途径；④实验室操作所致的其他感染途径（非消化道途径、空气传播、食入）；⑤微生物在环境中的稳定性；⑥所操作微生物的浓度和浓缩标本的容量；⑦适宜宿主（人或动物）的存在；⑧从动物研究和实验室感染报告或临床报告中得到的信息；⑨计划进行的实验室操作（如超声处理、气溶胶化、离心等）；⑩可能会扩大微生物的宿主范围或改变微生物对于已知有效治疗方案敏感性的所有基因技术；⑪当地是否能进行有效的预防或治疗干预。

根据危险度评估过程中所明确的上述信息，可以确定所计划开展的研究工作的生物安全水平级别，选择合适的个体防护装备，并结合其他安全措施制订标准操作规范（standard operating procedure，SOP），以确保在最安全的水平下开展工作。

第五节　病原微生物实验室生物安全要求

WHO《实验室生物安全手册》规定了不同级别生物安全实验室的建设、管理及意外事故的处置原则。国家标准《实验室生物安全通用要求》（GB19489）规定了实验室生物安全分级、实验室设施设备的配置、个人防护和实验室安全行为的要求。主要包括以下几个方面的内容。

一、进入规定

（1）在处理危险度2级或更高危险度级别的微生物时，在实验室门上应标有国际通用的生物危害警告标志。3级或更高级别实验室应注明生物安全级别以及管理实验室出入的负责人姓名，并说明进入该区域的所有特殊条件，如免疫接种状况。

（2）实验室的门应保持关闭。

（3）进入动物房应当经过特别批准，只有经批准的人员方可进入实验室工作区域。

（4）与实验室工作无关的动物不得带入实验室。

二、人员防护

（1）在实验室工作时，任何时候都必须穿着连体衣、隔离服或工作服。3级以上实验室的防护服必须是正面不开口的或反背式的隔离衣、清洁服、连体服、带帽子的隔离衣，必要时穿着鞋套或专用鞋。实验室防护服不能穿出实验室，且必须在清除污染后再清洗。

（2）在进行可能直接或意外接触到血液、体液以及其他具有潜在感染性的材料或感染性动物的操作时，应戴上合适的手套。手套用完后，应先消毒再摘除。

（3）在处理完感染性实验材料和动物后，以及在离开实验室工作区域前，都必须洗手。

（4）为了防止眼睛或面部受到泼溅物、碰撞物或人工紫外线辐射的伤害，必须戴安全眼镜、面罩（面具）或其他防护设备。

（5）禁止在实验室工作区域进食、饮水、吸烟、化妆和处理隐形眼镜。禁止在实验室工作区域储存食品和饮料。

（6）用过的防护服不得和日常服装放在同一柜子内。

三、操作规范

（1）开启各种潜在感染性物质的操作均必须在生物安全柜或其他基本防护设施中进行。

（2）有些实验室操作，或在进行特定感染动物的操作时，必须配备呼吸防护装备。

（3）所有的技术操作要按尽量减少气溶胶和微小液滴形成的方式来进行。

（4）出现溢出事故以及明显或可能暴露于感染性物质时，必须向实验室主管报告。实验室应保存这些事件或事故的书面报告。

（5）必须制订关于如何处理溢出物的书面操作程序，并予以遵守执行。

（6）应在每个工作台上放置盛放废弃物的容器、盘子或广口瓶，最好是不易破碎的容器（如塑料制品）。当使用消毒剂时，应使废弃物充分接触消毒剂（即不能有气泡阻隔），并根据所使用消毒剂的不同保持适当接触时间。盛放废弃物的容器在重新使用前应高压灭菌并清洗。

（7）污染的液体在排放到生活污水管道以前必须清除污染（采用化学或物理学方法）。根据所处理的微生物因子的危险度评估结果，可能需要准备污水处理系统。

（8）需要带出实验室的手写文件必须保证在实验室内没有受到污染。

四、生物安全柜的使用

生物安全柜如果使用不当，其防护作用就可能大大受到影响。操作者在移动双臂进出安全柜时，需要小心维持前面开口处气流的完整性，双臂应该垂直地缓慢进出前面的开口。手和双臂伸入到生物安全柜中等待大约 1min，以使安全柜调整完毕并且让里面的空气“扫过”手和双臂的表面以后，才可以开始对物品进行处理。要在开始实验之前将所有必需的物品置于安全柜内，以尽可能减少双臂进出前面开口的次数。

（一）物品放置

Ⅱ级生物安全柜前面的进气格栅不能被纸、仪器设备或其他物品阻挡。

放入安全柜内的物品应采用 70%的乙醇来清除表面污染。可以在消毒剂浸湿的毛巾上进行实验，以吸收可能溅出的液滴。

所有物品应尽可能地放在工作台后部靠近工作台后缘的位置，并使其在操作中不会阻挡后部格栅。

可产生气溶胶的设备（如混匀器、离心机等）应靠近安全柜的后部放置。

有生物危害性的废弃物袋、盛放废弃吸管的盘子以及吸滤瓶等体积较大的物品，应该放在安全柜内的某一侧。

在工作台面上的实验操作应该按照从清洁区到污染区的方向进行。

（二）操作和维护

大多数生物安全柜的设计允许整天 24h 工作。研究人员还发现，连续工作有助于控制实验室中灰尘和颗粒的水平。在开始工作以前以及完成工作以后，应至少让安全柜工作 5min 来完成“净化”的过程，即应留出将污染的空气排出安全柜的时间。

生物安全柜的所有维修工作应该由有资质的专业人员来进行。在生物安全柜操作中出现的任何故障都应该报告，并应在再次使用之前进行维修。

（三）紫　外　灯

生物安全柜中不需要紫外灯。如果使用紫外灯的话，应该每周进行清洁，以除去可能影响其杀菌效果的灰尘和污垢。在安全柜重新认证时，要检查紫外线的强度，以确保有适当的光发射量。

（四）明　　火

在生物安全柜内所形成的几乎没有微生物的环境中，应避免使用明火。使用明火会对气流产生影响，并且在处理挥发性物品和易燃物品时，也易造成危险。生物安全柜内可以使用微型燃烧器或电炉对接种环进行灭菌。

（五）溢　　出

实验室中要张贴如何处理溢出物的实验室操作规则，每一位使用实验室的成员都要阅读并理解这些规程，并接受过演练一旦在生物安全柜中发生有生物学危害的物品溢出时，应在安全柜处于工作状态下立即进行清理。要使用有效的消毒剂，处理过程中应尽可能减少气溶胶的生成。所有接触溢出物品的材料都要进行消毒和（或）高压灭菌。

（六）认　　证

在安装时以及每隔一定时间以后，应由有资质的专业人员按照生产商的说明对每一台生物安全柜的运行性能以及完整性进行认证，以检查其是否符合国家及国际的性能标准。安全柜防护效果的评估应该包括对安全柜的完整性、HEPA过滤器的泄漏、下行气流的速度、正面气流的速度、负压/换气次数、气流的烟雾模式以及警报和互锁系统进行测试。还可以选择进行漏电、光照度、紫外线强度、噪声水平以及振动性的测试。在进行这些测试时，检测人员要经过专门的培训，采用专门的技术和仪器设备。强烈建议由有资质的专业人员来进行测试。

（七）清洁和消毒

由于剩余的培养基可能会使微生物生长繁殖，因此在实验结束时，包括仪器设备在内的生物安全柜里的所有物品都应清除表面污染，并移出安全柜。在每次使用前后，要清除生物安全柜内表面的污染。工作台面和内壁要用消毒剂进行擦拭，所用的消毒剂要能够杀死安全柜里可能发现的任何微生物。在每天实验结束时，应擦拭生物安全柜的工作台面、四周以及玻璃的内外侧等部位来清除表面的污染。在对目标生物体有效时，可以采用漂白剂溶液或70%乙醇来消毒。在使用如漂白剂等腐蚀性消毒剂后，还必须用无菌水再次进行擦拭。推荐将安全柜一直维持运行状态。如果要关闭的话，则应在关机前运行5min以净化内部的气体。拿出任何高压灭菌后重复使用的污染（有潜在感染性）材料不应事先清洗，任何必要的清洗、修复必须在高压灭菌或消毒后进行。

（八）清除污染

生物安全柜在移动以及更换过滤器之前，必须清除污染。最常用的方法是采用甲醛蒸气熏蒸。

应该由有资质的专业人员来清除生物安全柜的污染。

（九）个体防护装备

在使用生物安全柜时应穿着个体防护服。在进行1级和2级生物安全水平的操作时，可穿着普通实验服。前面加固处理的反背式实验隔离衣具有更好的防护效果，应在进行3级和4级生物安全水平（防护服型实验室除外）的操作时使用。手套应套在隔离衣的外面，可以戴加有松紧带的套袖来保护研究人员的手腕。有些操作可能还需要戴口罩和安全眼镜。

（十）警报器

生物安全警报器有窗式和气流两种。窗式警报器只能装在带有滑动窗的安全柜上。发出警报时表明操作者将滑动窗移到了不当的位置。处理这种警报时，只要将滑动窗移到适宜的位置就可以了。气流警报器报警时，表明安全柜的正常气流模式受到了干扰，操作者或物品当即处于危险状态。当气流警报响起时，应立刻停止工作，并通知实验室主管。生产商的说明手册中将提供更详细的资料，在生物安全柜的使用培训中也应包括这一方面的内容。

五、生物安全管理

（1）实验室主任（对实验室直接负责的人员）负责制订和采用生物安全管理计划以及安全或操作手册。

（2）实验室主管（向实验室主任汇报）应当保证提供常规的实验室安全培训。

（3）要将生物安全实验室的特殊危害告知实验室人员，同时要求他们阅读生物安全或操作手册，并遵循标准的操作和规程。实验室主管应当确保所有实验室人员都了解这些要求。实验室内应备有可供取阅的安全或操作手册。

（4）应当制订节肢动物和啮齿动物的控制方案。

（5）如有必要，应为所有实验室人员提供适宜的医学评估、监测和治疗，并应妥善保存相应的医学记录。

（6）加强菌（毒）种保藏工作自然宿主未知或从自然界难以或很危险得到的病毒（如埃博拉病毒）以及普通风险分离得到的菌（毒）株等都是非常珍贵的生物资源。在生物恐怖和生态学污染的背景下，加强菌（毒）种库的安全管理是非常必要的。为保证宝贵的生物资源存活和不丢失，对高危菌毒种保管添加第二电源、温湿度监控设施、防火防水、实行双人双锁、录像监控、实行菌（毒）种备份等都是有效的办法。对菌（毒）种的购买、赠送、使用、销毁等实行审查和登记制度，可有效降低本链条的安全风险。

六、培　　训

人为的失误和不规范的操作会极大地影响所采取的安全措施对实验室人员的防护效果。因此，熟悉如何识别与控制实验室危害，是预防实验室感染、差错和事故的关键。基于这一原因，不断地进行安全措施方面的在职培训是非常必要的。一个有效的安全规程首先始于实验室管理者，管理者应确保将安全的实验室操作及程序融合到工作人员的基本培训中。安全措施方面的培训是新工作人员岗前培训的有机组成部分，应向工作人员介绍生物安全操作规范和实验室操作指南，包括安全手册或操作手册。应采用诸如签名传阅的方法，来确保工作人员阅读并理解了这些规程。实验室主管在对属下工作人员进行规范性实验室操作技术培训时起关键作用，生物安全官员可以帮助进行人员培训并研制教具和教案。

人员培训的内容应始终包括如何采用安全的方法来进行下列所有实验室工作人员都会经常遇到的高危操作，包括：①吸入危险（气溶胶产物），如使用接种环、划线接种琼脂平板、移液、制作涂片、打开培养物、采集血液/血清标本、离心等；②食入危险，如处理标本、涂片以及培养物；③在使用注射器和针头时刺伤皮肤的危险；④处理动物时被咬伤、抓伤；⑤处理血液以及其他有潜在病理学危害的材料；⑥感染性材料的清除污染和处理；⑦废弃物处理。

在实验室内，废弃物最终的处理方式与其污染被清除的情况是紧密相关的。对于日常用品而言，很少有污染材料需要真正清除出实验室或销毁。大多数的玻璃器皿、仪器以及实验服都可以重复或再使用。废弃物处理的首要原则是所有感染性材料必须在实验室内清除污染、高压灭菌或焚烧。

用以处理潜在感染性微生物或动物组织的所有的实验室物品，在被丢弃前应考虑的主要问题有以下几点。

（1）是否已采取规定程序对这些物品进行了有效的清除污染或消毒。

（2）如果没有，它们是否以规定的方式包裹，以便就地焚烧或运送到其他有焚烧设施的地方进行处理。

（3）丢弃已清除污染的物品时，是否会对直接参与丢弃的人员，或在设施外可能接触到丢弃物的人员造成任何潜在的生物学或其他方面的危害。

按照国家有关规定，生物安全实验室应对危险废物就地进行无害化处理，并根据就近集中处置的原则，及时将经无害化处理后的危险废物交由依法取得危险废物经营许可证的单位集中处置。高压蒸汽灭菌是实验室无害化处理的首选方法。需要清除污染并丢弃的物品应装在防渗漏的容器中，并根据内容物是否需要进行高压灭菌和（或）焚烧而采用不同颜色标记的可以高压灭菌的塑料袋。高压灭菌后的污染材料，必须确保处理效果。

如需对污染材料进行焚烧，必须事先征得公共卫生、环保部门以及实验室生物安全官员的批准。

第六节　动物实验室的生物安全

根据 GB19489 实验室生物安全通用要求，动物实验室的生物安全要点有以下几个方面。

一、动物实验室的生物安全防护设施应参照 BSL1-4 实验室的要求，还应考虑对动物实验（如染毒、医学检查、取样、解剖、检验等）、动物饲养、动物尸体及排泄物的处置等过程产生的潜在生物危害的防护。应特别注意对动物源性气溶胶的防护，如对感染动物的剖检应在负压剖检台上进行。

二、应根据动物的种类、身体大小、生活习性、实验目的等选择具适当防护水平的、专用于动物的、符合国家相关标准的生物安全柜、动物饲养设施、动物实验设施、消毒设施和清洗设施等。

三、实验室建筑应确保实验动物不能逃逸，非实验室动物（如野鼠、昆虫等）不能进入。实验室设计（如空间、进出通道等）应符合所用动物的需要。

四、动物实验室空气不应循环。动物源性气溶胶应经适当的高效过滤/消毒后排出，不能进入室内循环。

五、如动物需要饮用无菌水，供水系统应可安全消毒。

六、动物实验室内的温度、湿度、照度、噪声、洁净度等饲养环境应符合国家相关标准的要求。

第七节　转基因实验室生物安全要点

一、控制基因污染的污染源

生物实验室应该谨慎处理各种废弃物，以免重组后的基因片段流向自然界。要深入研究热变性重组基因片段在水环境中的降解、复性与可能的基因转移过程，在水环境和自然气象条件下的行为过程，以及对自然生态系统造成的威胁和风险。为将来建立系统、严格的废弃基因处置技术和安全性检测方法和标准提供理论依据。

二、做好转基因作物的安全性评价

有学者提出把一些生物技术手段应用在转基因作物上，如通过母性遗传将外源基因转入细胞质基因组中，或通过不亲和染色体组将外源基因导入植物的某个染色体组上，这样转基因植物与不含该染色体组的近缘种间产生转基因交流的可能性就会降低，该类避免转基因作物污染的技术还包括雄性不育、种子不育、闭花受精、孤雌生殖和转基因弱化技术等。

三、加强对转基因作物的管理与监督

根据不同的转基因扩散机制，来确定不同的防范措施，如建立适当的间隔距离，或者使转基因植物与周围作物的开花期相互避开，使性状不相容的作物相间种植。有文献报道转 Bt 毒蛋白基因棉花的花粉在 7m 远处的杂交频率从 5%降至小于 1%，在 25m 处小于 1%的杂交偶尔发生（魏伟等，1999）。另外一项研究表明，尽管一般认为谷子及其近缘野生种是自花授粉植物，栽培谷子的性状基因仍可向周围 60m 范围内的青狗尾草漂移，其基因流的频率随着距花粉供体中心距离的增加而递减，花粉供、受体植株相邻 0.03m 时基因流频率最高，平均达 1.14%，基因流锐减的陡坡发生在 0.5m 以内，与花粉供体植株相距 20m 时基因流频率开始趋向于零。还有学者建议建立植物转基因漂流状况国家和省级地理信息系统，通过在一定范围内建立一定数量的观测站，并在特定的地点和时间内检测野生近缘植物和它的一些相关植物中是否存在转基因，从而获得在特定的地区和时期内转基因逃逸的大致状况。

第八节　实验室区域设置原则

PCR 实验室原则上分为 4 个隔开的工作区域：试剂储存和准备区、样品制备区、扩增反应混合物配制和扩增区、扩增产物分析区。如果使用荧光 PCR 仪，扩增区、扩增产物分析区可以合并。如果有需要粉碎的样品，则需要增加样品粉碎区。

工作区域必须有明确的标记，避免不同工作区域内的设备、物品混用。

进入各工作区域必须严格按照单一方向进行，即试剂储存和准备区→样品制备区→

扩增反应混合物配制和扩增区→扩增产物分析。

有条件的实验室可采用控制气流方向和压力的办法来控制不同区域相互交叉污染。

不同的工作区域使用不同颜色的工作服。工作人员离开各工作区域时，不得将工作服带出。

清洁方法不当也是污染发生的一个主要原因，因此实验室的清洁应按试剂储存和准备区至扩增产物分析区的方向进行。不同的实验区域应有其各自的清洁用具以防止交叉污染。

一、试剂储存和准备区

在该区进行的操作有：储存试剂的制备、试剂的分装和主反应混合液的制备。

在该区进行上述操作时所涉及的仪器及耗材有：2～8℃和－20℃冰箱、混匀器、微量加样器、移动紫外灯、一次性手套、一次性吸水纸、耐高压处理的离心管和加样器吸头（带滤芯）、专用工作服和工作鞋、专用办公用品。

储存试剂和用于样品制备的材料应直接运送至试剂储存和准备区，不能经过产物分析区。在打开含有反应混合液的离心管或试管前，应将其快速离心数秒。试剂原材料必须储存在本区内，并在本区内制备成所需的储存试剂。当储存试剂溶液经检查可用后，应将其分装储存备用，避免由于经常打开反应管吸液而造成污染。

含反应混合液的离心管或试管在冰冻前都应快速离心数秒。大多数用于扩增的试剂都应冰冻储存。为避免因单次反应取液而频繁的冻融主储存试剂，应分装冰冻储存试剂溶液。储存试剂的分装体积根据通常在实验室内一次测定所需的扩增反应数来决定。

主反应混合液的组成成分尤其是聚合酶的适用性和稳定性应通过预试验来检查，评价结果必须有书面报告。对于“热启动”技术（在第一个高温变性步骤后加入酶），聚合酶可不包含在主反应混合液中。

在本区的实验操作过程中，操作者必须戴手套，并经常更换。此外，操作中使用一次性帽子也是一个有效地防止污染的措施。

严禁用嘴吸取液体，加样器和吸头等必须经高压处理。

工作结束后必须立即对工作区进行清洁。本工作区的实验台表面应可耐受诸如次氯酸钠等化学物质的消毒清洁作用。实验台表面的紫外线照射应方便有效。由于紫外线照射的距离和能量对去污染的效果非常关键，因此可使用可移动紫外灯（254nm 波长），在工作完成后调至实验台上 60～90cm 内照射。由于扩增产物仅几百碱基对，对紫外线损伤不敏感，因此紫外线照射扩增片段必须延长照射时间，最好是照射过夜。实验室及其设备的使用必须有日常记录。

二、样品制备区

在该区进行的操作有：待检样品的保存、核酸提取、储存及将阳性样品核酸加入至扩增反应管。

在该区进行上述操作时所涉及的仪器及耗材有：2～8℃和－20℃或－80℃冰箱、高速台式冷冻离心机、混匀器、水浴锅或干浴锅、微量加样器（覆盖 1～1000μL）、可移动紫外灯（近工作台面）、超净工作台、粉碎机或碾钵、天平、一次性手套、一次性吸水纸、耐高压处理的离心管和加样器吸头（带滤芯）、专用工作服和工作鞋、专用办公用品。

在操作过程中要正确使用加样器。由于在加样操作中可能会发生气溶胶所致的污染，所以应避免在本区内不必要的走动。可通过在本区内设立正压条件以避免从邻近区进入本区时的气溶胶污染。为避免样本间的交叉污染，加入待测核酸后，必须盖好含反应混合液的反应管。对具有潜在传染危险性的材料，必须有明确的样本处理和灭活程序。

用过的加样器吸头必须放入专门的消毒（含1%次氯酸钠溶液）容器内。实验室桌椅表面每次工作后都要清洁，实验材料如出现外溅，则必须分别处理并记录。

对实验台用适当的紫外线照射（254nm 波长，与工作台面近距离）用以灭活去污染。移动紫外灯可用于工作后对实验台面的充分照射。

样本处理对核酸扩增有很大影响，必须使用有效的核酸提取方法，可在开展检测前对提取方法进行评价。

三、扩　增　区

在本区内进行 DNA 扩增。此外，已制备的 DNA 模板的加入和主反应混合液（来自试剂储存和制备区）制备成反应混合液等也可在本区内进行。在巢式 PCR 测定中，通常在第一轮扩增后必须打开反应管，因此巢式扩增有较高的污染危险性，第二次加样必须在本区内进行。

在该区进行上述操作时所涉及的仪器及耗材有：核酸扩增仪、微量加样器、可移动紫外灯（近工作台面）、一次性手套、一次性吸水纸、耐高压处理的离心管和加样器吸头（带滤芯）、专用工作服和工作鞋、专用办公用品。

本区内的仪器和耗材不能从本区再进入任何“上游”区域，可以降低本区的气压以避免气溶胶从本区漏出。

为避免气溶胶所致的污染，应尽量减少在本区内的走动，如有加样则应在超净台内进行。打开预处理过的反应混合液时必须防止液体溅出，尤其是在巢式扩增步骤之间。一个简单的方法是在打开反应管前快速离心数秒。可使用体积较小的“掌式”离心机，因其所占实验台面小，易于用一只手操作，适合于大多数超净台。防潮屏障，如石蜡油或轻矿物油也具有防污染作用，但必须注意的是，矿物油本身也可能成为一种持续性的污染源。用过的加样器必须注意清洁消毒。

完成操作及每天工作后都必须对实验室台面进行清洁和消毒，紫外线照射方法与前面区域相同。如有溶液溅出，必须处理并记录。

四、扩增产物分析区

在本区内进行扩增片段的测定。

在该区进行上述操作时所涉及的仪器及耗材有：荧光 PCR 仪、可移动紫外灯、一次性手套、一次性吸水纸、耐高压处理的离心管和加样器吸头（带滤芯）、专用工作服和工作鞋、专用办公用品。

核酸扩增后产物的分析方法多种多样，如膜上或微孔板上探针杂交方法（同位素标记或非同位素标记）、琼脂糖凝胶电泳、聚丙烯酰胺凝胶电泳、Southern 转移、核酸测序方法等。

本区是最主要的扩增产物污染来源，因此必须注意避免通过本区的物品及工作服将扩增产物带出。在使用 PCR-ELISA 方法检测扩增产物时，必须使用洗板机洗板，废液必须收集至 1mol/L HCl 中，并且不能在实验室内倾倒，而应至远离 PCR 实验室的地方弃掉。用过的吸头也必须放至 1mol/L HCl 中浸泡后再放到垃圾袋中按程序处理，如焚烧。

由于本区有可能会用到某些可致基因突变的试剂和有毒物质，如溴化乙锭、聚丙烯酰胺、甲醛或同位素等，故应注意实验人员的安全防护。

本区的清洁消毒和紫外线照射方法同前面区域。本区如采用负压条件或减压情况（如安装排风扇）可减少扩增产物从本区扩散至前面区域的可能性。

（一）实验室清洁

1. 清洁方向

实验室清洁应按转基因产品检测工作流程的方向、依次从试剂储存和准备区至样品粉碎区、核酸制备区、扩增区、最后到产物分析区进行。

2. 清洁用具

不同实验区域的清洁用具应固定，不能交叉使用。工作结束后应立即对工作区域进行清洁。

3. 清洁方式

实验室空间应定期进行紫外线照射。实验结束后，实验台面、超净工作台宜用新配制的 3%过氧化氢或 10%次氯酸钠溶液（含有效氯 1g/L）擦拭清洁；也可在擦拭后再用紫外光照射，照射距离应不超过 90cm，照射时间宜过夜。也可采用商品化的 DNAZAP 等试剂来降解环境中的核酸污染。

（二）有毒有害及废弃物质的处理

1. 移液器吸头

使用过的移液器吸头应放入含有 10%次氯酸钠溶液的容器内浸泡，浸泡时间不宜少于 24h。

2. PCR 产物

含有 PCR 产物的所有液体及废弃物应放入含有 1mol/L HCl 的容器中浸泡，浸泡时间不宜少于6h；采用PCR-ELISA方法检测时，洗板机洗板所产生的废液应收集至加有1mol/L HCl溶液的废液瓶中。

3. 琼脂糖凝胶及电泳液

溴化乙锭溶液（如电泳缓冲液）采用氧化法或者还原法净化处理，含溴化乙锭的琼脂糖凝胶块及其他固态物质的净化处理可采用焚化处理方式，焚化的温度不应低于262℃。

4. 阳性样品和质粒

阳性样品的处理应符合GB/T 19495.1—2004《转基因产品检测通用要求和定义》的规定。阳性质粒宜放入1mol/L HCl溶液中浸泡，浸泡时间不宜少于6h。

（三）安全防护

1. 紫外线

在紫外线下工作应佩戴具有紫外线防护功能的护目镜和（或）防护面罩，并遮蔽暴露的皮肤。紫外线照射消毒后由于空气中臭氧富集，不宜立即开始工作，应在停止紫外线照射30min后开始工作，有条件的实验室，可安装无臭氧紫外灯。

2. 溴化乙锭

在接触溴化乙锭时应戴一次性腈类手套，实验操作宜固定在一定的区间、使用相对固定的容器。

3. 细菌培养物

细菌培养物及所接触的平皿应在121℃、30min消毒后方可丢弃。

中英文名词对照

中文	英文
实验室生物安全	laboratory bio-safety
实验室生物安全等级	laboratory bio-safety level
遗传改造生物	genetically modified organism，GMO
标准操作规范	standard operating procedure，SOP

参考文献

樊成红，陈一勇. 2008. 实验室感染及生物安全. 山西医药杂志，37（2）：170-171
傅涛. 2001. 生物技术进步所带来的生物安全问题. 农业环境与发展，67（1）：22-24
国家环境保护总局令第32号. 病原微生物实验室生物安全环境管理办法

国务院令第 424 号. 病原微生物实验室生物安全管理条例
李梦南，郑广宏，王磊. 2007. 重组基因的生物安全问题及其对策. 环境与健康杂志，24（12）：1007-1010
世界卫生组织. 2004. 实验室生物安全手册. 第三版. 日内瓦：157
魏伟，马克平. 2002. 如何面对基因流和基因污染. 中国农业科技导报，4（4）：10-15
魏伟，钱迎倩，马克平. 1999. 转基因作物与其野生亲缘种间的基因流. 植物学报，41（4）：343-348
薛那，沈国顺，张雷雷，等. 2008. 实验室生物安全探讨. 中国动物检疫，25（3）：42-43
中国合格评定国家认可委员会. 2006. 实验室生物安全认可规则（CNAS-RL05）
钟福生. 2005. 论生物安全与我国生物安全的措施. 湖南环境生物职业技术学院学报，11（2）：123-124
周永运，姜孟楠，侯培森. 2008. 疫情应对中的生物安全问题. 疾病监测，23（9）：531-533
转基因生物育种在我国. http://www. ahnw. gov. cn/2006nykj/html/200804/2008-04-02
GB/T 19495. 1-2004. 转基因产品检测. 通用要求和定义
GB/T 19495. 2-2004. 转基因产品检测. 实验室技术要求
WS 233-2002. 微生物和生物医学实验室生物安全通用准则

附　　录

实验数据记录表

表 1　空白值测试数据表

次数	红细胞/(10^{12}/L)		白细胞/(10^{12}/L)		血红蛋白/(g/L)	
	测量值	平均值	测量值	平均值	测量值	平均值
1						
2						
3						
4						

表 2　交叉污染率测试数据表

数值	次数	红细胞/(10^{12}/L)		白细胞/(10^{12}/L)		血红蛋白/(g/L)	
		测量值	平均值	测量值	平均值	测量值	平均值
低值	J_{11}						
	J_{12}						
	J_{13}						
高值	I_1						
	I_2						
	I_3						
低值	J_{21}						
	J_{22}						
	J_{23}						
交叉污染率							

表 3　准确度和变异系数测试数据表

次数	测试数据			数据检验			检验后数据	
	测量值 (X_i)	平均值 ($\overline{X'}$)	标准差 (s'_d)	偏差 (U)	备注	$\lambda(\alpha, n)s'_d$	平均值 ($\overline{X}$)	标准差 (s_d)

续表

次数	测试数据			数据检验			检验后数据	
	测量值（X_i）	平均值（$\overline{X}'$）	标准差（s_d'）	偏差（U）	备注	$\lambda(\alpha,n)s_d'$	平均值（$\overline{X}$）	标准差（s_d）

注：① λ（α，n）是与被测次数 n 及给定置信水平 α 有关的值。λ（0.05，5）＝1.67，λ（0.05，10）＝2.18。
② $U=X_i-\overline{X}$，当 $|U|>\lambda(\alpha, n)\ s_d'$ 时，则 X_i 应被剔除。

图　　版

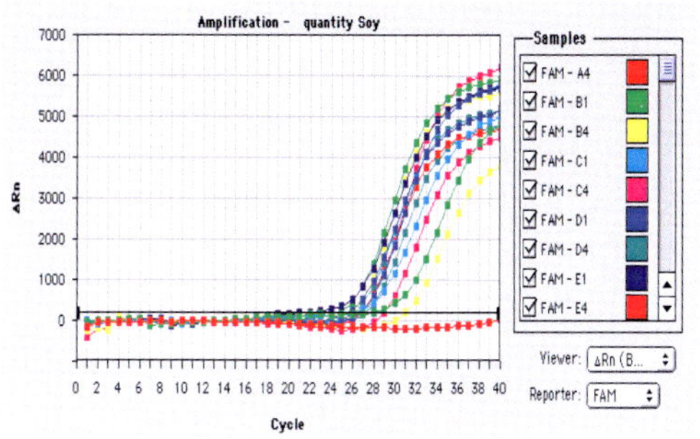

图1-11　抗草甘膦大豆参照样品内源基因扩增荧光曲线

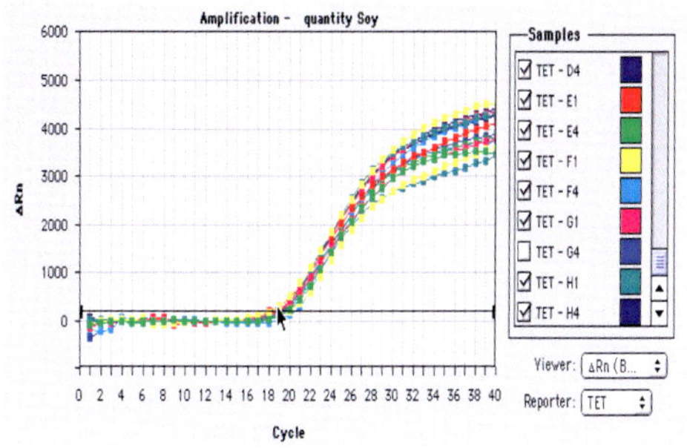

图1-12　抗草甘膦大豆参照样品外源基因扩增荧光曲线

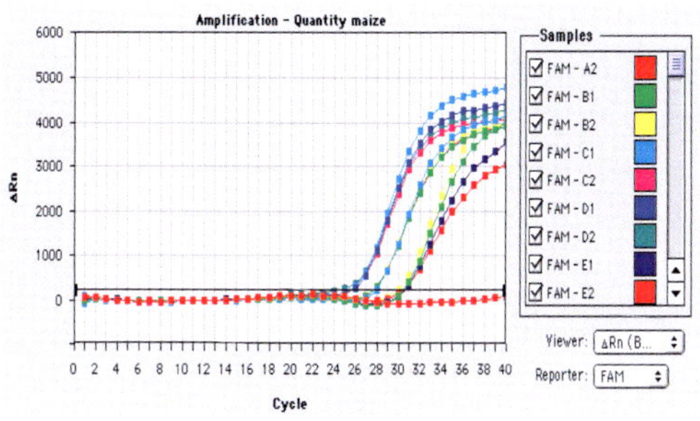

图1-14　Bt176玉米参照样品内源基因扩增荧光曲线

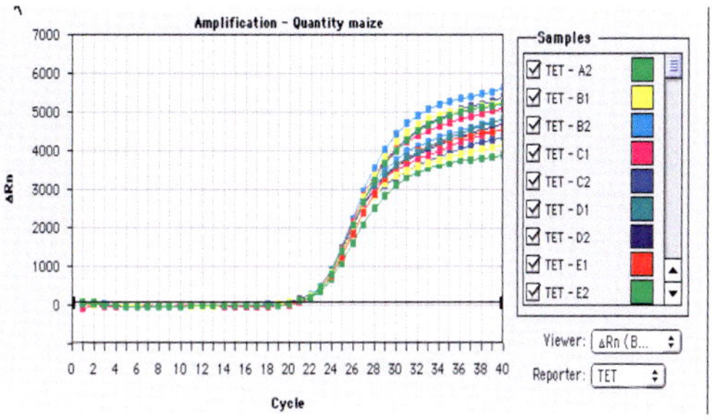

图1-15　Bt176玉米参照样品外源基因扩增荧光曲线

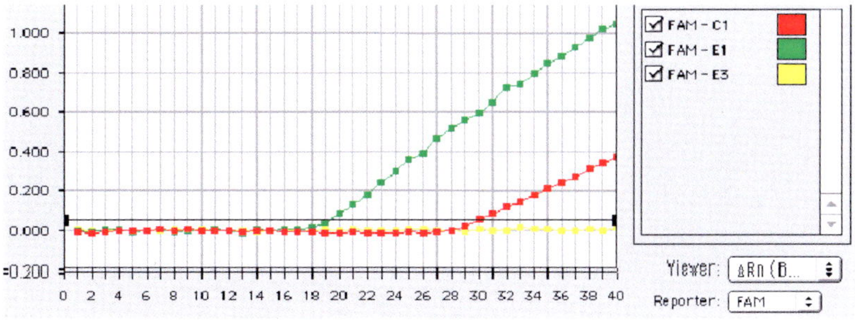

图1-20　肽核酸杂交诱捕PCR检测枣疯病植原体结果

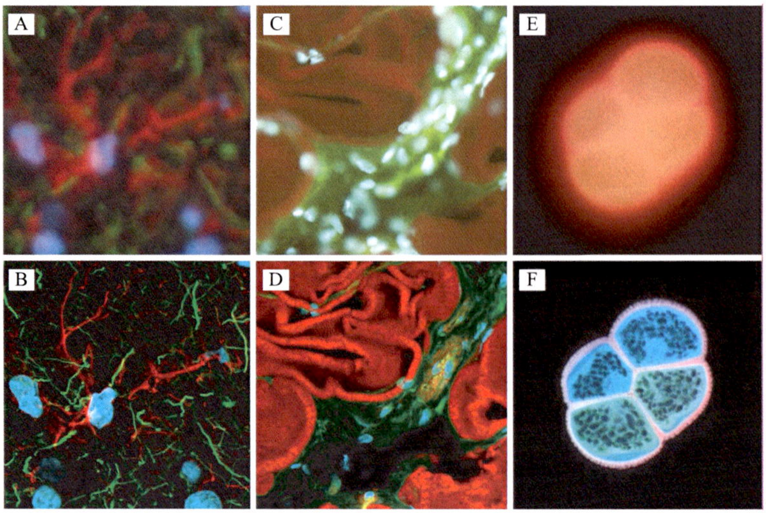

图4-2 广角光源(普通光学显微镜)(上排)与激光扫描共聚焦显微镜图像(下排)比较

A、B. 老鼠脑海马厚切片，其中用第一抗体处理胶质纤维酸性蛋白(GFAP),神经纤维H(绿色)，Hoechst 33342 复染核使其高亮(蓝色)；C、D. 连有AlexaFluor 568的鬼笔环肽染色的大鼠平滑肌厚切片(目标肌动蛋白，红色)，小麦胚芽凝集素与Rregon Green 488相连(糖蛋白，绿色)，用 DRAQ5 复染核(蓝色)；E、F. 向日葵花粉粒四分体自发荧光

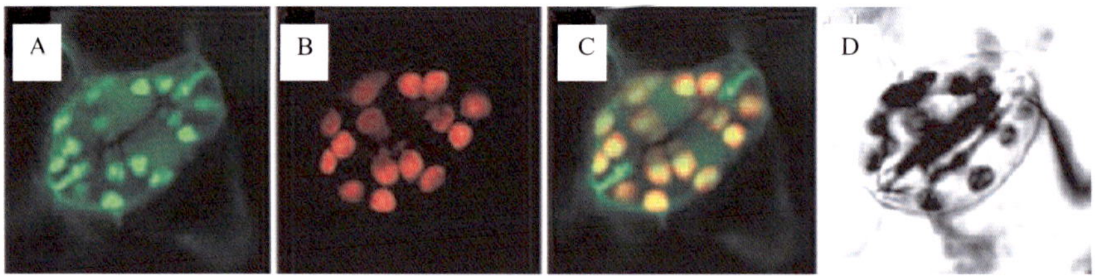

图4-4 植物叶子表皮保卫细胞中过氧化氢荧光检测试剂的分布

A. 荧光试剂Amplex Ultra Red (AUR)与H_2O_2反应产生的荧光；B. 叶绿体的自发荧光(红色)；C. A和B的合成图像；D. 保卫细胞的明场图像

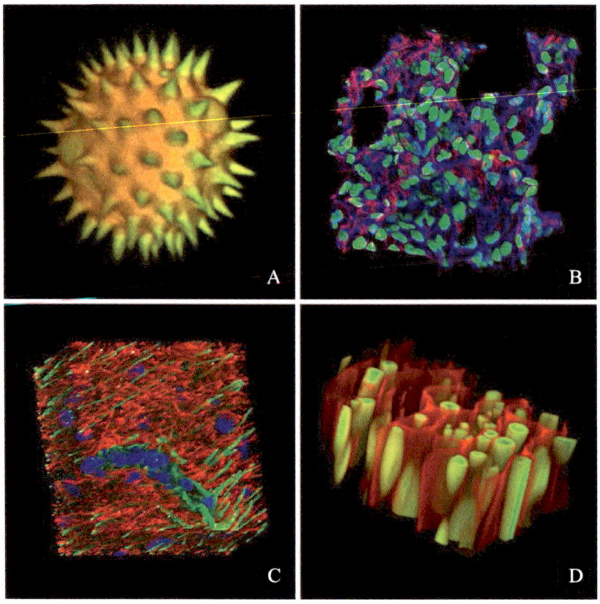

图4-5 共聚焦显微镜光学切片的三维重建图

A. 一系列向日葵花粉粒的自发荧光光学切片重建成外表面的实际视图；B. 老鼠肺脏厚组织(16μm);C.大鼠的脑组织。样品用蓝色、绿色和红色荧光标记，该图用30～45张光学切片重构而成;D.蕨类植物根的自发荧光

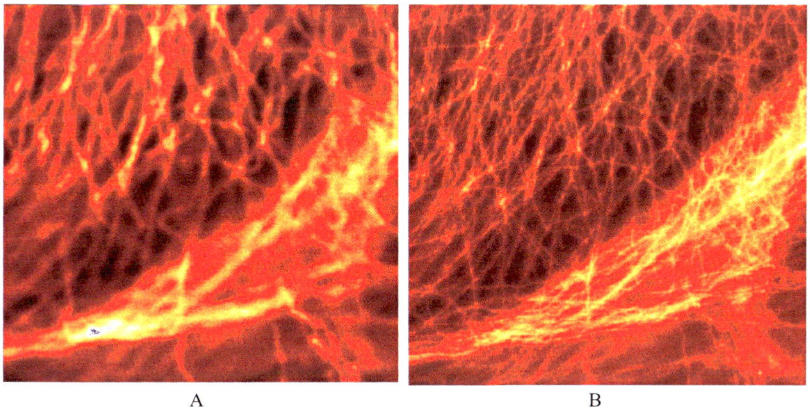

图4-9 普通共聚焦显微镜和STED共聚焦显微镜得到的PTK2细胞(微管)的图像比较

A. 普通共聚焦；B.STED

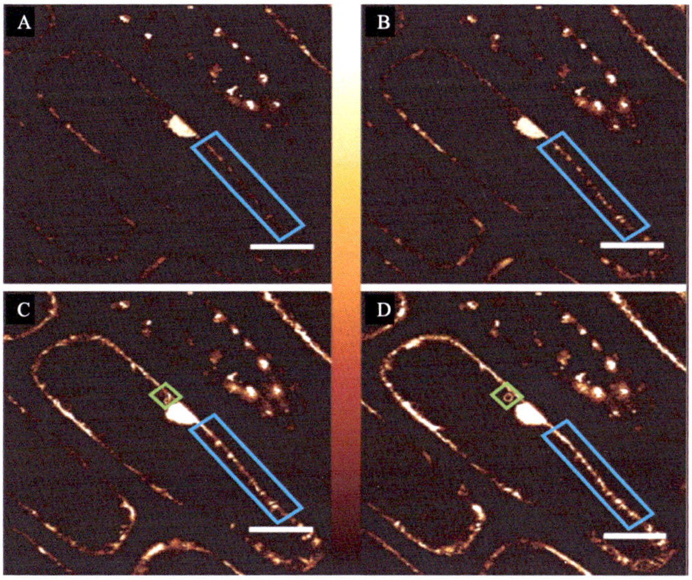

图4-10 洋葱表皮细胞外加ZmMH$_2$O$_2$后用CM-H$_2$DCFDA指示的荧光变化

A. 表示洋葱表皮细胞用水处理；B. 用过氧化氢处理；C、D. 分别表示处理20s、40s以后荧光变化。绿色方框显示胞质运动；蓝色方框表示荧光强度变化

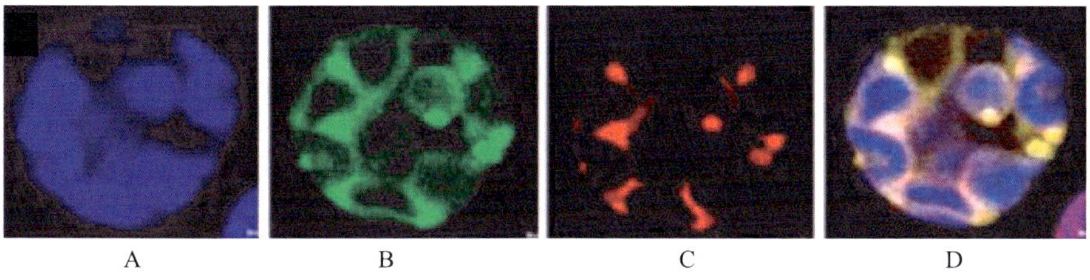

图4-11 原生质体经CM-H$_2$DCFDA和MitoTracker Red CMX标记后产生的不同荧光

A. 蓝色代表叶绿体自发荧光；B. 绿色是过氧化氢与探针反应产生的荧光；C. 红色是线粒体所发荧光；D. 荧光叠加图

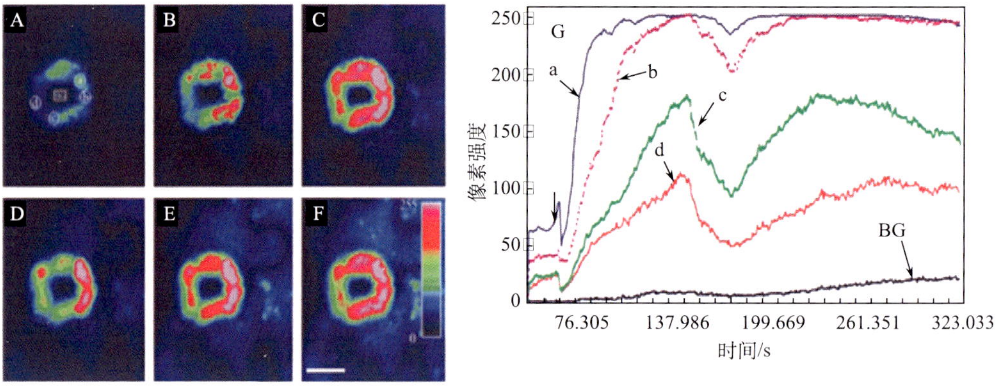

图4-12 保卫细胞中外加脱落酸诱导产生过氧化氢

A. 一对保卫细胞；B、C、D、E、F. ABA处理保卫细胞以后60s、120s、180s、240s以后过氧化氢在保卫细胞中的变化；G. A中所示区域a、b、c、d随时间改变的像素强度值

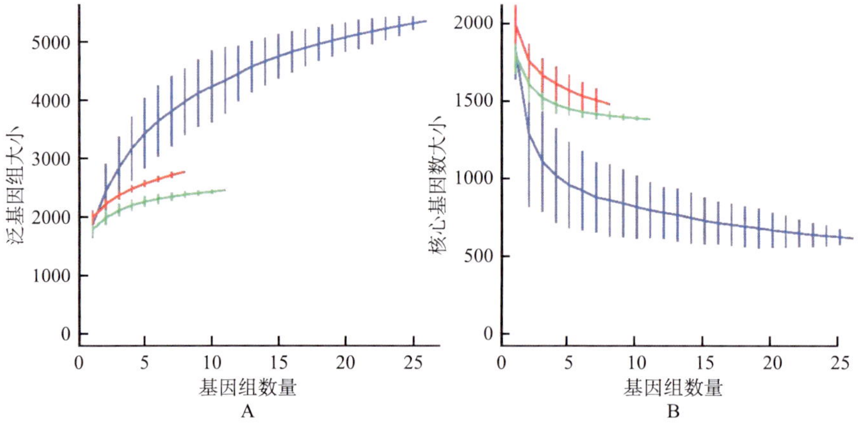

图6-13 链球菌的基因与基因组数目的关系曲线(Lefebure and Stanhope, 2007)

A. 所有基因组包含的基因总数；B. 所有基因组共有的基因数目。蓝色曲线代表所有链球菌属的基因组；红色曲线代表*S.agalactiae*菌种的基因组；绿色曲线代表*S.pyogenes*菌种的基因组

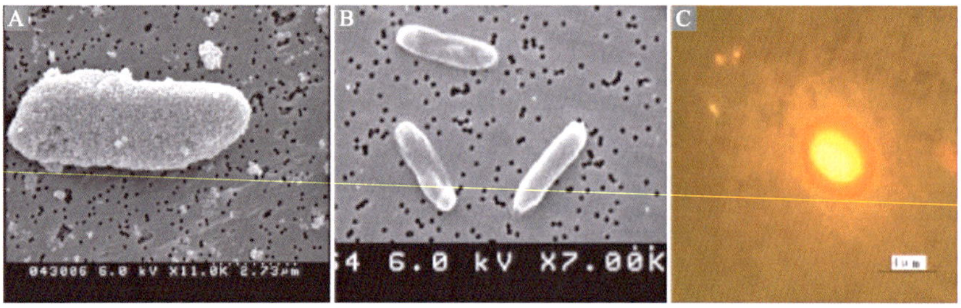

图9-6 荧光纳米粒子标记的大肠杆菌扫描电子显微镜照片(A、B)及荧光照片(C)

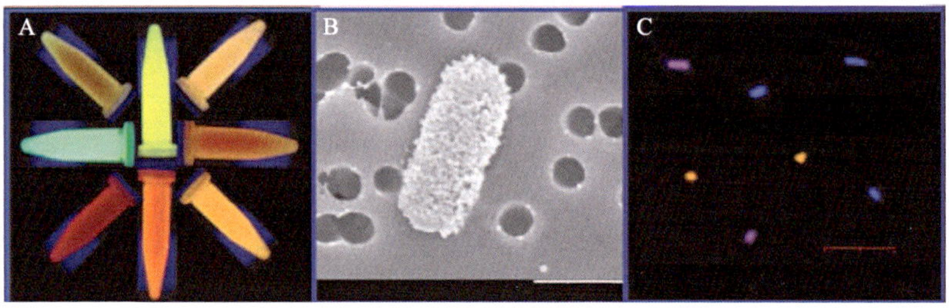

图9-7 利用纳米粒子进行多种细菌同时检测